邯郸市妇幼保健院志

（1953—2021）

《邯郸市妇幼保健院志》编纂委员会 编

方志出版社
Publishing House of Local Records

《邯郸市妇幼保健院志》编纂委员会

顾　　问：许德玉　孟炳林　黄英杰　丁慕孝　王九英　索俊生
　　　　　封福江　武福臣

主　　任：任朋顺

副 主 任：王贵生　张利敏　郭占红　秦文平　程秀芳

委　　员：王晓霞　张　芳　安文茜　石　磊　郭丽娜　侯素英
　　　　　孙冬霞　陈　敏　金继璋　乔艳华　靳林红　张　宁
　　　　　杨焱英　申少波　魏　兰　尹志芳　高艳霞

《邯郸市妇幼保健院志（1953—2021）》编辑部

主　　编：任朋顺

执行主编：张利敏

副 主 编：王晓霞　张　芳

编　　辑：贺丽娜　李娜娜　李文亭　贾　凯

图片提供：邯郸市妇保健院资料室

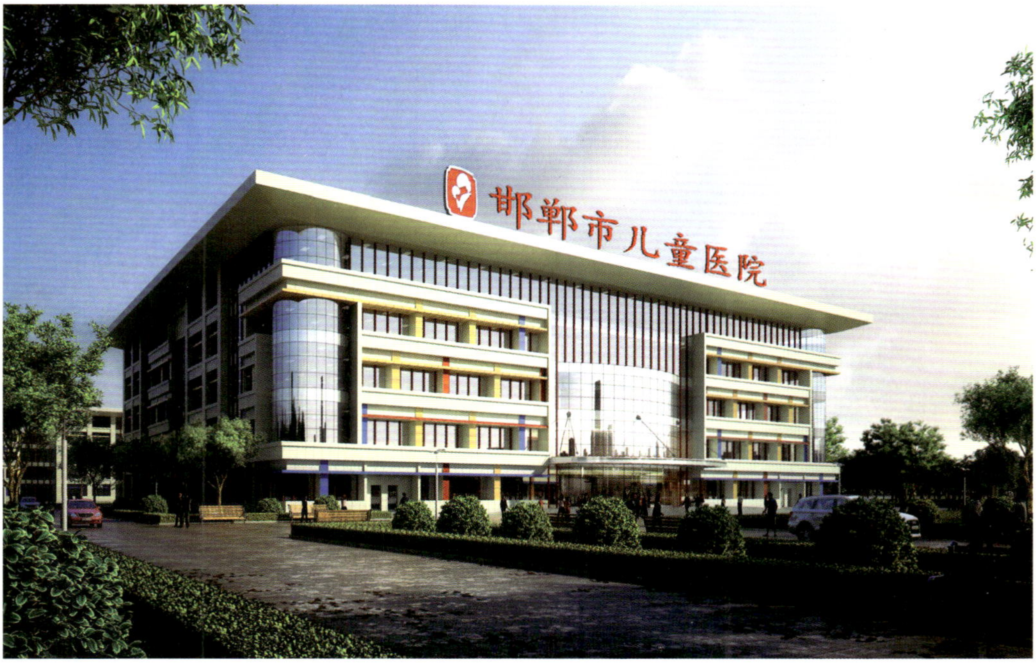

邯郸市妇幼保健院丰收院区

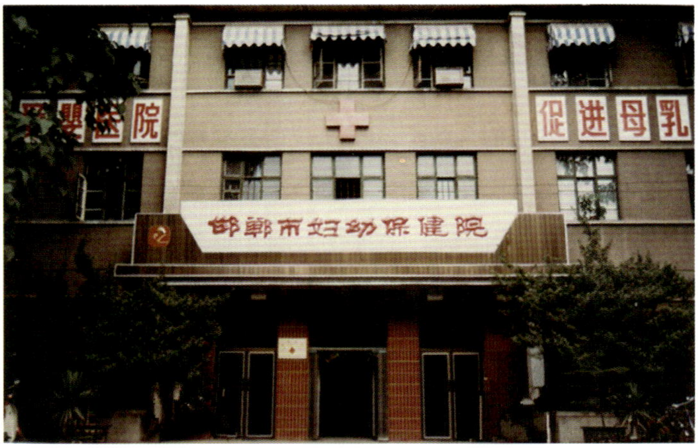

20 世纪 90 年代的邯郸市妇幼保健院

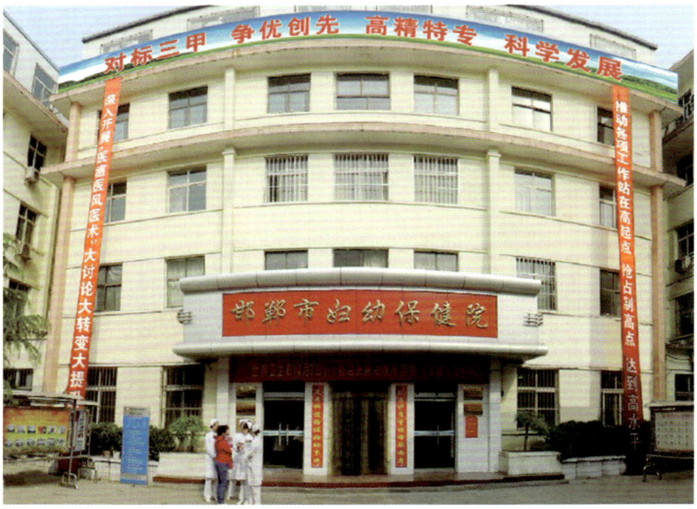

邯郸市妇幼保健院黎明院区

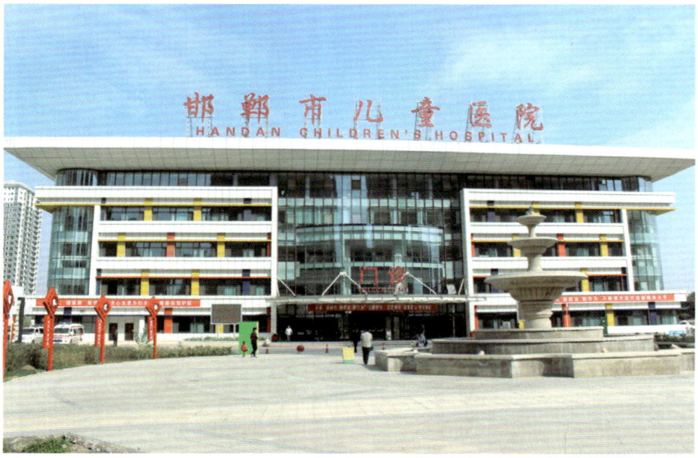

邯郸市妇幼保健院丰收院区

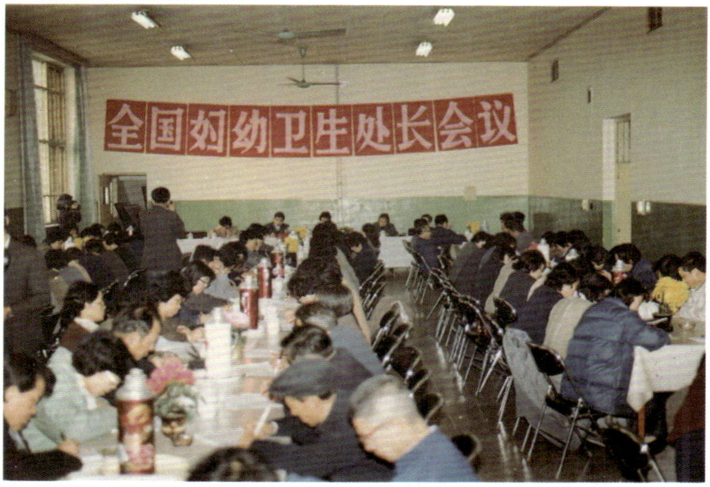

1987 年，全国妇幼卫生处长会议与会代表到院参观

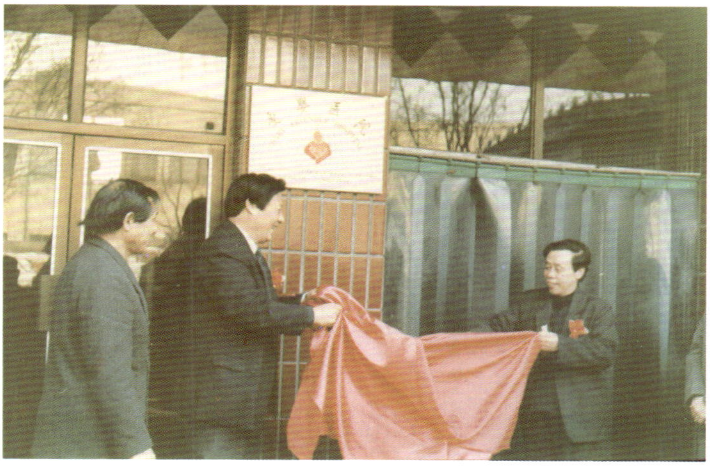

1995 年 3 月，国家级爱婴医院挂牌揭幕仪式

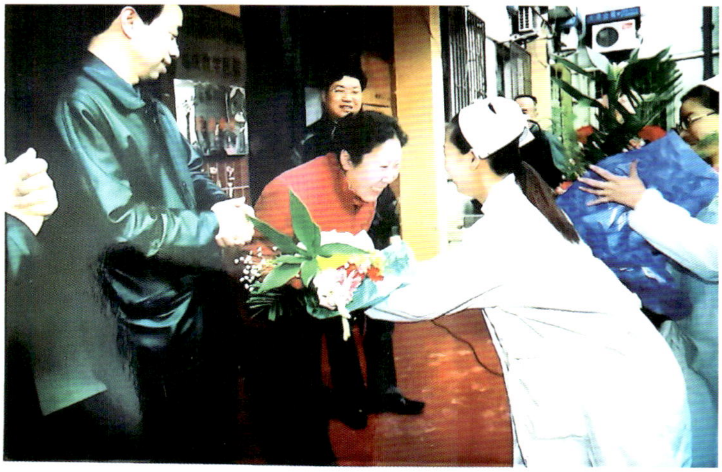

2007 年 3 月，新生儿科主任谭秀玲当选全国第十届人大代表

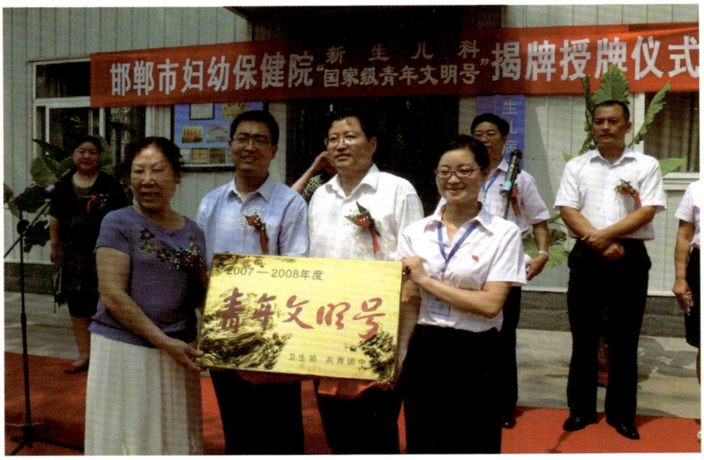

2008 年，新生儿科荣获国家级青年文明号

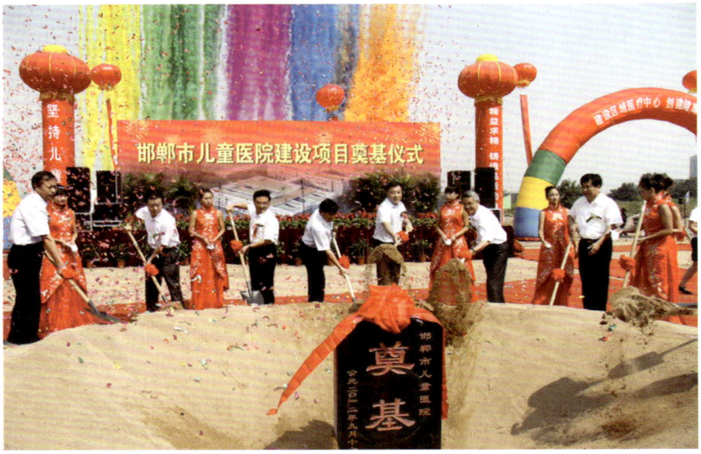

2012 年 9 月，邯郸市儿童医院开工奠基

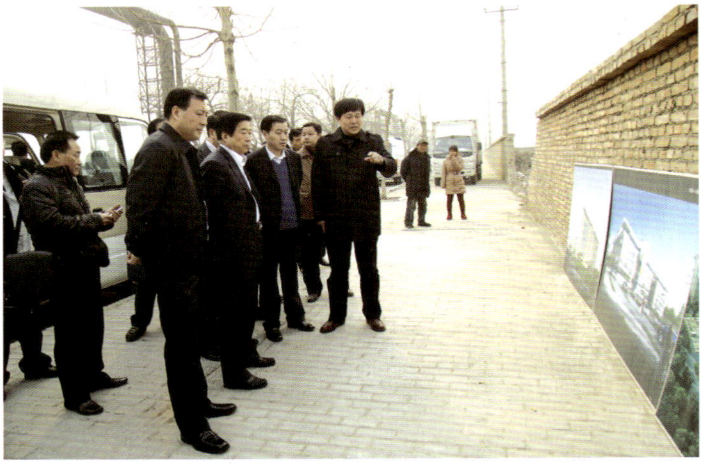

2012 年 3 月，省卫生厅厅长杨新建（左二）在副市长王进江（左一）、市卫生局局长周海平（右二）及院长任朋顺（右一）的陪同下，考察市儿童医院建设情况

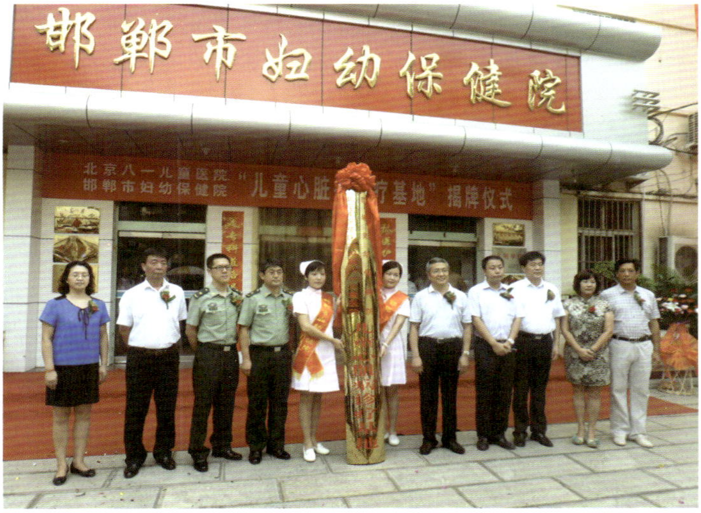

2013 年 8 月，本院与北京军区总医院附属八一儿童医院共同开设“儿童心脏病诊疗基地”

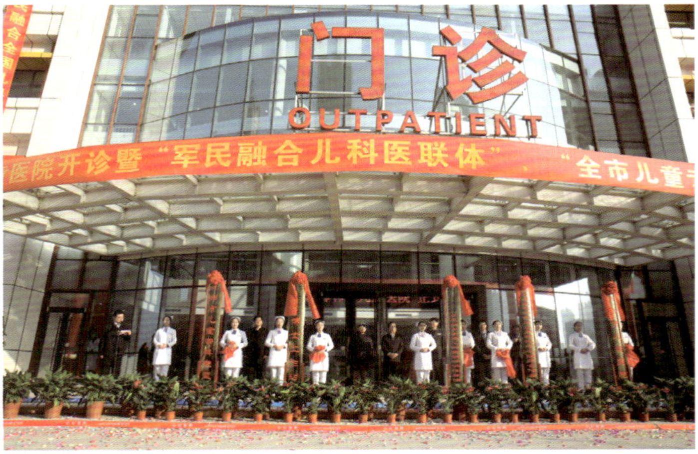

2017 年 11 月 21 日，邯郸市儿童医院正式开诊

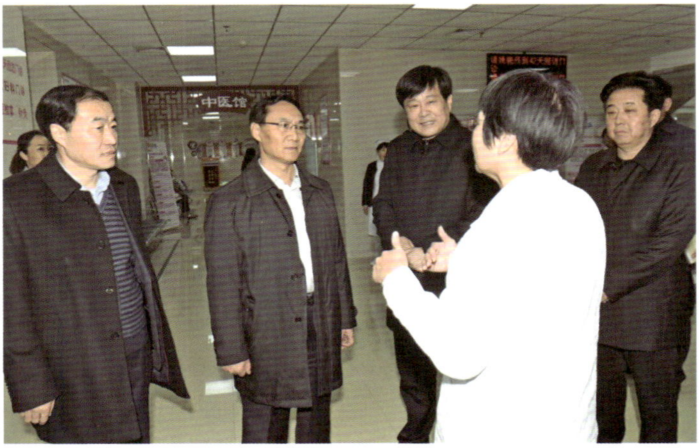

2019年12月，市长张维亮（左二）、副市长高和平（右一）带领市直有关部门负责同志到院调研医疗卫生服务质量工作

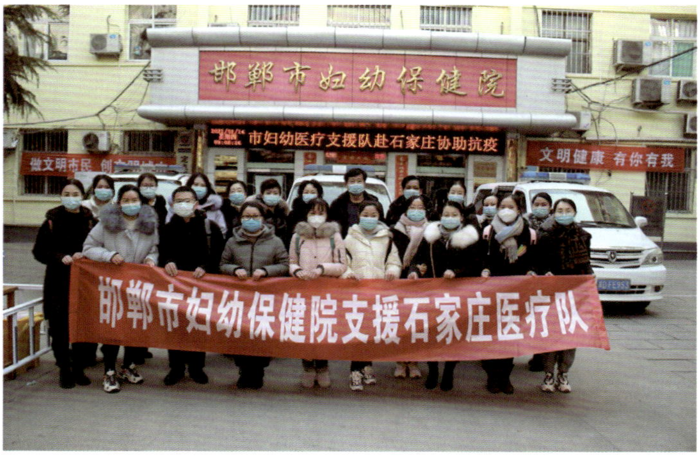

2021 年 1 月，16 名医护骨干人员组成援助医疗队启程赶赴石家庄支援抗击疫情，开展医疗救治工作

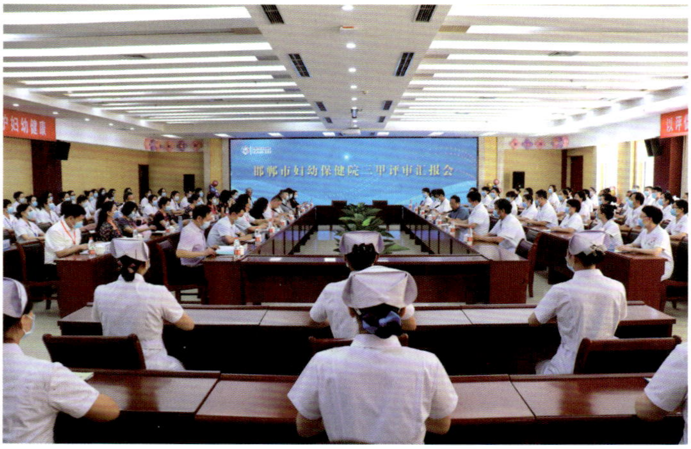

2021 年 6 月 28 日至 30 日，经过河北省卫健委评审专家组为期三天的现场考评，医院顺利通过三级甲等妇幼保健院现场评审

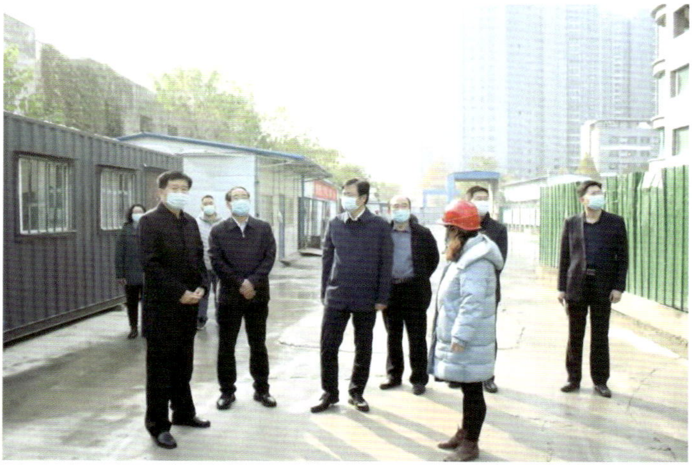

2021 年 11 月 16 日上午，邯郸市副市长赵洪山（左三）等一行到市妇幼保健院调研妇幼迁建项目建设情况，市政府副秘书长李文华（右二），市卫健委主任李之杰（左二）、副主任赵保文（右三）等人陪同

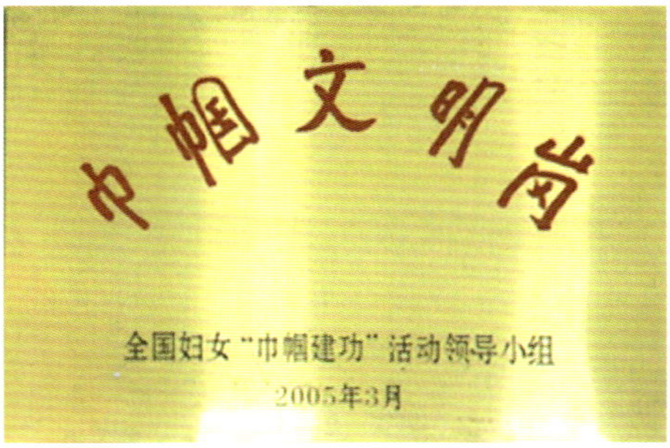
巾帼文明岗
全国妇女"巾帼建功"活动领导小组
2005年3月

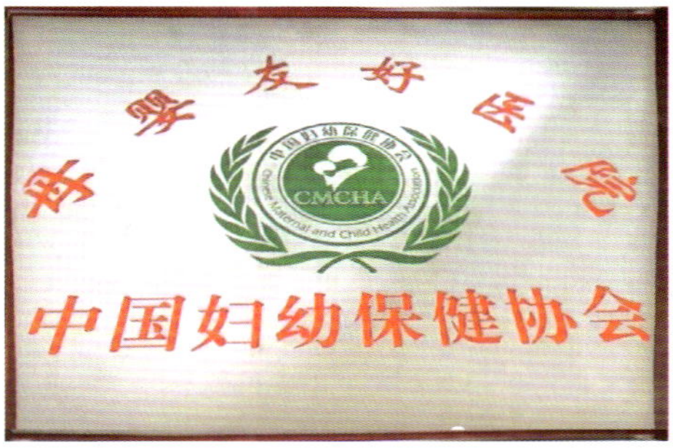
母婴友好医院
CMCHA
中国妇幼保健协会

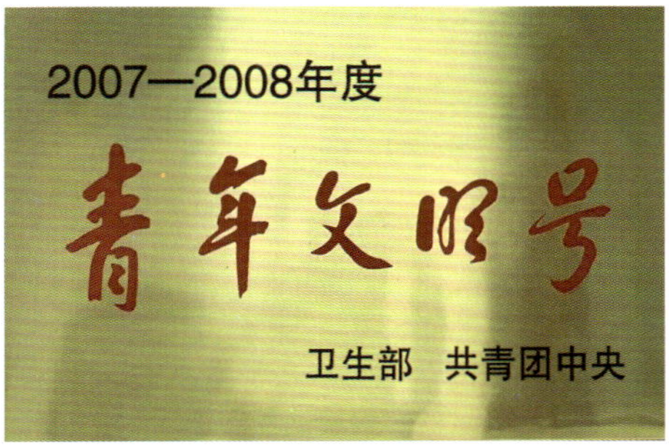
2007—2008年度
青年文明号
卫生部　共青团中央

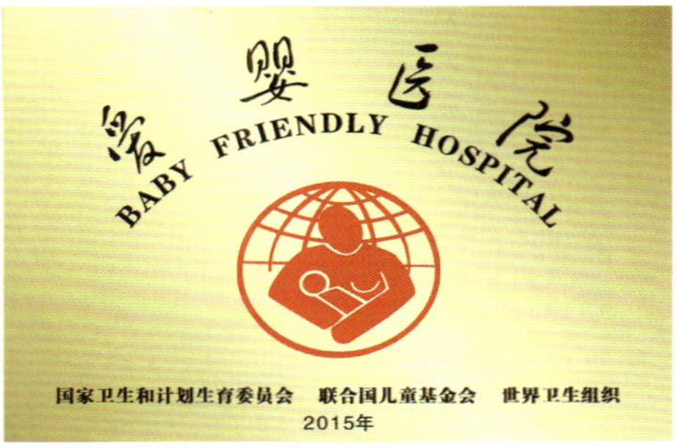
爱婴医院
BABY FRIENDLY HOSPITAL
国家卫生和计划生育委员会　联合国儿童基金会　世界卫生组织
2015年

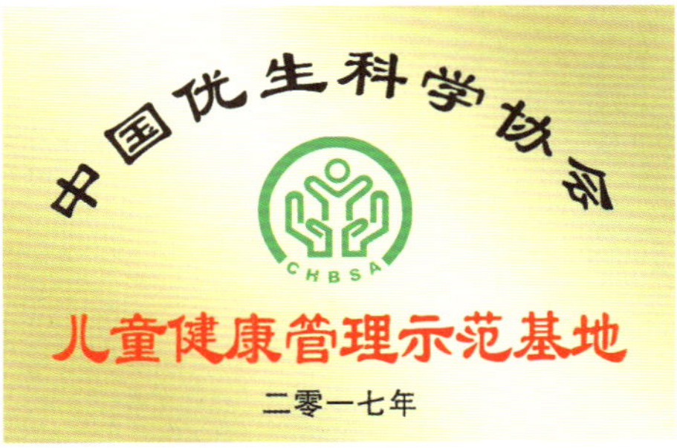
中国优生科学协会
CHBSA
儿童健康管理示范基地
二零一七年

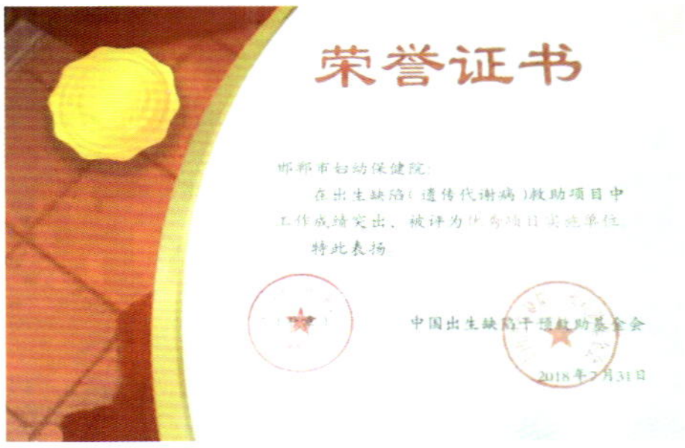
荣誉证书
邯郸市妇幼保健院:
在出生缺陷(遗传代谢病)救助项目中工作成绩突出，被评为
特此表扬
中国出生缺陷干预救助基金会
2018年7月31日

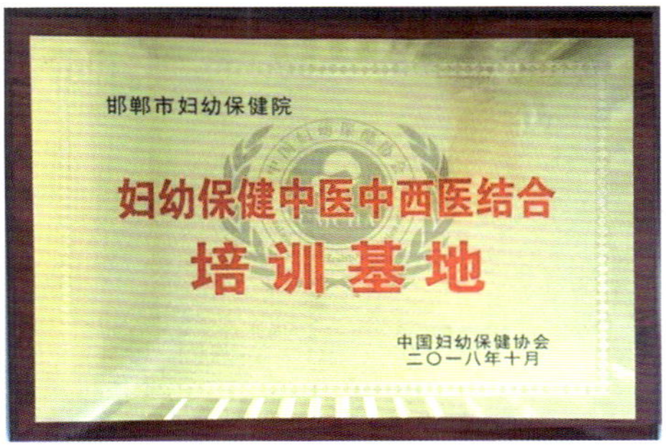
邯郸市妇幼保健院
妇幼保健中医中西医结合
培训基地
中国妇幼保健协会
二〇一八年十月

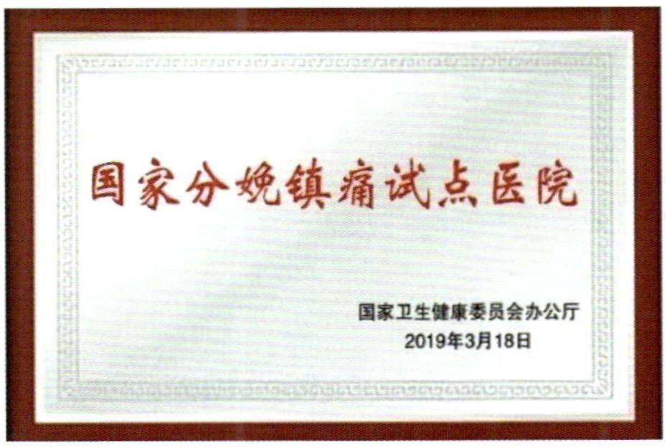
国家分娩镇痛试点医院
国家卫生健康委员会办公厅
2019年3月18日

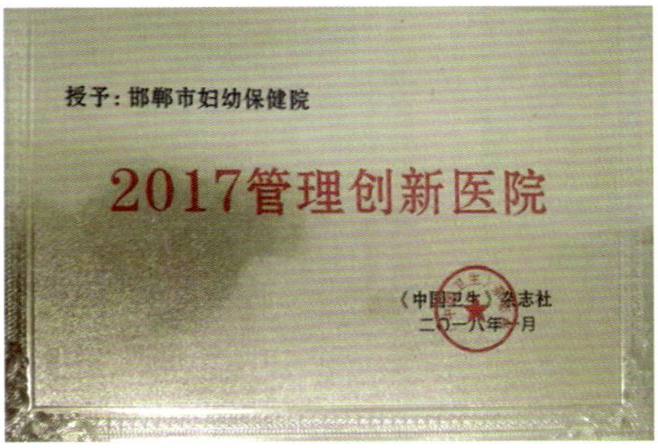
授予：邯郸市妇幼保健院
2017管理创新医院
《中国卫生》杂志社
二〇一八年一月

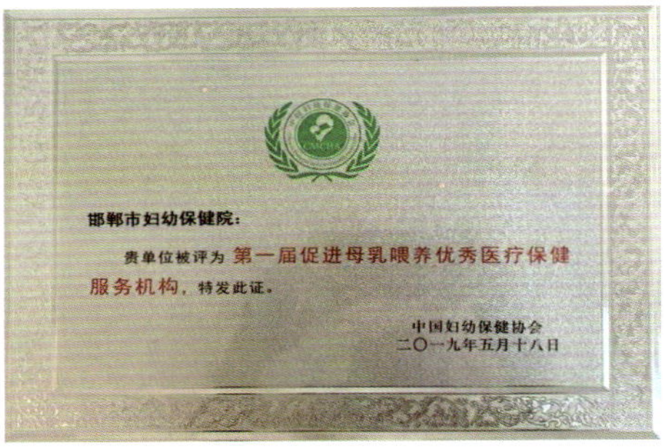
邯郸市妇幼保健院：
贵单位被评为第一届促进母乳喂养优秀医疗保健服务机构，特发此证。
中国妇幼保健协会
二〇一九年五月十八日

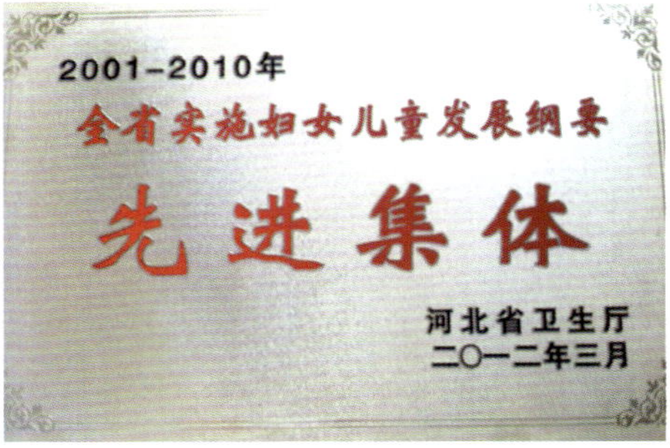
2001-2010年
全省实施妇女儿童发展纲要
先进集体
河北省卫生厅
二〇一二年三月

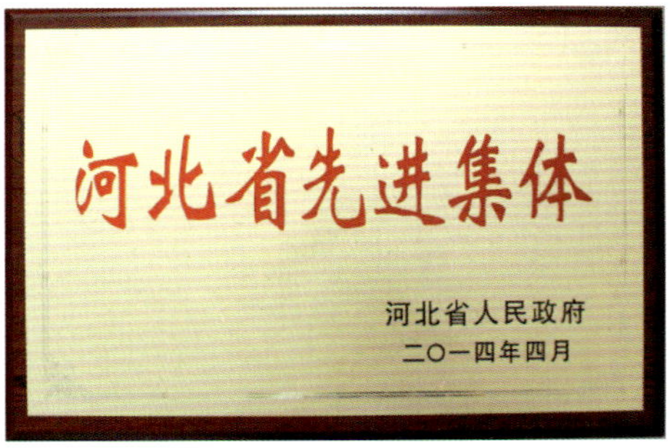
河北省先进集体
河北省人民政府
二〇一四年四月

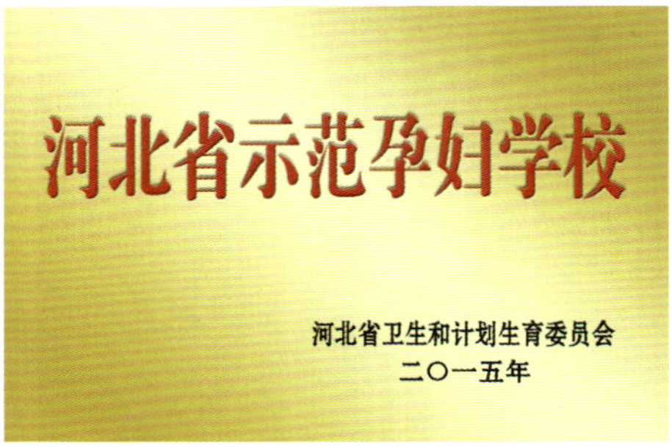
河北省示范孕妇学校
河北省卫生和计划生育委员会
二〇一五年

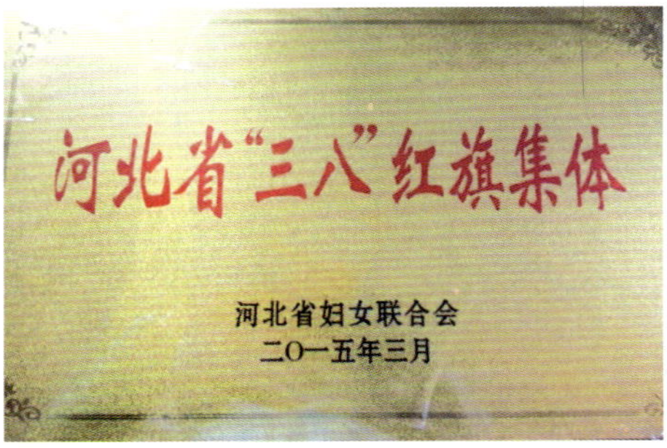
河北省"三八"红旗集体
河北省妇女联合会
二〇一五年三月

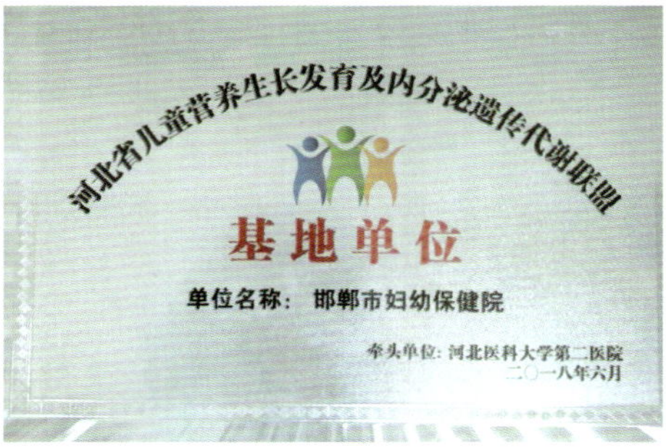
河北省儿童营养生长发育及内分泌遗传代谢联盟
基地单位
单位名称：邯郸市妇幼保健院
牵头单位：河北医科大学第二医院
二〇一八年六月

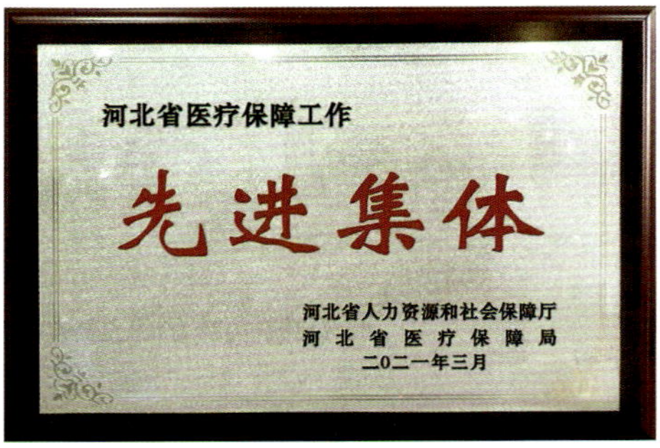
河北省医疗保障工作
先进集体
河北省人力资源和社会保障厅
河北省医疗保障局
二〇二一年三月

序　一

邯郸，一座3000年未改名字、兼具古老文明和现代风采的千年历史文化名城，在巍巍太行山、清清滏阳水的孕育下，地灵人杰、风光秀丽、文化灿烂，被授予国家园林城市、成语典故之都称号，有“太极之乡”美誉。伴随着城市的发展，全市卫生健康事业从诞生到成长，从幼小到壮大，一路披荆斩棘，砥砺前行，特别是改革开放以来，与时俱进，快速发展，形成了完备的医疗健康体系，极大地满足了人民群众的健康需求。

作为一座超过千万人口的城市，邯郸有600余万名妇女儿童。为护佑妇女儿童这个群体的安康，一家专业化妇女儿童医疗保健机构——邯郸市妇幼保健院应运而生。从1975年成立以来，邯郸市妇幼保健院伴随着历史前行的铿锵步伐，通过数代人的真诚奉献和艰苦努力，逐步发展成为现今集医疗、保健、预防、科研于一体的三级甲等妇幼保健院。医院现有南北两个院区，即黎明院区、丰收院区，设置床位1280张（其中在建床位480张）、50余个专业科室。几十年救死扶伤，几十年薪火相传，先后荣获全国妇女“巾帼文明岗”、卫生部青年文明号、河北省先进集体、河北省“三八”红旗集体等荣誉，培树了谭秀玲、石庆生、安文茜、顾秀玲等多位专家型人才，一代又一代妇幼人，用真挚的爱心呵护着全市妇女儿童的幸福与安康。

盛世修志是中华民族的优良传统。习近平总书记强调“要高度重视修史修志”，李克强总理提出“修志问道，以启未来”，这是对修志工作提出的更高要求。修志不仅具有“存史、资治、教化”作用，更具有鉴古知今，引领后人的重大意义。《邯郸市妇幼保健院志》记录着邯郸妇幼人攻坚克难、不懈奋斗的发展历程，展示着妇幼人薪火相传、医者仁心的精神风貌，体现着甘于奉献、自强不息的人文情怀。纵观全书，特色突出，结构严谨，体例完备，内容翔实，语言质朴，图文并茂，不失为一部集历史文化、学术价值及资料性于一体的妇幼“百科全书”。

旧岁已展千重锦，新时再进百尺竿。邯郸市妇幼保健院全体职工一定要不忘初心、牢记使命，时刻铭记“厚德、仁爱、精医、尚学”的院训，用心用情做深、做细、做好各项工作，继续谱写妇幼健康事业的华彩乐章，为健康邯郸、健康河北、健康中国做出新的更大贡献。

邯郸市卫生健康委党组书记、主任 李之杰

二〇二一年十月十八日

序　二

从1953年设立邯郸市妇幼保健站，到1975年成立邯郸市妇幼保健院，至今邯郸市妇幼保健事业已走过了69年发展历程。回望69年的奋斗史，记录医院创立、改革、发展、壮大的动人篇章，我们组织编写了《邯郸市妇幼保健院志（1953—2021）》。

忆往昔峥嵘岁月稠，看今朝旖旎风光秀。经过一代又一代妇幼人的无私奉献、开拓创新，医院在医疗、保健、科研、管理、教学等各项工作上都发生了翻天覆地的变化。无论是医术的提升，还是医疗设施的现代化；无论是科室设置，还是人才培养；无论是医院规范化建设，还是妇幼保健的全面发展等，均取得了可喜的成就。尤其是丰收院区的正式开诊，使医院成功晋升为三级甲等妇幼保健院，此凝聚了妇幼人的智慧和汗水，值得永远铭记。邯郸市妇幼保健院花园式环境、智能化设施、精准化医疗、人性化服务赢得社会各界的广泛好评。

盛世修志，就是要鉴古知今，引领后人发奋图强。院志从收集整理材料到定稿付梓，凝结着全院职工和编写人员的心血与汗水，汇聚了各方专家的精心指导。编写人员通过查文献、调档案、阅资料，多方走访联系老领导、老专家、老职工，反复修改推敲，精益求精，发掘、保存了许多珍贵的历史资料。各科室虽日常工作繁忙，但均能以高度的责任感，积极配合院志工作，认真撰稿，仔细核对。在此，我对编撰人员及所有支持参与院志出版的领导和同志们一并致以诚挚的谢意。

风雨兼程，弦歌不辍。一路走来，几代妇幼人和衷共济、顽强拼搏，为全市妇女儿童健康事业做出了不可磨灭的贡献。这本院志是我院建院以来第一部记录医院发展的志书，对医院回望过去、指导现在和规划未来都具有重要的现实意义，为研究和指导工作提供了第一手资料，是留给人们记忆的一笔宝贵的精神财富，也是献给妇儿健康与生命的新希望。

立足新时代，站在新起点，我们坚持以习近平新时代中国特色社会主义思想为指导，继续以改革、发展、和谐、务实的姿态，加强妇幼健康工作建设，落实好全心全意为人民服务的各项任务，开拓美好的未来。

邯郸市妇幼保健院党委书记、院长、保健所所长

二〇二一年十月二十日

凡　例

一、指导思想：本志以马克思列宁主义、毛泽东思想、邓小平理论、“三个代表”重要思想、科学发展观、习近平新时代中国特色社会主义思想为指导，坚持辩证唯物主义和历史唯物主义的立场、观点和方法，按照尊重历史、实事求是的编写原则，比较全面地记述了邯郸市妇幼保健院数十年来医疗、保健、管理、教学、科研、预防等方面的发展和成就。

二、记述范围：本志上起1953年，下迄2021年，记载了邯郸市妇幼保健院69年的历史和现状。

三、编纂原则：本志详今略古，重点突出妇幼保健特色。坚持横不缺项、纵不断线，事以类从、类为一志，以事系人、人随事出的志书编纂原则。

四、内容编排：全志设章、节、目三层记述，卷首设序、凡例、概述、大事记。大事记以时间为序，采用编年体的体裁。正文共设十八章九十三节。

五、表述形式：本志以规范的语文体记述，体裁包括述、记、志、传、图、表等，以志为主。在文字表达形式上，采用纵述史实、横分门类的写作方式。图、表附于相关内容中，力求图文并茂，脉络分明。

六、行文规范：行文力求质朴、准确、简洁、精练。采用规范的现代汉语，一律执行国家《出版物汉字使用管理规定》；标点符号以《标点符号用法》（GB/T 15834—2011）为标准。一律采用中华人民共和国法定计量单位，数字用法遵循《出版物上数字用法》（GB/T 15835—2011）。

七、人物入志：坚持“生不立传”原则，人物书写不加称谓，直书其名。辑录邯郸市妇幼保健院历任院领导、专家、离休干部、副高职以上人员，科级正职（含副科级主持全面工作者）均写基本情况和简历。凡获得市级以上劳模或荣誉称号者，择其精要录之。

八、资料来源：资料源于医院档案资料、座谈、个别访问等，辅以志书及其他书刊。凡获资料，一经考证，即予载入，一般不注出处。

目　录

概　述……1
大事记……4
第一章　建制沿革……58
第一节　医院的前身……58
第二节　医院的成立……58
第三节　院址的变迁……58
第四节　建置隶属……60
第二章　行政组织……61
第一节　领导体制……61
第二节　医院党政领导……63
第三节　科室设置……66
第四节　人事沿革……69
第三章　职能科室……85
第一节　院办室……85
第二节　党办室……86
第三节　人事科……86
第四节　老干科……87
第五节　财务科……88
第六节　审计科……90
第七节　监察室……91
第八节　医务科……91
第九节　疾病预防控制科……93
第十节　护理部……94
第十一节　医院感染管理科……96

第十二节　科教科……97
第十三节　质控科……98
第十四节　门诊部……100
第十五节　保健部……101
第十六节　健康教育科……102
第十七节　优服办……103
第十八节　医患关系办……105
第十九节　纠风办……106
第二十节　医改办……107
第二十一节　医保及农合管理科……108
第二十二节　网管中心……109
第二十三节　外联部……110
第二十四节　基建科……111
第二十五节　保卫科……112
第二十六节　安全办……113
第二十七节　总务科……114
第二十八节　器械科……114
第二十九节　食堂科……115
第四章　大部制建设……116
第一节　孕产保健部……116
第二节　儿童保健部……130
第三节　妇女保健部……151
第四节　计划生育技术服务部……160
第五节　特色中医……162
第五章　医技科室……166
第一节　检验一科……166
第二节　检验二科……167
第三节　功能一科……168
第四节　功能二科……169

第五节　医学影像一科……170
第六节　医学影像二科……171
第七节　病理科……172
第八节　麻醉科……172
第九节　手术室……173
第十节　消毒供应室……175
第十一节　药学部……175
第六章　科研教学……177
第一节　科研发展……177
第二节　重点学科与专科建设……180
第三节　教　学……202
第七章　医院改革与管理……213
第一节　医疗集团建设……213
第二节　供给绩效制管理……215
第三节　深化医药卫生体制改革……218
第八章　突发事件救治……220
第一节　鏖战“非典”……220
第二节　抗震救灾……221
第三节　阻击手足口病……221
第四节　防控“H7N9”……222
第五节　支援抗洪抢险……223
第六节　新型冠状病毒疫情防控阻击战……224
第九章　帮扶援助……233
第一节　帮　扶……233
第二节　援　疆……235
第十章　医德医风……237
第一节　坚守职业道德操守……237
第二节　一切以病人为中心……239
第三节　加强行风建设……241

第十一章　创建活动……243
第一节　创建爱婴医院……243
第二节　创建健康促进医院……244
第三节　创建三级甲等妇幼保健院……247
第十二章　综合治理……254
第一节　普法教育……254
第二节　构建和谐医患关系……259
第三节　完善内部安全防范体系……260
第十三章　党的建设……262
第一节　医院党组织……262
第二节　纪律检查……265
第三节　党支部建设……267
第四节　党风廉政建设……275
第十四章　群团组织……277
第一节　工　会……277
第二节　共青团……283
第三节　社会兼职……284
第十五章　文化建设……291
第一节　形象建设……291
第二节　内涵建设……292
第三节　制度建设……295
第四节　文化宣传……295
第五节　职工文化……297
第十六章　荣誉奖项……311
第一节　集体荣誉……311
第二节　个人荣誉……316
第十七章　先进典型……325
谭秀玲……325
石庆生……327

安文茜……330
顾秀玲……333
周红瀛……336
张志英……339
陈慧英……341
吕红艳……344
王　霞……347
尹为民……349
李军勤……352
陈晓洁……355
第十八章　医院人物……357
第一节　院领导简介……357
第二节　部分往届院领导简介……360
第三节　高级专业技术人员简介……367

概 述

邯郸是一座有着三千多年悠久历史的文明古城，位于河北省最南部，西依太行山、东临华北大平原，与晋鲁豫三省接壤，交通便利，物产丰饶。邯郸市妇幼保健院两个院区（黎明院区和丰收院区）分别坐落在这座城市繁华的和平路和丛台新城中心区上，伴随着这座城市共同成长，也见证着无数生命奇迹美丽绽放。

新中国成立之前，妇幼保健鲜为世人关注，妇女儿童死亡率极高。当时由于卫生条件差，加之居住分散，交通不便，就连分娩只能在自己家中，接生方法不科学，产具消毒不严，产妇得褥热、新生儿得破伤风率极高。如遇胎位不正、骨盆狭窄等难产情况便束手无策，挤压拉拽，听天由命，致使产妇、新生儿死亡时有发生。民间流传着“只见娘怀胎，不见儿走路，生儿是过鬼门关”的说法。

中华人民共和国成立后，党和政府非常关心妇女儿童的健康保护，建立了专门的妇幼保健机构，首先开始改造旧时产婆，实施新法接生，破除迷信，树立科学观念，大力发展妇幼保健事业。

1953 年邯郸市妇幼保健站成立，从此，邯郸市妇幼健康事业在这里开始萌芽新生。保健站负责全市范围内普及妇幼卫生保健知识宣传，开展妇女儿童疾病普治普查，婚前保健、围产期保健，大力推广新法接生和住院分娩，并负责各个县市区接生人员的培训和业务指导。使群众对卫生知识的认识逐渐提高，孕产妇和新生儿患病率及死亡率明显下降，全市妇幼保健事业逐步走向系统化、规范化。

如今，历经数十年的沧桑变迁，医院的建设规模和综合技术水平发生了巨大变化，在上级部门和社会的大力支持下，在全院上下几代人的不懈努力下，现已发展成为基础设施完善、仪器设备精良、技术力量雄厚、专科门类齐全、管理水平较高，集医疗、保健、预防、科研于一体的三级甲等妇幼保健院。医院从建院之初的几间平房发展到了现在的两个院区，即黎明院区和丰收院区。其中，黎明院区占地 24 亩，建筑面积 1.7 万平方米；丰收院区占地 147.49 亩，建筑面积约 5.1

万平方米。医院设置床位 1280 张（其中在建床位 480 张），50 余个专业科室。共有职工 1000 余人。

中共十八大以来，医院进入快速发展阶段。院党委以科学的发展观统领全局，以转变观念、深化改革为动力，以加强思想、文化建设为依托，致力于提升医院医疗质量、管理水平和服务水平。医院通过加强内涵建设、深化医疗联合协作、强化健康促进和健康管理等措施，不断提升自身服务能力，带动全市妇幼保健机构向前发展，更好地为全市妇女儿童提供全面、系统、连续的医疗保健服务。

一是在科室和学科的设置上，医院围绕妇女、儿童生命周期中不同生理阶段的健康问题，以“四部制”为框架，根据功能定位、群众需求和业务发展需要，设立和完善与四个部门相配套的业务科室、二级科室和辅助科室，建立以“全生命周期”为核心的健康服务体系，充分体现以妇女儿童为中心，保健与临床相结合，突出保健优势。二是强化技术协作，与北大人民医院共同构建北京大学人民医院—邯郸市妇幼保健系统医疗联合体、与北京八一儿童医院共建军民融合全国儿科医联体、与中国人民解放军总医院签署出生缺陷防治协同创新联盟合作协议、与中国医科大学附属盛京医院母胎医学中心开展技术协作，在全市建立专科联盟，强化在妇幼分级服务、双向转诊绿色通道、专科对口资源、技术帮扶、人才培养、科研项目合作、预防出生缺陷以及妇幼信息共享等方面的合作，从而推动妇幼健康服务资源纵向整合，建立各级妇幼健康机构分工协作、分级诊疗、系统发展的管理新模式，推动全市妇幼保健能力水平的提升，实现妇幼健康服务均等化。三是切实履行妇幼公共卫生职能，扎实推进孕产妇和儿童系统管理，加大高危孕产妇和高危儿的筛查力度，强化高危孕产妇和高危儿的治疗、转诊和追踪随访，努力降低孕产妇死亡率和婴幼儿死亡率。深入推进“把五关、促五好”，通过婚前检查、产前诊断、强化孕前孕期保健、新生儿疾病筛查等综合防控手段，防控和降低出生缺陷人口发生率。四是积极推进医疗区域中心建设。按照《邯郸市区域医疗中心建设实施方案》的规划目标和要求，医院全力推进邯郸市妇女儿童医疗保健区域中心建设工作，建立母胎医学会诊中心、危重症孕产妇救治中心、新生儿和儿童危重症救治中心、儿童血液净化中心；打造妇女“两癌”防治基地、小儿心脏病诊疗基地，开展第三代试管婴儿技术，建设工作取得积极的进展。五是按照“大健康”理念，推进以“仁、义、礼、智、信”为核心理念的“和文化”

建设，营造和谐的就医环境。并在院内建设“四大长廊”“八大园区”，形成集医疗、服务、文化、管理于一体的妇幼健康保障新格局。六是做好院内、院外、社区的健康教育和健康促进工作，将健康促进理念融入医院建设和管理的全过程，使医院从过去单一的医疗保健型向促进健康、提高生命质量的医疗预防保健型的现代化模式转变。七是立身医学新时代，医院重视学科建设，积极探索临床专科建设新模式，结合医院实际，制定建设计划和管理措施并组织实施，定期检查监督各重点专科的工作，召开会议研究和解决专科建设中存在的问题，打造出具有医院特色的学科建设方向。同时不断优化人才结构，通过有计划、持续地选拔与培养政治合格、业务过硬、勇于创新、有潜力的优秀临床骨干和科研骨干，让他们成为医院发展的中坚力量，形成一支年龄结构、知识结构、职称结构及学历结构渐趋合理的高素质人才队伍。八是扎实推进信息化建设步伐，医疗信息化建设是医院优化服务、助力精细化管理的重要手段。近年来，医院推行“一卡通”网络服务系统、开通门诊自动叫号排队系统、大力推广电子健康码的使用、启动银医通门诊系统、儿童健康管理系统、上线运行智慧妇幼线上服务平台等一系列便捷就医举措，大大缩短了患者排队及就诊时间，提高了工作效率。

立于新时代，站在新起点，医院肩负的使命很多，全心全意保障妇女儿童健康，把落实党的卫生与健康工作方针摆到首要位置、建设技术一流创新型地市级妇幼保健院、锤炼一支技术过硬和思想过硬的医疗队伍……邯郸市妇幼保健院将继续坚持以习近平新时代中国特色社会主义思想为指导，不忘初心、牢记使命，为全市妇女儿童健康提供更加优质的服务，不断为“健康邯郸”建设做出更大的贡献。

大事记

1953 年

是年，成立妇幼保健站，隶属市卫生局，共有工作人员 3 人，暂借民房工作。

1954 年

是年，由市财政部门拨款，在邯郸市邯山区南路建造一座三间二层小楼房为保健站工作用房，工作人员增加到 5 人，同年开展产科业务，以新法接生为主要工作。

1958 年

是年，妇幼保健站改建成邯郸市妇幼保健所。工作人员增至 11 人，其中所长 1 人，助产士 9 人，助产员 1 人。主要负责峰峰、武安及市区妇幼保健宣传、接生人员的培训。帮助街道建立妇产院及计划生育的业务指导工作。

1966 年

是年，“文化大革命”后，妇幼保健工作处于停顿状态。

1970 年

是年，市妇幼保健所撤销。

1975 年

3 月，经省、市批准抽调 10 名行政业务人员，组建邯郸市妇幼保健院，由上级拨款在邯郸市和平路中医院旧址建造一座 1200 平方米的三层保健工作楼，设床位 60 张，职工定员 100 名。

是年，许德玉任革委会主任、党核心小组组长；付辉任革委会副主任。

1978 年

是年，李春和任妇幼保健院副院长。

1979 年

是年，孟凡玺任党支部书记；许德玉、付辉任副院长。

1980 年

7 月 1 日，邯郸市妇幼保健院正式开诊。

是年，孟炳林任邯郸市妇幼保健院院长；王福生、杨冠英、李名家任邯郸市妇幼保健院副院长。

1982 年

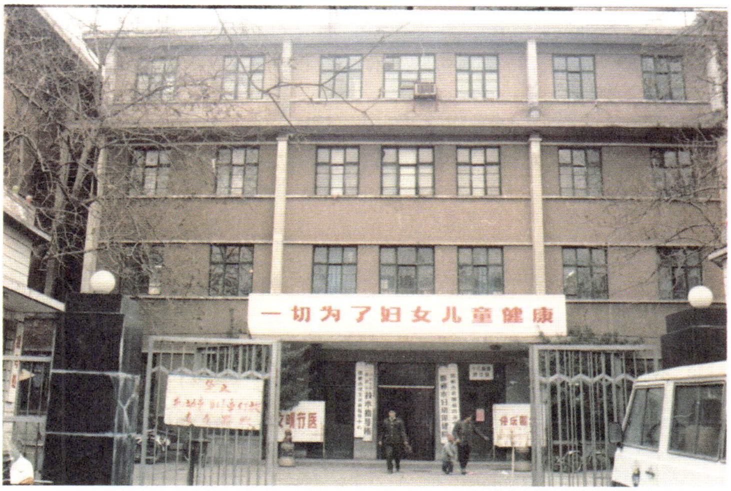

1982 年，邯郸市妇幼保健院院貌

9 月 1 日，邯郸市人民政府决定，将市二轻局职工医院（作价 120 万元）与市妇幼保健院合并，名称仍为邯郸市妇幼保健院。两院合并后共有工作人员 251 名，床位 125 张，院址在邯郸市和平路黎明街 6 号。

是年，赵有义任党支部书记，黄英杰任院长，刘宝山、李吉民、申耀峰任邯郸市妇幼保健院副院长。

1983 年

12 月底，院职工人数 242 人。其中卫生技术人员 184 人，行政人员 32 人，工勤人员 26 人。机构设置：职能行政科室 5 个，即院办室、政工科、医务科、总务科、财务科。临床科室 4 个，即妇科、产科、儿内科、儿外科，共设床位 180 张。妇科床位 43 张，负责收治 7 个月以下病理性妊娠产妇各种妇科疾病的治疗及计划生育手术工作；产科床位 69 张，负责收治 7 个月以上妊娠、分娩的孕产妇，围产保健，产科各种病理性并发症和高危孕产妇的监护预防及治疗；儿内科床位 42 张，负责 14 岁以下儿童内科疾病的收治；儿外科床位 26 张，负责 14 岁以下儿童一般外科疾病的收治。医技科室 3 个，即放射科、检验科、药材科。保健科室 2 个，即预防保健科和妇幼保健科。预防保健科负责 2 个地段，22 个居委，9 所中小学，40 个厂、矿、企事业单位儿童防疫、保健及本院职工的卫生保健工作；妇幼保健科负责全市妇幼保健的业务指导工作。

是年，开始筹备全市妇幼保健网工作。

是年，全院建筑面积 5786.41 平方米，占地面积 8.65 亩。

是年，王立祥任邯郸市妇幼保健院党支部副书记。

1984 年

7 月 4 日，市卫生局到院检查文明医院工作。

7 月，开设不孕门诊。

8 月 31 日，省卫生厅、妇幼处领导到院检查工作及所负责的妇幼保健网点工作。

10 月 20 日，省文明妇幼保健院检查团到邯郸市检查工作。10 月 21—24 日，先后对医院和邯郸市网点国棉一厂、二厂、邯钢、丛台区的早教、围产期保健等多项工作进行全面检查。

12 月 6 日，秦皇岛市妇幼保健院院长及其一行到院参观。

12 月 12 日，峰峰矿区医院院长及其一行到院参观。

12 月 20 日，邢台市妇幼保健院院长及其一行到院参观。

是年，丁幕孝任邯郸市妇幼保健院副院长，主持全面工作；赵淑英、刘玉书任邯郸市妇幼保健院副院长。

1985 年

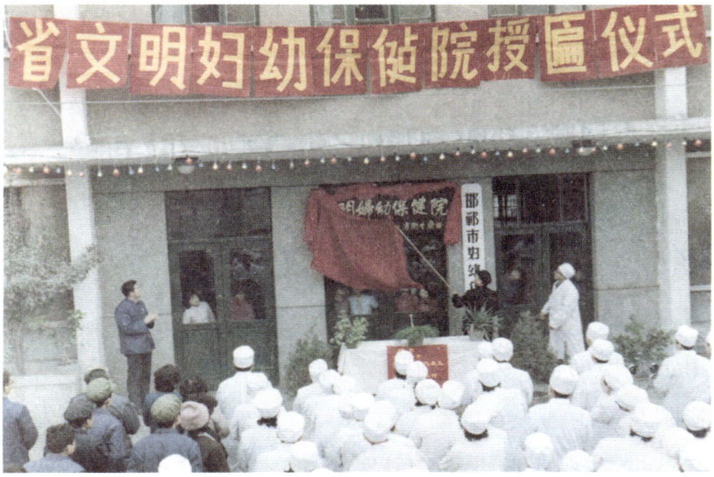

1985 年 12 月，保健院被评为“河北省文明妇幼保健院”

1 月 23 日，邯郸市召开妇幼卫学工作表彰大会，省妇幼处马杰、市委副书记田志杰、副市长张浩参加会议并讲话。

3 月 27 日，医院被评为邯郸市文明单位。

4 月 22 日，医院在罗城头设的医疗门诊点开诊。

4 月 23 日，医院开始实施围产期建卡工作，由产科门诊负责。

5 月 24 日，医院召开“端正医风表决心大会”，市卫生局领导石长吉、杜方针、冯连生及市直各院负责人到院参加会议。

6 月 5 日，市妇女保健协作组成立，在院召开第一次会议。市直各院妇产科负责人参加会议，原协作组成员、副院长杨冠英被选为协作组组长。

6 月 21 日，妇科、产科合并为妇产科。

7 月 16 日，市文明医院检查团到院检查工作。

7 月 29 日，院增设儿童智商门诊、内窥镜室，开诊工作。

8 月 30 日，河北省妇幼处领导到院检查工作。

9 月 1 日，医院开设宣传厅，对到院就诊人员进行普及妇幼保健知识宣教工作。

10 月 11 日，市卫生局在院召开全市妇幼保健工作科研专题会，副局长冯连生、医政科科长郑万安及市各大医院院长，五区一县保健站长参加会议。

10月11日，副市长唐述章、市卫生局局长石长吉到院检查指导工作。

12月16日，医院被省卫生厅评为“河北省文明妇幼保健院”，举行揭牌仪式，市卫生局副局长冯连生主持仪式，市卫生局局长石长吉代表省卫生厅揭牌，院长丁慕孝在仪式上发言。

12月17日，省卫生厅文明妇幼保健院检查团到院检查工作。先后对院工作及彭家寨、二厂人民路办事处网点进行检查。

1986年

1月9日，河北省卫生厅在邯郸市召开妇幼工作现场经验交流会，参加会议的全省各地市卫生局局长、妇幼科科长，保健院（所、站）长150余人。省卫生厅副厅长陈撰昭及卫生部、省妇联、省总工会及有关部门的负责人参加会议。受邀到会的还有山西省卫生厅、北京市卫生局有关领导，《健康报》记者。会议期间，与会人员到院参观，听取院长丁慕孝工作汇报及经验介绍。

1月22日，由廊坊地区卫生局副局长刘维带队一行13人到院参观学习两天。

4月16日，省卫生厅厅长王春然及其一行到院检查工作。

5月11日，张家口市卫生局一行13人到院参观学习。

5月27日，省医用统计学学习班在院举办，为期15天。

7月14日，南宫市卫生局局长、妇幼保健院院长一行13人到院参观学习。

9月上旬，增设病理检查科并开诊工作。

10月27日，深圳市妇幼研究所3人，保定市妇幼保健院17人到院参观学习。

12月，鹤壁市卫生局一行14人到院参观学习。

是年，医院被授予全国卫生先进集体荣誉称号。

是年，王立祥任邯郸市妇幼保健院党支部书记，丁慕孝任邯郸市妇幼保健院院长。

1987年

8月27日，市政府召开妇幼保健、计划免疫保偿责任制工作会议。

9月22日，市委副书记田志杰、副市长唐述章检查医院妇幼保健试点工作。

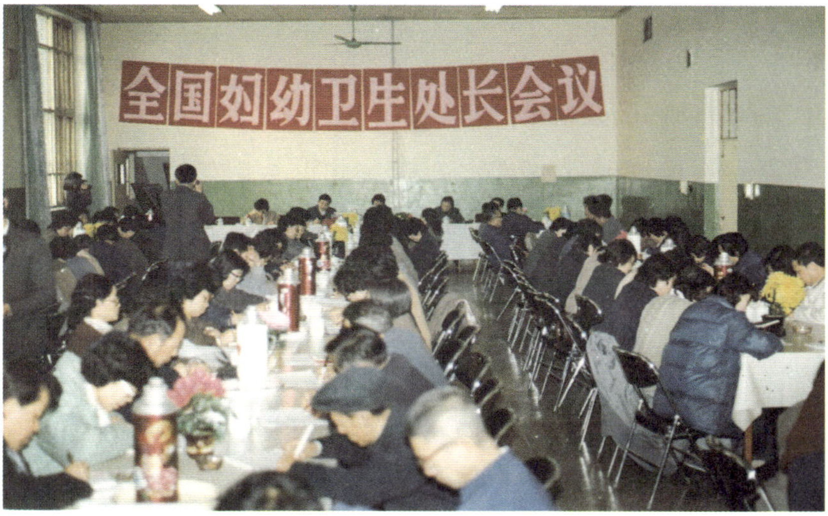

1987 年 11 月，全国妇幼卫生处长会议在邯郸市召开

11 月 18 日至 22 日，全国妇幼卫生处长会议在邯郸市召开，院长丁慕孝在大会上介绍了医院 “端正办院方向”的做法和经验。全体与会代表到院参观。

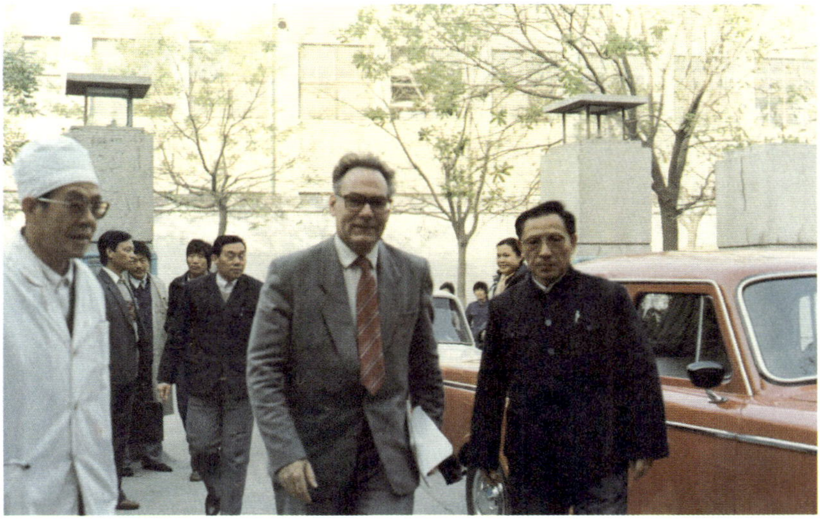

11 月 20 日上午，联合国非政府组织联络办公室流行病学科主任 R.P 伯纳德（瑞士籍）在市卫生局局长石长吉、副局长杜方针陪同下到院参观访问。

11 月 24 日，卫生部综合调查组到院座谈关于预防保健工作。

1988 年

7 月，邯郸市编委批复增挂“邯郸市妇幼保健所”牌子。

11 月 26 日，省卫生厅妇幼处一行 4 人，由市卫生局局长助理郭占军、妇幼科科长王九英陪同到院检查工作，院长丁慕孝做工作汇报，书记王立祥、副院长赵淑英等人参加汇报会。

1989 年

1 月 16 日，医院召开 1988 年工作总结表彰职工大会。院党总支书记王立祥主持会议，院长丁慕孝、第一副院长王九英分别做 1988 年工作总结和 1989 年工作安排的报告，会上宣布李素秋、李进国、朱贞祥等三人被评为市卫生系统立功人员。产科、儿保科、检验科被评为出席市卫生系统先进集体，院工会被评为市卫生系统工会工作先进集体。

1 月 26 日，为做好院妇幼保健宣传、信息传递及交流工作，医院编办《妇幼卫生简报》，第一期发刊。

2 月 11 日，副市长闫凤云到院考察工作，看望病人。闫凤云与几位院领导王立祥、王九英，刘玉书等人进行座谈，对医院工作提出 5 点建设性意见和要求。

3 月 8 日，市卫生系统召开 1988 年文明医院检查评比。会上，宣布医院在市卫生系统 1988 年度创建文明医院活动中达标，获得荣誉证书。

3 月 17 日—18 日，医院召开第二届五次职代会，会上选举产生院女职工委员会。

3 月 22 日，党总支书记王立祥在院周会上宣布市卫政字〔1989〕4 号文通知，聘任丁慕孝为市妇幼保健院院长，聘期三年，自 1989 年 3 月至 1992 年 3 月。

4 月 9 日，医院召开“红十字站”成立大会，市红十字会秘书长徐凤贵等参加会议，会上宣布丁慕孝为红十字站站长，王立祥、王九英、刘玉书、赵淑英、刘宝山为副站长，理事 44 名。

4 月 15 日，在局召开的计划生育工作会议上，宣布医院在 1988 年达到计划生育目标管理责任及各项指标，获得荣誉证书。

4 月 19 日，市卫生局通知，给医院调拨一辆救护车。26 日接到院使用，救护车为北京市“燕京”， 使用车牌号为河北 33–06953。

5 月 19 日，保定市卫生局一行 18 人，由邯郸市卫生局局长石长吉、副局长杜方针、局长助理郭占军、局办公室主任李仁陪同到院参观交流。

5 月下旬，在市卫生系统工作总结表彰会上，医院获得 5 项荣誉。①儿保科被市委、市政府授予 1988 年度先进集体。②医院在 1988 年社会主义精神文明和物质文明建设中被命名为“文明单位”。③医院被评为 1988 年度妇幼保健工作达标单位。 ④医院在全国出生缺陷监测工作中受到表彰，荣获卫生部颁发的荣誉证书。⑤中西医结合治疗女性不孕 430 例临床分析项目获市优秀科技成果二等奖。

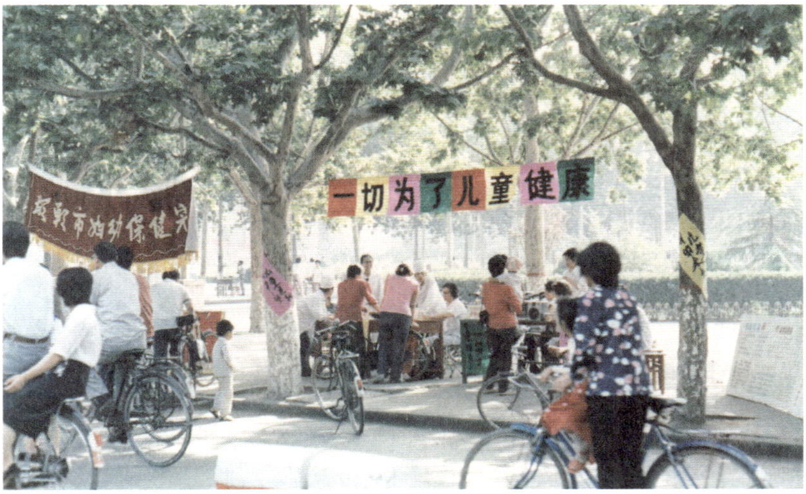

6 月 1 日，医院组织专家开展六一儿童节义诊活动。

6 月 8 日，医院召开百日优质服务活动职工动员会，市卫生局副局长杜方针到会并讲话。

6 月 8 日至 10 月 1 日，医院按市卫生局的统一部署，开展了百日优服活动，采取三比三看三挂钩的办法，在活动中全院共评出院先进科室 4 个、先进个人 34 名。

7 月 19 日，医院召开二届六次职代会，讨论、审议通过院长的讲话内容，院长负责制聘任工作。

7 月 31 日前，各科室对职工的聘任工作全部结束。

12 月 6 日，市卫生局纪检书记刘国森、办公室主任李仁、副主任常园丁、医政科科长徐凤贵等一行 15 人，到院对各项工作年终检查。在听取院长丁慕孝对一年工作汇报后分组对管理、医疗、护理、医德医风、后勤财务五部分进行了详细检查。

12 月 22 日，市卫生系统在医院召开办公室工作现场经验交流会，交流医院在加强办公室基础建设和做好档案检查工作的经验体会。会议上，局领导宣布医院办公室工作在 1988 年中以 93 分的优秀成绩被评为市卫生系统办公室工作第一名。

10 月，计划生育技术指导中心成立。

10 月，由省卫生厅拨款，筹备院门诊楼接层事宜。

12 月底，院门诊楼接层开工建设。

是年，王九英任邯郸市妇幼保健院副院长，兼任邯郸市妇幼保健所所长。

1990 年

1 月，门诊楼接建工程开工，首先接建东侧部分工程。

2 月，经市卫生局批准，医院成立新生儿科，设病床 46 张；成立临床部、保健部，同时撤销医务科。

5 月底，门诊楼接建工程共建成 16 间房屋，共 300 平方米。

8 月，医院投资并由省卫生厅部分拨款，购入两台微机。同时在医院四楼成立微机室，工作人员 2 人。微机在 10 月份投入使用，隶属财务科管理。

9 月 11 日，医院供应室经过改造，顺利通过省卫生厅有关部门验收，达到标准。

1991 年

1 月 26 日，市文教卫生系统授予医院 1990 年度工会工作达标单位。

7 月 30 日，医院自筹资金安装一台 64 门程控电话总机，经市邮电局工作人员施工，在院内安装完毕并通话使用（安装单机 49 部），该机总投资为 62000 余元，总机建设解决了医院通话难问题，有效保障了医疗、保健工作。

10 月 6 日，新生儿科正式开诊接收患儿，设病床 46 张，杜金瑞任主任、谭秀玲任副主任、谷俊霞任副护士长，医生有杨并华等 4 人，护士有白巧书等 14 人。

12 月 5 日，河北省卫生厅领导一行三人到医院视察工作。

12 月，院领导班子决定，在澄园新村向市房屋建设开发公司购买 60 套职工住房。12 月 16 日院成立分房委员会，着手筹备、起草并完成分房工作。

12 月 18 日下午，医院召开全体职工大会，院长丁慕孝总结 1990 年工作，对 1992 年提出工作要点，职代会审议院长的报告。

12 月 20 日，副市长李光震在市卫生局副书记刘冬琴陪同下到院考察工作。

1992 年

1 月 27 日，分房工作全部完成。该次购买新房和职工交回的旧房共解决职工住房 83 户，缓解了本院职工十几年的住房紧张状况，调动了职工的工作积极性。

4 月 12 日，经卫生局批准，医院成立质管办，由范丽娜负责，科室主要负责全院医疗、保健及行政的质量检查工作。

4 月 12 日，经市卫生局批准，医院成立食堂科，负责全院职工及患者的伙食工作。

5 月 4 日，医院第三期门诊楼基建改造工作南五楼正式交付使用。至此，医院总建筑面积已达 7000 平方米。

11 月 4 日，市档案局对医院档案管理工作进行省三级标准考核。按标准审阅有关文件、材料及现场考评，一致认为医院档案管理工作达到省三级标准，同意晋升为档案管理省三级先进单位。

1993 年

6 月 5 日，经卫生局党委研究决定，院长丁慕孝调传染病医院任院长。

7 月，王九英任邯郸市妇幼保健院党委副书记、副院长、保健所所长，赵社任邯郸市妇幼保健院党委委员、副院长。

10 月，左长风任邯郸市妇幼保健院副院长。

1994 年

2 月，王九英任邯郸市妇幼保健院党委副书记、院长、保健所所长。

12 月，科研项目“中国围产出生缺陷监测及高危发生缺陷的病因探讨研究”获卫生部科技进步二等奖。

1995 年

7 月，王九英任邯郸市妇幼保健院党委书记、院长、保健所所长，田浩明任邯郸市妇幼保健院党委副书记。

是年，院成功创建为国家级爱婴医院。

1996 年

6 月，郭文书任邯郸市妇幼保健院党委委员、副院长，何秀学任邯郸市妇幼保健院院长助理。

11 月，“邯郸市孕产妇死亡监测情况资料分析”通过省市级成果鉴定。

12 月，“纯母乳喂养及相关护理措施对早期新生儿营养状况的影响”通过市级成果鉴定；“潘生丁治疗秋季腹泻 100 例床疗效观察”通过市级成果鉴定。

是年，临床液疗仪的应用获得中华人民共和国专利局颁发的新型专利证书；儿童生长发育速查盘获邯郸市 1996 年科技进步二等奖。

1997 年

7 月，何秀学任邯郸市妇幼保健院党委委员、副院长。

12 月，张俊英任邯郸市妇幼保健院党委委员、副院长。

是年，“中西医结合治疗妇儿胆道蛔虫临床疗效观察”通过省、市级成果鉴定，获省科技进步三等奖、市科技进步一等奖。“邯郸市婴儿死亡监测情况资料分析”通过市级科技成果鉴定，获市科技进步二等奖。儿童生长发育速查盘通过河北省科学技术成果鉴定。

是年，秦太平任邯郸市妇幼保健院党委委员、纪委书记。

1998 年

6 月，张秀岭任邯郸市妇幼保健院党委委员、纪委书记。

12 月，邯郸市妇幼保健院成为邯郸医专临床教学医院，这为促进医院的医疗技术发展及邯郸市卫生事业的发展奠定了基础。

12 月，“脐炎散外治新生儿脐炎的临床研究”成果获市 1998 年科技进步一等奖。

是年，邯郸市妇幼保健院通过评审成为河北省首家二级甲等妇幼保健院。

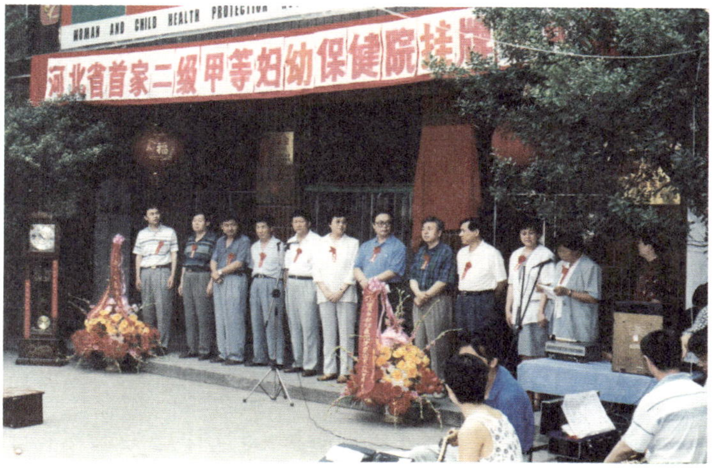

1998 年，院通过评审成为河北省首家二级甲等妇幼保健院

是年，“潘生丁治疗秋季腹泻 100 例床疗效观察”获得市科技成果进步三等奖。

1999 年

是年，开展了乳腺癌、宫颈癌普查，与省四院联合创办癌检中心，提高了妇女“两癌”诊治率。

是年，开设产科月子门诊、老干部门诊、哮喘雾化吸入治疗门诊、中医妇儿门诊等，引进“手术镇痛自控泵”用于术后镇痛，开展儿童脑瘫康复，人工授精、不孕症治疗新技术，产科开展剖宫产新手术方式等，突出了妇幼保健专科特色。

是年，医院投资 100 余万元引进小儿高压氧舱、儿童智测电脑、新型婴儿温箱、儿童心电图、肺炎及腹泻治疗仪、眼科裂障灯、经络导平仪、脑瘫治疗仪、肌痉挛治疗仪、不孕症治疗仪、消毒锅炉、脑电波测定仪等 28 台新设备，进一步提高了医院的技术含量和综合服务能力。

2000 年

4 月 3 日，医院从北京“中华振兴世纪鼎活动组委会”取回收藏鼎，该活动于 1999 年 8 月发起，大鼎立于北京圆明园的前广场，上面篆刻王九英院长的签字，“万众一心、再创辉煌”。收藏鼎是按大鼎的比例缩小铸就，为青铜材料。

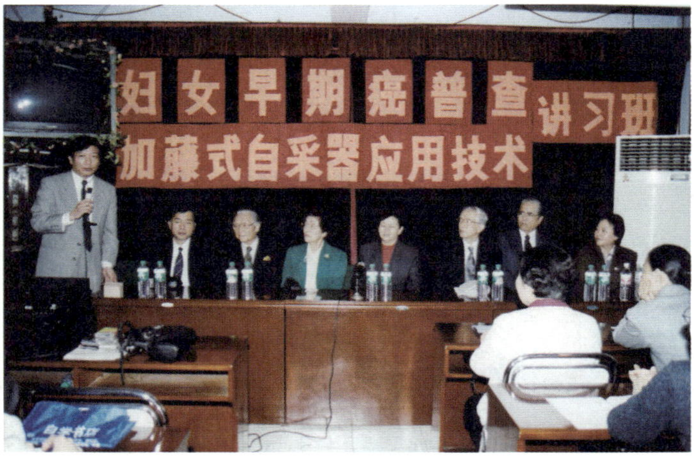

2000 年 4 月，日本专家来院讲学

4 月 20 日，特邀日本专家加藤才子理事长，野田博士、青木博士等一行专家到院进行妇女宫颈癌、乳腺癌早期检查、诊断与防治方面的讲学和技术合作，同时，对医院妇保科妇女病普查门诊、妇科门诊、病理检查室，妇科病房等进行考察。

7 月 20 日，市卫生局党委研究决定：在王九英病休期间，由索俊生任市妇幼保健院副院长、党委副书记，主持医院全面工作。

2001 年

2 月 9 日，根据市卫生局党委会议决定，任命索俊生为邯郸市妇幼保健院党委书记、院长。免去王九英市妇幼保健院党委书记、院长、保健所所长职务。任命王九英为检查员（正院级）。免去索俊生副院长、党委副书记职务。此决定由市卫生局局长申书贵、副局长陈春海、党办室主任赵新宝到院宣布。

3 月 20 日，市妇幼保健院召开“三星级”对口单位挂牌暨妇女儿童急救中心正式启动大会。急救中心服务内容：承担妇科、产科、儿科、新生儿科危重症病人现场急救、住院抢救及生命监护。服务宗旨：以最简便快捷的方式，开辟一条妇女儿童急救直达通道。用最精湛的医疗技术和百倍爱心，为邯郸市妇女儿童营造一片防护绿荫。

4 月，张学科任邯郸市妇幼保健院党委委员、副院长。

6 月 1 日，组织“重返出生地·留下好建议”为主题的大型活动，对到院 1 ~ 6 岁儿童实行六减免一赠送活动，共接待 700 余人。市电视台、晚报等新闻媒体做了相关报道。

9 月 25 日，《健康报》第一版刊登新生儿科主任谭秀玲的事迹报道。

11 月，谭秀玲出席河北省第六次党代会。

是年，医院确定为河北省新生儿疾病筛查诊治分中心。

2002 年

3 月，中华全国妇女联合会授予谭秀玲全国“三八”红旗手荣誉称号。

4 月 18 日，医院二部开诊仪式，租用柳林桥旅馆三、四层开设：不孕不育科、儿童脑瘫康复科、婚检科，同时防保科、儿保科、保健部、图书室、信息科、病案室等一并迁入二部。

4 月，河北省总工会授予谭秀玲河北省五一劳动奖章。

4 月，院长索俊生荣获邯郸市第四届“五四”青年奖章。

5 月 5 日，省卫生厅副厅长高春秋在市卫生局局长申书贵、副书记陈春海、副局长刘海朝的陪同下到院指导工作。到院后，首先考察“乳腺疾病防治中心”及新生儿科，随后到医院二部考察“儿童脑瘫康复治疗科”及“不孕不育科”，同时看望全省卫生系统先进典型谭秀玲。

5 月 14 日，省委宣传部副部长张志平、城宣处副处长李延龄，在市委宣传部副部长杨志君、宣传处处长安振海等陪同下，到院组织召开谭秀玲事迹座谈会，市卫生局局长申书贵、副书记陈春海出席会议。医院领导班子全体成员，谭秀玲所在科室代表及相关科室代表参加会议，座谈会由市委宣传部副部长杨志君主持。

5 月 30 日—6 月 1 日，医院举办第二届“重返出生地·留下好建议”活动。

6 月 12 日，《健康报》第三版刊登医院“老乡接待站”消息。

7 月 23 日，由省委宣传部副部长张志平带队，《河北日报》等省直 6 家新闻单位 15 名记者组成的采访团，对医院优秀共产党党员、新生儿科主任谭秀玲进行集中采访。

7 月，在全省范围内开展的“模范爱婴医院”评审工作中，医院凭借扎实的工作，一举通过评审，成为邯郸市第一家省级模范爱婴医院。

7 月，为了解决广大不孕不育患者的烦恼。突出专科特色，拓宽服务领域，医院与天津中心妇产医院联办不孕不育症专科，由天津中心妇产医院专家郭永惠教授每月后两周应诊。

8 月，省直、省卫生厅、市委宣传部举办谭秀玲先进事迹报告会。

10 月 3 日，央视《新闻联播》播出医院“老乡就医接待站”优服举措，并称为“这是解决八亿农民就医难的好办法”。

12 月 18 日，第 11 届宋庆龄樟树奖在上海举行了颁奖仪式。全国政协副主席、中国福利会主席胡启立为谭秀玲颁发奖杯和证书。23 日上午，谭主任载誉归来，市委宣传部、市妇联、市卫生局联合在院召开“庆祝谭秀玲同志荣获第 11 届宋庆龄樟树奖”大会。

12 月，新生儿科主任谭秀玲荣获第 11 届宋庆龄樟树奖。该次评选活动是经全国各省（区），各行业层层推荐筛选的，共有 8 人获奖，全国卫生系统仅一人获得该项殊荣。

是年，医院先后荣获多项省、市级荣誉，创历史佳绩，4 月份荣获邯郸市实施妇女儿童“九五”规划先进集体；5 月份顺利通过省级模范爱婴医院评审，并被省卫生厅命名为“省级模范爱婴医院”；6 月份荣获市直工委先进党组织；9 月份荣获“信用建设示范单位”、新生儿科荣获省级青年文明号；12 月份荣获“河北省思想政治工作先进集体”。

是年，建设后勤综合楼 250 余平方米，改造装修食堂 300 余平方米，职工、患者就餐及后勤办公条件发生极大改观。

是年，首次使用“固尔苏”治疗新生儿呼吸窘迫综合征获得成功，创出邯郸市医疗技术新水平。

2003 年

2 月 27 日，经过各级和各行各业层层选举，由市妇幼保健院推荐的新生儿主任谭秀玲光荣地当选为第十届全国人大代表。她就农村医疗、卫生保健和农民看病难问题提出议案，并谈了自己看法，中央电视台《新闻联播》节目播出。谭秀玲当选为第十届全国人大代表，既是她本人的荣誉，更体现了政府和社会各界对医院推动全市妇幼保健事业发展所做的成绩和贡献的肯定。

3月11日，《健康报》人物版，整版刊出谭秀玲专访——“走过去，前面是个天”。

3月20日，谭秀玲主任载誉归来，市卫生局领导、医院领导组织在院召开市直卫生系统第十届全国人大盛况报告会。市卫生局局长申书贵、副局长刘海朝在会上做重要讲话。市直卫生系统主要负责人和院领导、职工听取谭秀玲主任关于全国十届人大盛况的报告。

4月6日，非典疫情突如其来。为了非典病员的筛查、诊疗与隔离，医院克服场地紧张的困难，组织建设“发热门诊”，彻底封闭半个南楼底层10多个房间，建成200多平方米的隔离区，并按标准配齐了设备，通过市卫生局检查验收，定为合格“发热门诊”，为完成防治任务奠定了基础。其间，共接诊发热患者207人次，咨询68人次，临时隔离观察5人次。

4月16日，医院依据上级主管部门要求在设立“发热门诊与隔离观察室”的同时，组建专职“医疗救护组”，由王海吉、顾秀玲、周志云、李燕 、刘宝华 、罗静涛 、李佳红等人组成。

4月17日，在抗击非典期间，根据冀卫疾控字〔2003〕4号《关于印发河北省非典型肺炎应急控制预案（试行）的通知》文件精神，医院成立院防治非典型领导小组、防治非典办公室、院非典型肺炎防治专家指导组。

4月26日，按照市卫生局“防非典办”指令，医院成立市（院外）防治非典医疗急救小分队（市第8分队），由王同林、郭占红、赵再江、闫孟申、王志涛、郑彦强、郑杰、韩海民、张雷等人组成。同时，成立“邯武路口检疫分队”，协同公安交通部门负责邯武公路入市口检疫消毒工作。

4月27日，按照市卫生局“防非典办”布置，医院抽调4名专业人员组成“基层非典型肺炎流行病学调查组”，成员为张捧月、张建一、李广如、窦晓琳。

4月30日—5月11日，医院根据防治非典型肺炎办公室的指令，先后调10名医护人员参加全市定点发热门诊督导组，成员为马彩云、安文茜、贾玉霜、叶立医、王霞、杨晓明、张粉叶、张东红、乔保军、韩丽霞。分别负责医专附属医院、矿山局医院、永年县、涉县、武安、磁县县医院等10家医院发热门诊的督导工作。

4月，谭秀玲任邯郸市妇幼保健院名誉院长。

5 月 1 日，应邯山区卫生局通知，成立“邯山区防治非典急救医疗队”，其成员由王秀清、董菊香、张瑞敏、布兰娜、张文洁、朴志英等人组成。

5 月 1 日，接市卫生局紧急通知，要求市内各医院支援市传染病医院、中西医结合医院两家指定救治“非典”单位部分药品和物资，院领导召集有关人召开紧急会议，迅速布置，多方采购，调集药品和物资。于下午 6 时前送到两家医院，共支援防治非典药品、针剂、片剂 38 种，消毒液 50 件，白大衣、被褥、床，衣柜等物资 11 种，总价值 145695.6 元。

5 月 4 日，应邯山区光明办事处的要求，医院抽调 3 名专业人员组成“防非典检疫监测小组”，派驻光明办事处执行检疫监测任务，成员为刘秀芹、杨捧芹、赵丽敏。自派驻之日起对辖区内返邯郸人员摸底监测，进行每天两次重点人员测体温，直到解除隔离，监测人员共计 165 名，转至定点发热门诊 3 人。

5 月 4 日—5 日，医院执行火车站防非典值班任务，按照市卫生局的统一要求，组成一个分队、一部救护车，人员为郭占红、靳林红、付延研、郭会军，按规定到达火车站广场，共向中西医结合医院运送出站发烧旅客 5 名，顺利完成该次任务。

5 月 11 日，按照全市发热门诊布局调整方案，医院发热门诊被撤销，但保留房间布局以备应急，该小组成员回原岗位工作，但保留小组建制，改为“发热病员出诊接诊医疗组”，随时准备接收发热病员电话应急出诊。

5 月 14 日，医院派出首批 10 名护士奔赴抗非前线，支援中西医结合医院发热病区工作。

6 月 8 日，邯武路口检疫分队撤回。检查期间，对来往车辆，人员认真检查，做到不漏一人一车，严格检测体温、消毒并登记，共检测车辆 90000 余辆，人员 20 余万人，检出发热病人转送定点医院 4 人。

6 月 15 日，按照市卫生局〔2003〕311 号文件《关于建立传染病及突发公共卫生事件监测报告网络的实施意见》的要求，医院建立“疫情疾病控制站”。

7 月 9 日，医院被市卫生局评为邯郸市卫生系统抗击非典型肺炎斗争先进单位。

7 月，李华荣任邯郸市妇幼保健院党委委员、副院长。

10月29日，新生儿科被评为全国巾帼示范科室，新生科主任谭秀玲被评为全国巾帼模范医师，获得该项荣誉称号的医师在河北省仅有8名，科室6个。

10月30日，谭秀玲赴京参加“全国医疗卫生系统巾帼建功表彰暨先进事迹报告大会”。该次表彰会是中华人民共和国成立以来首次在女医务工作者中举行的全国性表彰大会，是全国妇联和卫生系统联合举行的表彰大会。

10月，对医院二楼（包括功能科、儿保科、乳外科、妇保科）和南四楼儿科及楼道进行装修改造，使医院面貌焕然一新。

12月，谭秀玲荣获河北省“十大文明职工”称号，享受河北省五一劳动奖章待遇，12月31日省总工会召开表彰大会。

2004年

3月1日，全体院领导及部分职工欢送谭秀玲赴京参加第十届全国人大第二次会议，市卫生局副局长王奎书参加欢送仪式并讲话。谭秀玲表示一定不辜负领导期望、人民重托，履行好人大代表的使命。

3月9日，谭秀玲先进事迹报告会在石家庄河北会堂举行，来自省直机关的干部代表们听取该次报告。报告会由省委宣传部、省委省直工委、省卫生厅、省教育厅、省妇联和邯郸市委联合举办。报告会由省委宣传部副部长张志平主持，邯郸市委常委、宣传部部长徐亚平和省直机关、省妇女界、省卫生系统及高校的500名代表听取报告。报告会上，谭秀玲作题为《敬业奉献是我一生的追求》的报告。市口腔医院党支部原书记、谭秀玲的丈夫宋先华，市妇幼保健院党委副书记田浩明及医生代表等分别从不同侧面介绍谭秀玲事迹。

3月13日，医院在矿山局宾馆召开“引进阿洛卡三维彩超新闻发布暨学术交流会”。

4月26日，院长索俊生应邀出席全省卫生工作会议，并作经验发言，索俊生被授予河北省“十佳院长”称号。

5月26日，在全省宣传思想工作会议上，省委副书记白克明为医院颁发“河北省思想政治工作先进集体”奖牌。

5月31日，中央电视台《新闻联播》播出医院“六一”节活动。内容为医院邀请20名曾在医院出生的孩子们重返出生地。

6月，彭丽英任邯郸市妇幼保健院院长助理。

7月，经市卫生局党委研究决定，任命医院纪委书记张秀岭兼党委副书记；任命赵习林（传染病医院原副院长）为邯郸市妇幼保健院副院长、党委委员。

9月21日—24日，全省妇幼保健院院长工作交流会在邯郸市召开。会上，各市妇幼保健院院长介绍工作经验。并重点参观医院的新生儿科、三维彩超、乳腺拍片、胎儿远程监护等。

10月12日，《人民日报》报道医院“老乡接待站”优服举措。

12月，经与省二院协商沟通，通过参观学习调研论证，医院决定开展试管婴儿技术项目。

2005年

2月18日，医院在二部会议室召开保持共产党员先进性教育动员大会。

2月28日，新生儿科主任谭秀玲赴京参加全国人大三次会议，并领取医院获得的由全国妇联颁发的“全国巾帼文明岗”奖项。

3月28日，副市长辛宝山带领市政府副秘书长王兴玉，市发改委、邯山区政府的负责人，及市卫生局局长李水富、副局长闫德一行到院就医院关于利用中华巷小学进行医院门诊综合楼建设项目进展情况现场调研。

8月，谭秀玲参加全省卫生系统医德医风先进事迹报告团进行巡回报告，并相继荣获第二届中国医师奖、全国卫生系统医德医风先进标兵荣誉。

10月，医院和市妇联、市卫生局联合组织开展“走百乡进乡村为十万妇女免费‘两癌’普查活动”。

10月，医院成功开展试管婴儿项目，填补了邯郸市医疗技术一项空白。

12月，医院被省卫生厅评为“市级妇幼保健院规范化建设先进单位”。

是年，医院先后投资230余万元，为不孕不育科营造一流的医疗环境，购置开展试管婴儿项目的全套医疗设备。

2006 年

3 月 8 日，医院与邯山区文教体局就征用中华巷小学土地举行签约仪式。

5 月，经市卫生局党委研究决定，任命彭丽英为市妇幼保健院副院长、党委委员。

7 月 20 日，中央各大新闻媒体（中央电视台、《人民日报》、《光明日报》新华社、《健康报》）到院采访新生儿科主任谭秀玲；中央电视台在《新闻联播》“劳动者之歌”栏目中报道谭秀玲先进楷模事迹。

10 月 10 日，新生儿科主任谭秀玲赴京参加全国健康卫士楷模先进事迹巡回报告团。

11 月，索俊生兼任邯郸市妇幼保健所所长。

是年，市委、市政府同意将邯郸市妇幼保健院征用中华巷小学土地扩建列入全市 2007 年十大民心工程。医院与即将撤离的中华巷小学签订征用土地协议书，利用该小学 15.3 亩土地作为医院扩建用地。

2007 年

3 月，谭秀玲荣获“全国巾帼建功标兵”荣誉称号。并作为全国人大代表列席参加全国人大常委会第三十次会议，受到温家宝总理的亲切接见。

9 月 19 日，世界卫生组织妇女健康专家、亚太区域项目主管凯丝丽（缅甸）以及北大妇女儿童保健中心教授赵更力、河北省妇女儿童保健中心主任崔炳元一行到院指导考察。

11 月，河北省优生优育协暨摇篮工程现场会在邯郸市召开，医院作经验介绍。

是年，为了缓解新生儿科病房紧张状况，医院将原车棚拆除改建成新生儿病房 260 平方米。同时，还将产科部分病房进行装修，建成家庭式病房 10 余间。

2008 年

1 月 16 日，副市长冯连生带领市规划局、市卫生局有关领导到院就征用中华巷小学土地扩建工作进行调研。

5月8日，市委常委、常务副市长丁英辉带领市卫生局局长李水富、财政局副局长薛成秀、市政府副秘书长王兴玉一行到院调研医院征用中华巷小学土地扩建工作情况。

5月14日，副市长侯华梅带领市卫生局局长李水富、副局长杨柳林等一行到院考察手足口病防治工作。

7月31日，医院在原供应室位置再建的新生儿大厅（面积426平方米）正式启用。

9月13日，医院被市卫生局定位为婴幼儿肾结石诊断救治定点单位。

是年，新生儿科荣获国家级青年文明号。

2009年

3月1日，党委书记、院长、保健所所长索俊生兼任邯郸市中西医结合医院党总支委员、副院长。

3月2日，新生儿科成功为一严重RH溶血病患儿进行同步外周换血，成为邯郸市首例新生儿换血病例。

4月20日，医院征用的原中华巷小学西楼（共三层）装修一新，儿科整体搬入。

4月28日下午，卫生部医政司副司长宇飞、首都儿研所教授张琪、国家中医药管理局主任董云龙、省卫生厅副厅长梁占凯、省卫生厅疾控中心主任张二振、省卫生厅医政处副处长姜建明等一行7人在市卫生局局长李水富、副局长周海平、医政处处长李治波的陪同下，到院调研督导手足口病防治工作。

5月7日，副省长孙士彬在副市长崔永斌、市卫生局局长李水富、副局长周海平的陪同下，到院视察手足口病防治工作并慰问一线医务人员。

7月27日，经邯郸市卫生局党委会议研究决定，市卫生局副局长周海平、党办室主任周海英到院宣布：任命刘文翔为市妇幼保健院党委委员、副院长；任命王贵生为市妇幼保健院党委委员、副院长。

8月16日，医院与北京军区总院附属八一儿童医院举行技术协作揭牌仪式，签订技术合作协议书。

2010 年

2 月 1 日，经市卫生局党委研究决定，任命张利敏为市妇幼保健院党委委员、纪委书记。

4 月 27 日，医院在柳林桥旅馆租房的保健部、妇保科、儿保科、健康教育科、防保科、信息科搬回医院南保健楼。

5 月 5 日，省卫生厅副厅长梁占凯、省卫生厅医政处副处长江建明到院考察督导手足口病救治工作。

5 月 28 日，医院与邯郸县南吕固乡卫生院举办对口支援技术协作揭牌仪式。利用一年的时间，派驻卫生技术专家，指导扶持南吕固乡卫生院开展医疗工作、专科特色建设、临床教学和技术培训等。

12 月 22 日，市长办公会研究确定市妇幼保健院整体迁建项目和新址。

是年，按照市领导的指示精神，市卫生局主动与市城乡规划局、市国土资源局、丛台区政府联系，经过各部门实地勘察和研究，提出新址建设的选址方案。

2011 年

2 月 18 日，经市卫生局党委会议研究决定，市卫生局副局长周海平、闫德及党办室主任周海英到院宣布：任命任朋顺为市妇幼保健院党委书记、院长、妇幼保健所所长。免去索俊生的市妇幼保健院党委书记、院长、妇幼保健所所长职务。

2 月 22 日，经市卫生局党委会议研究决定，市卫生局副局长周海英和党办室主任张玉成到院宣布：任命郭占红为市妇幼保健院副院长，任命秦文平为市妇幼保健院副院长。

2 月，《邯郸市妇幼保健》院报创刊，组建宣传报道队伍，向社会发布各类学术研讨会、医疗技术、保健服务、动态新闻、健康义诊等各方面信息，使医院信息成为医院的一扇窗口、一张名片。

5 月 5 日，按照市政府 2008 年—2010 年十项民生工程实施意见和 2010 年 12 月 22 日市长办公会的决定，在丛台区新建“邯郸市妇幼保健院新院区”项目。医院向丛台区国土资源局提出关于主城区北部新建邯郸市妇幼保健院新院项目用地预审的申请。

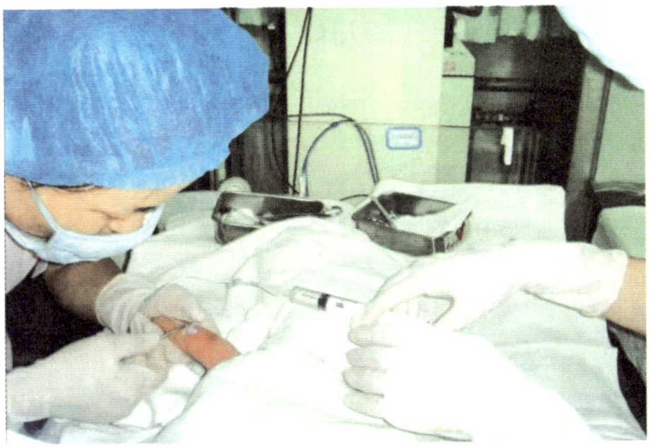

2011 年 7 月 2 日，新生儿科成功实施第一例外周中心静脉置管术

7 月 2 日，新生儿科成功实施第一例外周中心静脉置管术，该项技术填补邯郸市新生儿外周中心静脉置管术的空白。

7 月，医院向河北省卫生监督局递交开展产前诊断技术服务的申请。

9 月 22 日，河北省卫生厅组织专家评审团到院进行产前诊断评审。

9 月 26 日，经研究批准医院为河北省产前诊断分中心，承担产前诊断技术服务工作。

11 月 6 日，在市委、市政府的领导下，在市发改委、市规划局、市国土资源局、市卫生局等部门的指导下，通过全院上下的共同努力，医院迁建准备工作取得阶段性进展。

是年，装修改造医院门诊楼、水房、南院厕所，维修粉刷全院病房、走廊等 10000 平方米的墙面，改善了就医环境。

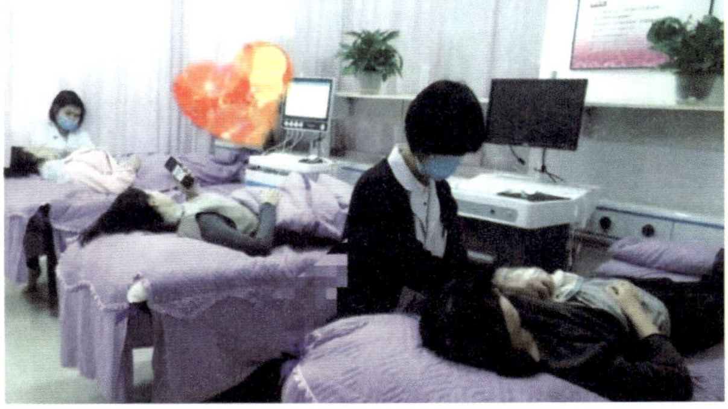

2011 年，保健院开展产后康复项目

是年，医院开展产后康复项目，引进欧洲盆底功能检查与治疗设备（法国

PHENIX)、产后康复仪、熏蒸治疗机等设备，专门针对女性进行产后子宫修复、乳腺疏通，产后子宫颈、阴道壁恢复，产后腹部、臀部、大小腿形体恢复等，是邯郸市唯一一家对产后妇女身体主要器官进行全面健康恢复的专业机构。

2012 年

2 月 21 日，新生儿科成功完成全市首例新生儿脐静脉置管（UVC）技术操作。

3 月 14 日，在河北省妇幼卫生工作会议上，医院荣获全省妇幼卫生系统实施妇幼儿童发展纲要先进集体称号。

3 月 20 日，省卫生厅厅长杨新建在副市长王进江、市卫生局局长周海平及院长任朋顺的陪同下，考察市儿童医院建设情况。

4 月 1 日，邯郸市卫生局向省卫生厅上报关于成立邯郸市儿童医院的请示。

4 月 10 日，省卫生厅下达《河北省卫生厅关于同意设置邯郸市儿童医院的批复》，同意邯郸市设置邯郸市儿童医院，级别和类别为三级儿童专科医院，性质为政府办非营利性，并同意儿童医院选址在邯郸市果园路以南，五里铺东街以西、丰收路以北。

4 月 19 日，院长任朋顺带领医护人员到唐山市滦南县洼里村村民高淑珍的“爱心小院”，为 39 名残疾儿童送去爱心捐款。

4 月，在省妇联与省委组织部、宣传部等单位联合组织的“燕赵百名优秀女性”评选活动中，医院新生儿科主任谭秀玲被评为新中国成立以来在平凡岗位上取得不平凡成绩的“燕赵百名优秀女性”。

5 月 4 日，市政府召开儿童医院建设项目协调会，要求市规划局、建设局、编制办、财政局、国土资源局、环保局、发改委、卫生局等部门尽快完成市儿童医院建设项目争取国家专项资金的各项准备工作，并将“邯郸市妇幼保健院迁建项目”更名为“邯郸市儿童医院建设项目”，责成市妇幼保健院承建市儿童医院建设项目。

5 月上旬，邯郸市儿童医院项目争取国家专项资金的材料取得省、市发改委审批和上报。

5 月 8 日，院长任朋顺荣获邯郸市 2011 年度群众满意的基层“十佳上线嘉宾”称号。

5月13日，医院率先在卫生系统同时成立5个“健康小屋”，随即邯郸市“健康小屋”现场观摩暨医院“健康小屋”启动仪式在邯山区贸东社区卫生服务中心举行。

6月4日，由市规划局研究上报市政府的市儿童医院建设工程规划设计方案，经审查获得通过。

6月20日，国家发改委下达《关于儿童医疗服务体系建设项目2012年中央预算内投资计划的通知》，对邯郸市儿童医院建设项目计划投资3500万元。经过医院各方面的积极筹备，该项目已基本具备开工条件。

6月，医院临建病房楼竣工，并进行初步验收，6月23日，新生儿一科顺利搬入新建的病房楼，7月5日，新生儿二科顺利搬入，新病房布局合理，设施齐全，有专用的工作人员通道，病人通道，专用的配奶间、洗澡间、接诊室等，病房内配有管道氧气和医用压缩空气系统及各种现代化的抢救和治疗设施，为新生儿提供了舒适的就医环境。

8月19日上午，北京军区总医院八一儿童医院联合医院共同举办“‘阳光天使邯郸行’先天性心脏病义诊活动”启动仪式，市卫生局领导、市少儿工委、院领导班子成员及医务人员代表参加启动仪式。该次活动是由中国红十字基金会发起的“天使阳光行行动”的一部分，建立“天使阳光基金会”对患有先心病的贫困儿童提供医疗救治的公益活动，市妇幼保健院与北京八一儿童医院合作，配合在邯郸地区进行先天性心脏病筛查，由北京八一儿童医院心脏科及超声科专家免费为患儿体检，对于符合手术条件的贫困患儿，进行手术治疗时可得到2万元资助。

9月17日上午11时28分，邯郸市举行邯郸市儿童医院开工奠基仪式。市人大常委会副主任武十周、副市长王进江、市政协副主席贾红军出席开工奠基仪式。市直有关部门和单位的负责人，丛台区委、区政府及区属相关单位负责人，市卫生局班子成员、市直医疗卫生单位负责人，各县（市、区）妇幼保健机构负责人，市妇幼保健院职工代表，中国人民大学MHA(医院管理)研究生培训学院领导，以及社会各界人士参加开工奠基仪式。

9月18日—20日，医院荣获全国新生儿复苏项目培训工作优秀奖，国家儿童保健中心主任王慧珊为医院颁发证书和奖章。

9月25日，谭秀玲荣获河北省“我最喜欢的健康卫士”称号。

12 月 29 日，医院与中国人民大学、河北省妇幼保健中心联合开办中国人民大学医院管理硕士（MHA）核心课程班，提升干部队伍素质和科学管理水平。

是年，医院成立考核办，出台绩效考核方案，制定院科两级核算制度，健全完善奖金分配制度。建立患者满意度测评、职能科室与业务科室互评的考核工作流程，每月召开一次全院考核工作会议，按照规定依据分值进行奖惩兑现，充分体现了按劳分配、效率优先和兼顾公平。

2013 年

1 月 29 日，优生遗传科细胞实验室在染色体检测中发现一例罕见的人类染色体异常核型，经“中国人类染色体异常目录数据库异常核型鉴定中心”专家委员会鉴定，得出“经鉴定查询，国内外已有资料未见报道”的结论，将该异常核型鉴定为“世界首报人类染色体异常核型”，并称这一研究发现填补了“人类染色体异常目录数据库”的一项空白，为人类医学遗传性的基础研究提供了新的理论依据。

1 月 31 日，在邯郸市举办的“善行河北 温暖邯郸关爱贫困儿童”大型公益活动颁奖会上，医院入选“邯郸市首届十大慈善企业”。

2 月，新生儿三科正式开诊，以收治早产儿为主，负责早产儿、低体重儿、极低体重儿及各种并发症的抢救、治疗、护理、随访等。

3 月 14 日，医院被河北省卫生厅命名为河北省促进自然分娩示范医院。

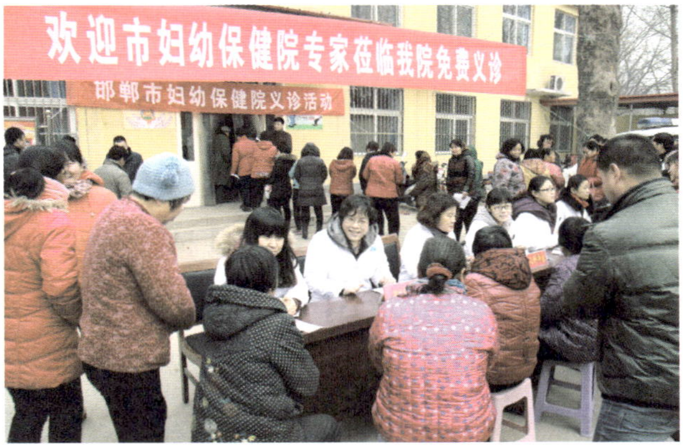
欢迎市妇幼保健院专家莅临我院免费义诊
邯郸市妇幼保健院义诊活动

2013 年 6 月，院成立 16 支“妇幼天使志愿者服务队”

6 月，医院成立 16 支“妇幼天使志愿者服务队”，定期开展多种形式的志愿者服务活动。利用休息时间下乡义诊、到福利院慰问孤残儿童等。

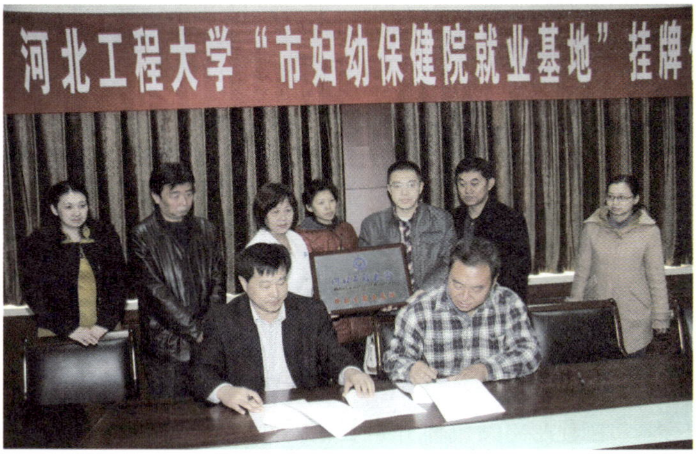

2013 年 7 月 19 日，院正式成为河北工程学院医学院临床教学医院

7 月 19 日，医院顺利通过河北省本科层次临床教学医院的评审工作，被评为优秀教学医院，正式成为河北工程学院医学院的临床教学医院。

7 月，医院在全院成立"三大保健中心和两大办公室"，即"孕产医疗保健中心""妇女医疗保健中心""儿童医疗保健中心""健康教育管理办公室""妇幼信息管理办公室"。通过中心化的运作，实现了保健和临床的实质性结合，有效解决了保健人员紧缺、学科业务内容单一、优势不明显、发展不均衡等问题。

8 月 8 日，医院与北京军区总医院附属八一儿童医院共同开设"儿童心脏病诊疗基地"，它在邯郸的落户，将进一步推动医院儿童心脏病诊疗技术再上新台阶，为邯郸市儿童的健康保驾护航。

9 月 10 日，医院荣获邯郸市 2012 年度群众最满意的基层"十佳上线单位"。

11 月 11 日，医院引进一台高质量 Miris HMA 母乳成分分析仪，可检测母乳质量，填补了邯郸市医疗检验行业的空缺。

11 月 13 日—14 日，河北省卫生厅一行四人在省妇幼保健中心副主任闫承生带领下，到市妇幼保健院、市中心医院、涉县妇幼保健院、涉县西戌乡卫生院、西戌村村卫生室等单位对开展的妇幼卫生重点工作进行督导。

11 月 14 日，儿童医院门诊、医技楼主体封顶，提前完成市委、市政府下达的年度目标任务，取得阶段性成果。

12 月 9 日， 医院召开晋升"三级妇幼保健院"动员大会。全体院领导及各科室正副主任、护士长、科室骨干等 140 余人参会。

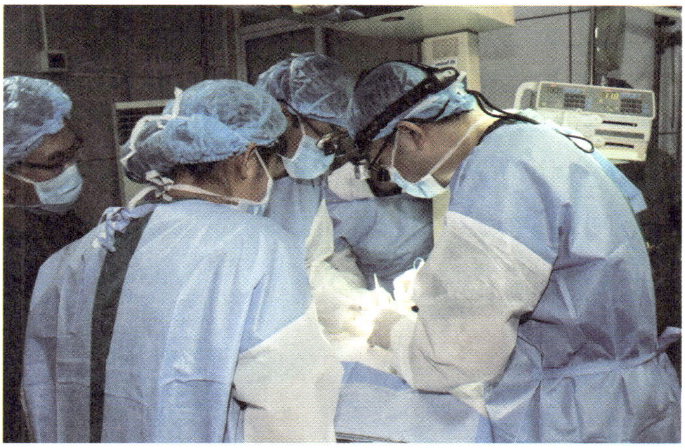

2013 年 12 月，院成功实施两例小儿先心病手术，刷新了全省儿童心脏手术年龄最小、体重最轻的纪录

12 月，医院成功实施两例小儿先心病手术，其中一名患儿出生 4 天、体重仅 810 克、胎龄不足 31 周，填补了邯郸市新生儿心脏手术的空白，刷新了全省儿童心脏手术年龄最小、体重最轻的纪录。

是年，新生儿科还陆续开展了一氧化氮吸入治疗新生儿低氧性呼吸衰竭、肺动脉高压，亚低温治疗新生儿缺血缺氧性脑病，新生儿头颅 B 超技术三项新技术，均为国内新生儿学界前沿技术。

是年，医院斥资 30 多万元为妇科门诊治疗区引进聚焦超声治疗仪，该治疗仪临床应用广泛、治疗效果显著，该项技术填补了邯郸市妇产科领域治疗外阴白色病变的空白。

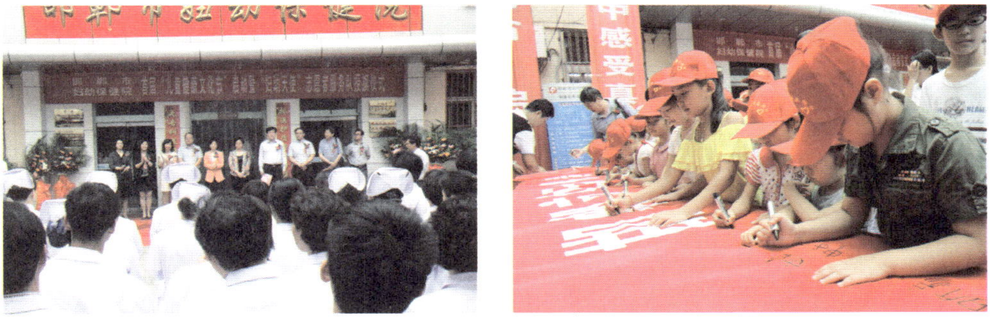

2013 年，院以“关注妇儿健康年”活动为抓手，举办多项公益活动

是年，医院以“关注妇儿健康年”活动为抓手，举办“儿童健康文化节”“妇女健康文化节”“关爱准妈妈”“预防出生缺陷，提高人口素质”“小手拉小手，

健康伴我行”五大系列活动，开展儿童保健科普知识讲座、儿童优惠体检、免费义诊等多项公益活动，积极向社会奉献爱心。

是年，医院联合市妇联为全市19个县（市）区的贫困妇女开展“关注生命、关爱母亲”免费“两癌”筛查，受到老百姓的欢迎和称赞。

2014年

1月7日，医院率先在全市开设“孕妇氧吧”，可同时为20余人提供吸氧服务。同月还开展了26种新生儿代谢性疾病筛查项目，成为全市首家开展该项疾病筛查的医疗机构。

1月16日，全市妇幼保健机构院长工作会议在院召开。院长任朋顺、副院长王贵生及全市各县（市、区）妇幼保健院长共计20余人参加该次会议。会中，院长任朋顺介绍“三大中心，两大办公室”建立半年来取得的显著成效。各县（市、区）院长汇报了当地的妇幼保健工作，讨论了新形势下的妇幼卫生工作的新思路。

1月，医院在全市率先施行了病历首页自动生成和自动编码，有效规范了临床业务流程，减少了门诊患者反复交费的等待时间和医务人员工作量，实现了生育险等报销出院即报。

2月13日，医院召开党的群众路线教育实践活动动员大会，院党委成员、各支部书记、党小组组长及全院中层干部参加会议。

3月下旬以来，医院组织多名健康小屋专家，每星期至少一次到鸡泽县小寨镇医院建设的33个“1+1帮扶健康小屋”开展形式多样的未病先防、送医送药工作。

4月，石庆生任邯郸市妇幼保健院名誉院长。

5月，医院再次检测出一例染色体异常核型，经国家遗传重点实验室专家鉴定，属世界首报，又一项监测填补国际空白。

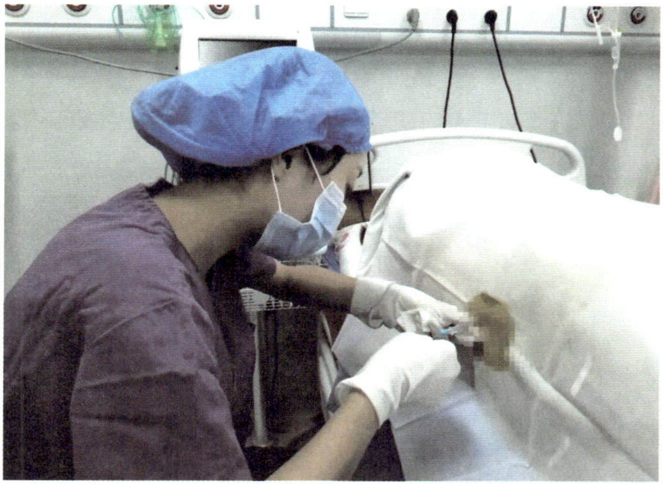

2014 年 5 月，院成功开展“椎管内麻醉分娩镇痛”技术

5 月，医院成功开展“椎管内麻醉分娩镇痛”技术，该新技术的开展有效降低了剖宫产率，促进了自然分娩。同时，还开设了“孕妇营养门诊”，被列为国家孕妇营养项目。

6 月 3 日，医院被河北省人民政府授予“河北省先进集体”荣誉称号。

7 月，在广泛调研和论证的基础上，医院拟租赁中国赵王投资控股集团（香港）有限公司写字楼（邯郸市南环路赵王酒厂对面已落成的 22 层写字楼）开办妇产院区。已上报市卫生局批准。

7 月，医院建立开通微信公众平台，及时向患者及社会发布便民信息、健康资讯、医疗技术、专科特色、人文关怀等多方面的服务信息。

8 月 1 日，根据国家、省、市卫计委关于爱婴医院复核工作的安排，医院召开爱婴医院复审工作启动会。

8 月 5 日，“共圆妇幼健康梦”——邯郸市妇幼健康技能竞赛在医院拉开帷幕，该次活动是在《中华人民共和国母婴保健法》颁布 20 周年之际，由国家卫计委、中华全国总工会联合举办，在全国范围内开展的一项妇幼健康技能竞赛。来自邯郸各县（市、区）医疗保健机构及计生局的经过层层选拔的 80 名选手参加比赛。

9 月 3 日，邯郸市政协主席冯连生携政协委员们一行 12 人到市儿童医院考察工作，市卫生局局长周海平、市妇幼保健院院长任朋顺及相关人员陪同。在施工现场，院长任朋顺向各位领导介绍项目规划设计及建设进展情况，并就儿童医院建成后的业务发展进行详细讲解。冯连生一行对儿童医院的建设情况给予充分肯定。

10 月 17 日，医院获得现代护理报 2013—2014 年度卫生新闻宣传工作先进单位荣誉称号。

10 月 21 日，国家卫计委及省卫计委相关领导考察邯郸市儿童医院建设情况。

2015 年

1 月 8 日，医院荣获河北省青年志愿者服务 20 周年“金杯组织奖”。

1 月 17 日，医院组织全市妇幼保健机构召开河北省卫生系统与北京大学人民医院共建医疗卫生服务共同体专题会议，构建医疗卫生服务共同体，以信息技术网络为平台，在全市妇幼保健机构与北大人民医院之间搭建起技术协作关系。

1 月 27 日，河北省卫计委批准医院开展体外受精—胚胎移植（IVF-ET）和卵泡浆内单精子显微注射（ICSI）技术。

2 月 26 日，在河北省卫计委和河北省医院协会联办的全省二级医院感染管理专职人员技能竞赛中，市妇幼保健院代表邯郸市参赛，以 335 分的总成绩获得第一名。

3 月 25 日，在全市召开的卫生工作会议上，医院获得 2014 年度全市医政工作、疾病预防控制、12320 舆情办理、纪检监察等多项工作先进单位荣誉称号，党委书记、院长任朋顺荣获国家卫计委妇幼健康服务工作先进个人称号、产科副主任李芬荣获河北省妇幼健康技能竞赛围产保健专业优秀奖。

3 月，医院荣获河北省巾帼文明岗和河北省三八红旗集体称号。

4 月 20 日，邯郸市紧急救援指挥中心批准医院正式加入 120 院前急救网络，承接全市新生儿院前急救转运工作。

4 月，医院与北大人民医院构建医疗卫生服务共同体。

7 月 13 日，医院通过信息网络平台，召开北大人民医院—邯郸妇幼保健系统医疗卫生服务共同体信息平台操作培训网络会议，全市 17 家县级妇幼保健机构及乡镇卫生院相关负责人参加培训，该次培训会的召开，标志着国家、市、县、乡四级网络信息技术平台的成功构建。

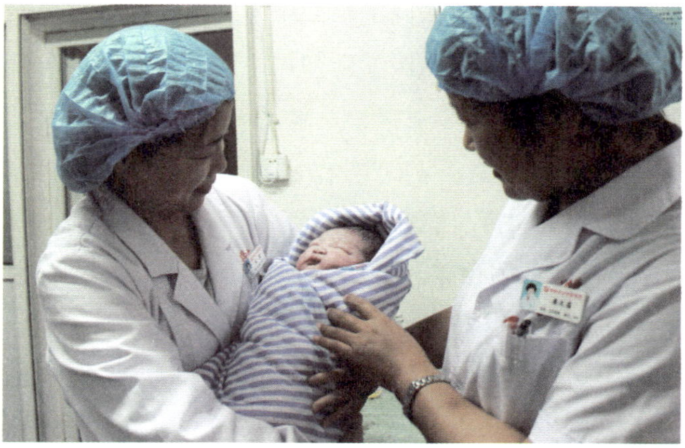

2015年9月28日，院首例通过“体外受精—胚胎移植”技术自主培育的试管婴儿顺利出生

9月28日，医院首例通过“体外受精—胚胎移植”技术自主培育的试管婴儿顺利出生。新生儿为一名男婴，体重4500克，身高53厘米，发育正常，各方面反应良好。该项技术的实施，使不孕不育夫妇不出邯郸就可以通过高精尖的“试管婴儿”技术服务圆生儿育女梦，全面提升了邯郸市辅助生育技术水平。

10月17日—18日，由中国优生科学协会主办、医院承办的中国母婴健康新进展研讨会暨邯郸市出生缺陷预防专业委员会成立大会在邯郸召开。会议邀请了国家及省内外黄尚志、熊承良、王建六、廖世秀、朱骏真、曹琴英、洪锴等十余位著名专家，就备受业内关注的罕见病、产前筛查、产前诊断、无创DNA检测、耳聋基因筛查等出生缺陷预防及妇、产、生殖男性科方面新进展进行了研讨。同时，成立全国首家市级中国优生科学协会二级分会，即邯郸市出生缺陷预防专业委员会，并召开了第一届委员会，推举市妇幼保健院优生遗传科主任陈慧英任第一届主任委员。

10月19日，医院获得现代护理报2014—2015年度卫生新闻宣传工作先进单位荣誉称号。

10月，在2015年度全市医护岗位技能竞赛理论考试中，医院取得全市第一名的好成绩。

12月4日，全市生殖医学学术研讨会在院举办，邀请北医三院生殖中心主任刘平、北医三院生殖中心男科主任姜辉、北大人民医院生殖中心主任田莉、河北省生殖医学学会组长徐素欣等多位国内知名专家到邯郸讲学。各医疗机构的医务人员300余人参加。该次研讨会以生殖健康为主要议题，旨在提高邯郸市生殖医疗技术服务水平，大力普及生殖医学新知识，促进生殖医学学科建设和学术研究，为保障百姓生殖健康做贡献。

12月26日，医院健康教育“孕妇学校”课程与信息网络平台结合，实现了市、县、乡三级远程对话，全面覆盖邯郸地区。

12月，儿童医院各项工作正在紧锣密鼓地进行，门诊医技楼工程已竣工，1#、2#病房楼主体已完成，室内外装修正在加紧进行。

是年，按照市卫生计生委计划，对全市30—60岁的农村育龄妇女（包括市主城区内流动的农村育龄妇女），开始实施“两癌”筛查工作，并将“两癌”筛查工作办公室设在医院。院领导高度重视该项工作，召开动员大会，成立工作领导小组，组建专业技术团队，抽调精干力量组建市级专家组，对分包的县（市、区）进行了逐级技术培训和筛查技术督导，严把筛查质量关。

2016年

1月27日，医院组织妇科、产科、儿科、新生儿科、生殖医学科、优生遗传科、妇保科、儿保科方面8位专家，到邯郸县东召里村参加由邯郸市卫计委与邯郸县文明办联合开展的“健康邯郸 服务民生”“三下乡”宣传活动。

3月12日，“家长学校”开班，各县（市、区）妇幼保健机构及乡镇卫生院临床医务人员、建卡孕妇、新爸爸新妈妈等共计170余人次参加。讲座发放健康知识宣传资料240余份，免费健康检查亲情卡30余张。

3月28日，按照国家对妇幼保健机构实行“四大部”业务设置的指导精神，医院在“三大中心、两大办公室”机构设置的基础上，进行调整完善，筹建“四大部”。

4月15日，医院在推行优质服务的活动中提出一项新举措——“护送患者出院”，该举措率先在产科实施。

4月28日，医院召开“两学一做”学习教育工作动员会，会议由党委书记、院长任朋顺主持，全体班子成员和党员干部参加。

6月7日，河北省卫生计生委主任张绍廉到院指导市儿童医院建设项目情况，市卫计委主任周海平，副主任张延荣、周海英、田丰等领导陪同。在项目施工现场，院长任朋顺对市儿童医院项目概况、工程进展情况及医院业务设置进行简要汇报。

6月14日，医院新技术、新项目准入评审会在三楼小会议室召开。评审专家为医院医疗技术专家委员会委员，涉及妇科、产科、生殖医学科、儿科、新生儿科、检验科、优生遗传科等专业。该次评审项目共十二项，为检验科和优生遗传科申报的检验项目。会上由各项目负责人逐个进行汇报，然后由评审专家从专业角度、专业应用、安全性、社会性及经济效益等多方面进行提问和讨论。最后由评审专家对各项目的可行性提出意见。

6月23日，根据省卫生计生委《关于邯郸市妇幼保健院人类辅助生殖技术评审校验的批复》（冀卫妇幼函〔2016〕5号）文件，决定批准邯郸市妇幼保健院正式运行常规体外受精—胚胎移植（IVF-ET）技术、卵泡浆内单精子显微注射（ICSI）技术、夫精人工授精（AIH）技术。

7月1日，在庆祝建党九十五周年之际，邯郸市卫生计生委举办“邯郸市‘最美卫生计生人’先进事迹报告会”，向党的生日献礼。市妇幼保健院儿一科主任石庆生获得邯郸市最美卫生计生人荣誉称号，并向大会作先进事迹报告。

7月19日，邯郸部分地区遭受暴雨袭击，导致很多村落受损，人民无法正常生活。为了帮助灾区人民尽快渡过难关，重建家园，医院开展了为灾区献爱心募捐活动。班子成员率先带头进行捐款捐物，全院职工积极响应，争先为灾区人民奉献一片爱心。该次募捐衣被824件、资金43010元。

7月21日，医院在第四医院五楼会议室为峰峰矿区全区9个镇卫生院及145个村的保健人员进行“预防艾滋病、梅毒和乙肝母婴阻断”项目培训。共计184人参加培训。

7月26日凌晨，医院接到市卫计委紧急通知，按照上级统一部署，连夜安排救灾防疫工作，成立以党委书记、院长任朋顺为带队组长，全体班子成员为副组长的灾后防疫领导小组，从各科室抽调业务骨干，组建由68人组成的17个卫生专业小组，到武安徘徊镇受灾严重的17个村进行消杀防疫工作。连续10多天，17个卫生专业小组每天顶着烈日，挨家挨户走访村民，巡看卫生所、卫生室设施及应诊情况，对洪水浸泡过的房屋、家具、日用品、家禽家畜圈栏及厕所、垃圾堆等进行消毒处理，指导正确用药及消杀注意事项。

9月1日，邯郸首例“无精子”试管婴儿在院成功孕育，这标志着邯郸生殖医学技术又上了一个新台阶。

9月8日，由河北省委宣传部、河北省卫生和计划生育委员会主办的“美丽河北·最美医生”评选结果揭晓，儿童康复科主任顾秀玲从候选人中脱颖而出，经过网络投票和评审会综合评选，成为邯郸地区唯一获此殊荣的“最美医生”。

9月12日，医院召开争创三级妇幼保健院动员大会，院领导班子成员及全院中层管理人员130余人参会，会议由党委书记、院长任朋顺主持。

9月28日，省卫生计生委组织的等级医院评审工作中，医院顺利通过专家评审，成为全市唯一一家三级妇幼保健机构。

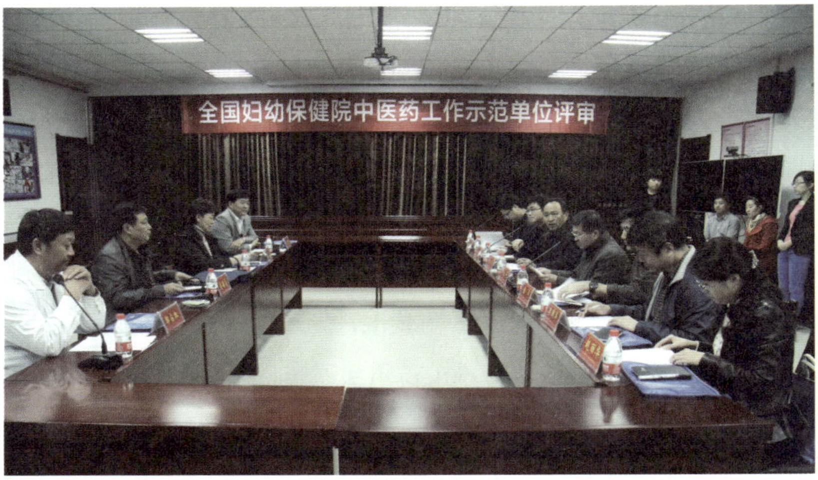

2016年10月21日，保健院成为全国妇幼保健院中医药工作示范单位

10月21日，医院顺利通过国家、省中医药专家组评审，成为全国妇幼保健院中医药工作示范单位。

11月18日，邯郸市妇幼保健院妇产院区正式开诊。妇产院区位于邯郸市南环路与陵西大街交叉口西行约300米，建筑面积3万余平方米，开放床位200余张，设置妇科、产科、新生儿科等专业科室，宫颈、盆底康复、生殖医学、产前诊断等多个特色门诊。妇产院区的开诊，不仅填补了邯郸市南部新区优质医疗资源不足的现状，能够充分满足本地区妇女医疗保健需求，而且有效缓解了医院本部患者多、床位紧张的局面，缓解群众看病难、住院难等问题。

11月18日，由省卫生计生委，省妇幼保健中心、河北新闻网、邯郸市妇幼保健院联合承办的“健康宝宝，幸福家庭”预防出生缺陷大型公益活动走进邯郸，该次公益活动旨在提高公众出生缺陷防范意识，普及健康科普知识，从而达到降低河北省出生缺陷发生率的目的。活动仪式在市妇幼保健院妇产院区开展。

是年，成立中医儿科，中医儿科拥有门诊和 14 张中医病床，同时在儿童康复科设有中医治疗区，为五迟五软的患儿提供中医药治疗，如针灸、推拿等。

是年，国家二孩政策出台以来，邯郸市迎来生育高峰。为了确保每一对夫妇“生得好”，孕育出健康的宝宝，医院大力加强出生缺陷防治力度。以夯实“三级预防”为抓手，在全市成立全国首家市级中国优生科学协会二级分会，即邯郸市出生缺陷预防专业委员会，医院优生遗传科主任担任分会主委。并举办全国母婴健康新进展研讨会、全省“健康宝宝，幸福家庭”预防出生缺陷大型公益巡讲、全市预防出生缺陷培训班等学术活动；严格落实出生缺陷三级预防措施，以市妇幼保健院为筛查中心，在每一个县设立了产前筛查点，共计 29 家产前筛查定点单位；在围产医疗保健、计生人员中广泛开展预防出生缺陷综合防治培训班和进修班，不断强化产前筛查和产前诊断网底建设，通过早发现、早诊断、早治疗，有效地预防出生缺陷的发生；成立二孩咨询门诊和高龄产妇门诊，进一步强化了孕妇早期建册筛查，实行妊娠风险评估及保健指导，及时筛查出重点管理的危重和极高危孕产妇。

是年，市儿童医院建设项目门诊和医技楼、儿科及新生儿科病房楼、后勤保障楼、连廊等工程竣工，内、外部装修工程基本完成。庭院绿化和硬化、强电等项目完成，消防、空调、弱电等基础设施已调试完毕。

2017 年

2 月 27 日，由市卫计委和市委宣传部联合举办的“美丽邯郸·最美医护人员”评选活动落下帷幕，经过层层选拔，医院四名医务人员从众多候选人中脱颖而出，儿一科主任石庆生、儿一科护士长李军勤获得“最美医护人员”称号，儿童康复科主任顾秀玲、产科护士长陈晓洁获得“美丽医护人员”称号。

2 月 27 日，新生儿科副主任吴素静随邯郸市第八批援疆干部人才队伍顺利到达新疆和静县。吴素静是继郭占红、秦文平、杜宝静之后第四位积极响应号召，投身新疆和静建设事业的同志。

“三八”妇女节期间，医院举办以“魅力三月、健康有约”为主题的系列惠民体检活动。活动时间3月1日至3月31日。为前来就诊的妇女实行免挂号费、体检套餐等优惠措施，并为“失独”母亲送去关爱进行免费体检。整个系列活动两个院区共为300余名群众进行了健康咨询，为广大妇女减免检查费1万余元，赠送健康手册500余份。

3月9日，邯郸市委宣传部主办、邯郸市委市直工委和邯郸广播电视台协办的邯郸市第四期“中国梦·赶考行·复兴路”百姓故事汇宣讲总决赛在邯郸广播电视台演播大厅举办。医院小儿内一科护士长李军勤通过层层推荐、选拔入决赛，荣获一等奖。

3月10日，财务科收费处荣获2016年度市直卫生计生系统“巾帼文明岗”荣誉称号。

3月16日，市妇幼保健院2017年基层技术下乡帮扶系列活动拉开帷幕。当日，医院选派市场办、新生儿科、儿二科等专家前往大名县妇幼保健院开展技术帮扶活动。

3月27日，李军勤在河北省“中国梦·赶考行”第四期365百姓故事汇总决赛中荣获第一名的好成绩。

4月15日，在河北省白求恩精神研究会2016年度总结表彰会上，邯郸市妇幼保健院儿一科主任石庆生、儿童康复科主任顾秀玲、儿一科护士长李军勤、产科护士长陈晓洁四名医务人员获得“河北省白求恩式医药卫生工作者”荣誉称号。

4月18日，志愿服务小分队由16支增加至30支。

5月9日，由邯郸市委宣传部、市文明办、市卫生计生委主办，市妇幼保健院协办的“李军勤同志先进事迹报告会”在邯郸大剧院隆重召开。

5月12日，医院召开市儿童医院搬迁工作专题会议，对各项搬迁准备工作进行再动员、再部署、再推进。

5月18日，医院在2017全市卫生计生系统宣传工作会议上，做题为《培育塑造典型人物 弘扬天使时代风采》的经验发言。市卫计委主任周海平为医院荣获2016年全市最美、美丽医生（护士）的儿一科主任石庆生、儿一科护士长李军勤、儿童康复科主任顾秀玲、产科护士长陈晓洁颁发荣誉证书。

5月27日，由中国优生科学协会主办、邯郸市妇幼保健院承办的全国儿童身高促进知识培训班在邯郸召开。

6月3日，由邯郸市妇幼保健院承办的第六届不孕不育诊疗知识及生殖内分泌研讨会在矿山大酒店顺利召开，来自全市的200多名相关专业的学者参加该次研讨会。

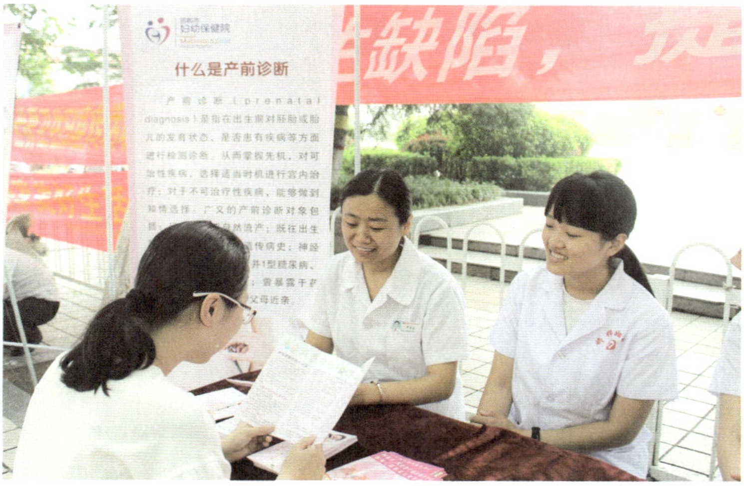

2017年7月1日，准妈妈免费唐氏筛查项目正式实施

7月1日起，准妈妈免费“唐氏筛查”项目正式实施。邯郸市卫生计生委组织邯郸市妇幼保健院等单位的专家，到邯山区文化广场举办义诊宣传活动。全市20个县（市、区）卫计局在当地组织开展宣传义诊活动。专家们通过义诊、现场咨询、发放宣传资料等方式向群众宣传孕期检查、产前筛查、新生儿疾病筛查等相关政策和惠民措施，普及优生优育科学知识，让他们了解出生人口缺陷的根源，宣传“唐氏筛查”的重要性，及时采取预防措施。

8月3日，李军勤事迹报告团参加省卫计委在石家庄召开的“省卫计系统思想政治工作暨‘两学一做’学习教育经验交流会”，并在会上做事迹报告。

8月27日，在妇产院区召开解读三级甲等妇幼保健院评审细则培训会，会上邀请河北省妇幼保健中心副主任闫承生进行培训。

10月1日，邯郸市儿童医院试运行。

10月14日，由市医学会主办、市妇幼保健院承办的第三届邯郸市围产医学年会暨省级继续医学教育项目——围产技术新进展及相关热点问题学习班成功召开。

11月10日，在市委、市政府及市卫计委大力支持下，儿童医院建设基本就绪，搬迁工作即将实施，按照院党委部署与要求，召开儿科系统搬迁推进会。

11 月 11 日，医院管理论坛报社举办了 2016—2017 年度新闻宣传工作暨表彰大会，医院获得卫生新闻宣传工作先进单位荣誉称号。

11 月 12 日，由首都儿科研究所附属儿童医院、河北省儿童医院专家们联合举办的北陆影像加油站暨儿科影像河北行在院成功召开。会议主要就影像检查在儿科诊疗中应用及常见儿童病变的影像诊断进行学术交流，吸引了邯郸及周边地市相关医务人员 260 余人参会。

11 月 13 日，院开始向市儿童医院转运第一批住院患儿。转运过程一切顺利，共转运患儿 80 余人。

11 月 17 日，由中国优生科学协会主办、邯郸市妇幼保健院承办的“全国儿童身高促进管理培训班”在院召开。

11 月 21 日，邯郸市儿童医院正式开诊。开诊当日，与中国人民解放军陆军总医院附属八一儿童医院签署“军民融合全国儿科医联体协作单位协议”并揭牌，同时，“中国人民解放军陆军总医院附属八一儿童医院博士工作站”“国家基因检测技术应用示范中心临床基地”落户市儿童医院，“邯郸市儿童专科联盟”挂牌成立。

11 月 22 日上午，在儿童医院正式开诊的第二天，医院召集儿童保健部下属各科室主任、副主任就如何进一步推进“全市儿童专科联盟”工作召开了研讨会。

11 月 22 日上午，医务科组织召开关于顺利通过京津冀医疗机构检验结果互认的动员会。

12 月 1 日，市卫计委副主任张延荣 、妇幼处处长任金山到院就医院发展建设情况进行工作调研。

12 月 8 日，由邯郸市委宣传部、市卫生计生委共同组织开展的 2017“美丽邯郸·最美医生（护士）”推选展示活动中，医院呼吸一科副护士长史岩荣获“最美护士”称号；感染性疾病科副主任杜宝静荣获“美丽医生”称号。

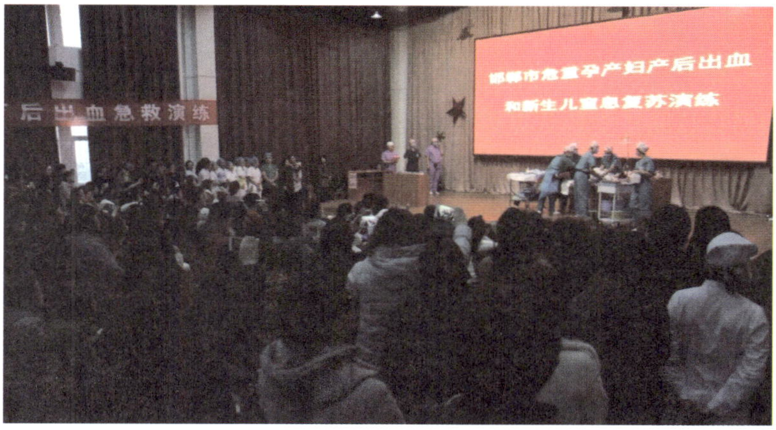

12月10日，邯郸市危重孕产妇产后出血和新生儿窒息复苏演练在院成功举办。

12月10日，市妇幼保健院牵头，与邯郸（县、市）区域内42家医疗单位一起组成“邯郸市产科危重症救治联盟”。构建产科联盟是强化重症救治工作的良好平台。为此，市妇幼保健院作为市级助产机构专业指导单位，将进一步强化机构之间的协调联动，积极借助三级医院技术支撑，发挥全市孕产妇急救技术优势，实现高危孕产妇的全程管理和有效救治。

12月14日—16日，举办“邯郸市预防艾滋病、梅毒和乙肝母婴传播项目师资培训班”。

12月26日，市妇幼保健院与丛台区黄粱梦镇共建的14家“健康小屋”正式挂牌启动。

是年，医院顺利通过京津冀三地医学检验质控中心组织专家盲样检测和现场考核，成为京津冀地区检验结果互认单位，互认项目达到33项。

是年，2016年医院申报的4项邯郸市科技计划项目均申报成功。申报的4项科研项目分别为：1. 针刺配合中药熏蒸对脑瘫尖足的影响；项目负责人：严宏菲。2. 超声在新生儿化脓性脑膜炎的应用研究；项目负责人：孙秀敏。3. 对邯郸地区生长发育异常的儿童利用骨龄测定评估其生长发育状况的研究；项目负责人：董静娟。4. 脑功能检测在早产儿脑损伤中的临床应用价值；项目负责人：王智英。

2018 年

2 月 14 日，市卫计委主任周海平一行 3 人到医院丰收院区，慰问看望全国第十届人大代表、全国健康卫士楷模、河北省劳动模范、主任医师谭秀玲及河北省道德模范、河北省“最美护士”、邯郸市十大新闻人物、呼吸一科护士长李军勤。

3 月 6 日，儿一科护士长李军勤获得“巾帼心向党 · 建功新时代”最美女性荣誉称号。

3 月 14 日，医院为即将奔赴新疆 22 建设兵团开展卫生支援工作的妇一科医生刘宁宁、妇二科医生平昕举行欢送会。

3 月 14 日，在市卫计委召开的 2018 年 12320 卫生计生服务热线工作会上，市妇幼保健院荣获 2017 年度舆情办理先进单位，优服办主任申少波因工作突出获得先进个人的荣誉。

3 月 23 日，市妇幼保健院被评为邯郸市药品不良反应监测先进单位。

3 月，经市卫计委党委会议研究决定，任命程秀芳为邯郸市妇幼保健院党委委员、副院长。

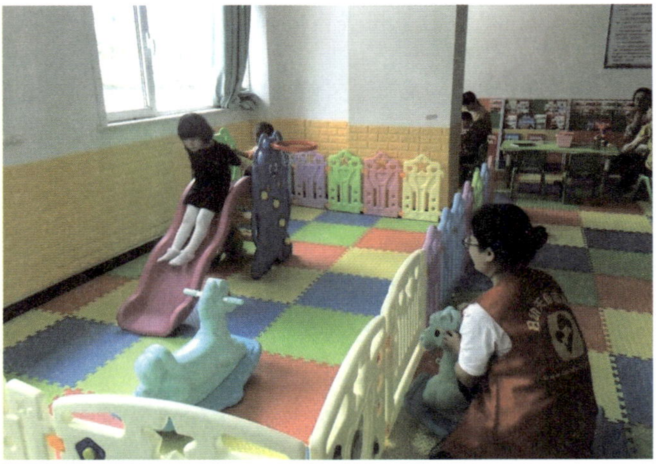

邯郸市“儿童之家”示范点

5 月 8 日，邯郸市“儿童之家”示范点正式亮相丰收院区，“儿童之家”配备有儿童室内滑梯、益智玩具、儿童图书等，受到就诊患儿和家长们的一致欢迎。

5 月 18 日，医院银医通门诊系统开始在丰收院区试运行，患者可在自助机上自助办理就诊卡。自助机可实现办理充值、缴费、查询等业务，支持微信、支付宝扫码和银联卡刷卡等支付方式，使患者就诊更加方便、高效、安全。

6 月 28 日，第七届职工代表大会召开。

7 月 31 日，国家卫生健康委员会妇幼健康服务司联合中国出生缺陷干预救助基金会在北京召开的出生缺陷（遗传代谢病）救助项目工作推进会上，市妇幼保健院被评为优秀项目实施单位。

8 月 17 日，为迎接 8 月 19 日首届“中国医师节”的到来，邯郸市卫生和计划生育委员会、邯郸市妇女联合会主办，市妇幼保健院承办的邯郸市妇幼健康系统“最美妇幼医师”表彰大会在丰收院区举办。新生儿科主任医师谭秀玲、儿童康复科主任顾秀玲荣获首届中国医师节邯郸市妇幼健康系统“最美妇幼医师”称号，产科主任安文茜荣获首届中国医师节邯郸市妇幼健康系统“美丽妇幼医师”称号。

8 月 19 日，优生遗传科主任陈慧英在河北省首个“中国医师节”庆祝大会上，被河北省卫生计生委、中共河北省委宣传部、河北省总工会联合授予“美丽河北·最美医生”荣誉称号，成为邯郸市市直医疗卫生单位唯一获此殊荣的医务工作者。

9 月 8 日—14 日是全国 2018 年“服务百姓健康行动”大型义诊周活动。医务科组织妇科、产科、儿科、乳外科、儿童康复科、功能科、口腔科、产后保健科（产后康复科）、妇保科成立专家团队，分批次到魏县棘针寨乡、广平胜营镇、市福利院、邯郸市第二中学展开城乡对口支援义诊、到贫困地区义诊、举行健康讲座等活动。该次义诊周活动共有 430 余人接受义诊服务，发放健康宣教材料 400 余份，100 余人走进健康大讲堂。

11 月 15 日，河北省妇幼保健协会中医、中西医结合专业委员会成立大会在邯郸市召开。院长任朋顺当选为河北省妇幼保健协会中医、中西医结合专业委员会主任委员。

是年，为促进医院文化建设，营造良好的就医和工作氛围，切实保障广大妇女儿童健康，医院按照“大健康”的理念，开展以“和文化”为主题的医院文化建设。

是年，在医院管理论坛报社主办的 2017—2018 年度新闻宣传工作暨表彰大会上，市妇幼保健院荣获 2017—2018 年度卫生新闻宣传工作优秀单位称号，院长任朋顺、纪委书记张利敏、办公室主任王晓霞获得2017—2018年度卫生新闻宣传工作先进个人荣誉称号。

是年，邯郸广电传媒和邯郸报业传媒联合主办“思达尔装饰杯”2017年度邯郸十大新闻、十大新闻人物（简称“双十”）推选活动，医院儿一科护士长李军勤当选2017年度邯郸十大新闻人物。

是年，儿一科护士长李军勤被命名为岗位学雷锋标兵。

是年，国家卫生健康委员会妇幼司联合中国出生缺陷干预救助基金会将项目实施范围扩大到27个省（区、市）。邯郸市妇幼保健院被指定为邯郸市唯一一家先天性结构畸形救助项目定点医疗机构。各种先天性结构畸形疾病患儿，可以在享受医保报销后自费部分再次予以报销的优惠，既解决患儿病痛，又为家长解除经济上的后顾之忧。

是年，医院开展一对一导乐分娩，自然分娩率处全省领先水平。

是年，孕妇学校为全市准妈妈提供科学系统的孕期、产时、产后康复及科学育儿课程，并组织丰富多彩的实践活动，宣传孕期保健知识，受到广大孕妇及群众的认可和赞誉。

是年，医院推行 “积分制”管理，建立全面科学的量化考核体系，调动了广大职工的积极性与创造性。

是年，邯郸市儿童医院经过一年多的运行，医疗环境、设备、设施、专业学科等取得全新发展。为了促进医院持续健康发展，更好地为全市广大妇女儿童提供全方位、多层次的医疗保健服务，医院重新功能定位。从2018年8月1日起，将位于南环路中段的市妇幼保健院妇产院区整体业务搬迁至丰收院区（丰收路）和黎明院区（黎明街）两个院区。

是年，邯郸市卫生计生委组织全市医疗卫生机构进行新一轮重点学科评审，经过层层筛选，医院共8个学科通过重点学科评审。其中，新生儿科为重点学科；产科、儿科、生殖医学科为重点发展学科；儿童康复科、儿童保健科、细胞遗传科、中医儿科为特色专科。

是年，医院黎明院区影像科发现一例罕见的先天性牙胚缺失患儿，是邯郸市发现年龄最小的一例患儿。

2019 年

1 月 3 日，党委书记、院长任朋顺带领院党委委员及各党支部对口帮扶责任人，来到魏县中烟村，对分包的 34 户贫困户进行帮扶。

1 月 12 日，在丰收院区举办儿童喘息性疾病规范化治疗管理培训会暨中国医师协会全国儿童支气管哮喘 ——智能化协作项目揭牌仪式。活动特邀北京大学第三医院周薇主任、北京市丰台区妇幼保健院副院长唐艳到现场。

1 月 18 日，在邯郸市委宣传部、市委网信办、邯郸广播电视台主办的“点赞邯郸人”2018 年度人物颁奖典礼上，产房护士长靳菊红获评“产房里的最暖拥抱”，成为“点赞邯郸人”2018 年年度人物。

1 月 19 日，医院在全市卫生健康系统“互联网 + 医疗健康”惠民便民服务工作交流会上做经验发言。

2 月 12 日，市卫健委副调研员王秀库、市卫健委工会主席龚娟一行 4 人，到丰收院区，对正在建设中的职工之家进行现场考察和工作指导。

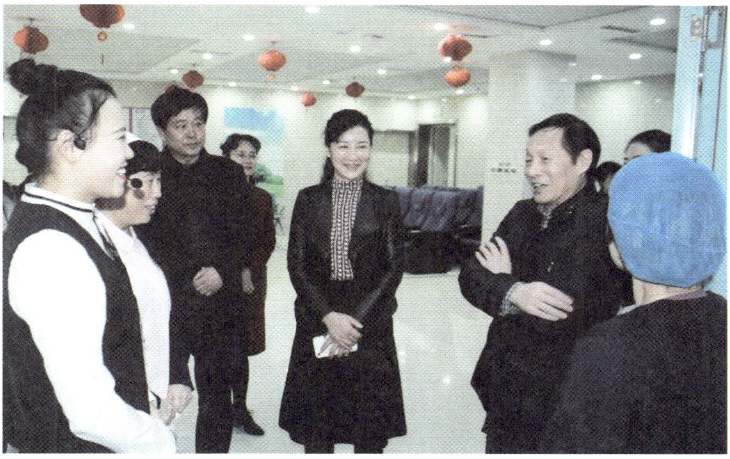

2019 年 3 月 11 日，中国妇幼保健协会常务副会长兼秘书长于小千到丰收院区调研

3 月 11 日，中国妇幼保健协会常务副会长兼秘书长于小千一行 3 人，在河北省妇幼保健协会会长李江的陪同下，到医院丰收院区调研。

3 月 15 日，医院荣获邯郸市 2018 年度“三八红旗集体”荣誉。

3 月 18 日，医院被国家卫健委员会评为第一批国家分娩医院。

3 月 22 日，由中华医学会主办的“诉说新生”第三届新生儿病历演讲全国总决赛在北京落下帷幕。医院新生儿科青年医师马岩以河北赛区第一名的成绩晋级总决赛，并在总决赛中获得三等奖。

3 月 26 日，医院组织医务人员到对口帮扶的马头镇卫生院，为当地妇女同胞进行免费“两癌”筛查。

3 月 29 日，儿童康复科荣获全国巾帼文明岗称号。

4 月 12 日，医院为一位子宫肌瘤患者成功实施阴式非脱垂子宫全切术，微创手术腹腔镜到阴式手术又迈上了一个新台阶。

4 月 23 日，由邯郸市护理学会举办的“河北省中医护理科普演讲比赛”邯郸市选拔赛，来自全市 10 余家医院的 23 名优秀选手同台竞技，医院护士代表中医儿科王琦荣获一等奖，急诊科孙洋、新生儿科许亚朝荣获二等奖。

4 月 24 日，产房靳菊红、郑秀田、王书芳获得由中国妇幼保健院协会主办的全国助产士暨 2019 年助产专业建设及发展国际研讨会第三届坚守产房 30 年资深助产士荣誉称号。

4 月 29 日，在河北省劳动模范、先进工作者和先进集体表彰大会上，新生儿科主任吕红艳被省委、省政府授予河北省先进工作者称号。

4 月 30 日，在邯郸市庆祝“五一”国际劳动节劳动荣誉颁奖盛典上，呼吸一科护士长李军勤荣获邯郸市劳动荣誉杯。

5 月 11 日，河北省针灸学会首届儿童康复专业委员会第四次学术年会暨新技术研讨会在院成功召开。

5 月 18 日，医院被中国妇幼保健协会评为第一届促进母乳喂养优秀医疗保健服务机构。

5 月 23 日，邯郸市卫生健康委员会新生儿先天性心脏病筛查启动项目启动会暨培训班在院召开。

5 月 29 日，邯郸市孕产妇死亡评审会在院顺利召开。

5 月 31 日，医院举办“邯郸市妇幼卫生年报专业技术培训班”。

6 月 3 日，黎明院区新生儿科成功救治出生体重总重量仅为 1.8 千克，孕周仅为 27 周的极早早产儿双胞胎兄妹，并康复出院。

6 月 12 日，医院成为京津冀鲁四省检验结果互认单位。

6 月 24 日，《健康报》在第三版头条发表题为《河北邯郸试点供给绩效制》的新闻报道。通过实行供给绩效制，医院实现以医疗服务转向预防保健服务为主、以单纯治病转向全生命周期健康服务为主、以坐诊服务转向深入基层服务为主的“3 个转变”，使医院走出“以收入看效益，以效益看绩效，以绩效定奖惩”的固有思维模式，全院的医疗质量、医疗服务、医疗管理和妇幼保健，都上了一个新的台阶。

6 月 24 日，在以省委组织部名义表彰的 200 名“千名好支书”中，产科主任安文茜榜上有名。

6 月 28 日，医院举办“2019 年母婴安全和孕产妇儿童健康管理培训班”。

7 月 3 日，医院召开“庆祝中国共产党成立 98 周年表彰大会”。

7 月 18 日，市妇幼保健院被中国妇幼保健协会授予国家级母婴友好医院称号。

7 月 25 日，邯郸市人大常委会一行 18 人，到院对国有资产管理和妇幼保健迁建项目进行调研。

7 月 26 日，在全国第三届推荐宣扬“白求恩式好医生”大型公益活动评审中，产科主任安文茜荣获第三届白求恩式好医生提名奖。

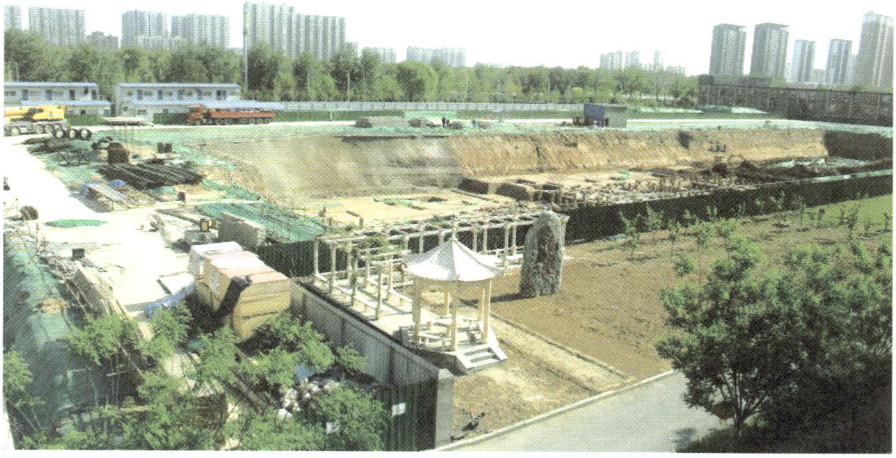

邯郸市妇幼保健院迁建项目

7 月，市妇幼保健院迁建项目开工建设。项目总建筑面积 47401 平方米，配置病床 480 张，总投资 1.62 亿元。

8 月 1 日，在河北省卫生健康委、省总工会联合开展的“最美医护”推选活动中，全省共有 20 人被授予“最美医生”荣誉称号，产科主任安文茜名列其中，成为邯郸地区唯一获此殊荣的“最美医生”；邯郸市妇幼保健院产科护士长陈晓洁被授予“美丽护士”荣誉称号。

8 月 10 日，邯郸市儿科学术会议暨继续医学教育学习班在医院丰收院区顺利举办。

8 月 16 日，邯郸市 0—6 岁儿童近视防控推进会暨培训班在院举办。

8 月 19 日，邯郸市卫健委对 2019 年“中国医师节”优秀医师进行表彰，副院长郭占红、优生遗传科陈慧英、呼吸二科主任周红瀛三人被授予“优秀医师”称号，郭占红被同时授予“援外援藏援疆优秀医师”称号。

8 月 30 日，检验科杜沙沙获河北省输血技能大赛三等奖。

9 月 5 日—6 日，黎明院区和丰收院区分别举办创建三级甲等妇幼保健院内审员培训班。

9 月 7 日，医院举办儿童暨危重妇产科麻醉新进展培训会，会议邀请北京大学第一医院麻醉科教授曲元、河北医科大学第二医院麻醉科主任路红梅、河北省儿童医院麻醉科主任石磊进行学术讲座。

9 月 8 日，由邯郸市医学会围产医学分会主办及邯郸市妇幼保健院承办的邯郸市医学会围产医学分会 2019 年会在丰收院区举办，会议邀请国内、省内产科及新生儿科权威专家教授进行专题授课。

10 月 19 日，由医院主办的第八届辅助生殖技术与妇产科内分泌知识培训班在丰收院区召开。

10 月 28 日，邯郸市妇幼保健院丰收院区更年期、青春期、内分泌门诊正式开诊。

10 月 28 日，2019 年农村妇女“两癌”检查项目技术培训班在丰收院区召开。

10 月 29 日，邯郸市孕前优生项目管理与质量控制培训班在儿童医院组织召开。

11 月 2 日，由妇幼健康研究会、中国妇女发展基金会共同主办的 2019 中国妇幼健康科技大会暨“第三届妇幼健康科学技术奖”颁奖会在北京人民大会堂举行，医院新生儿科主任吕红艳及其团队完成的中国妇幼保健中心项目荣获三等奖。

11 月 8 日，由邯郸市手术室护理协会主办的《手术室护理实践指南》授课比赛中，来自全市各县市级医院的 35 名选手同台竞技，手术室护士赵慧、杨璇分别荣获全市第二名、第三名的好成绩。

11 月 18 日，在医院管理论坛报社主办的 2018—2019 年度新闻宣传工作暨表彰大会上，医院荣获 2018—2019 年度卫生新闻宣传工作优秀单位称号，张娟、李娜娜、闫敬雪、张慧峰、马岩、王亚婧、燕灿灿、霍文静获得 2018—2019 年度卫生新闻宣传工作先进个人荣誉称号。

12 月 6 日，医院组织举办新生儿窒息复苏新进展及围生期健康管理培训班，来自各县（市、区）相关医务人员共计 200 余人参会。

12 月 23 日，市长张维亮、副市长高和平带领市直有关部门负责 人到院调研。

12 月，《中国卫生》杂志刊登题为《供给绩效 让服务围绕着需求转》的报道，文章分别详细介绍了邯郸市妇幼保健作为市卫健委推行供给绩效制改革试点单位，采取的一系列行之有效的改革措施。

是年，获得全国妇幼健康科技三等奖 1 项、邯郸市科学技术奖一等奖 1 项、邯郸市科学技术奖二等奖 1 项、河北省中医药学会科学技术奖二等奖 1 项。发表学术论文 19 篇，其中 SCI 论文 3 篇，核心期刊 7 篇。

是年，电子健康码正式上线运行，群众就医更加方便快捷。

2020 年

1 月 29 日，为深入贯彻习近平总书记对新型冠状病毒感染的肺炎疫情作出的重要指示精神，共同抗击疫情，维护人民群众的身体健康和生命安全，医院向广大党员发出倡议书，倡议要听党话、跟党走，积极投身到疫情防控战役。

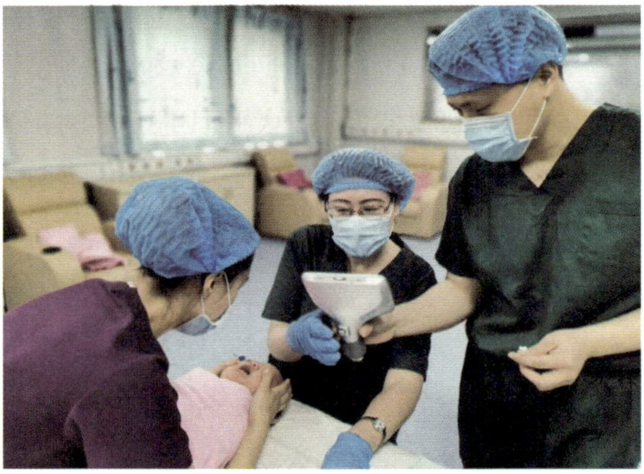

2020 年 3 月 12 日，院引进“小儿眼科广域成像系统 PanocamLT”

3 月 12 日，医院引进国际上先进的“小儿眼科广域成像系统 PanocamLT”，该设备适用于新生儿科（包含早产儿）的眼底疾病筛查。

4 月 14 日，医院召开欢送援疆干部座谈会，该次选派新生儿科副主任杨李红赴新疆和静县开展医疗援疆工作。

6 月 5 日，医院召开《中华人民共和国基本医疗卫生与健康促进法》全员培训会。

6 月 23 日，由河北省妇幼保健协会主办、邯郸市卫生健康委员会指导、河北省妇幼保健协会中西医结合专业委员会承办、邯郸市妇幼保健院协办的中西医结合妇女保健培训班通过网络视频的方式成功举办。该次培训班通过钉钉平台收看的学员 82 人，第三方转播面向全省和全国妇幼保健专业技术人员 2300 余人在线观看。

6 月 30 日，医院组织召开全院护士长会议，正式印发护士长轮岗实施方案。

7 月 6 日，医院正式启动运行智慧产科线上服务平台，广大孕妇可随时通过手机客户端进行自助建册，接收产检信息提醒、保健信息推送以及孕妇学校健康宣教、高危管理等，使孕妇就诊服务更加优质、便捷、高效。

7 月 7 日，医院引进美国 GE 高端数字化乳腺机——Senographe Pristina。该乳腺机具有 2D 乳腺摄影、3D 的断层融合、3D 穿刺活检功能，提高了各种乳腺疾病及早期乳腺癌的检出率，为临床医生提供更准确的影像支持。

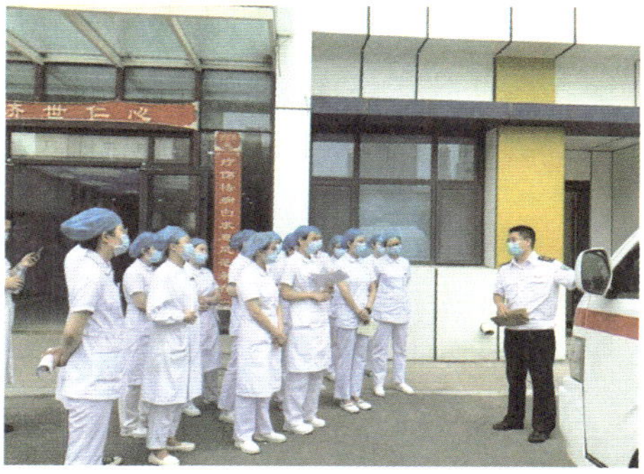

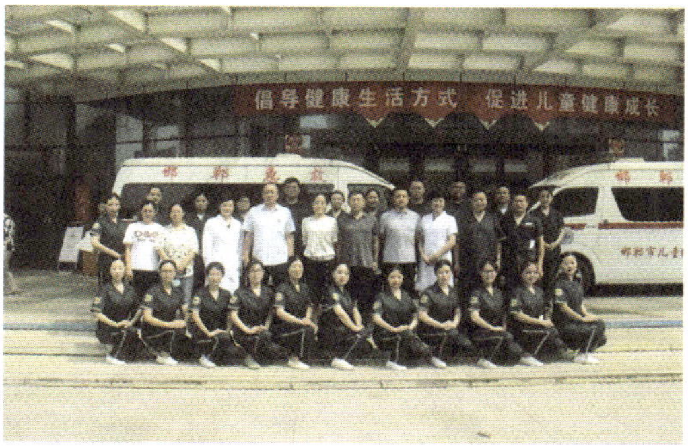

7 月 29 日，邯郸市 120 急救中心“儿童医院站”顺利通过验收。

7 月 30 日，美容保健门诊开诊。

7 月 31 日，护理部组织的护士长管理能力提升系列培训班正式开班。

8 月 1 日—7 日，是“世界母乳喂养周”，医院举办系列母乳喂养周宣教活动。

8 月 4 日，院组织各临床科室护理质量大检查。

8 月 5 日，儿童健康管理中心正式开诊。针对儿童成长发育中可能出现的身体和心理健康问题，设计了一整套完善的系统的健康管理流程，从“儿童体检、健康教育、健康评估、健康干预、健康促进”等各个角度建立儿童健康服务新模式。

8 月 10 日，邯郸市丛台区免费“两癌”筛查工作正式启动，医院作为技术协作单位积极参与，保证“两癌”筛查工作的有效落实。

8 月 17 日—27 日，按照上级部门疫情防控工作部署，医院承担邯山区中小学学生及教职工核酸采样工作，完成邯山区 42 所中小学师生核酸检测任务。

9 月 11 日，邯郸市丛台区妇女“两癌”筛查工作落下帷幕，医院与有关部门协作，先后对黄粱梦、兼庄、南吕固、三陵乡四个乡镇适龄妇女进行“两癌”筛查，共计 2995 人。

9 月 21 日—27 日是全国 2020 年“服务百姓健康行动”大型义诊周。医院组织妇科、产科、儿科、新生儿科、中医妇科成立专家团队，到马头镇中心卫生院开展城乡对口支援义诊、到磁县妇幼保健院举行健康讲座等活动。

9 月 27 日，第四届中国医学人文大会在北京召开，周红瀛被授予“白求恩式好医生”称号，成为邯郸市唯一获此称号的医务工作者。

11 月 21 日，医院孕妇学校老师于莎莎作品《预防接种》在健康家庭促进计划“一分钟 护一生”主题视频作品征集活动中被评为优秀作品。

11 月 23 日—25 日，在第一届河北省新生儿复苏技能大赛上，医院新生儿科、产科的马岩、段晓娜、蔡树梅、王凤云组成的医护团队代表邯郸地区荣获三等奖。

11 月 27 日，在邯郸市宣传教育示范基地授牌暨健康知识普及行动推进会上，医院被市卫健委授予“邯郸市健康促进宣传教育示范基地”荣誉称号。

12 月 5 日，由邯郸市妇幼保健院主办的第九届辅助生殖技术与妇产科内分泌知识培训班在丰收院区召开。

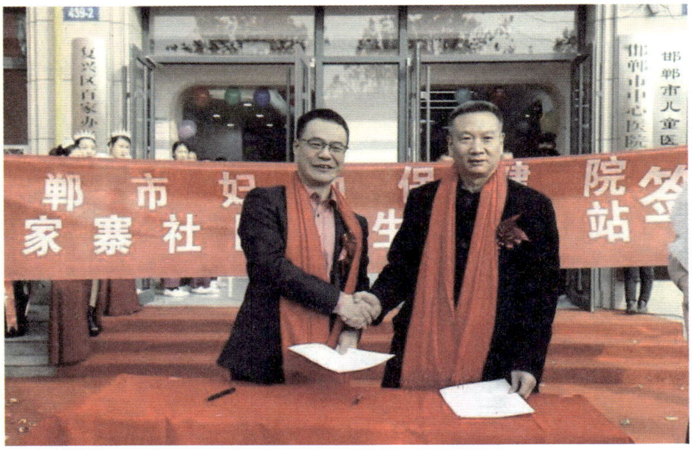

12 月 6 日，邯郸市儿童医院与复兴区百家办彭家寨社区卫生服务站签署技术协作协议，结为协作医院。

12 月 27 日，第十一届中国妇幼健康发展大会在湖北武汉举行，邯郸市妇幼保健院尹为民被授予“全国最美抗疫妇幼人先进个人”称号，成为邯郸市唯一获此称号的医务工作者。

是年，医院护理队伍在院党委的带领下，率先改革创新管理模式，从管理结构、管理能力、人员素养等方面入手，针对医院护理队伍现状，制定了一系列的创新举措，包括护士长管理培训、副护士长轮岗制、护士队伍形象建设等。

2021 年

1 月 6 日，医院支援邢台市核酸样本检测，转运的 25000 余人份样本全部保质保量完成检测，结果均为阴性。

1 月 14 日，根据上级安排，医院组织由 16 名医护骨干组成的援助医疗队，赶赴石家庄支援抗击疫情，开展救治工作。

2月3日，按照市卫健委统一部署，医院派出驾驶员驾驶负压救护车奔赴石家庄藁城区帮助转运隔离群众返回家中。

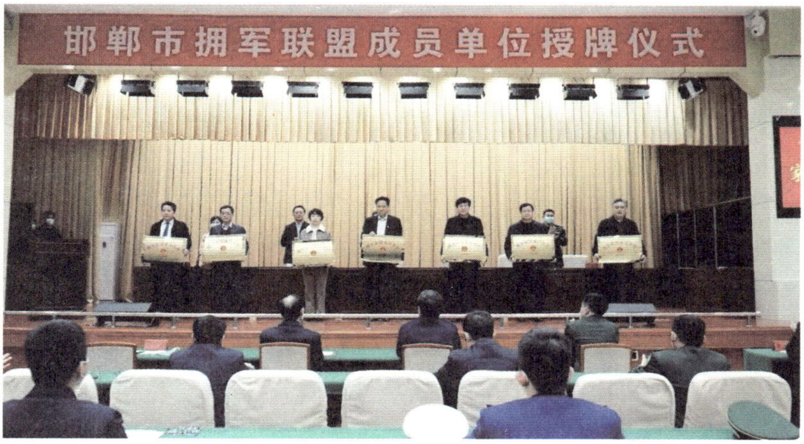

2月20日，邯郸市拥军联盟成员单位集中授牌仪式在市委西院礼堂举行，邯郸市妇幼保健院被授予“邯郸市拥军联盟成员单位”称号。

3月，医院荣获河北省医疗保障工作先进集体称号。

4月15日，医院成为国内第一批双胎妊娠规范化管理提升项目及双胎妊娠规范化门诊试点单位。

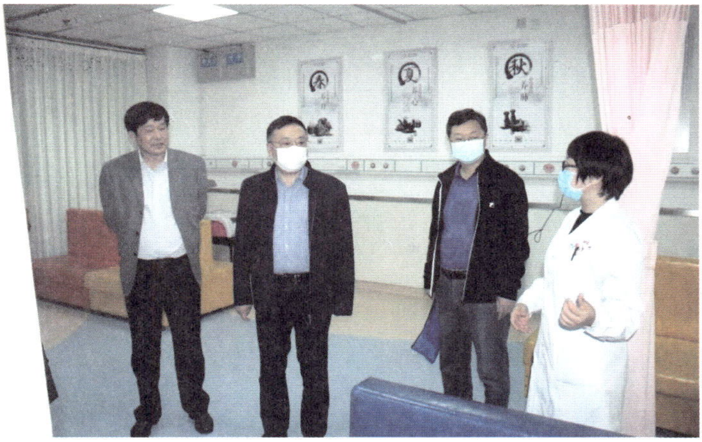

4月27日，河北省妇幼保健中心主任杨荣山一行，到院调研中医药在妇幼健康领域的应用情况。

4月29日，医院组织召开了孕产妇危重症评审会，进一步提高医务人员对危重孕产妇早期识别、早期干预及正确救治的能力。

4 月，医院被确定为河北省 0—6 岁儿童近视防控示范单位。

5 月 28 日，“儿童哮喘标准化门诊区域示范中心”评审专家汤昱到医院丰收院区进行现场评审。汤昱对医院儿童哮喘门诊建设给予高度评价，对儿童哮喘规范诊疗给予充分肯定，并就加强信息化建设等方面提出更高要求。

5 月底，“儿童哮喘标准化门诊区域示范中心”成功通过验收。

6 月 28 日—30 日，河北省卫健委医院等级评审专家组由省卫健委妇幼处处长李保红带队一行 18 人到院进行三级甲等妇幼保健院现场评审。专家组一致认为，邯郸市妇幼保健院现场评审结果达到三级甲等妇幼保健院标准，通过三级甲等妇幼保健院现场评审。

7 月 9 日，医院与中国人民解放军总医院正式签署出生缺陷防治协同创新联盟合作协议，同时，再次续签了军民融合全国儿科医联体合作协议。

7 月 13 日，医院邀请北京市海淀区妇幼保健院儿童早期发展中心主任闫琦到院讲学与指导工作。

8 月，在省卫生健康委开展的省级妇幼健康服务系列特色专科评定工作中，经过专家综合评审，医院以优异的成绩被确定为省级新生儿保健特色专科建设单位。

9 月 5 日，学习强国 · 河北学习平台发布题为《河北邯郸：智能服务 贴心医护 为妇女儿童保驾护航》的视频，该视频是河北广播电视台开展的“我为群众办实事”活动中，对邯郸市妇幼保健院进行的采访报道。视频中介绍了市妇幼保健院开展的信息化智能便民服务，使广大妇女儿童中享受更加优质、便捷、高效的健康服务。

9 月，在河北省卫生健康委开展的省级妇幼健康中医特色专科建设单位评定工作中，经专家综合评审，邯郸市妇幼保健院以优异的成绩位居榜首，成为“省级妇幼健康中医特色专科建设单位”。

10 月 8 日，在河北省手术室护理理论知识竞赛邯郸区选拔赛上，手术室护士曹继波、王晶晶分别取得全市竞赛的第二名、第四名的好成绩。

10 月 15 日，在河北省卫健委主办的河北省小儿腔镜适宜技术推广培训班暨河北省小儿外科专科联盟成立大会上，邯郸市妇幼保健院成为专科联盟副主委单位。

11 月 12 日，邯郸市妇幼保健院正式获得河北省卫生健康委批复，晋级为三级甲等妇幼保健机构。

11 月 16 日上午，邯郸市副市长赵洪山一行到市妇幼保健院调研妇幼迁建项目建设情况。

12 月 9 日，邯郸市妇女第十次代表大会召开，产科主任安文茜作为妇女代表参加会议。

12 月底，医院被授予“全国妇幼保健中医中西医结合标准化中医馆”。

12 月底，党委书记、院长、保健所所长任朋顺荣获全国“白求恩式好医生”称号、第七届邯郸市市长质量管理奖。

是年，医院在全省妇幼保健机构绩效考核工作中名列全省第二。

第一章　建制沿革

第一节　医院的前身

邯郸市妇幼保健院前身为邯郸市妇幼保健站。保健站1953年成立，当时隶属市卫生局领导，站有工作人员3人，借民房工作。1954年，由市财政部门拨款，在邯郸市邯山南路建造一座三间二层小楼为保健站工作用房，工作人员增加到5人，同年开展产科业务，以新法接生为主要工作。1958年，妇幼保健站改建成为邯郸市妇幼保健所，工作人员增至11人。其中，所长1人，助产士9人，助产员1人。主要工作任务负责峰峰、武安及市区妇幼保健宣传、接生人员培训。帮助街道建立妇产院及开展计划生育的业务指导工作。

第二节　医院的成立

1975年3月，经省、市批准抽调10名行政业务人员，筹建邯郸市妇幼保健院。上级拨款在邯郸市和平路中医院旧址建造一座1200平方米的三层保健院工作楼，设床位60张，职工定员100名。经过5年筹备，1980年7月1日正式开诊工作。

第三节　院址的变迁

1982年9月1日，邯郸市人民政府决定将市二轻局职工医院作价120万元购买。人、财、物与市妇幼保健院合并为一所医院。名称仍为邯郸市妇幼保健院。两院合并后重新组建院领导班子，工作人员251名，床位125张。院址在邯郸市和平路黎明街6号。建院后，业务范围逐步扩大，指导全市妇幼保健工作，帮助基层健全妇幼保健网，为各区培训技术人员400多人次，为地段基层培训1500人次。1983年，陆续开设高危妊娠门诊、儿童智力发育测验门诊、婚前检查门诊、不孕门诊。1983年底，设置职能行政科室5个、临床科室4个，设床位180张，医技科室3个，各种诊室20个，院职工242人，其中卫生技术人员184人，行管人员32人，工勤人员26人。千元以上仪器有24台（件），全院建筑面积

5786.41 平方米，占地面积 8.65 亩，固定资产 1138223 元。

2006 年 3 月，中华巷小学撤并。医院与一墙之隔的中华巷小学签订征用土地协议书，利用该小学 15.3 亩土地作为医院扩建用地。2007 年，邯郸市妇幼保健院扩建项目被列入 2007 年“邯郸市十项民心工程”。经多方努力，2008 年，收回中华巷小学全部用地，增加业务用房。扩建后，全院医疗水平和就医环境整体得到提高。

随着人民生活水平的提高，医院已无法满足全市群众的就医需求。2010 年 12 月 22 日，市长办公会研究确定，市妇幼保健院整体迁建项目和新址。建设按照市政府 2008 年—2010 年十项民生工程实施意见和 2010 年 12 月 22 日市长办公会的决定，在丛台区新建“邯郸市妇幼保健院新院区”项目。2011 年 5 月 5 日，医院向丛台区国土资源局提出关于主城区北部新建邯郸市妇幼保健院新院项目用地预审的申请。2012 年 4 月 1 日，邯郸市卫生局向省卫生厅上报关于成立邯郸市儿童医院的请示。4 月 10 日，省卫生厅下达《河北省卫生厅关于同意设置邯郸市儿童医院的批复》，同意设置邯郸市儿童医院，级别和类别为三级儿童专科医院，性质为政府办非营利性，并同意儿童医院选址在邯郸市果园路以南、五里铺东街以西、丰收路以北。2012 年 5 月 4 日，市政府召开儿童医院建设项目协调会，要求市规划局、建设局、编制办、财政局、国土资源局、环保局、发改委、卫生局等部门，尽快完成市儿童医院建设项目争取国家专项资金的各项准备工作，并将“邯郸市妇幼保健院迁建项目”更名为“邯郸市儿童医院建设项目”，责成市妇幼保健院承建市儿童医院建设项目。2012 年 5 月上旬，邯郸市儿童医院项目争取国家专项资金的材料取得了省、市发改委审批和上报。2012 年 6 月 20 日，国家发改委下达《关于儿童医疗服务体系建设项目 2012 年中央预算内投资计划的通知》。经过各方面的积极筹备，该项目具备了开工条件，于 2012 年 9 月 17 日开工奠基。

其间，为缓解医院本部患者多、床位紧张的局面，2016 年 11 月 18 日，邯郸市妇幼保健院妇产院区正式开诊，妇产院区位于邯郸市南环路与陵西大街交叉口西行约 300 米，建筑面积 3 万余平方米，开放床位 200 余张，设置妇科、产科、新生儿科等专业科室，宫颈、盆底康复、生殖医学、产前诊断等多个特色门诊。妇产院区的开诊有效缓解了群众看病难、住院难等问题，使全市妇女医疗卫生工作水平步上一个新的台阶。

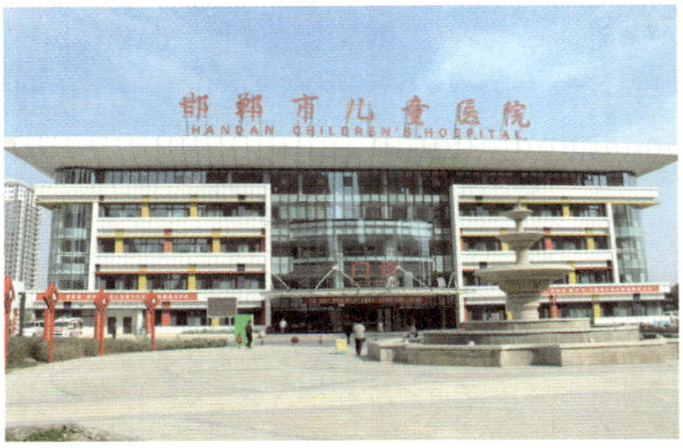

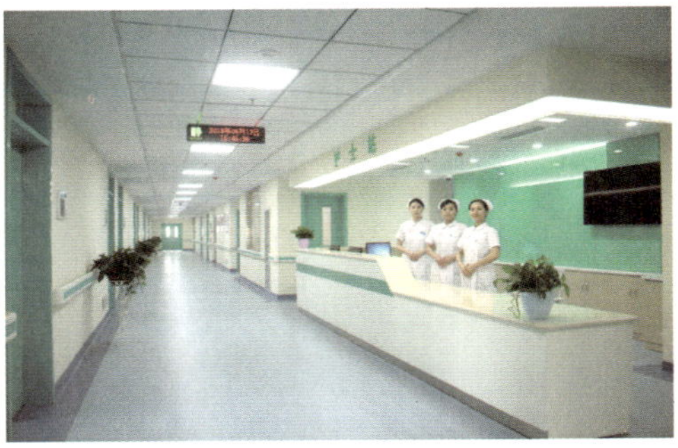

2017 年 11 月 21 日，邯郸市儿童医院正式开诊

历经 5 年时间的筹备，2017 年 11 月 21 日，邯郸市儿童医院建成并正式开诊。该项目总投资 3.04 亿元，占地 147.49 亩，是晋冀鲁豫四省交界区域规模较大的现代化儿童专科医院。它的正式开诊，全面开启了全市妇幼健康事业高质量发展的新篇章。

第四节　建置隶属

1953 年成立妇幼保健站，隶属邯郸市卫生局管辖。

1958 年，妇幼保健站改建为邯郸市妇幼保健所，隶属市卫生局管辖。

1966 年 8 月，“文化大革命”中，妇幼保健工作处于停顿状态。

1968 年 1 月，邯郸市革命委员会成立，改卫生局为市革命委员会后勤部卫生组。

1970 年，市妇幼保健所被撤销。

1971 年 1 月，邯郸市革命委员会后勤部卫生组改称邯郸市革命委员会卫生局。

1975 年 3 月，筹建邯郸市妇幼保健院，经过 5 年的筹备，1980 年 7 月 1 日，邯郸市妇幼保健院正式开展工作，隶属革命委员会卫生局管辖。

1982 年 5 月，邯郸市撤销市革命委员会卫生局，设立邯郸市卫生局，市妇幼保健院改由市卫生局管辖。

1993 年 7 月，邯郸地市合并，邯郸地区卫生局和邯郸市卫生局合并为新的邯郸市卫生局，市妇幼保健院归市卫生局管辖。

2014 年，邯郸市卫生局与邯郸市人口计划生育委员会合并，成立邯郸市卫生和计划生育委员会（简称邯郸市卫计委），市妇幼保健院归市卫生和计划生育委员会管辖。

2018 年，邯郸市卫生和计划生育委员会改称邯郸市卫生健康委员会（简称邯郸市卫健委），市妇幼保健院归市卫生健康委员会管辖。

第二章 行政组织

医院行政组织是医院战略管理中一个重要部分。行政管理涵盖医疗管理之外的全部内容，是医院全面建设的基础工程。邯郸市妇幼保健院建院之初，人员少，规模小，组织不健全，一人身兼数职。随着医院的快速发展，医院人员不断增多，规模不断壮大，行政组织也更加完善，科室划分越来越明确、规范。

第一节 领导体制

领导体制是指独立的或相对独立的组织系统进行决策、指挥、监督等领导活动的具体制度或体系。它用严格的制度，保证领导活动的完整性、一致性、稳定性和连贯性。它是领导者与被领导者之间建立关系、发生作用的桥梁与纽带，对于一个集体的发展具有重要意义。

邯郸市妇幼保健院始终坚持以保健为中心、以保障生殖健康为目的，保健与临床相结合，面向群体、面向基层和预防为主的办院方针，充分发挥市级妇幼保健机构医疗、保健、预防、科研作用，为全市妇女儿童提供优质高效的健康保障。

邯郸市妇幼保健院实行党委领导下的院长负责制。党委发挥把方向、管大局、作决策、促改革、保落实的领导作用。实行集体领导和个人分工负责相结合的制度。凡属重大问题都要按照集体领导、民主集中、个别酝酿、会议决定的原则，由党委集体讨论，作出决定，并按照分工抓好组织实施，支持院长依法依规独立负责地行使职权。院长在医院党委领导下，全面负责医院医疗、教学、科研、行政管理工作，副院长协助院长抓好分管工作；员工参与民主管理，党委领导下的职工代表大会制度，是医院的民主管理形式。

一、院长工作职责

1. 在卫健委的领导下，根据党和国家的法律、法规和方针、政策，全面主持领导医院工作。

2. 领导制定医院发展规划，并组织贯彻实施，积极推进妇幼健康服务，不断创新发展。

3. 主持召开院长办公会，研究医院重大工作事项，并组织实施。

4. 根据国家人事制度，结合医院实际，决定实施全院工作人员的考核、晋升、聘任、任免、调动、辞退及奖惩等工作。

5. 负责审阅批准医院的财务预决算，审批医院重大项目的经费开支。

6. 负责领导检查全院的业务学习、职业道德教育、行风建设及人才培养等工作，关心群众利益，不断改善职工的学习、工作和生活条件。

7. 支持职代会、工会、共青团等群众和民主党派的活动，发挥他们在医院工作中的作用。

8. 完成上级交办的其他任务。

二、业务副院长工作职责

1. 在院长的领导下，分管孕产保健部、儿童保健部、妇女保健部、计划生育技术服务部等业务工作。负责健全分管部门的各项规章制度，督促检查执行情况。

2. 负责组织制定“四大部”年度工作计划并贯彻实施。组织开展新技术、新项目、新举措，提高妇幼健康服务技术水平。部署、督促、检查分管部门及科室负责人的工作。

3. 认真组织督导各项业务工作制度、常规和技术操作规程的贯彻执行，严防医疗护理差错事故的发生，有效提高医疗质量。

4. 负责对医疗差错、事故进行调查、组织讨论，并提出处理意见。

5. 负责组织全院医务人员业务学习，协助抓好医德医风行为规范教育及考核工作。

6. 检查落实来院进修和临床学习的大、中专学生的实习教学任务。

7. 完成院长交办的其他工作。

三、行政、后勤副院长工作职责

1. 在院长领导下，分管全院行政、职能科室工作。对照领导分工，做好组织、协调和管理。

2. 负责组织制定行政后勤、财务、人事、优质服务等管理工作制度，经常督促检查分管科室执行情况。

3. 负责管理督促总务部门保证全院所需物资供应工作。

4. 负责督促检查全院安全生产、治安保卫工作。

5. 负责督促医院的基建、维修项目的进度及质量等管理工作。

6. 负责检查监督全院环境卫生及后勤保障工作。

7. 负责全院职工信访工作。

8. 完成院长交办的其他工作。

第二节　医院党政领导

1975 年，许德玉任革委会主任、党核心小组组长；付辉任革委会副主任。

1978 年，李春和任妇幼保健站副站长。

1979 年，孟凡玺任党支部书记；许德玉、付辉任副院长。

1980 年，孟炳林任院长；王福生、杨冠英、李名家任副院长。

1982 年，赵有义任党支部书记；黄英杰任院长；刘宝山、李吉民、申耀峰任副院长。

1983 年，王立祥任党支部副书记。

1984 年，丁慕孝任副院长，主持全面工作；赵淑英、刘玉书任副院长。

1986 年，王立祥任党支部书记；丁慕孝任院长。

1989 年，王九英任副院长、兼任妇幼保健所所长。

1993 年 7 月，王九英任党委副书记（正科级）、副院长；赵社、左长凤任副院长。

1994 年 2 月，王九英任党委书记、院长、保健所所长。

1995 年，田浩明任党委副书记（正院级）。

1996 年 6 月，郭文书任党委委员、副院长；何秀学任院长助理。

1997 年 7 月，何秀学任党委委员、副院长；秦太平任纪委书记。

1997 年 12 月，张俊英任党委委员、副院长。

1998 年 6 月，张秀岭任党委委员、纪委书记。

2000 年 7 月，索俊生任党委副书记、副院长（正院级）。

2001 年 2 月，索俊生任党委书记、院长、保健所所长；张学科任副院长。

2003 年 4 月，谭秀玲任名誉院长。

2003 年 7 月，李华荣任副院长兼控制医院感染督导组组长（正院级）。

2004 年 6 月，彭丽英任院长助理（正科级）。

2004 年 7 月，张秀岭兼任党委副书记。

2004 年 7 月，赵习林任党委委员、副院长（正院级）。

2006 年 5 月，彭丽英任党委委员、副院长。

2006 年 11 月，索俊生兼任妇幼保健所所长。

2009 年 3 月，索俊生兼任邯郸市中西医结合医院总支委员、副院长。

2009 年 7 月，刘文翔、王贵生任党委委员、副院长。

2010 年 2 月，张利敏任党委委员、纪委书记。

2011 年 2 月，任朋顺任党委书记、院长、保健所所长，郭占红、秦文平任副院长。

2014 年 4 月，石庆生任名誉院长。

2018 年 3 月，程秀芳任党委委员、副院长。

邯郸市妇幼保健院历任院长、副院长名录表

表 2–2–1

姓　名	性别	职务	任职时间	备注
许德玉	男	革委会主任、党核心小组组长	1975—1979	
付　辉	男	革委会副主任	1975—1979	
李春和	女	妇幼保健站副站长	1978—1983	
孟凡玺	男	党支部书记	1979—1982	
许德玉	男	副院长	1979—1981	
付　辉	男	副院长	1979—1983	
王福生	男	副院长	1980—1983	
孟炳林	男	院长	1980—1982	
杨冠英	女	副院长	1980—1988	
李名家	男	副院长	1980—1983	
赵有义	男	党支部书记	1982—1983	
黄英杰	男	院长	1982—1984	
刘宝山	男	副院长	1982—1984	
李吉民	男	副院长	1982—1983	
申耀峰	男	副院长	1982—1983	
王立祥	男	党支部副书记	1983—1984	

续表 2-2-1

姓 名	性别	职务	任职时间	备注
丁慕孝	男	副院长	1984—1986	主持全面工作
赵淑英	女	副院长	1984—1998	
刘玉书	男	副院长	1984—1996.6	
王立祥	男	党支部书记	1986—1993	
丁慕孝	男	院长	1986—1993	
王九英	女	副院长、保健所所长	1989—1994.2	
王九英	女	党委副书记（正科级）	1993.7—1994.2	
王九英	女	党委书记、院长、保健所所长	1994.2—2001.2	
赵 社	男	党委委员（正科级）、副院长	1993.7—1997.12	
左长风	女	副院长	1993.10—1996.6	
田浩明	男	党委副书记（正院级）	1995.7—2004.2	
何秀学	女	院长助理	1996.6—1997.7	
郭文书	男	党委委员、副院长	1996.6—2001.4	
秦太平	男	党委委员、纪委书记	1997—1998.6	
何秀学	女	副院长、党委委员	1997.7—2005.7	
张俊英	女	副院长、党委委员	1997.12—2005.7	
张秀岭	男	党委委员、纪委书记	1998.6—2006.12	
索俊生	男	党委副书记、副院长（正院级）	2000.7—2001.2	主持全面工作
索俊生	男	党委书记、院长、保健所所长	2001.2—2011.2	2009 年 3 月，兼任邯郸市中西医结合医院总支委员、副院长
张学科	男	党委委员、副院长	2001.4—2009.6	
谭秀玲	女	名誉院长	2003.4—	
李华荣	女	副院长（正院级）	2003.7—2004	
彭丽英	女	院长助理（正科级）	2004.6—2006.5	
赵习林	男	党委委员、副院长	2004.7—2010.12	
彭丽英	女	党委委员、副院长	2006.5—2018.3	
刘文翔	男	副院长、党委委员	2009.7—2018.3	
王贵生	男	副院长、党委委员	2009.7—	
张利敏	女	党委委员、纪委书记	2010.2—	
任朋顺	男	党委书记、院长、保健所所长	2011.2—	
郭占红	男	副院长	2011.2—	
秦文平	女	副院长	2011.2—	
石庆生	男	名誉院长	2014.4—	
程秀芳	女	党委委员、副院长	2018.3—	

第三节 科室设置

1954 年，设有产科，以新法接生为主要工作。

1983 年，设有院办室、政工科、医务科、总务科、财务科、妇科、产科、儿内科、儿外科、放射科、检验科、药剂科、门诊部、预防保健科、妇幼保健科。

1985 年，妇科、产科合并为妇产科，增设供应室、手术室。

1989 年，计划生育技术指导科成立。

1990 年，新生儿科成立。

1998 年增设科教科，撤销计划生育指导科。

2001 年，被确定为河北省新生儿疾病筛查诊治分中心。

2005 年，增设小儿内一科、小儿内二科（脑瘫科）、妇一科、妇二科（生殖健康与不孕不育症科）。

2006 年，增设麻醉科、乳腺外科。

2011 年，增设病理科、急诊科、药剂科、新生儿二科、小儿内三科、小儿内四科、质控科、医院感染管理科、器械科、医保农合管理科、妇委会、基建科、基层指导科；原新生儿科调整为新生儿一科；撤销药械科；功能科更名为功能检查科、供应室更名为消毒供应室、放射科更名为影像诊断科、临床部更名为医务部（含病案室）。医院被批准成立河北省产前诊断分中心，承担产前诊断技术服务工作。

2015 年，增设疾病预防控制科、体检管理科、优质服务办公室、医患关系办。

2017 年，增设纠风办。

2020 年，增设审计科、绩效办、医改办、宣传科、网管中心、督查室、外联部、安全办、收费管理办，共计 9 个行政职能科室；妇二科、妇三科、中医妇科、产二科、产三科、产五科、内科、中西医结合科、新生儿三科、儿童重症医学科、感染性疾病科、中医儿科、小儿免疫科、小儿内分泌科、小儿神经科、小儿普通外科、小儿骨外科、小儿泌外科、小儿胸心外科、麻醉二科，共计 20 个临床科室；药学部、病案室、检验二科、功能检查二科、医学影像二科，共计 5 个医技（医辅）科室；孕产群体保健科、婚前保健科、孕前保健科、孕期保健科、产后保健科、新生儿疾病筛查科、儿童生长发育科、儿童营养与喂养科、儿童心理卫生科、儿童眼保健科、儿童口腔保健科、儿童耳鼻喉保健科、高危儿管理科、儿童康复科、听力筛查科、青春期保健科、更老年期保健科、乳腺保健科、妇女营养科、妇女心理卫生科、计划生育服务指导科、计划生育咨询指导科、计划生育手术科、男性生殖健康科，共计 24 个保健科室。妇二科 (生殖健康与不孕不育科) 调整为生殖医学科 ; 产科调整为产一科 ; 小儿内一科调整为小儿呼吸一科 ; 小儿内二科 (脑瘫康复科) 调整为小儿呼吸二科 ; 小儿内三科调整为小儿消化一科 ; 小儿内四科调整为小儿消化二科 ; 影像诊断科调整为医学影像一科 ; 遗传科调整为医学遗传与产前筛查科。

2020 年 3 月，医院科室设置行政职能科室 36 个，临床医技科室 45 个，保健科室 33 个，分中心 2 个。

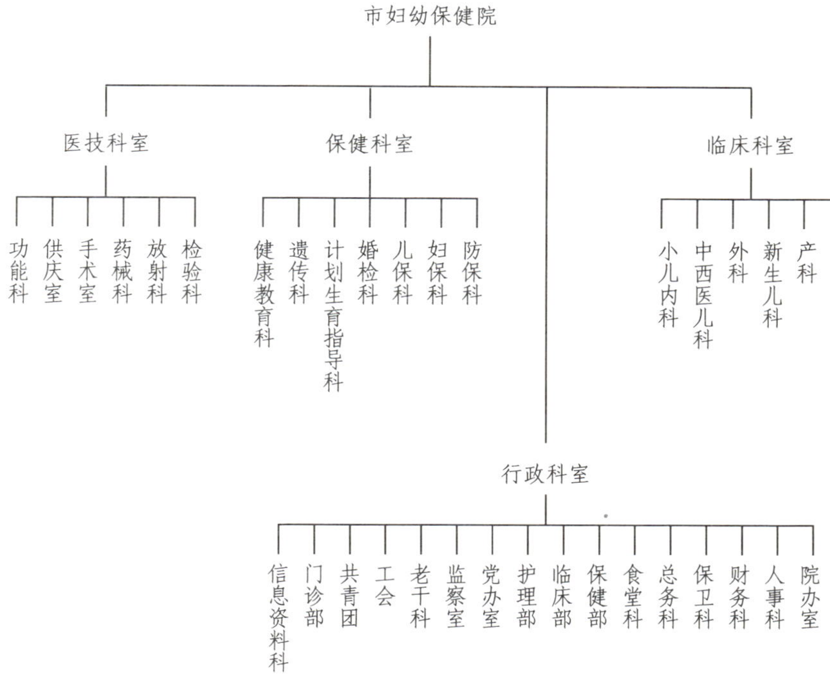

图 2-2-1 邯郸市妇幼保健院 1997 年科室设置图示

- 市妇幼保健院
  - 临床医技科室
    - 小儿呼吸一科
    - 小儿呼吸二科
    - 小儿消化一科
    - 小儿消化二科
    - 小儿免疫科
    - 小儿内分泌科
    - 小儿神经科
    - 小儿普通外科
    - 小儿骨外科
    - 小儿泌外科
    - 小儿胸心外科
    - 儿童重症医学科
    - 感染性疾病科
    - 中医儿科
    - 中西医儿科
    - 急诊科
    - 新生儿一科
    - 新生儿二科
    - 新生儿三科
    - 产一科
    - 产二科
    - 产三科
    - 产五科
    - 妇一科
    - 妇二科
    - 妇三科
    - 中医妇科
    - 乳腺外科
    - 外科
    - 内科
    - 中西医结合科
    - 麻醉科
    - 麻醉二科
    - 病案室
    - 病理科
    - 手术室
    - 消毒供应室
    - 药剂科
    - 药学部
    - 检验科
    - 检验二科
    - 功能检查科
    - 功能检查二科
    - 医学影像一科
    - 医学影像二科
  - 职能科室
    - 院办室
    - 党办室
    - 监察室
    - 共青团
    - 人事科
    - 老干科
    - 工会
    - 医务科(含病案室)
    - 护理部
    - 保健部
    - 门诊部
    - 科教科
    - 财务科
    - 总务科
    - 保卫科
    - 食堂科
    - 质控科
    - 医院感染管理科
    - 器械科
    - 医保及农合管理科
    - 妇委会
    - 基建科
    - 疾病预防控制科
    - 体检管理科
    - 优质服务办公室
    - 医患关系办
    - 纠风办
    - 审计科
    - 绩效办
    - 医改办
    - 宣传科
    - 网管中心
    - 督查室
    - 外联部
    - 安全办
    - 收费管理办
  - 保健科室
    - 孕产群体保健科
    - 婚前保健科
    - 孕前保健科
    - 孕期保健科
    - 医学遗传与产前筛查科
    - 产后保健科
    - 儿童群体保健科
    - 新生儿疾病筛查科
    - 儿童生长发育科
    - 儿童营养与喂养科
    - 儿童心理卫生科
    - 儿童眼保健科
    - 儿童口腔保健科
    - 儿童耳鼻喉保健科
    - 高危儿管理科
    - 儿童康复科
    - 妇女群体保健科
    - 青春期保健科
    - 更老年期保健科
    - 乳腺保健科
    - 妇女营养科
    - 妇女心理卫生科
    - 生殖医学科
    - 计划生育服务指导科
    - 计划生育咨询指导科
    - 计划生育手术科
    - 男性生殖健康科
    - 婚前健康检查科
    - 防保科
    - 信息资料科
    - 健康教育科
    - 基层指导科
    - 听力筛查科
  - 新生儿疾病筛查诊治分中心
  - 产前诊断分中心

图 2-2-2 邯郸市妇幼保健院 2021 年科室设置图示

第四节 人事沿革

1953 年，邯郸市妇幼保健站成立，工作人员 3 名。

1954 年，工作人员 5 名。

1958 年，邯郸市妇幼保健站改名为邯郸市妇幼保健所，工作人员增至 11 人。

1966 年，邯郸市妇幼保健所被撤销。

1975 年 3 月，筹建邯郸市妇幼保健院，共有 10 名行政业务人员。

1980 年，正式开诊时，全院职工 14 人。

1982 年 9 月，工作人员增至 251 名，其中卫生技术人员 196 人，床位 125 张。

1986 年，全院职工 269 人，其中卫生技术人员 201 人，行政管理人员 16 人，工勤人员 50 人，合同工 2 人。

1988 年，增挂“邯郸市妇幼保健所”牌子。

1991 年，全院职工 342 人，其中卫生技术人员 248 人，行政管理人员 36 人，工勤人员 58 人。

1992 年 11 月 28 日，马志峰任共青团邯郸市妇幼保健院委员会专职副书记。

1993 年，邯郸地市合并，地区妇幼保健站与市妇幼保健院合并，增加全额编制 10 人。妇幼保健所 25 人，妇幼保健院 361 人，其中卫生技术人员 275 人，行政管理人员 111 人。

1994 年 6 月 15 日，马志峰任办公室主任；张兰芹任财务科副科长；刘付芹任财务科副科长；王炳春任食堂科科长；赵金瑞任总务科科长；郝永秀任保卫科科长；张勤芳任宣传科科长。

1994 年 10 月 14 日，袁秀清任办公室副主任；杨爱英任宣传科副科长；10 月 17 日，许建平任工会副主席（副科职）。

1996 年 4 月 25 日，张广明任保健所宣传科科长。

1996 年 9 月 27 日，潘素玲任门诊部主任；张俊英任优生遗传科科长；荀艳霞任产科主任；王艳任妇科主任；马笑文任计划生育指导科科长；王海吉任儿科主任；王春平任儿保科科长；申凤霞任妇保科科长；李忠堂任外科主任；谭秀玲任新生儿科主任。新生儿科主任杜金瑞改任院技术指导委员会委员；产科主任刘好芝改任院技术指导委员会委员；儿保科科长李素秋改任院技术指导委员会委员。

张孟瑞任防保科副科长；石庆生任儿科副主任；王建新任检验科副主任；郭均琪任药械科副主任；刘文翔任人事科副科长；王贵生任团委副书记；王凤玉任监察室副主任。

1996 年 11 月，王瑛任妇科护士长；周志云任新生儿科护士长；吴志敏任儿内科护士长；方淼任手术室护士长；郝金香任产科病区护士长；王晓媛任供应室护士长；姚建梅任产科产房副护士长；孟昭民任门诊部护士长助理；靳菊红任产科产房护士长助理；韩丽霞任儿内科护士长助理。

1997 年 1 月 16 日，杨爱英任保健所宣传科科长；杨丙生任放射科主任。

1998 年 6 月 11 日，王凤玉任监察室主任；许建萍任工会副主席（正科）；刘文翔任人事科科长；王贵生任团委书记；刘晓会被聘任为防保科副科长；郭保元任保卫科副科长；马彩云任妇保科副科长；霍建忠被聘任为药械科副科长；贾玉霜任信息科副科长；王同林任门诊部副主任；杨丙华任新生儿科副主任；朱祯祥被聘任为功能科副主任；朱献军任功能科副主任。12 月 28 日，张凤芹被聘任为科教科副科长。

1999 年 7 月 12 日，王凤玉任党办室主任；王贵生任团委书记兼监察室主任；范丽娜任健康教育科副科长；彭丽英任妇科副主任；王霞任产科副主任；秦兰风任产科副主任。

1999 年 5 月，韩丽霞任儿科护士长；姚建梅任产房护士长；靳林红任新生儿科副护士长；高晓红任门诊部护士长助理。8 月，李玉花任外科护士长助理。

2000 年 11 月 17 日，张粉叶任儿保科副科长；叶立医任婚检科副科长。

2001 年 11 月，李玉花任乳腺外科副护士长；申蜀琼任新生儿科副护士长；李军勤任儿内科副护士长；张红梅任产科病房副护士长；陈晓洁任产科产房副护士长；张密芳任儿外科副护士长；李慧芳任妇科副护士长。

2003 年 7 月 17 日，李华荣任副院长兼控制医院感染督导组组长（正院级）。

2004 年 11 月，陈晓洁任产科病房护士长；周秀莲任产科病房副护士长；张瑞华任产科产房副护士长张秀岭任工会主席。

2005 年 3 月，李永全任科教科负责人；7 月，孔双芝任产科负责人。

2005 年 7 月 22 日，王海吉任小儿内二科（脑瘫科）主任；王艳任妇一科主任；

杨并华任临床部主任；王建新任检验科主任；张粉叶任保健部主任兼儿保科科长；马彩云任妇保科科长；刘小惠任防保科科长；叶立医任婚检科科长；范丽娜任健康教育科科长；贾玉霜任信息科科长；霍建忠聘任为药械科主任；朱献军任功能科主任；朱祯祥聘任为功能科副主任（正科待遇）；石庆生任小儿内一科主任；王霞任妇二科（生殖健康与不孕不育症科）主任；郭均琪任药剂科副主任（正科待遇）；彭丽英任妇一科副主任；程秀芳任财务科副科长；金继璋任总务科副科长；郭占红任外科副主任；安文茜任产科副主任（主持全面工作）；孔双芝任产科副主任。

2006 年 2 月，吴学文任小儿内一科副护士长；张瀛任小儿内一科副护士长；陈涛任乳腺外科副护士长；张玉兰任门诊部副护士长。

2006 年 7 月，李军勤任儿内一科护士长；李慧芳任妇一科护士长；张密芳任外科护士长；高晓红任供应室副护士长。

2006 年 12 月 30 日，吕红艳任新生儿科副主任；李书芳任新生儿科副主任；张志英任小儿内一科副主任；周红瀛任小儿内一科副主任；顾秀玲任小儿内二科副主任；陈慧英任优生遗传科副科长；高艳霞任检验科副主任；姜燕任药械科副主任；孙丽君聘任为护理部副主任。

2007 年 6 月 26 日，李德亮任党委副书记（挂职），原局机关党委副书记不免，脱离局机关工作。王贵生 7 月 2 日到局机关党委挂职，医院原职务不免，脱离医院工作。

2007 年 7 月，张瑞华任产科产房护士长。

2008 年 1 月，申蜀琼任新生儿科重症监护室护士长；宋俊霞任新生儿科重症监护室副护士长；霍海花任新生儿科副护士长；张贵瑾任产科病房副护士长；孟军丽任门诊部（内科）副护士长；富真任外科护理负责人。

2008 年 3 月，胡涛聘任为门诊部负责人。

2008 年 12 月 22 日，郭占红任外科主任；安文茜任产科主任；程秀芳任财务科科长；金继璋任食堂科科长；乔艳华任保健部副主任。

2009 年 10 月，孟军丽任影像诊断科负责人。

2010 年 12 月，王晓霞聘任为党办室负责人；贾动任健康教育科负责人；张芳任科教科负责人；侯素英聘任为院办室负责人；顾振宏聘任为财务科负责人；

于玲被聘任为农合、城合负责人；孙冬霞任病理科负责人；魏兰被聘任为人事科负责人；田红被聘任为老干科负责人；韩海民被聘任为总务科负责人；张宁被聘任为团委负责人；郭建华任基建科负责人；陈敏任院感科负责人；尹志芳任监察室负责人；杨焱英被聘任为工会负责人；郭辉、李志强被聘任为保卫科负责人；程万芳任信息科负责人；焦晓健被聘任为妇委会负责人；王少红被聘任为食堂科负责人；董志勇任小儿内三科负责人；张新英任防保科负责人；吴素静任新生儿科负责人；杨李红任新生儿重症负责人；黄广丽任小儿内一科负责人；窦海燕任妇科负责人；宋春海任儿外科负责人；李春燕任儿保科负责人；朱玉林任麻醉科负责人；齐鹏被聘任为麻醉科负责人；董静娟任放射科负责人；王俊芳任新筛中心实验室负责人；郑彦强任检验科负责人；赵靖任新筛中心负责人；牛英慧任基层指导科负责人；薛卫艳任听力筛查中心负责人；李阿静任婚检科负责人。

2011 年 6 月 23 日，郭保元任保卫科科长；顾秀玲任小儿内二科主任；高艳霞任检验科主任；乔艳华任保健部主任；陈慧英任遗传科主任；孙丽君任护理部主任；金继璋任总务科科长；叶立医任妇保科科长；张芳任科教科副科长。9 月 29 日，尹志芳任监察室副主任。

2011 年 10 月，侯素英负责财务科全面工作，宋春海负责医务科全面工作。

2012 年 8 月，李永全负责器械科全面工作；王晓霞负责党办室、院办室全面工作。

2013 年 1 月，于玲任财务科负责人。

2013 年 3 月，焦晓健任质控办负责人。

2013 年 6 月，李永全任器械科科长；周红瀛任小儿内三科主任；张志英任小儿内四科主任；吕红艳任新生儿一科主任；李书芳任新生儿二科主任；黄广丽任小儿内一科副主任；董志勇任小儿内三科副主任；吴素静任新生儿一科副主任；杨李红任新生儿二科副主任；窦海燕任妇一科副主任；朱玉林任麻醉科副主任；郑彦强任检验科副主任；孙冬霞任病理科副主任；董静娟任影像诊断科副主任；王少红被聘任为食堂科副科长；石磊被聘任为儿保科副科长；王晓霞被聘任为院办室副主任；侯素英被聘任为财务科副科长；顾振宏被聘任为财务科副科长；魏兰被聘任为老干部科副科长；张文杰被聘任为医保农合管理科副科长；王志云任药剂科负责人；李海兵被聘任为院办室负责人，负责网管中心工作。

2013年9月，乔媛媛任审计科、核算办负责人；申少波被聘任为优质服务办公室负责人。

2013年12月，柴增良为内科负责人，周星任小儿内三科负责人。2013年12月，张芳兼任党办室负责人。

2014年1月28日，王贵生兼任工会主席；杨焱英被聘任为工会副主席（中层副科级）。

2014年5月，李静任小儿内三科负责人。

2014年8月，张瀛任小儿内四科护士长；吴学文任小儿内二科护士长；陈涛任小儿外科护士长；史岩任小儿内一科副护士长；李鑫任小儿内三科副护士长；张玉兰任儿童康复科副护士长。9月，赵立乐任乳腺外科副护士长。

2014年10月，刘艳红任生殖科负责人；王爱华任生殖科实验室负责人；乔素兰任新生儿三科副护士长。

2014年12月，王智英任新生儿一科负责人；李芬任产科负责人；刘坤被聘任为医患关系办负责人。

2015年7月，孙秀敏被聘任为功能科负责人。10月，焦晓健任医改办负责人。

2016年4月，乔保军任新生儿二科负责人；郑瑞江被聘任为儿童康复科负责人；陈照辉被聘任为院办室负责人。7月，董燚任产房副护士长；宋丹任产科副护士长；刘晶任产科副护士长。8月，李燕任产科负责人；董永生任儿外科负责人；申慧英任新生儿科副护士长。9月，车向郁任小儿内一科负责人；韩冰任小儿内二科负责人。10月，乔红被聘任为外联部负责人。

2017年1月，杜宝静任小儿内四科负责人；孙冬霞兼任医务科负责人，负责医务科全面工作；闫敬雪任小儿内一科副护士长；张慧峰任手术室副护士长。

2017年3月，王俊英被聘任为功能科负责人；陈涛任中西医儿科（小儿内五科）护士长，不再担任儿外科护士长。

2017年10月，返聘张志英临时负责小儿内三科管理工作。12月，返聘叶立医临时负责妇保科管理工作。

2018年1月，王静任妇二科副护士长，负责科室护理全面工作；李伟任急诊科（内科）副护士长，负责科室护理全面工作；孟钰伟任小儿外科副护士长，负责科室护理全面工作；赵珍珍任供应室副护士长，负责科室全面工作。

2018年2月，范红蕊被聘任为影像诊断科负责人；刘志刚任纠纷办负责人，负责科室全面工作；张娟被聘任为院办室负责人，协助主任工作。

2018年6月，尹为民被聘任为急诊科负责人；董晓宁任中医儿科副护士长；李慷慷任儿童急诊科副护士长；李雪磊任呼吸二科副护士长；张瀛免去儿童急诊科护士长，调至丰收院区门诊部任护士长；陈涛调至医院感染管理科（享受护士长系数）。6月返聘方淼同志为手术室负责人，兼管供应室工作。

2018年7月，医院初步组建呼吸一科、呼吸二科、儿童重症医学科、感染性疾病科、丰收院区产科。石庆生负责呼吸一科、儿童重症医学科的管理及专业技术工作；车向郁负责呼吸一科全面工作；黄广丽负责儿童重症医学科全面工作；李军勤负责指导呼吸一科、儿童重症医学科的护理管理及专业技术工作；史岩负责呼吸一科护理全面工作；闫敬雪负责儿童重症医学科护理全面工作。周红瀛负责指导呼吸二科、感染性疾病科的管理及专业技术工作；韩冰负责呼吸二科科室全面工作；杜宝静负责感染性疾病科科室全面工作；吴学文负责呼吸二科护理全面工作；李雪磊协助护士长负责呼吸二科护理工作；胡莹莹负责感染科护理全面工作。安文茜负责指导黎明院区产一科、黎明院区产二科、妇产院区产科、丰收院区产科的管理及专业技术工作；孔双芝负责黎明院区产一科科室全面工作；李燕负责黎明院区产二科科室全面工作；秦兰风负责妇产院区产科科室全面工作；李芬负责丰收院区产科科室全面工作；陈晓洁负责指导黎明院区产一科、黎明院区产二科、妇产院区产科、丰收院区产科的护理管理及专业技术工作。刘晶负责黎明院区产一科护理全面工作；张贵瑾负责黎明院区产二科护理全面工作；宋丹负责丰收院区产科护理全面工作。

2018年8月，杨建峰被聘任为丰收院区检验科负责人，负责科室全面工作；李晓晓任产科副护士长，负责科室全面工作。

2018年12月，为进一步强化干部队伍建设，推进重点学科建设发展，对新生儿科干部作出调整：吕红艳负责两个院区新生儿科全面工作，指导黎明院区新生儿科、丰收院区新生儿科管理及专业技术工作；护士长靳林红负责两个院区新生儿科护理全面工作，指导黎明院区新生儿科、丰收院区新生儿科护理管理及护理技术质量。杨李红暂时负责黎明院区新生儿科全面工作，王智英协助开展科室工作；宋俊霞暂时负责黎明院区新生儿科护理全面工作，霍海花协助开展护理工作。吴素静暂时负责丰收院区新生儿科全面工作，乔保军协助开展科室工作。

2019年4月，刁瑞萍任产科负责人，协助主任工作;陈海霞任中医儿科负责人，协助主任工作；袁现英被聘任为小儿内三科负责人，协助主任工作；梁园园任产科副护士长，协助护士长开展工作；董晓宁调至黎明院区妇二科任副护士长，负责科室护理全面工作。

2019年6月，刁瑞萍从丰收院区产一科调至黎明院区产二科任科室负责人，协助科室主任工作。

2019年9月，李海兵调至器械科任负责人，负责器械科全面工作。

2019年10月，李杰被聘任为儿童重症医学科负责人，协助主任工作；魏晓红被聘任为小儿内三科负责人，协助主任工作；张瀛调至中医儿科任护士长，负责护理全面工作；张翠任手术室副护士长。

2019年12月，尹志芳轮岗至科教科，负责科教科全面工作不再负责监察室工作；郑杰被聘任为器械科负责人，协助科室主任工作；纠风办与监察室工作职能合并，金继璋负责监察室、纠风办全面工作，刘志刚协助开展工作。

2020年2月，张新英轮岗至证件办，负责证件办全面工作；赵晓慧任呼吸一科副护士长，协助护士长开展工作；吴会芹任妇一科副护士长，协助护士长开展工作；张星月任中医儿科副护士长，协助护士长开展工作；梁海蛟任儿童重症医学科副护士长，协助护士长开展工作；刘利叶被聘任为小儿呼吸一科负责人，协助主任开展工作；李贤伟被聘任为小儿呼吸二科负责人，协助主任开展工作；周晓静被聘任为急诊科负责人，协助主任开展工作；卢广聚被聘任为药剂科负责人，协助主任开展工作；史俊杰被聘任为院办室负责人，协助主任开展工作；周星调至医务科暂任负责人，协助主任工作。

2020年3月，成立黎明院区新生儿科、丰收院区新生儿一科，吕红艳负责指导黎明院区新生儿科、丰收院区新生儿一科的管理及专业技术工作；吴素静负责黎明院区新生儿科科室全面工作，王智英协助负责黎明院区新生儿科科室管理工作；杨李红负责丰收院区新生儿一科科室全面工作；靳林红负责指导黎明院区新生儿科、丰收院区新生儿一科的护理管理及专业技术工作；邵晓丽负责黎明院区新生儿科护理全面工作，霍海花、乔素兰协助邵晓丽负责黎明院区新生儿科护理管理工作；宋俊霞负责丰收院区新生儿一科护理全面工作，申慧英协助宋俊霞负责丰收院区新生儿一科护理管理工作；杨英任小儿呼吸二科副护士长，协助护士长开展工作。因杨李红被派往新疆和静县进行医疗支援，为保证科室工作正常运行，杨李红援疆期间，王智英暂调至丰收院区新生儿一科，负责科室全面工作。

2020 年 4 月，靳菊红任黎明院区产房护士长；邵晓丽任新生儿一科护士长；宋俊霞任新生儿二科护士长；史岩任小儿呼吸一科护士长；张贵瑾任产二科护士长；张玉兰任儿童康复科护士长；胡莹莹任小儿消化一科护士长；李鑫任小儿内分泌科护士长。董志勇调至病案室，负责病案室全面工作，原小儿消化二科病区由李静负责，李静不再负责急诊科工作，周晓静调至小儿消化二科，协助李静开展工作；高艳霞兼任质控科负责人，负责质控科全面工作。4 月，靳林红负责护理部全面工作，免去新生儿科护士长职务；陈晓洁、李军勤配合靳林红负责护理部工作，免去陈晓洁产科护士长职务，免去李军勤小儿内一科护士长职务。

2020 年 5 月，陈敏任医院感染管理科副科长；郭建华任基建科副科长；程万芳任信息资料科副科长；贾动任健康教育科副科长；乔媛媛任医保及农合管理科副科长；王志云任药剂科副主任；赵靖任新生儿疾病筛查诊治分中心副主任；牛英慧任基层指导科副科长；薛卫艳任儿保科副科长；李春燕任儿保科副科长；王俊芳任检验科副主任；宋春海任乳腺外科副主任；李阿静任体检管理科副科长；孟军丽任影像诊断科副主任；周星任小儿内三科副主任；刘艳红任妇二科（生殖健康与不孕不育科）副主任；王爱华任妇二科（生殖健康与不孕不育科）副主任；李静任小儿内四科副主任；张新英任防保科副科长；胡涛被聘任为门诊部副主任；焦晓健被聘任为质控科副科长；韩海民被聘任为总务科副科长；李志强被聘任为保卫科副科长；张宁被聘任为团委副书记；郭辉被聘任为保卫科副科长；于玲被聘任为财务科副科长；齐鹏被聘任为麻醉科副主任；申少波被聘任为优质服务办公室副主任；李海兵被聘任为院办室副主任；魏兰调至总务科，负责总务科全面工作，金继璋不再负责总务科工作；张芳兼任人事科负责人，负责党办室、人事科、老干科全面工作；陈照辉负责网管中心全面工作，李海兵不再负责网管中心工作。

2020 年 6 月，谢瑞瑞任产三科副护士长，协助护士长工作；申玉飞任手术室副护士长，协助护士长工作；张晓静任黎明院区产房副护士长，协助护士长工作；李鑫调至丰收院区门诊部任护士长，不再担任黎明院区儿科护士长，靳林红代管黎明院区儿科护理工作；申玉飞调至妇三科担任副护士长，负责妇三科护理全面工作，不再担任手术室副护士长。7月，李雪磊调至黎明院区小儿内分泌科任副护士长，负责科室护理全面工作，不再担任小儿呼吸二科副护士长；陈海霞调至中医药学部任负责人，负责科室全面工作；李军勤调至儿童健康管理中心任副主任，协助科室主任工作。

2020年7月28日，车向郁任小儿呼吸一科副主任；韩冰任小儿呼吸二科副主任；杜宝静任小儿消化一科副主任；陈海霞任小儿消化二科副主任；刁瑞萍任产二科副主任；李芬任产三科副主任；李燕任产四科副主任；王智英任新生儿一科副主任；乔保军任新生儿三科副主任；董永生任男性生殖健康科副主任；刘志刚任纠风办副主任；孙秀敏被聘任为功能科副主任；王俊英被聘任为功能检查二科副主任；尹为民被聘任为急诊科副主任；郑瑞江被聘任为儿童康复科副主任；杨建峰被聘任为检验二科副主任；范红蕊聘任为医学影像二科副主任；张娟被聘任为院办室副主任；乔红被聘任为外联部副主任；刘坤被聘任为医患关系办副主任；陈照辉被聘任为网管中心副主任。

2020年8月，华靖超被聘任为新生儿三科负责人，协助科室主任工作；张琛被聘任为检验二科负责人，协助科室主任工作。

2020年9月，任虹任小儿呼吸一科副护士长，协助护士长开展工作；杨肖翠被聘任为急诊科负责人，协助科室主任工作。10月，穆晓楠任新生儿三科副护士长，协助护士长工作；张京被聘任为急诊科负责人，协助科室主任工作。

2021年1月，王亚敏被聘任为丰收院区产五科负责人，协助主任开展工作；王凤云任丰收院区产房副护士长，协助护士长工作。

2021年1月，任虹调至急诊科任副护士长，负责发热门诊和院前急救的护理全面工作，不再担任小儿呼吸一科副护士长；李慷慷负责急诊科急诊留观和急诊住院的护理全面工作；王亚敏调至产一科任负责人，负责科室全面工作，不再担任产五科负责人；胡喜玲兼任妇三科负责人，负责科室全面工作。

2021年7月，周星调至丰收院区门诊部，负责科室全面工作，不再担任医务科负责人；胡莹莹调至黎明院区门诊部任护士长，同时代管黎明院区内科护理工作，不再担任小儿消化一科护士长；李伟调至小儿消化一科任副护士长，负责科室护理全面工作，不再担任黎明院区内科副护士长。

2021年8月，李敏叶被聘任为小儿消化一科负责人，协助主任工作；王鸣飞为小儿呼吸一科负责人，协助主任工作。对丰收院区、黎明院区麻醉科、儿外科干部进行调整：朱玉林负责麻醉二科、丰收院区手术室的全面工作，张慧峰副护士长负责护理工作；院党委派驻工作组入驻麻醉一科和黎明院区手术室，孙冬霞为组长，王晓霞、张芳为成员，负责科室日常管理和经济运营工作，张翠副护士长负责护理工作，齐鹏协助工作组工作；派驻工作组入驻小儿外科，孙冬霞为组长，靳林红、陈敏为成员，负责科室日常管理和经济运营工作。

2021 年 9 月，郭丽娜被聘任为妇三科负责人，协助主任工作；赵静超任产二科副护士长，协助护士长工作；朱韬宇任产三科副护士长，协助护士长工作；张媛任产五科副护士长，协助护士长工作；王鸣飞调至儿童健康管理中心任负责人，协助主任开展工作；王静调至医院感染管理科工作，同时兼任丰收院区门诊部副护士长，协助主任开展丰收院区门诊部科室管理工作。胡莹莹调至医院感染管理科工作，同时兼任黎明院区门诊部护士长，协助主任开展黎明院区门诊部科室管理工作，并兼管黎明院区内科护理工作。

邯郸市妇幼保健院中层干部名录表

表 2-2-2

科室	姓　名	性别	民族	学历	职称	职务	任职时间
院办室	王晓霞	女	汉族	本科	政工师	主　任	2010.12
	陈照辉	男	汉族	研究生	工程师	副主任	2016.4
	张　娟	女	汉族	大专	话务高级工	副主任	2018.2
	史俊杰	男	汉族	本科	中级工	副主任	2020.2
健康教育科	贾　动	男	汉族	本科	三级美术师	副科长	2010.12
党办室 人事科	张　芳	女	汉族	本科	医师	科　长	2010.12
	李永全	男	汉族	本科	主任医师	主　任	2005.3
财务科	侯素英	女	汉族	本科	馆员	科　长	2010.12
	顾振宏	女	汉族	大专	会计师	副科长	2010.12
	于　玲	女	汉族	本科	助理会计师	副科长	2010.12
医务科 病理科	孙冬霞	女	汉族	研究生	副主任医师	主　任	2010.12

续表 2-2-2

科室	姓名	性别	民族	学历	职称	职务	任职时间
优服办	申少波	女	汉族	本科	助理经济师	副主任（负责全面工作）	2013.9
总务科	魏　兰	女	汉族	本科	副研究馆员	科　长	2010.12
	韩海民	男	汉族	大专	汽车驾驶高级工	副科长	2010.12
器械科	李海兵	男	汉族	大专	助理工程师	副科长（负责全面工作）	2013.6
	郑　杰	男	汉族	本科	高级工	副科长	2019.12
科教科	尹志芳	男	汉族	本科	主治医师	科　长	2010.12
医院感染管理科	陈　敏	女	汉族	本科	副主任护师	副科长（负责全面工作）	2010.12
监察室纠风办	金继璋	男	回族	大专	工程师	主　任	2008.12
	刘志刚	男	汉族	本科	会计师	副主任	2018.2
团委安全办	张　宁	男	汉族	本科	汽车驾驶中级工	副书记（负责全面工作）	2010.12
核算办审计科	乔媛媛	女	汉族	本科	检验师	副科长（负责全面工作）	2013.9
工　会	杨焱英	女	回族	大专	政工师	副主席	2010.12
外联部	乔　红	女	汉族	本科	检验技师	副主任（负责全面工作）	2016.10
医改办	焦晓健	女	汉族	大专	馆　员	副科长（负责全面工作）	2010.12
信息科三甲办	程万芳	女	汉族	本科	副主任医师	副科长（负责全面工作）	2010.12
病案室	董志勇	男	汉族	本科	副主任医师	主　任	2010.12
基建科	郭建华	男	汉族	本科	政工师	副科长（负责全面工作）	2010.12
医保及农合管理科	张文杰	女	汉族	本科	工程师	副科长（负责全面工作）	2013.6
保卫科（丰收院区）	郭　辉	男	汉族	大专	经济民警中级工	副科长（负责全面工作）	2010.12
保卫科（黎明院区）	李志强	男	汉族	本科	汽车驾驶技师	副科长（负责全面工作）	2010.12
医患关系办	刘　坤	男	汉族	本科	医　师	副主任（负责全面工作）	2014.12

续表 2-2-2

科室	姓　名	性别	民族	学历	职称	职务	任职时间
食堂科	王少红	男	汉族	本科	政工师	科　长	2010.12
门诊部（黎明院区）	胡　涛	男	汉族	本科	医　师	副主任（负责全面工作）	2008.3
门诊部（丰收院区）	周　星	女	汉族	硕士	副主任医师	副主任（负责全面工作）	2013.12
保健部	乔艳华	女	汉族	本科	副主任医师	主　任	2010.12
新生儿一、二科	吕红艳	女	汉族	硕士	主任医师	主　任	2010.12
新生儿一科	吴素静	女	汉族	本科	主任医师	副主任（负责全面工作）	2010.12
新生儿二科	杨李红	女	汉族	本科	副主任医师	主　任	2010.12
	王智英	女	汉族	研究生	副主任医师	副主任	2014.12
新生儿三科	乔保军	男	汉族	本科	副主任医师	副主任（负责全面工作）	2016.4
	华靖超	女	汉族	本科	主治医师	负责人	2020.8
产科	安文茜	女	汉族	本科	主任医师	主任	2008.12
产一科	孔双芝	女	汉族	本科	主任医师	副主任（负责全面工作）	2005.7
产二科	秦兰风	女	汉族	本科	主任医师	主　任	1997.7
	刁瑞萍	女	汉族	本科	副主任医师	副主任	2019.4
产三科	李　芬	女	汉族	硕士	副主任医师	副主任（负责全面工作）	2014.12
产五科	李　燕	女	汉族	本科	副主任医师	副主任（负责全面工作）	2016.8
呼吸一科	车向郁	女	汉族	本科	副主任医师	副主任（负责全面工作）	2016.9
	刘利叶	女	汉族	本科	主治医师	副主任	2019.11
重症医学科	黄广丽	女	汉族	本科	主任医师	主　任	2010.12
	李　杰	男	汉族	本科	主治医师	负责人	2019.11
呼吸二科	周红瀛	女	汉族	本科	主任医师	主　任	2010.12
	韩　冰	女	汉族	本科	副主任医师	副主任（负责全面工作）	2016.9
	李贤伟	女	汉族	本科	主治医师	副主任	2020.2

续表 2-2-2

科室	姓　名	性别	民族	学历	职称	职务	任职时间
小儿消化一科	杜宝静	女	汉族	本科	副主任医师	副主任（负责全面工作）	2017.1
小儿神经科	李　静	女	汉族	本科	副主任医师	副主任（负责全面工作）	2014.5
	周晓静	女	汉族	本科	主治医师	副主任	2020.2
急诊科	尹为民	男	汉族	本科	主治医师	副主任（负责全面工作）	2018.6
	杨肖翠	女	汉族	本科	主治医师	负责人	2020.9
	张　京	女	汉族	本科	主治医师	负责人	2020.10
小儿内分泌科	袁现英	女	汉族	本科	医　师	副主任	2019.4
	魏晓红	女	汉族	本科	主治医师	副主任	2019.11
中医药学部	陈海霞	女	汉族	本科	主治医师	副主任（负责全面工作）	2019.4
内　科	柴增良	男	汉族	本科	副主任医师	负责人（负责全面工作）	2013.12
妇一科	窦海燕	女	汉族	本科	主任医师	主　任	2010.12
乳腺外科	宋春海	男	汉族	本科	副主任医师	负责人	2010.12
儿保科	石　磊	女	汉族	本科	副主任医师	科　长	2013.6
	李春燕	女	汉族	本科	副主任医师	副科长	2010.12
儿童康复科	顾秀玲	女	汉族	本科	主任医师	主　任	2010.12
	郑瑞江	女	汉族	本科	中西医医师	副主任	2016.4
优生遗传科	陈慧英	女	汉族	本科	副主任医师	主　任	2006.12
生殖医学科	王　霞	女	汉族	本科	主任医师	主　任	2005.7
	刘艳红	女	汉族	研究生	副主任医师	副主任	2014.10
	王爱华	女	汉族	本科	副主任检验师	副主任	2014.10
男性生殖健康科	董永生	男	汉族	研究生	副主任医师	副主任（负责全面工作）	2016.8
药剂科	姜　燕	女	汉族	硕士	主任药师	主　任	2006.12
	王志云	女	汉族	本科	主任药师	副主任	2013.6
	卢广聚	男	汉族	本科	执业药师	副主任	2020.2
麻醉科	朱玉林	男	汉族	研究生	主任医师	主　任	2010.12
	齐　鹏	男	汉族	本科	主治医师	副主任	2010.12

续表 2-2-2

科室	姓　名	性别	民族	学历	职称	职务	任职时间
医学影像二科	董静娟	女	汉族	本科	主治医师	主　任	2010.12
	范红蕊	女	汉族	本科	医师（技）	副主任	2018.2
医学影像一科	孟军丽	女	汉族	本科	主治医师	副主任（负责全面工作）	2009.10
检验二科	杨建峰	男	汉族	本科	副主任检验师	副主任（负责全面工作）	2018.8
	王俊芳	女	汉族	本科	主管检验师	副主任	2010.12
	张　琛	女	汉族	本科	检验师	负责人	2020.8
检验一科	高艳霞	女	汉族	本科	主任检验师	主　任	2010.12
	郑彦强	男	汉族	本科	主管检验师	副主任	2010.12
功能一科	孙秀敏	女	汉族	本科	主治医师	副主任（负责全面工作）	2015.7
功能二科	王俊英	女	汉族	本科	主治医师	副主任（负责全面工作）	2017.3
新筛中心	赵　靖	女	汉族	本科	主治医师	副主任（负责全面工作）	2010.12
听筛中心	薛卫艳	女	汉族	本科	副主任医师	副科长（负责全面工作）	2010.12
产后康复科	牛英慧	女	汉族	本科	副主任医师	副科长（负责全面工作）	2010.12
体检管理中心	李阿静	女	汉族	本科	主治医师	副科长（负责全面工作）	2010.12

邯郸市妇幼保健院护士长一览表

表 2-2-3

科室	姓　名	性别	民族	职务	任职时间	职称
护理部	靳林红	女	汉族	护士长	1999.8	副主任护师
	陈晓洁	女	汉族	护士长	2004.11	主管护师
门诊部（黎明院区）	富　真	女	汉族	副护士长	2008.1	主管护师
门诊部（丰收院区）	王　静	女	汉族	副护士长	2018.1	主管护师
妇一科	吴会芹	女	汉族	副护士长	2020.2	主管护师
妇二科	董晓宁	女	汉族	副护士长	2018.6	护　师
妇三科	申玉飞	女	汉族	副护士长	2020.6	主管护师

续表 2-2-3

科室	姓　名	性别	民族	职务	任职时间	职称
产一科	刘　晶	女	汉族	副护士长	2016.7	护　师
产二科	张贵瑾	女	汉族	护士长	2008.1	副主任护师
产三科	宋　丹	女	汉族	副护士长	2016.7	主管护师
	谢瑞瑞	女	汉族	副护士长	2020.6	护　师
产五科	李晓晓	女	汉族	副护士长	2018.8	护　师
产房（丰收院区）	董　燚	女	汉族	副护士长	2016.7	副主任护师
产房（黎明院区）	靳菊红	女	汉族	护士长	1999.5	主管护师
	张晓静	女	汉族	副护士长	2020.6	主管护师
呼吸一科	史　岩	女	汉族	护士长	2014.8	主管护师
	赵晓慧	女	汉族	副护士长	2020.2	主管护师
	任　虹	女	汉族	副护士长	2020.9	主管护师
重症医学科	闫敬雪	女	汉族	副护士长	2017.1	主管护师
	梁海姣	女	汉族	副护士长	2020.2	主管护师
呼吸二科	吴学文	女	汉族	护士长	2014.8	护　师
	杨　英	女	汉族	副护士长	2020.3	护　师
小儿消化一科	胡莹莹	女	汉族	护士长	2014.3	主管护师
小儿神经科	张瀛	女	汉族	护士长	2014.8	主管护师
	张星月	女	汉族	副护士长	2020.2	护　师
急诊科	李慷慷	女	汉族	副护士长	2018.6	护　师
儿外科	孟钰伟	女	汉族	副护士长	2018.1	主管护师
小儿内分泌科	李雪磊	女	汉族	副护士长	2018.6	护　师
新生儿一科	邵晓丽	女	汉族	护士长	2013.12	主管护师
	乔素兰	女	汉族	副护士长	2014.10	主管护师
	霍海花	女	汉族	副护士长	2008.1	主管护师
新生儿二科	宋俊霞	女	汉族	护士长	2008.1	主管护师
	申慧英	女	汉族	副护士长	2016.8	主管护师
新生儿三科	梁园园	女	汉族	副护士长	2019.4	主管护师
	穆晓楠	女	汉族	副护士长	2020.10	护　师
内　科	李　伟	女	汉族	副护士长	2018.1	主管护师
乳腺外科	赵立乐	女	汉族	副护士长	2014.9	主管护师

续表 2-2-3

科室	姓　名	性别	民族	职务	任职时间	职称
儿童康复科	张玉兰	女	汉族	护士长	2006.2	主管护师
手术室（丰收院区）	张慧峰	女	汉族	副护士长	2017.1	主管护师
手术室（黎明院区）	张　翠	女	汉族	副护士长	2019.11	主管护师
供应室	赵珍珍	女	汉族	副护士长	2018.1	主管护师
儿童健康管理中心	李军勤	女	汉族	护士长	2006.7	副主任护师
妇女健康管理中心	李　鑫	女	满族	护士长	2014.8	护　师

第三章　职能科室

在医院管理过程中，职能科室是中坚力量，对于各项管理工作的有效和高质量发展，确保医院快速、稳定、高效运行和管理起着重要支撑作用。医院职能科室有较明确的业务范围和相对独立的工作职权，切实发挥桥梁纽带和参谋助手作用，主动服务于临床一线。

第一节　院办室

一、历史沿革

科室成立于建院初期。1989 年 7 月，张广明任院办室主任。1994 年 6 月 15 日，马志峰任院办室主任；1994 年 10 月 14 日，袁秀清任院办室副主任。2010 年 12 月，李永全任院办室主任；侯素英被聘任为院办室负责人。2012 年 8 月，王晓霞负责院办室全面工作，2013 年 6 月王晓霞被聘任为院办室副主任，负责科室全面工作，并兼管健康教育、宣传、网管中心全面工作。2013 年 6 月，李海兵被聘任为院办室负责人，负责网管中心工作。2016 年 4 月，陈照辉被聘任为网管中心负责人。2018 年 2 月，张娟聘任为院办室负责人。2019 年 9 月李海兵调任器械科，负责器械科全面工作。2020 年 2 月，史俊杰被聘任为院办室负责人。

2021 年底，科室共有 35 人，其中负责院办室内勤 7 人，负责宣传工作 3 人、司机 19 人，网管中心 6 人。

二、工作开展情况

多年来，办公室始终践行“服务好领导、服务好部门、服务好职工”的工作理念，不断开拓创新，扎实工作，较好地完成了各项工作任务。加强文书管理，认真做好文件的收发、传递、落实、存档等工作；严格督办将上级指示、规定和医院的决定、决议等及时传达下去，做到收文、发文有记录、传文有痕迹、批文有落实；认真做好会议安排和接待服务工作，包括院领导班子会、院中层干部例会及各类专题办公学术会等；做好信息宣传工作，及时将医院发展、医疗技术、职工精神面貌等及时展示给社会，使医院信息成为医院的一扇窗口、一张名片，被评为国家卫生新闻宣传工作优秀单位；认真抓好公务用车管理，严格派车手续，保障公务用车之需，做好车辆的维护、保养、耗油等工作，抓好安全行驶。另外负责总值班的排班及协调工作，保持值班室电话畅通，做好医院印章的管理和使用，按时完成全年报纸、杂志、各类书籍资料、信件的发放和征订工作等。

第二节　党办室

一、历史沿革

科室成立于医院建院时期，1989年7月，秦太平任党办室副主任；1999年7月，王凤玉任党办室主任；2010年12月，王晓霞负责党办室全面工作；2012年8月至2014年1月，王晓霞负责院办室及党办室全面工作；2014年1月开始，张芳负责党办室全面工作，有科员3名。

二、工作开展情况

始终把坚持党的领导，加强党的建设作为最大政绩，把坚定理想信念作为开展党内政治生活的首要任务。随着从严治党的逐渐深入，党办室积极学习，不断探索和创新党建新路子，努力把党建优势转化为发展优势，把党建资源转化为发展资源，把党建成果转化为发展成果，以加强思想政治建设为根本点，以提升党员队伍先进性为落脚点，求真务实，狠抓落实，认真完成各项工作任务，不断提升整体党建水平。

第三节　人事科

一、历史沿革

1989年7月，郭文书任人事科科长。1996年9月27日，刘文翔任人事科科长。2010年12月，魏兰负责人事科全面工作。2020年5月开始，张芳负责人事科全面工作并兼管党办室全面工作，科室共有6人。

二、工作开展情况

人事科自成立以来先后起草了有关医院人事调配、工资福利、人员培训、职称管理、职工考核、劳动纪律等相关文件和多项管理规定。科室全体人员坚持以人为本，树立主动服务意识，一切以临床一线为主体、以服务一线为主导，不断强化服务意识，提高人事管理工作规范化和制度化水平。

在立足于提高自身人才梯队建设的同时，积极吸收新鲜力量加入医院，加强了人才的引进和梯队的建设，特别是2019年和2020年的博硕引才工作为医院招录了多名高层次人才，为医院进一步发展壮大增加了活力。

为了真正发挥出薪酬分配的激励作用，提高职工的工作热情，人事科作为绩效办牵头科室，自2014年开始根据医院业务发展和实际情况，与多方专家沟通交流，制定并不断完善适用于医院的绩效管理方案，对职工起到了考核评估、量化评价、持续激励的效果。

同时，按照上级及医院相关规定，每年对全院职工进行年度考核，坚持“德能勤绩”四项标准，注重工作实绩，真正起到激励先进、鞭策后进的时效。根据上级文件精神，每年人事科都要为全院职工及时调整工资标准，职工升级晋档，职称评定等。人事科成立以来，始终严格管理，充分发挥主观能动性，圆满完成各项工作，得到了全院职工的赞许。

第四节　老干科

一、历史沿革

老干科成立于1993年5月20日。2010年12月，田红任老干科负责人。2013年6月魏兰任老干科副科长，负责科室全面工作。2020年5月开始，张芳负责老干科全面工作。

二、工作开展情况

老干科自成立始，从思想上重视老干部，从政治上关心老干部，从生活上照顾老干部，加强与老干部的沟通，求真实务，热情帮助老干部。

政治待遇方面：为丰富离退休人员业余生活，为离退休干部征订《老人世界》。落实好相关待遇，把问题解决在基层，稳定老干部情绪，消除上访现象。定期开展政治思想学习，并及时掌握老干部的政治思想动态。

生活待遇方面：积极落实工资福利待遇，按四个季度办理离休老干部医药费报销，关心关注每一个离休人员的医疗得以保障。坚持节日慰问，走访慰问老同志，给他们带去组织的关怀和温暖。每年为离退休人员进行身体检查，认真制定离退休人员体检方案，开辟独立的体检通道，为离退休人员提供良好的就诊环境和良好的服务质量。做好收缴党费、资格认证、病故丧葬事宜等各项工作，热情接待来访的退休人员，他们反映的意见和问题，做到事事有结果，件件有回音，同时老干科的工作得到了离退休人员的肯定。

第五节　财务科

一、历史沿革

科室始建于 1983 年。1989 年 7 月，李银库任科长。1994 年 6 月 15 日，张兰芹任副科长；刘付芹任副科长。2005 年 7 月 22 日，程秀芳任副科长。2008 年 12 月 22 日，程秀芳任科长。2010 年 12 月，顾振宏被聘任为财务科负责人，协助科长开展工作。2011 年 10 月至 2013 年 6 月，侯素英负责财务科全面工作。2013 年 6 月，侯素英被聘任为财务科副科长，负责科室全面工作；顾振宏被聘任为副科长，协助侯素英开展工作。2013 年 1 月，于玲调至财务科任负责人。2020 年 5 月，于玲被聘任为财务科副科长，协助侯素英开展工作。科室共有 53 人，其中财务机关 13 人，后勤会计 5 人，丰收院区门诊收费处 11 人、住院收费处 6 人，黎明院区门诊收费处 14 人、住院收费处 4 人。

二、工作开展情况

2012 年初，为顺利实施全国最新的《医院财务制度》和《医院会计制度》，率先完成新旧系统的交替。按照《河北省医疗服务价格手册》，及时调整各收费项目，收费更加方便快捷。2012 年，共调整、新增收费项目（组套）41 项。2013 年，灵活掌握医疗收费标准，重新梳理收费项目，新增收费组套 52 项。2014 年，新增收费组套 35 项，调整变更收费组套 34 项。2020 年，根据临床、保健、医技科室需求及实际为患者提供的医疗服务项目，医院 5 次向医保局申请备案医疗收费项目，共备案 38 项。医疗收费更加规范、合理。

2013 年，按照医院固定资产管理办法，对固定资产的购入、保管、报废严格管理，对符合报废条件的固定资产按程序进行报废。医院被市卫生局评为 2012 年度财务预、决算先进单位。

2014 年，实行人员轮岗制，调换门诊收费、住院收费、物资会计岗位人员，财务人员能够熟悉多项业务，保证各岗位工作的连续性和规范性。2014 年为全院职工办理了绩效工资卡，绩效工资的发放形式由现金改为银行卡，增加绩效工资发放的透明度。

2015 年，顺利进行财务系统升级，顺利完成向省卫计委进行网络直报工作。完善网上预约挂号工作，及时更新门诊信息，方便广大患者到院诊疗。

2016 年 ，随着全市居民卡的启用，组织窗口收费人员接受培训，保证持卡患者顺利就诊。按照国家医改政策，自 2016 年 4 月 15 日起，医院药品实行零差率销售，并调整其他医疗服务收费标准。医院安排物价管理人员及药品会计，结合系统管理人员，做好各项准备工作，并按要求调整药品和医疗服务收费标准近万条，确保医改政策如期执行。

2017 年，医院收费窗口荣获邯郸市卫计委授予的 2016 年度“巾帼文明岗”荣誉称号、收费员张强荣获市直工委授予的“服务标兵”称号。由于城乡医保合并，停止了半年之久的患者报销工作从 2017 年 5 月份开始集中报销，财务科与银行紧密配合，保证城乡参合患者及时领到补偿款。

2018 年，医院与建行合作，为医院配置银医通设备和对接医院 HIS 系统软件。5 月 18 日，医院成功开通微信、支付宝、聚合支付、关注公众号等多种交费方式，实现自助缴费，诊间支付、自助查询、打印报告单等，受到社会各界和卫计委的肯定。 2018 年 9 月 28 日，邯郸市发改委、邯郸市卫计委、邯郸市人社局、邯郸市财政局联合下发关于转发《河北省城市公立医院医疗服务价格改革实施方案》的通知，该文件要求，自 2018 年 11 月 1 日实施。财务科认真研究最新收费政策，逐项调整价格，保证医疗服务价格的准确性。11 月 1 日凌晨，正式导入收费系统。

积极筹措资金，保证项目进度。为保证“儿童医院”项目的顺利进行，多次逐级向市卫计委、市财政局、市政府报送资金支持申请，与各大银行申请项目贷款，保证项目的顺利推进。2017 年 11 月，儿童医院正式开诊。2018 年 6 月，妇幼保健院迁建项目中央预算资金拨付到位，但不足以满足迁建资金需求，医院积极向政府申请配套资金，并努力争取金融机构的支持，向各大银行申请项目贷款，有效缓解了医院资金紧张的现状，为推进医院迁建项目进度提供了有力保障。

2020 年 8 月，各学校、托幼机构复学前，医院承担了全市大部分学生的入托、入园、入学体检和核酸检测工作。财务科所有人员取消休假，全部充实到一线，做好维持秩序、疏散人员、引导患者使用自助设备等工作，大大缩短患者缴费、就诊时间，对疫情防控起到了积极的作用。为了方便患者交费，减少排队等候时间，在原有自助办卡储值的基础上，在信息机房的通力合作下，实现了扫码付费。尤其是在疫情防控期间，为办理入托体检和核酸检测的群众提供了方便，减少了排队时间。2020 年，按照上级财政部门要求，医疗卫生单位全部实行财政电子票据。医院按照有关程序，对提供电子票据业务单位按程序进行招标、议价，确定实施单位，并提交相关资料。

第六节　审计科

一、历史沿革

依据《中华人民共和国内部审计条例》第 28 条规定，对医院财务收入、经济往来和经济效益的内部审计监督，并接受上级审计机构的业务指导，审查医院有关经济活动的真实性、合法性和效益性，医院于 2012 年 1 月成立审计科，科内人员共 3 人，乔媛媛负责科室全面工作。

二、工作开展情况

按照工作职责拟定医院内部审计有关规定和制度，审计科根据医院实际情况，同时广泛征求相关科室人员意见，先后制定《医院内部审计制度》《发票报销制度》《后勤物资采购管理制度》《审计督查方案》《工程审计流程》等。以上制度规范了审计工作流程，提高了工作效率，受到相关科室的一致好评。

了解医院所属部门的财务收支及有关经济活动情况。每月底参与对两个院区的库房情况盘点，并和财务对账。根据财务科每月的库存现金、银行存款、固定资产、医疗收入费用表等相关的财务资料，出具每月度的审计报告。为医院提供每月详细的财务收支情况报告。

对医院的基本建设投资、修缮工程项目进行跟踪审计。医院主要的工程项目有：日常零星工程、儿童医院项目、迁建项目。审计科对所有项目进行跟踪审计和结算审计，并对需要外审的工程项目，聘请专业的工程造价咨询公司帮助审计工程项目。审计科配合外审共审减工程款 7429779.66 元，在医院节约资金方面做出了贡献。

审计卫生、科研、教育和各类援助等专项经费的管理和使用。对专项经费的使用，先是按照相关制度看有没有存在违规使用经费或超出限额。再根据提供的资料进行抽查询问，看经费援助是否落实到位。保证了医院专项经费做到专款专用。

开展固定资产购置和使用、药品和医用耗材购销、对外投资、工资分配等专项审计调查工作。对医院采购器械、药品、物资等进行专项审计，如疫情防控期间医院收到社会各界捐赠的物资，为保证物资的合理利用，审计科对捐赠物资的数量、规格进行了统计，并对分配方案和具体分配情况进行统计并出具审计报告。为医院及时掌握捐赠物资情况、制定分配方案提供了依据。

参加各种重要经济合同的签订和执行情况。审计科参加物资采购等重要的经济事项招标会，并审核投标方的公司资质，保障招标过程的公正性和安全性。重大经济事项会对投标企业进行实地考察，对企业规模、资质等进行记录，为医院能顺利开展采购活动，提供依据。

第七节　监察室

一、历史沿革

监察室成立于 1996 年 3 月 8 日。1996 年 9 月 27 日，王凤玉任监察室主任；1999 年 7 月 12 日，王贵生任监察室主任；2010 年 12 月尹志芳任监察室副主任，负责科室全面工作；2019 年 12 月开始，金继璋负责科室全面工作。

二、工作开展情况

纪检监察室秉承严谨求实的工作作风，坚持团结协作，秉公执纪，坚持原则，大胆工作。严格执行中央八项规定，克服“四风”，增强干部职工拒腐防变能力，分层次签订党风廉政责任状，与供应商签订廉洁承诺书，与重点科室、重点人员进行廉政谈话。对全院职工进行医德医风廉政教育、医德医风考评，对全院各项工作进行监督。实行院务公开，切实履行三重一大制度的监察职能，监督医院各项耗材、设备、药品、装修项目等后勤物资的评标工作，进一步完善《物资采购招标管理办法》，在全院实行光盘行动，大大提高了全院职工反腐倡廉意识。

第八节　医务科

一、历史沿革

科室成立于 1983 年，2011 年 9 月 29 日，由临床部更名为医务科（含病案室）。

2000年仇振福任医务科科长；2005年杨炳华任科长；2010年10月至2017年1月，宋春海负责医务科全面工作；2017年1月开始，孙冬霞负责科室全面工作；2020年2月至2021年4月，周星调至医务科暂任负责人，协助孙冬霞开展工作；科室共有工作人员5名。

二、工作开展情况

（一）医疗质量

医疗质量是医院生存和发展的根本问题。医务科把严抓医疗质量管理，全面提高医疗服务质量作为首要任务。

1. 基础医疗质量　根据本院工作实际，健全医疗质量控制体系，定期对各科室进行医疗质量检查，督促各科室进一步加强医疗质量控制的工作落实。加强对各科室核心制度执行情况的督导检查，对基础医疗质量和环节医疗质量进行严格把关。

2. 医疗文书质量　严格按照新版《病历书写规范》的要求，对住院病历的书写提出规范化的要求，并督促各科室认真组织学习。

3. 处方质量　医院严格执行处方点评管理规范，按照处方点评制度开展处方点评工作，并认真总结和提出改进。医生每天开出的处方，由药师首先掌握医生的用药动态，对发现的不合理用药进行及时点评。提高医生的责任意识、风险意识和规范意识，认真地进行门诊登记和门诊处方书写，保证处方合格率的达标。

（二）医疗安全

医疗安全是医疗管理的重点，医务科对医疗安全工作常抓不懈，把责任落实到个人，各司其职，层层把关，切实做好医疗安全工作。

1. 继续抓好医疗安全教育及相关法律法规学习，依法规范行医，严格执行人员准入及技术准入，加强医务人员医疗安全教育，适时在院内举办医疗纠纷防范及处理讲座、培训。

2. 加强医疗安全防范，从控制医疗缺陷入手，严格执行《医疗纠纷、医疗事故处理及责任追究制度》，对于给医院带来重大影响的医疗纠纷或医疗不良事件要进行责任追究，着重吸取经验教训。

3. 从控制医疗缺陷入手，强化疑难、医源性损伤、特殊、危重、严重并发症、纠纷病人等的随时报告制度。

4. 定期召开医疗安全会议，通报医疗安全事件及医疗纠纷的处理情况，总结经验。

（三）对口支援、“春雨工程”

与受援卫生院签订协议，认真落实，对基层卫生院进行技术指导和帮扶，受到基层医院的欢迎。

第九节 疾病预防控制科

一、历史沿革

防保科成立于建院之初。第一任科长是胡增茹；第二任科长是邵负。1996 年 9 月，张孟瑞任科长。1998 年 6 月，刘晓慧任防保科副科长。2005 年 7 月 22 日，刘晓慧任防保科科长。2010 年 12 月，张新英负责科室全面工作；2020 年 5 月，张新英任副科长，负责科室全面工作。

历经多年发展，防保科于 2015 年 6 月 30 日更名为疾病预防控制科，后因为了进一步完善工作体系，2020 年与医务科合并，由孙冬霞兼管疾病预防控制科全面工作。

二、工作开展情况

制定传染病医学知识、健康教育和法律法规培训制度和培训计划。组织医院工作人员参加各级卫生行政部门和疾控中心组织的培训。按照传染病防控工作有关规定及要求，对重点传染病如霍乱、疟疾、手足口病、食源性疾病、H7N9、寨卡病毒引起的疾病等进行监控，同时做好网络直报工作。网络直报人员按要求进行疫情上报工作，无缓报、漏报、瞒报现象，上报率达 100%。医院是国家级流感监测哨点医院，全年监测流感动向。对于流感样病例和疑似流感病例督促首诊医生采样、填表、保存标本，由专人随即运输、上报、反馈信息。

做好妇幼保健工作。积极宣传妇女保健知识，开展孕产妇艾梅乙疾病筛查、新生儿疾病筛查工作。按规定对新生儿进行首针乙肝疫苗和卡介苗接种，并告知产妇相关预防事项。

认真开展传染病预检分诊工作，规范设置发热门诊、肠道门诊，严格落实传染病防控的各项措施，定期进行巡查。

卫生应急不断强化。建立突发公共卫生事件应急预案，建立联防联控机制，在确保院内患者安全的同时，配合上级部门开展应急工作。

加强死亡病例监测报告工作监督管理，发现问题及时反馈科室进行整改，配合上级开展死亡调查工作，使死亡病例报告的及时率提高。

第十节　护理部

一、历史沿革

1986 年至 2002 年，李进国担任护理部主任。2002 年至 2015 年，孙丽君担任护理部主任。2015 年至 2020 年，方淼担任护理部副主任，负责全面工作。2020 年开始，靳林红负责护理部全面工作。

二、工作开展情况

1988 年，完善护理人员考核及技术档案。

2000 年，首先在妇科病房开展整体护理，随后在产科开展整体护理。

2003 年，“非典”期间，派出陈敏、申蜀琼、靳菊红、乔丽娜、张丽、耿红亮、张文杰、陈涛、张玉兰、朴志英 10 名护士到定点医院参加救治。

2011 年，是全国卫生系统开展“优质护理服务示范工程”活动的第一年，护理部积极响应号召，认真实践科学发展观，坚持“以病人为中心”，进一步规范临床护理工作，切实加强基础护理，提高护理质量，努力为人民群众提供安全、优质、满意的护理服务。开展优质护理服务工作以来，设立专项资金用于提高护士福利待遇，实行同工同酬，成立“优质护理服务”活动领导小组和各项管理组织，及时修订活动实施方案。

结合医院具体情况，先后制定、完善和下发了医院“分级护理制度”“住院患者基础护理服务项目”“基础护理服务工作规范”“常用临床护理技术服务规范”“护理常规”“护理文件书写”等。

2011 年，全院成立五个护理专项技术小组：静脉输液 / 留置针技术小组、呼吸机护理小组、孕产妇护理技术小组、婴幼儿护理技术小组、PICC 护理技术小组。分别由护理理论基础扎实，操作技能熟练，临床经验丰富的护士长担任组长，形成护理技术资源共享，指导解决全院临床的护理技术难题。

2013 年，建立检查、考评、反馈制度，与绩效考核挂钩，护理部按照“护理质量考核标准”对各科室评价打分。

为了提高新上岗护士的临床业务能力和技术操作水平，护理部下发《关于对新上岗护士进行护理技能培训的通知》，制定详细计划，选拔有经验的带教老师，组织新上岗护士进行技能培训，促进了护理人员的整体素质和专业技术水平的提高。

2014年，在全院下发并实施“温馨护理、微笑服务”活动的实施方案，按照方案，进一步加强护理管理，增强护理人员主动服务意识，将主动微笑服务常态化，切实转变服务理念，改善服务态度，规范护理行为，提高护理水平，使护理队伍整体素质水平再上一个新台阶，为患者提供优质、安全的服务，提高患者及家属满意度，减少护患纠纷。

2015年，根据医院《急救大演练实施方案》的工作安排，经过全院培训、科室培训、护理人员自学阶段后，组织护理人员进行急救知识考试及应急抢救演练工作。

2016年，在全体护理人员的共同努力下，圆满完成三级评审和各项护理工作计划及医院交给的各项任务。

进一步深化责任制整体护理工作，指导科室根据护士能力合理分组，将危重患者分配给年资高、能力强的护士进行护理，体现能级对应，院优质护理服务病区覆盖达到100%。

2017年，进一步完善各项规章制度、质量标准，保持环节质量。将质控标准细化、责任明确化，重新对护理质控小组进行了调配，做到用人之长，充分发挥护士长的积极性，修改了护理组考核标准，并每月负责组织实施检查，结合平时抽查及月末质量考核作出分数评价，将考核结果上报到考核办，与绩效挂钩，落实到个人。

将护士分为N0、N1、N2、N3、N4，5个层级，并分层次进行培训与考核。

护士长管理手册、护士培训手册、护理质控手册投入使用，三本手册的使用使管理更加简洁化、系统化。

2018年，为了实现科学化、规范化、精细化的管理，提高护理工作效率，保证护理安全。护理部组织全院护理单元进行“7S”（整理、整顿、清扫、清洁、素养、安全、节约）规范各护理单元的管理。

推广中医适宜技术，各护理单元开展中医适宜技术项目，增加中医适宜技术小组，对护士进行中医适宜技术培训与考核。

2019 年，为了积极传播健康知识，引导健康生活方式，组织全院护理单元结合专业特点，贴近人民群众健康需求，制作形式多样、内容丰富的健康宣教视频，先后开展“健康教育进社区”及“健康促进、科普助力”义诊活动，得到广大群众的一致好评。

2019 年，成立压疮专科小组，提高护理人员压疮管理的能力。

2020 年，为了进一步落实护理创新管理，深化优质护理服务内涵，满足现代化管理的需求。护理部引进手机 App“护世界”，利用现代化的管理手段，为各层级护理人员提供一个便捷、有效的学习平台；实施创新护理团队工作方案，为了全面提升护士长科学管理、创新能力。护理部组织全院护士长管理能力提升系列培训班正式开班，为医院护理管理队伍科学化发展打下坚实的基础。

第十一节　医院感染管理科

一、历史沿革

2003 年，“非典”过后，按照市卫生局要求，在护理部增设医院感染管理专职人员 2 人：李湘平和陈敏，开展医院感染监测和管理工作。

2011 年，市卫计局批复设置医院感染管理科，陈敏任负责人，全面负责医院感染管理各项工作。2014 年，增加一名院感专职人员：柴国丽。2016 年，院感专职人员：陈涛。截至 2020 年，医院感染管理科共 2 人：科长陈敏，科员陈涛。

二、工作开展情况

从最初的建章立制开始，逐步制定全套的医院感染管理制度、流程、方案，建立院感委员会、院感科、科室院感管理小组三级院感管理组织，建立健全院感管理责任制。制作《院感手册》，建立各科各部门院感考核标准，强化各级各类工作人员的培训和考核，有效提高了全院工作人员的院感防控意识和防控能力。

全面开展医院感染监测工作，进行感染病例综合性监测、目标性监测、环境卫生学监测、消毒灭菌效果监测等工作。2017 年，经多方协调，争取安装了院感实时监控管理系统，实现了院感病例监测科学化、自动化。

推动消毒供应室标准化建设，丰收院区建立合格的现代化消毒供应中心，实现了全院集中消毒供应一体化、规范化，保证了器械安全和医疗安全。

建立医疗废物管理责任制，完善医疗废物处理流程和规定，丰收院区建立高标准的医疗废物暂存点，实现了医疗废物处理规范化标准化，该项工作在多次迎检过程中得到肯定和好评。

2020 年，新冠疫情防控期间，院感科科长陈敏作为市感控专家组成员，对全市（县、区）进行了为期 8 个月的连续督导工作，为全市应对新冠疫情防控工作作出贡献。

第十二节　科教科

一、历史沿革

科教科始建于 1998 年 12 月 28 日，张凤芹任科教科第一任科长，第二任科长吕明志，第三任科长杨炳华，第四任科长张芳，现尹志芳任科长，科室共有人员 2 名，主要负责继续医学教育管理、科研管理、临床教学管理、重点学科管理等相关工作。

二、工作开展情况

科教科认真贯彻落实上级主管部门的方针指示，紧紧围绕医院中心工作，主要工作：

（一）医学教育管理

每年完成继续医学教育在市医学会的验证工作，达标率均在 95% 以上；每年组织完成各项省级市级继续医学教育项目；每年向北京、天津、石家庄等地派出参会及进修人员。

（二）科研管理

每年按时完成科研项目的申报、伦理审查、结题、报奖等工作。及时对未完成科研立项课题进展情况进行追踪督导，确保课题按时完成。

（三）临床带教工作

每年协助主管教学院长管理临床医疗实习、进修生；负责实习、进修人员的分配、管理等工作。按时检查各科室教学质量，检查教学计划执行情况。协调各教学科室之间的关系，协助解决教学过程中出现的问题。

（四）重点学科管理

医院共有 8 个学科：重点学科为新生儿科，重点发展学科为儿科、产科、生殖医学科，特色学科为儿保科、中医儿科、细胞遗传科、儿童康复科。科教科不定期对学科带头人进行学科工作进展情况检查与督促，鼓励学科带头人带领学科业务骨干进行学术研究，提高学科的科研水平。确保学科的正常可持续性发展。

第十三节　质控科

一、历史沿革

质控科成立于2011年9月29日。2011年9月30日，焦晓健任负责人，负责科室全面工作。2020年4月开始，由高艳霞负责质控科全面工作。

二、工作开展情况

在院党委和主管院长的领导下，在院办、党办、人事科、医务科、护理部、院感科等职能科室和临床保健医技等科室的配合与支持下，按照院党委工作安排与部署，以质量为根本，推行全面质量管理，落实医院“以病人为中心，提高服务能力”的理念，执行精细化节约型管理，提高全院全员质量控制意识。

（一）建章立制，完善医院质量管理体系

成立质量管理组织，修订质量与安全管理制度和工作流程，进一步完善医院质量管理体系。

1. 确立质量管理组织：成立“院质量与安全管理委员会”，明确了院、四大业务部、科各级工作职责与作用，体现了决策层、控制层与执行层三级质控管理组织的初步建立，2020年5月11日发布成立“院质量与安全管理委员会”及《医院质量与安全管理和持续改进工作方案》等通知。

2. 成立质控考核组织：医院质量管理工作推行全面质量管理的三级质量控制体系，三级质控组织以院长为第一责任人，医院质量与安全管理委员会下的质控科、职能管理考核组、四大业务部为院级质控，科室质控为二级质控，一级质控由各科室成立的与院质控考核组一一对应的质量管理小组组成。全院采用全过程、全员、全面质控的理念与方法。在全面质量管理的基础上，注重过程管理及环节质量，质量不断持续改进。为了进一步提升质控工作，制定质量控制工作制度与职责，并于2020年9月1日发布“三级质控体系工作制度”“质量管理工作制度与职责”等。

3. 确立多部门质量管理协调机制质量与安全联合查房落实制度，并于2020年

8月4日在丰收院区首次实施。

4. 质量控制指标与考核指标体系每年进行修订与完善。

5. 2021年9月，建立医院“7S”管理质量控制系统。

（二）初步建立医院医疗质量安全事件报告管理体系

为规范与完善医院医疗质量安全事件报告管理，建立健全医疗质量安全事件报告和预警制度，指导各部门妥善处置医疗质量安全事件，推动持续医疗质量改进，切实保障医疗安全，不良事件执行主动、非处罚性报告，按照归口管理与质控科双向报告，制定医院《医疗质量安全不良事件报告制度与流程》，并于2020年11月18日发布实施。

（三）多部门质量管理协调机制 质量与安全联合查房制度等落实情况

通过质量管理控制工作培训、多部门质量管理协调机制 质量与安全联合查房现场查看、质控工作月（季度）总结会等形式指导科室完善质控工作，多部门质量管理协调机制 质量与安全联合查房前进行任务安排，查房后进行问题汇总，并跟踪落实。

1. 质控专题会议：定期召开医院质量与安全管理会议，并进行质控工作动员培训。

2. 针对问题的专题会议：根据查房发现的问题，召开医疗质量控制相关会议。（1）危急值项目和范围设定讨论；（2）输血相关内容如适应证、紧急输血流程等；（3）临床保健医技工作沟通交流会，包括临床保健转介等；（4）河北省医疗质量安全核心制度实施细则培训。

3. 质控月（季度）总结会：质控科与各质量考核组不定期到业务科室督导检查，发现问题限期整改，各考核组在全院月质控大会汇报，并由质控科以质控简报形式通过OA在全院进行月（季度）通报。

4. 初步建立医疗质量与安全不良事件报告管理体系，实行非处罚性主动报告，对不良事件进行月（季度）分析汇总，跟踪整改落实。

5. 优质服务百日活动效果检验，由质控科牵头联合检查“7S”管理与环境卫生。达到不断优化服务流程，改善服务环境，持续提高服务质量。

6. 对秋冬季新冠疫情防控工作进行督查：质控科与监察室多次联合进行督导检查。

（四）落实布置质控大交班

质控部制大交班于2021年8月17日至25日分别在黎明院区和丰收院区分五场进行，首次部制质控大交班共提交30个问题（黎明院区21个、丰收院区9个），质控科对相关部门下发督办签进行督办，每周五由承办部门反馈办理情况，直到办结完成。通过质控交班，为业务科室节省了时间，优化了流程，提高了工作效率，发现的问题较快得到解决。

通过培训、检查与指导，使全院质控意识与质控技能得到进一步提升。有自控、有指导、有考核、有反馈、有整改、有落实、有提升，全院医疗质量持续改进，就诊流程逐步优化，服务质量不断提升。以达到全院质量持续提升。

第十四节　门诊部

一、历史沿革

门诊部成立于2011年，由胡涛任副主任，富真任门诊部副护士长。2018年成立丰收院区门诊部，由申少波兼管丰收院区门诊部工作。2020年3月，周星负责丰收院区门诊部全面工作；6月，李鑫调至丰收院区门诊部任护士长；9月，王静调至丰收院区门诊部任副护士长，协助周星开展工作。现黎明院区门诊部由胡涛任副主任，胡莹莹任护士长。

二、工作开展情况

在医院各级领导的带领下和各科室的支持帮助下，门诊部全体同志齐心协力，在工作上积极主动不断解放思想、更新观念，树立高度的事业心和责任心，围绕科室工作性质，围绕医院中心工作，严格管理、求真务实、踏实苦干，各方面取得了较好成绩。随着医院的发展，就诊人数不断增多，门诊部制定科室质量控制方案并予以落实，重点强化首诊医师负责制，门诊医师能够根据病情需要合理检查，合理用药；制定就医流程并悬挂于醒目位置，达到了简化就医手续，缩短候诊时间的目的，极大地方便了病人，努力为患者提供便捷、高效的医疗服务。

1. 全成本核算：认真将门诊楼管辖范围内的所有物品，尤其贵重仪器，做好统计，按照谁使用谁负担成本的原则，与使用科室做好资产转移交接，最大程度减少医院的成本支出，避免资源浪费。

2. 门诊专业细化：为了促进专业细化，促进专业学科发展，将门诊按照专业分类挂牌，由原来的“普通门诊一、普通门诊二”更换为“呼吸门诊、消化门诊”等，建立了“儿童标准化哮喘门诊”及肺功能室，并开展了纤维支气管镜新技术，极大程度方便了患者选择相应的门诊就诊及治疗。

3. 承担预检分诊：新冠疫情突如其来，院领导迅速做出反应，给予高度重视和支持，门诊部参与并协调全院各个科室抽调人员预检分诊 24 小时值班，严格规范防护，合理分诊，采取严防严控措施。门诊部全体工作人员在保证预检分诊倒班轮值的同时保证正常诊疗秩序，获得社会广泛好评，并收到患者赠送的表达谢意的锦旗。

4. 加强信息化，推进线上预约诊疗：为了进一步规范诊疗秩序，做到“一人一室一诊一消毒”，方便患者，同时有利于防范疫情，加强了信息化管理，推进线上预约诊疗，通过宣传推荐电子就诊卡的办理，同时设置多台自助机，并开通预约电话，培训了多名导医人员，方便患者预约诊疗。在始建初期，科室预约诊疗主要是电话或者门诊现场口头预约，电子数据极少，推进线上预约诊疗后，患者就诊更加方便快捷。

5. 建立儿童早期发展中心，开设儿童健康体检，高危儿门诊，生长发育门诊，营养门诊，斜颈门诊，儿童心理门诊，智测室，儿童早教，儿童感统训练等，充分实现了临床与保健相结合，给儿童全生命周期的呵护。

6. 建立妇女健康管理中心，开设美容门诊及产后康复治疗，给爱美的女士带来了福音，给产后的母亲保障了健康。

第十五节　保健部

一、历史沿革

科室成立于 1996 年，第一任主任为史桂清。2005 年 7 月 22 日，张粉叶任保健部主任。2008 年 12 月 22 日，乔艳华任保健部副主任。2011 年 6 月 23 日开始，乔艳华任保健部主任。

二、工作开展情况

组织全市专家对辖区妇幼保健工作进行质量控制、技术指导等管理；协助卫健委制定全市妇女儿童保健发展规划和工作计划，并组织实施；对全市婚前医学检查、孕产妇系统管理、产前筛查、妇女病普查、更年期保健、计划生育技术服务、新生儿疾病筛查、儿童系统管理、托幼机构卫生保健等全生命周期母婴保健技术服务的质量管理，每年两次进行技术指导和开展质量评估。组织协调安排全市各项母婴保健专业技术人员和各项妇幼卫生项目的业务培训及适宜技术的推广；促进全市医疗保健机构开展母婴保健科学知识和各妇幼卫生项目的健康教育；根据各级妇幼保健主管部门要求，组织开展妇女儿童卫生保健相关流行病学的调查；协助卫健委建立母婴保健技术服务专家组织，协助组织开展孕产妇和 5 岁以下儿童死亡急危重症的评审等。

第十六节　健康教育科

一、历史沿革

1975 年，成立之初称宣传科，负责医院的宣传工作，科室人员包括张勤芳、杨爱英、张广明、范丽娜、胡奇才、孟剑君。1994 年 6 月，张勤芳任宣传科长；1994 年 10 月，杨爱英任宣传副科长；1996 年 4 月，张广明任宣传科科长；1997 年 1 月，杨爱英任宣传科科长。1997 年 10 月成立健康教育科，编制隶属于邯郸市妇幼保健所，负责健康教育工作。1999 年 7 月，范丽娜任健康教育科副科长；2005 年 7 月，范丽娜任健康教育科科长；2010 年 12 月，贾动任健康教育科负责人，负责科室全面工作；2013 年与院办室合并，由王晓霞兼管健康教育科全面工作，贾动协助。

二、工作开展情况

健康教育科始终坚持面向基层面向群体的妇幼卫生工作方针，积极宣传妇女儿童健康保健知识，努力提高全市妇女儿童的健康保健意识。

健康教育科负责搞好全院的健康教育和健康教育促进工作的同时，组织完成了医院健康教育宣传资料的采集、编写和制作，并结合法定宣传日和上级安排，有针对性地开展健康教育宣传活动。建立和完善辖区妇幼保健机构健康教育工作网络，深入基层调查研究，收集反馈健康教育工作信息，掌握健康教育发展动态，开展一年两次的基层指导工作，提高了基层健康教育工作水平。

长期以来，健康教育科以办好“三个学校、一个讲堂”（即孕妇学校、新婚学校、家长学校、健康大讲堂）为依托，结合实际开展了形式多样的妇幼健康教育与健康促进活动，普及健康知识，增强妇女儿童健康意识和自我保健能力。

服从医院的安排，在干好本职工作的同时，完成医院的各项重大活动。为整个医院和各个病区制作大量的健康教育宣传展牌，大大提升了医院健康知识宣传和医院的整体氛围。

2016 年，经过反复设计和考察，完成丰收院区门诊楼和儿科楼新生儿科楼综合办公楼的楼顶发光字的设计和安装。2018 年 12 月，完成丰收院区门诊楼和病房楼之间的四大长廊（中医文化长廊、白求恩精神长廊、职工文化长廊、健康教育长廊）的设计和制作。2019 年，根据医院的“和”文化建设要求，完成医院门诊大楼前“和”文化广场的设计制作工作及丰收院区四大园区的标识展示牌的设计制作，较好地提升了医院的文化氛围和健康教育效果。

在全院连续数年举办健康技能传播竞赛活动，培训队伍选拔人才，为卫健委和全市推送健康素养传播人才多名。培养出一批爱岗敬业、业精技强的健康教育专业队伍，积极传播健康科普知识，提升群众健康素养水平。

2018 年，在邯郸市卫生计生系统“远邦杯”健康传播技能大赛中，呼吸一科护士赵晓惠获得医疗机构组第一名，并荣获“健康传播状元”称号；手术室护士赵慧获得医疗机构组第三名，并荣获“健康传播标兵”称号。

2019 年，在邯郸卫生健康技能大赛中，邯郸市妇幼保健院手术室护士申玉飞获得第一名的成绩。

在由中国疾病预防控制中心、中国健康教育中心、中华预防医学会、清华大学国际传播研究中心联合举办的 2019 中国健康科普大赛中，医院推选的作品《健康有约 真情服务》从 3785 部参选作品中脱颖而出，荣获演讲类优秀奖。全省共有 5 部作品获奖，医院成为邯郸地区唯一获该荣誉的单位。

2019 年 12 月 31 日，在河北省卫生健康委办公室下发的《关于健康促进试点医院评估结果的通报》中，医院被授予“健康促进医院示范单位”荣誉称号。

2020 年 11 月 27 日，在邯郸市宣传教育示范基地授牌暨健康知识普及行动推进会上，被市卫健委授予“邯郸市健康促进宣传教育示范基地”荣誉称号。

第十七节　优服办

一、历史沿革

为了提高患者的就医感受，提升医院的服务质量，2012 年 3 月经院党委研究决定成立优服办，申少波负责科室全面工作；2020 年 5 月，申少波任优服办副主任，负责科室全面工作。科室有工作人员 3 名。

二、工作开展情况

（一）开展各种便民、利民、惠民服务

1. 根据医院实际情况，加强和完善了多项惠民措施。在每年的入托体检高峰期时，派专人到体检现场维持秩序，最大程度方便患者，受到了患儿家长的好评。为外地就诊病人免费邮寄化验单、报告单。为交费病人免费提供笔、花镜。医院实行对 65 岁以上老年人、现役军人、贫困患者、计划生育特殊家庭到院就诊、检查、交费、取药，一律开通绿色通道。

2. 针对“服务百姓健康”的理念，开展各项惠民活动。每年春节期间，为了让住院患者度过一个欢乐祥和的新春佳节，组织医院志愿者与住院患者一同欢度春节，为患者和家属送上热腾腾的水饺，为小患儿送上精心准备的新年礼物，让在院过年的患者及家属感受到了医院给予的亲切关怀。在“三八”妇女节、“母亲节”、“六一”儿童节等节日中分别开展各种优惠月活动，制定各种体检方案，在费用上给予最大程度的优惠，满足不同体检人群的需求，让更多的患者得到真正的关爱和帮助。

（二）多措并举开展回访中心工作，做好接待患者及群众投诉工作

1. 做好患者回访工作，每月对回访出的意见和建议进行总结梳理，并对梳理的问题进行落实。

2. 做好接待患者及群众投诉工作。畅通投诉渠道，各科室墙上都标有投诉电话（24 小时手机开机）；热心接待到院投诉患者及群众，时时做到耐心地劝解和细心的服务。

（三）改造服务态度、优化服务流程，方便患者就医

1. 深化“服务百姓健康”理念，提升医院整体工作人员服务水平。分别对全院医务人员、新进人员进行优质服务培训，对保安及保洁进行服务培训。规范了全院各临床科室及窗口的语言行为规范、着装和仪表的要求。加强全院工作人员的主动服务意识，将主动微笑服务常态化，切实转变服务理念，改善服务态度，为患者提供优质、安全的服务，提高患者及家属满意度，减少医患纠纷的发生。

2. 改进服务流程。优化门诊“一站式”服务，医院设立秩序疏导员，保证就

诊高峰时段患者就诊便捷安全规范窗口服务。患者在每个挂号、交费、取药窗口排队等候时间不超过 8 分钟。

3. 方便候诊。公共标识清晰醒目、统一规范，各候诊区按诊疗科目合理设置，候诊座椅充足、安全洁净。及时公示出诊人员信息和出诊时间。候诊区推行电子叫号服务，开展延时门诊（检查检验）、假日门诊、夜间门诊。为候诊病人免费提供轮椅、平车、担架、开水及一次性水杯。

4. 方便患者检查。功能检查实行预约，推行检验检查报告及时发放制度。设置自动打报告单设备。

5. 开通一体化自助缴费系统，实现手机线上微信、支付宝、银行卡自助缴费。门诊大厅设有自助服务区，各检查科室和病区均设有自助服务系统，方便群众就近查询和缴费。

第十八节　医患关系办

一、历史沿革

2015 年 6 月医患关系办从医务科分离出来，刘坤负责科室全面工作；2020 年 7 月，刘坤任医患关系办副主任，负责科室全面工作。科室有工作人员 2 名。

二、工作开展情况

多紧紧围绕医院中心工作，一切以病人为中心为基本点，全面提高医疗护理质量，有力地促进了各项工作的开展。

（一）改变模式

医患关系办公室将改变“等待纠纷投诉被动处理模式”，实行“发现纠纷投诉隐患主动化解工作模式”，每周至少有一次下科室巡访、询问。直接深入患者中，听取工作中的不足和好的建议。

（二）加强对医护人员培训，超前避免医疗风险

定期组织对医务人员进行医院典型纠纷分析和源头预防讲课。并采用专题会议形式对全院医护人员集中进行培训。进一步加大医患沟通和医疗安全教育，提高大家对纠纷的意识、风险意识和自我保护意识，着力从源头上避免、减少医疗纠纷和投诉案件。

（三）定期分析医疗形势，抓好源头治理

每季度对全院医疗投诉纠纷及医疗安全形势进行统一分析，建立良好的医疗秩序和诊疗环境，为构建和谐医患关系、构建和谐医院做出更大的努力。

第十九节　纠风办

一、历史沿革

按上级文件要求，2017 年 8 月，经院党委研究成立纠风办，刘志刚负责纠风办全面工作。2020 年监察室与纠风办合并办公，由金继璋负责科室全面工作，刘志刚协助。科室工作人员共有 3 名。

二、工作开展情况

（一）健全领导机构，落实一把手负责制

医院按照“谁主管，谁负责”的原则，坚持“一把手”负总责，分管领导直接负责，明确责任和分工。各科室把责任任务同每个职工工作职责和任务相结合，明确工作目标和要求，把纠风工作与医药、业务、行政管理工作一起部署、一起落实、一起检查。

（二）加强宣传教育，提高思想认识，促进医德医风转变

医院认真组织广大干部职工学习上级《关于治理商业贿赂专项工作的意见》《医务人员道德规范及实施办法》以及医务人员“十不准”规定等内容，进一步明确专项治理工作的意义、目标任务、工作举措以及相应政策规定。同时，通过悬挂横幅、制作板报等多种形式，加大治理商业贿赂专项工作宣传力度，阐明政策，晓以利害，正确引导，强化职业道德教育、法制教育和警示教育，使广大人员认清了商业贿赂的严重性和危害性。此外，公布医院治理商业贿赂举报电话，在医院门诊楼和病房楼分别设立治理商业贿赂举报箱，同时还设立医院院务公开栏，提高了工作透明度。

（三）强化管理，狠抓各项措施落实

1. 坚持院务公开制度，实行药品价格、检查服务项目、收费标准公示，坚持医疗服务承诺、专家坐诊制度及导医服务制度。

2. 加强财务管理与监督。探索新形势下的医院经济运行管理模式，使经济分配全方位体现在科室综合目标、医疗质量、医德医风、行政管理等考核方面，并

加大科室监督执行力度。严格规范药品、医疗设备、医用材料、各类物资和基建维修工程的集中招标议标采购和定点采购工作，制定和完善各类物资招标采购工作制度。医院对医用耗材等进行招标，做到严格招标程序，增加采购透明度。对各种合同的签订和履行进行了全过程监督。完善各项规章制度，加强内部管理，严格财经纪律，严禁私设“小金库”。

3. 严格医药费用管理，杜绝不合理收费。严格执行国家药品、医疗服务价格政策。通过多种方式如公示栏、价目表等，公示医疗服务价格、药品和医用耗材的价格。全面实行门诊、住院病人“一日费用清单制”。加大对临床合理用药的监测、控制力度。对药物临床应用情况进行督导和检查。坚持抽查药品使用情况，对不合理用药及时进行警告、停用和查处。

4. 提高服务意识，改善服务态度，构建和谐医患关系。健全、规范和落实了医患沟通的各项制度，进一步改善医患关系。每季度进行患者满意度调查。建立了扶贫门诊和扶贫病床，按有关规定落实贫困人员各项优惠政策，减轻贫困人员就医负担。向患者介绍科室就医范围、医务人员基本情况介绍、患者注意事项、患者的权利和义务等。

5. 加强思想道德教育，纠正损害群众利益的不正之风。加大宣传教育力度，通过动员会、周会传达上级重要会议精神以及医院纠风工作安排。严格执行治理商业贿赂的各项工作制度，加强对设备采购、药品采购、财务、人事等敏感岗位人员的监管力度。严格检查，及时发现纠风工作中存在的问题和不足，责令相关科室和部门提出整改措施，并落实到位。

第二十节　医改办

一、历史沿革

医改办成立于 2020 年，焦晓健负责科室全面工作。

二、工作开展情况

2015 年 5 月，邯郸市被列为第三批城市公立医院综合改革国家联系试点城市，为了认真贯彻落实河北省政府办公厅《关于做好城市公立医院综合改革试点工作的通知》、市医改办《邯郸市城市公立医院综合改革实施》精神，确实加强对医院医改工作的领导，扎实推进医院医改各项工作的顺利推进，经院党委研究决定，成立医院医改工作领导小组，并下设医改办公室。

按照邯医改办（2016）5号《关于在14所城市公立医院全面实行药品零差率销售改革的通知》精神，医院于2016年4月15日实行药品零差率，大型设备检查费降低10%，上调医疗服务价格项目共4大类，涉及医院开展项目约1300个。严格按照公立医院“药品零差率”进行药品实际进价销售。

围绕医改重点工作任务，落实市医改工作的方案，每月按时上报重点指标监测台账，控制医疗费用不合理增长，监管医院药品零差率销售情况，严格落实两票制；完善医疗服务模式，推进医疗体制改革；控制药占比、耗材比；推进绩效考核，不断完善激励分配机制；推进现代医院管理；健康小屋落实情况；“双创双服”工作；追踪上报迁建项目建设工作等。圆满完成省、市历年来市直公立医院综合绩效考核工作。

第二十一节　医保及农合管理科

一、历史沿革

科室成立于2011年9月，于玲任负责人，负责全面工作。2013年1月，张文杰被聘任为医保及农合管理科负责人，2013年6月，张文杰被聘任为医保及农合管理科副科长，负责科室全面工作。科室工作人员共12人。

二、工作开展情况

科室始终坚持按照《邯郸市城镇职工基本医疗保险定点医疗机构医疗服务协议书》与《邯郸市医疗保障定点医疗机构医疗服务协议》的要求，为参保患者提供规范、有效的基本医疗保险服务。主要负责的工作：整理提交医疗保障局签订定点医院服务协议书要求的相关资料；参加医疗保障局召开的各项医保会议；根据医疗保障局相关政策，制定本院医保相关制度和规定，并进行检查和监督；负责全院医保政策的宣传、培训、落实和管理工作，及时掌握新政策，做到上传下达；负责与市、区县医疗保障局的日常联系与沟通；配合各级医疗保障局到医院检查指导医保工作；负责协调医疗保障局和临床科室病历认证相关工作；负责检查临床科室医疗保险管理制度执行情况；每月向医疗保障局报送职工医保、大病、19个市区、县城乡居民医保资料；定期监控医保患者出院结算情况；负责宣传和解答患者在就医过程中有关医疗保险政策问题；负责审核全院参保患者医保资料真实性。

随着医院的逐步发展壮大，以及国家政策的变动，科室的业务范围也在扩大，工作也做得更加细致。2013 年开始为参保患者制作便民服务卡；2014 年开通农合、城合患者报销“一站式服务”；2015 年为住院患者量身定做二维码，扫码即知报销流程及报销材料；2017 年制作公众号，实时更新动态，解决城合、农合一体化过程中，报销系统停止运行，报销手续积压的问题。

2018 年，随着邯郸市医保局正式组建成立，科室积极协调信息科，通过与 HIS（医院信息系统）工程师联系，实现了临床医护人员为病人开药时自动显示药品在医保中的属性，实现了医保精准科学管理。2019 年邯郸市 DRG 付费方式（DRG 付费是一种医保基金为患者购买诊疗服务的支付方式）改革正式启动，科室响应医保局各项工作，牵头协调相关职能科室与临床科室顺利完成各项 DRG 工作。同时，成立自查自纠工作小组，不断规范诊疗服务行为，提升医疗质量。2016 年被邯郸市卫生计生委授予“巾帼文明岗”称号；2021 年 3 月被河北省医疗保障局授予河北省医疗保障工作先进集体。

第二十二节　网管中心

一、历史沿革

随着信息化在医疗行业的应用，1989 年 8 月，医院投资并由省卫生厅部分拨款，购入两台微机，在医院四楼成立微机室，工作人员 2 人，隶属财务科管理。2011 年，隶属院办室管理。

2013 年 6 月至 2019 年 9 月，李海兵负责微机室全面工作，2016 年 4 月，陈照辉聘任为院办室负责人，协助李海兵开展工作；2019 年 9 月，李海兵调至器械科，由陈照辉负责网管中心工作。科室共有 6 人，其中研究生 2 名。

二、工作开展情况

随着信息化技术在医疗卫生行业的广泛应用，为切实强化妇幼保健信息化管理，紧紧围绕患者和临床需求，按照方便群众、提质增效、指令建设、程序规范的原则，扎实推进了医院信息化建设。

（一）在便民服务上，通过互联网 + 健康医疗的手段主要实现了以下功能：

1. 与处方信息共享平台对接，医院的所开药品可供患者选择拿药，可在医院领取也可在附近的药店拿药，方便患者及时拿取药品和减少医院的工作量，实现处方外延共享。

2. 上线新苗计划儿童早期发展信息管理系统，为儿童建立电子健康档案，通过实时监测促进儿童健康生长发育，可以提供在线健康宣教以及检查预约等服务。

3. 上线运行智慧妇幼线上服务平台，对孕产妇孕期健康进行电子化管理，提高了医院对高危孕产妇的管理水平。

4. 实现服务号对接电子健康码，患者可以通过医院服务号进行电子健康码的注册使用，可实现无卡就医，同时患者可以通过服务号进行预约挂号，线上缴费，检查检验结果查询等服务，更加方便患者就医。

（二）在便医服务上，通过信息化手段实现了以下功能：

1. 上线合理用药系统，可实现医嘱自动审查和医药信息查询，及时发现潜在的不合理用药问题，帮助医生、药师等临床专业人员在用药过程中及时有效地掌握和利用医药知识，预防药物不良事件的发生。

2. PACS 系统的上线，实现医生不需要等待患者拿着片子过来，直接可在医生站里看到患者的病情，可进一步对患者进行医疗分析和有效的控制。

第二十三节　外联部

一、历史沿革

在新医改政策背景下，如何能在医疗市场竞争中找准优势、保持优势、发展优势，需要长期、大量、系统地开展工作。有鉴于此，经院党委研究决定，2020 年特成立外联部，在为医院、为科室创造更多的医疗合作机会的同时，通过以点带面的方式为医院树立良好的社会形象。由乔红负责科室全面工作，外联部专员 2 人。

二、工作开展情况

（一）积极开拓市场，畅通合作渠道

截至 2021 年底，组织联系与医院签订医疗合作协议的乡镇卫生单位以及基层医疗单位共计 56 家，所辖范围包括丛台区、邯山区、复兴区、高开区、冀南新区、永年区、肥乡区、武安市、大名县、磁县、广平县、邱县、鸡泽县，并全部挂牌。而且优化了对接方式，改成点对点、科室对科室的对接流程，更加方便紧密了与基层之间的联系。根据各医院的相关需求，外联部会不定期组织医务人员开展技术指导工作，开展专家坐诊日活动，将优质医疗资源下沉，并对危、急、重症患者开通了绿色转诊通道，使基层群众享受到我们市级专家的医疗技术服务。

（二）增强基层互动，促进业务发展

组织妇科、产科、生殖科、遗传科和孕妇学校等科室共同举办邯郸市 2020 妇幼系统妇、产专业和孕妇学校新年联谊会暨新技术交流会。该次交流会不仅完成学术上的交流，业务上的推广，更加深化了与各区县妇幼保健院之间的友谊，加强了合作。

（三）开展市场调研，谋划发展方向

为了解各科室的发展情况，外联部联合产科利用临床科室开会的时间共同探索市场，并分享产科的成功经验，听取每个人对科室发展的建议，结合每个科室的各自特点，经过分析给出指导性的建议。

（四）打造儿科龙头，提升服务品质

为了打造邯郸市儿童专科龙头品牌，外联部在主管领导的带领下，结合院办室、儿科、保健部等科室于 2020 年 4 月成功开办儿童早期发展中心，后更名为儿童健康管理中心，门诊设置 30 余个，并且在不断扩大规模。

第二十四节　基建科

一、历史沿革

2011 年 9 月，由邯郸市妇幼保健院承建的儿童医院经市发改委立项，为了更好地完成儿童医院建设过程中各项工作任务，成立基建科，由郭建华负责科室全面工作，有科员 3 名。

二、工作开展情况

1. 2011 年 9 月，由邯郸市妇幼保健院承建的儿童医院经市发改委立项，项目建设规模为总占地面积 147.49 亩，总建筑面积 50686.6 平方米，其中地上 4530.6 平方米，地下 5056 平方米。主要建设门诊医技楼、1# 病房楼、2# 病房楼、连廊、保障楼、制氧机房、污水处理站和门卫。2013 年 6 月开始建设，于 2017 年 10 月完工并投入使用。

2. 2017 年 2 月，邯郸市妇幼保健院迁建项目经市发改委立项，总建筑面积

47401 平方米，主要建设地上 10 层、地下 1 层的病房楼，3 层后勤保障楼，5 层教学实验楼各一栋。2018 年 11 月取得工程规划许可证，2019 年 5 月取得施工许可证，于 2019 年 6 月开工。

第二十五节　保卫科

一、历史沿革

科室成立于 1980 年。1994 年 6 月 15 日，郝永秀任保卫科科长。1998 年 6 月 11 日，郭保元任保卫科副科长。2010 年 12 月，李志强、郭辉任保卫科负责人，协助郭保元开展工作。2011 年 6 月 23 日，郭保元任保卫科科长。2020 年 5 月，李志强任保卫科副科长、郭辉任保卫科副科长。

二、工作开展情况

（一）病房安全管理

由保卫科牵头，各医疗科室主任，护士长为各科室安全小组长，科室骨干为科室安全员统一对病房进行安全检查。排查项目为安全用电用水、预防火灾等安全工作，排查病房医疗区域的一切安全隐患。

（二）消防设施、高危科室安全管理

对全院各病房，各行政区域的消防灭火器、消防栓和高危工作区域如检验科、病房、毒麻药品、高压氧舱、锅炉房、电梯、高压配电室等进行每月必查，联合检查，发现安全隐患及时消灭在萌芽状态。

（三）定期对医院进行消防安全和综治安全培训

一年至少二次进行消防安全培训，培训内容包括灭火器、消防栓的使用方法。用电、用水发生意外时应如何应急处理，通过消防演练、消防知识培训极大地增强了广大职工的责任心，熟悉地掌握灭火器、消防栓的使用方法和消防常识，为医院安全高效的发展提供了保障平台。

（四）综合治理和安全维稳工作

医院是个公共场所，人员复杂，针对此项工作，根据上级领导工作指示精神，预防性地开展工作，首先加强医院的防火、防水工作部署，加大对广大医患的消防应急知识培训，其次多找医患谈心的方式进行普法宣传教育，提高医患对法律的认知。以监控摄像高科技装备为辅，以人为主，进行以点到面、以里及外进行

安全排查，最后多与各科室交流沟通，及时掌握各科室人员动态，以确保安全维稳工作的顺利开展。

（五）停车场与自行车棚的安全管理

加强对停车场和自行车棚人员的管理培训，制定相应的工作管理制度，以制度管人，以人管理停车场和自行车棚的循环管理，以确保停车场和自行车棚的有序管理。

（六）建立健全安全保卫工作网格化管理体系

为进一步加强安全管理，全面强化安全保卫主体责任，按照“党政同责、一岗双责、失责追责”的要求，做到全员参与、人人有责，统筹协调，杜绝安全隐患，确保医院安全维稳，建立了医院安全生产网格化管理体系，按照“谁主管，谁负责”的原则，把消防安全、综治维稳工作作为工作范围主要内容，在部署、检查、考核工作中，做到及时组织落实安全检查工作及安全隐患排查工作的及时整改，确保医院安全维稳。

第二十六节 安全办

一、历史沿革

按照上级工作安排，经院党委研究决定，于 2018 年成立安全办，由张宁任负责人，负责科室全面工作。

二、工作开展情况

医院安全工作严格按照“党政同责、一岗双责、齐抓共管、失职追责”和“管行业必须管安全、管业务必须管安全、管生产必须管安全”的要求，始终坚持“安全第一，预防为主”的安全生产方针，切实做好安全事故防范工作，确保不发生安全责任事故。

每年定期和不定期地对消防安全进行全面检查，对容易引发火灾、存放危险品及人员集中的场所作重点检查（如药库、病房等），对消防设施进行定期维护更换，确保消防器材的完好。认真落实值班责任制度，明确人员分时段值班，值班期间要进行全院巡视，切实把防火、防盗、防破坏等治安防范措施落到实处，杜绝各种隐患事故的发生。同时，加强与公安部门的协调，切实维护医院及周边地区治安秩序，确保医院安全稳定。

第二十七节　总务科

一、历史沿革

科室始建于1983年。1989年7月，王秉春任科长。1994年6月15日，赵金瑞任科长。2005年7月22日，金继璋任副科长，负责全面工作，并兼管食堂科工作。2010年12月韩海民任负责人，2020年5月任总务科副科长，协助管理科室工作。2011年6月至2020年5月，金继璋任总务科科长。2020年5月开始，魏兰负责总务科全面工作。

二、工作开展情况

2011年装修改造门诊楼、水房、南院厕所，维修粉刷了全院病房、走廊等10000平方米的墙面，彻底改善了就医环境。完成医院每年的安全供暖工作，提前检修，确保冬季正常供暖。做好医院的供水、供电、电梯管理、锅炉管理、中央空调管理、污水管理、节能管理等工作。

做好医院的环境美化、绿化工作，2019年丰收院区栽种石楠树110株；改造了丰收院区门诊楼房顶排水管道，彻底解决了门诊楼庭院排水问题。同时，做好物资下收、下送，保障后勤物资及时供给。

第二十八节　器械科

一、历史沿革

器械科于2011年9月29日成立，原药械科取消，增设为药剂科、器械科。始建之初，科室成员4人，李永全负责科室全面工作。2019年9月，李海兵负责科室全面工作，2019年12月，郑杰任科室负责人，协助李海兵开展工作。科室人员14人。

二、工作开展情况

器械科不断增强医疗设备和医用耗材的管理理念，优化管理机制，配合医院新技术的开展，做好可行性分析和调查。不断转变器械科管理思路，加大医院医疗设备和医用耗材的管理力度，保证医院的正常运营。坚持按照规范的采购流程，建立完善医用耗材阳光采购制度和医疗设备购进制度。对医疗设备、器械、医用耗材管理、采购、供应、医疗设备维修维护、中心供氧设备维护保养等工作按照科室职工特长、专业进行科学分工，使职工“人尽其才，才尽其用”，共同致力于提高医院器械科的管理工作。

第二十九节　食堂科

一、历史沿革

食堂科成立于1992年4月，由王炳春任科长。2008年12月，金继璋负责科室全面工作。2013年6月开始，王少红任副科长，负责全面工作。

二、工作开展情况

不断提高食堂人员的服务质量和综合素质，牢固树立“一切为病人服务，对待病人像对待亲人一样”的服务理念。提高饭菜质量，食堂采取了新颖的制作方法，对每个厨师进行技术培训，不断提高厨师的烹饪水平，让每个厨师献计献策拿出自己的特色菜，做更多更好的菜品，并从各方面入手勤俭节约，杜绝浪费。同时，做好住院患者的免费早餐供应等。

严把质量关，保障食品安全。工作中做到“五关”即严格进货渠道关，操作程序规范关，饮食卫生安全关，食品卫生安全关。同时让全体工作人员参与，全员监督，责任到人，检查到位，记载翔实。卫生方面做到“六净一整齐”，“六净”即墙壁净、门窗净、屋顶净、地面净、用具净、悬挂物净；“一整齐”即室内外物品摆放整齐，做到无废旧物品，垃圾日产日清。工作人员持证上岗，定期健康体检。

第四章　大部制建设

中共十九大报告提出实施健康中国战略，要完善国民健康政策，为人民群众提供全方位全生命周期健康服务。医院积极践行这一国家战略部署，按照国家对妇幼健康服务机构标准化建设与规范化管理的要求，围绕“以保健为中心，以保障生殖健康为目的，保健与临床相结合，面向群体、面向基层和预防为主”的妇幼卫生工作方针，规范设置孕产保健部、儿童保健部、妇女保健部、计划生育技术服务部“四大部”管理模式，并根据功能定位、群众需求和业务发展需要，设立和完善了与四个部门相配套的业务科室、二级科室和辅助科室，建立以“全生命周期”为核心的健康服务体系，充分体现以妇女儿童为中心，保健与临床相结合，突出了保健优势。

第一节　孕产保健部

孕产保健部集产前诊断分中心和危重孕产妇救治中心于一体，分为孕产群体保健科、婚前保健科、孕前保健科、孕期保健科、医学遗传与产前筛查科、产科、产后保健科七个部门。承担着婚前、孕前、产前、产时、产后保健等一条龙服务。开展婚前健康体检、孕前优生检查、孕期围产保健、高危孕产妇管理、住院分娩、产后保健等业务。保障母婴安全是医院一直追求的目标，为了切实做好高危孕产妇的诊治工作，孕产保健部不断提高医疗质量管理，强化医疗服务内涵，开设孕期保健门诊、高危妊娠门诊、孕产专家门诊及孕期特色门诊，如孕期营养门诊、心理门诊、母乳喂养咨询门诊、助产士门诊、麻醉门诊，专病门诊：一日糖尿病门诊、妊娠期高血压疾病门诊，产前筛查和诊断门诊、再生育咨询门诊，孕妇学校等。2011 年，经河北省卫生厅审核批准为河北省产前诊断分中心。医学遗传与产前筛查科于 2016 年被评为邯郸市细胞遗传学特色学科。产科荣获全国巾帼文明岗、河北省巾帼文明岗、市级医学重点发展学科、全国孕期营养课堂等荣誉。2019 年被中国妇幼保健协会评为国家级母婴友好医院、河北省第一批自然分娩示范医院、第一届促进母乳喂养优秀医疗服务机构等称号。产科诊疗技术在邯郸市处于领先地位，自然分娩率全省名列前茅，门诊量及分娩量逐年提高。产科病区分为四个病区，分别是产一科、产二科在黎明院区；产三科、产五科在丰收院区，始终坚持为孕产妇提供优质服务。2017 年 12 月，与各县级医院共同签署协议，成立邯郸市危重症孕产妇救治联盟。危重孕产妇救治联盟积极发挥相关职能，并确保危重孕产妇的转诊绿色通道畅通。医院是第一批国家分娩镇痛试点医院，能满足为孕妇提供专业的分娩镇痛，分娩镇痛率逐年上升。科室拥有一支技术精湛的助产队伍。近年来，不断开展非药物性分娩镇痛，如：导乐分娩、香薰疗法、呼吸减痛、热敷按摩减痛法、音乐减痛法、自由体位等和陪待产服务，有效缩短了产程，对促进自然分娩、降低剖宫产率起到了很好作用。孕妇学校是河北省示范孕妇学校，开办 12 年来，深受广大孕产妇、育儿家庭的一致好评。产后保健科是河北省首批盆底功能障碍项目单位，2017 年荣获中国盆底功能障碍项目河北省先进集体，率先引进国际上先进的产后恢复技术设备，开展妇女产后子宫、卵巢、乳腺、形体、骨盆纠正等综合的产后康复治疗。

一、孕产群体保健科

（一）历史沿革

2019 年 7 月，依据《各级妇幼健康服务机构业务部门设置指南》的要求，医院结合实际，成立孕产保健部群体保健科。将保健部承担的辖区孕产保健职能，划归到群体保健科。由牛英慧担任科长。

（二）业务范围

负责协调、安排下属各科室完成上级部门各项指令性任务；开展辖区婚前保健、孕产期保健的质量控制、业务指导与督导；组织开展孕产妇死亡评审和出生缺陷监测工作；负责孕产期保健相关数据的收集、质控与统计分析，提出改进建议。

（三）工作开展情况

1. 负责辖区技术指导：对辖区从事婚前保健、孕产保健服务的相关人员进行培训，推广适宜技术。

2. 辖区妇幼健康业务督导：每年对各县区进行两次的业务督导工作，包括免费婚前医学检查工作、母子健康手册发放及使用、增补叶酸预防神经管缺陷项目、预防艾滋病梅毒乙肝母婴传播项目、免费孕前优生健康检查项目、孕产妇健康管理等。以现场查看为主，对项目执行和管理机构有关人员进行访谈，对接受服务的对象进行抽查。针对各县区项目开展情况，及时发现工作中存在的问题和不足，以书面反馈各县区，按照规定书写整改报告。同时对项目开展较好的单位的方式方法要予以推广。

3. 辖区报表：对各县市区的产科质量报表、高危孕产妇季报表进行统一管理，对于报表数据有误的及时反馈整改，做到数据的准确性、完整性，并作出每年的高危孕产妇分析报告，并对于高危孕产妇进行专案管理。

4. 孕产妇死亡评审：每年对全市孕产妇死亡病例组织专家进行评审，严格按照河北省孕产妇死亡要求进行评审，有专人负责收集，整理病例，发现一例，评审一例，上报一例，针对评审结果提出建议性意见。每年形成孕产妇死亡分析报告。

二、婚前保健科

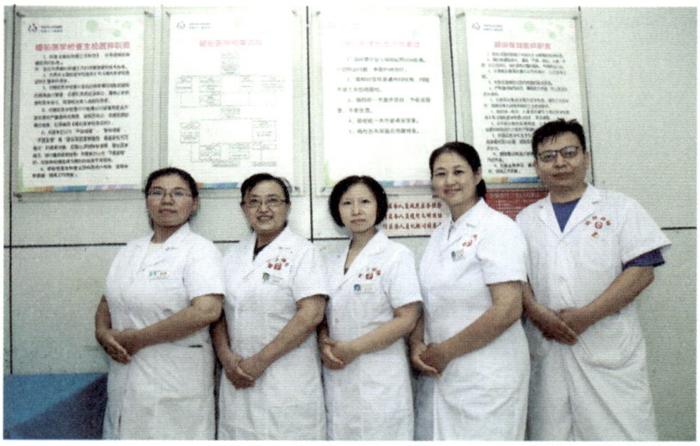

（一）历史沿革

婚前保健科成立于 1995 年，是邯郸地区最早开展婚前保健业务的医疗机构。2002 年婚前保健科和妇女保健科搬至邯郸市妇幼保健院（二部），两科室合并。1995 年—2002 年，闫玉林任主任；2002 年—2018 年，叶立医任主任；2019 开始，乔艳华任主任。2016 年，婚前保健科重新独立设置。2019 年 7 月，根据国卫办妇幼发〔2015〕59 号文件，国家卫健委办公厅《关于印发各级妇幼健康服务机构业务部门设置指南》要求，隶属于孕产保健部。

（二）业务范围

对准备结婚的男女双方进行以生殖健康为核心，与结婚和生育有关的保健知识的咨询和指导。所有受检者均要经过询问病史、体格检查、辅助检查以及其他检查等。

（三）工作开展情况

自 2018 年邯郸市实行“婚登婚检一站式服务”免费婚检，优化服务内容，简化服务流程，提高群众预防出生缺陷的知晓率，从源头上预防缺陷儿的发生，婚检率有了大幅度提升。2020 年婚前医学检查 6.99 万人，检查率 85.97%，比 2018 年的 52.89% 提高了 33.08%。对于婚检中有问题的人群进行了指导和健康教育，有需要复查的后期进行复查，对婚育和优生优育进行宣教。

三、医学遗传与产前筛查科

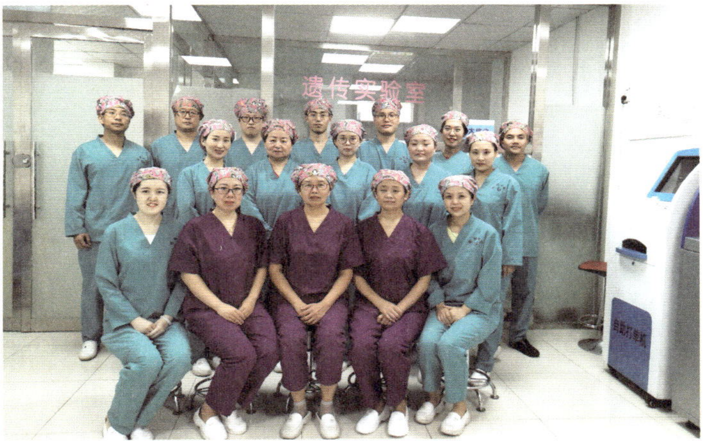

（一）历史沿革

1990 年成立优生遗传科，成立之初只设有门诊，两名医生出诊，从事遗传咨询工作。1995 年增设遗传科实验室，开展优生三项和外周血染色体检查。1996 年，张俊英任科长。2005 年开始，实验室增加优生检查项目、不孕不育检查项目、PCR 检查项目。门诊的诊疗活动由单纯的遗传咨询，增加至优生咨询、产前咨询、遗传病咨询、罕见病咨询，并不断完善诊疗内容，将门诊诊疗程序化。2006 年开始陈慧英任科长，优生遗传科的工作人员由最初 2 名，增至 17 名，人员的最高学历水平也由最初的专科上升至现在的研究生水平，其中副主任医师 2 名，中级职称 3 名。科室的仪器也由最初一台几万元的显微镜，扩充至百万元的大型仪器数台，检测能力大幅度提升。2020 年遗传科实验室改造完成，成功获取二级生物实验室资质，并在新冠疫情防控工作中发挥重要作用。

（二）业务范围

优生遗传咨询：遗传咨询、婚前咨询、孕前咨询、孕期咨询；出生缺陷防控。

遗传试验检测项目：

1. 染色体病检测（外周血淋巴细胞的培养与染色体核型分析）。

2. 优生优育检测：（1）弓形虫、风疹病毒、巨细胞病毒、单纯疱疹病毒Ⅰ型、单纯疱疹病毒Ⅱ型。（2）抗体亲和力检测。（3）针对不孕及多次流产的抗体检测：抗精子抗体、抗子宫内膜抗体、抗心磷脂抗体、抗卵巢抗体、抗滋养细胞膜抗体、抗透明带抗体、抗 HCG 抗体。

3. 早、中孕期母血清学产前筛查唐氏综合征、18- 三体综合征和开放性神经管缺陷的风险度。主要针对正常普通的孕妇，检测时间为早孕 9 周—13+6 周、中孕 15 周—20+6 周 。

4. 细胞遗传学产前诊断 ：对妊娠 18 周—23 周的需要产前诊断孕妇经腹做羊膜腔内穿刺术，进行胎儿细胞培养和染色体核型分析。

5.PCR 检查：手足口病毒、巨细胞病毒（新生儿尿液和产妇乳汁）、轮状病毒、合胞病毒、乙肝病毒、B 族链球菌检测等。

6. 耳聋基因筛查。

7. 宫颈癌筛查：采用临床基因扩增和核酸分子杂交技术检测 HPV（人乳头瘤病毒）。

8. 叶酸代谢障碍筛查。

9.Y 染色体微缺失。

10.CNV-seq 检测。

近十年来，科室在做好临床工作的同时，注重学术交流，前沿知识的学习、科研及学科建设，派科室人员赴上海、湖北、湖南等地参加遗传学、遗传咨询、遗传检验的进修班，还聘请国内知名专家到院讲座，提高了科室整体综合素质。

（三）工作开展情况

科室成立初期主要进行外周血淋巴细胞染色体检测、TORCH 检查、不孕抗体检查。随着国家对出生缺陷防控的不断重视，科室的优生优育亦不断完善。2011 年，成立河北省产前诊断分中心，使得邯郸市及周边县区的育龄妇女及家庭可以就近进行产前诊断。在遗传科即可进行专业的遗传咨询、细胞遗传诊断、羊膜腔穿刺等临床和检验工作。

随后又相继实施了免费中孕期母血清学产前筛查项目、免费孕妇胎儿游离DNA检测项目、免费孕妇耳聋基因检测项目，大大减轻孕期妇女的家庭负担，使更多孕妇主动参与产前筛查项目中来，邯郸市的产筛查率逐年提高，至2020年底，全市筛查率已达90%以上。其中，免费孕妇胎儿游离DNA检测项目，在实施不到三年的时间里，已检测近8.4万样本，筛查出高风险病例650例，阳性筛查率为0.78%，后确诊病例近300例；免费孕妇耳聋基因检测项目开展不足一年半，已检测近6.6万样本，筛查出异常携带病例近四千例，异常检出率为5.89%。通过分析和进一步的诊断，确诊耳聋胎儿数例，在出生缺陷二级防控中做出重大贡献。

自2011年始科室已接诊病人2万余例，进行遗传咨询500余例，产前咨询1万余例；孕前优生咨询1万余例，血清学产前筛查1万余例，筛查出高风险孕妇2000余例，羊膜腔穿刺700余例，诊断出异常病例200余例，外周血染色体检查3000余例，异常核型600余例，发现世界首报异常染色体核型4例。

（四）科研水平

发表论文十余篇，发表论著8部。完成市级课题两项，分别是“对邯郸地区生长发育异常的儿童利用骨龄测定评估其生长发育状况的研究”“细胞遗传学在优生优育中应用的研究”。科研成果3项，分别是“腹部横切口在妇科手术中的应用”，获邯郸市人民政府三等奖；“中药‘催乳汤’治疗妇女哺乳期缺乳临床疗效观察”，获邯郸市科学技术厅二等奖；“重症手足口病早期预警指标的探讨研究”，获邯郸市科学技术进步奖三等奖。

四、产科

（一）历史沿革

产科创建于1954年，当时工作人员只有5人。随着医院的发展，产科业务也越来越大，1983年产科床位69张，负责收治7个月以上妊娠产妇的分娩和产科各种并发症、围产保健及高危孕产妇的治疗。2018年3月产科分为4个独立的科室，安文茜任产科总主任，陈晓洁任产科总护士长。

1. 产一科：科室成立之初，孔双芝任副主任，负责科室全面工作。2021年1月，王亚敏任负责人，负责全面工作；刘晶任副护士长，负责科室护理全面工作。科室共有医生 8 名、护士 11 名，其中副主任医师 1 名，主治医师 5 名，住院医师 2 名，主管护师 1 名。

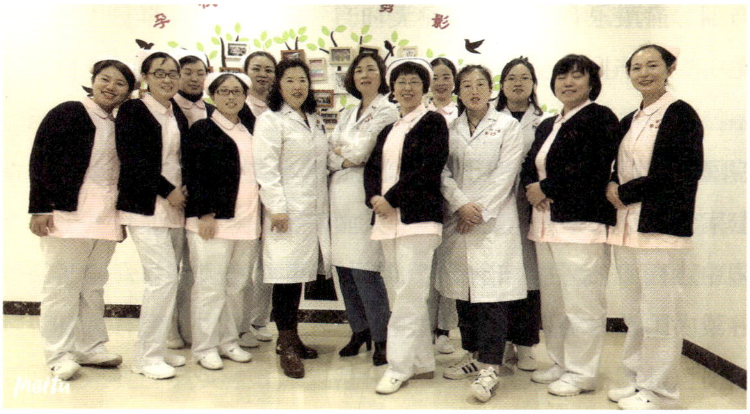

2. 产二科：秦兰风任副主任，负责科室全面工作；张贵瑾任护士长。2019 年 6 月，刁瑞萍调至产二科任负责人。科室有医生 8 名、护士 12 名。其中，主任医师 1 名，副主任医师 1 名，主治医师 2 名，住院医师 4 名，其中包括研究生 1 名。副主任护师 1 名，主管护师 5 名，护师 6 名。

3. 产三科：李芬任副主任，负责科室全面工作；宋丹任副护士长，负责科室护理全面工作。科室有医生 9 名、护士 21 名，开设床位 36 张。其中，副主任医师 2 名，主治医师 3 名，其中包括研究生 2 名，主管护师 6 名。

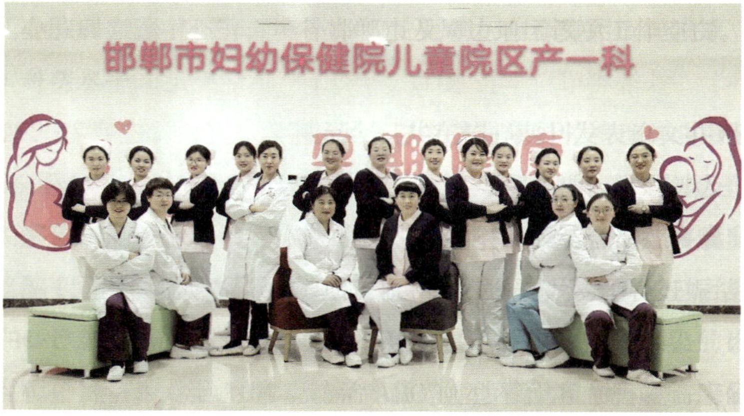

4. 产五科：李燕任副主任，负责科室全面工作；李晓晓任副护士长，负责科室护理全面工作。科室有医生 9 人、护士 19 人，开设床位 36 张。其中，副主任医师 1 名，高年资主治医生 5 名，住院医师 3 名，其中包括研究生 3 名。

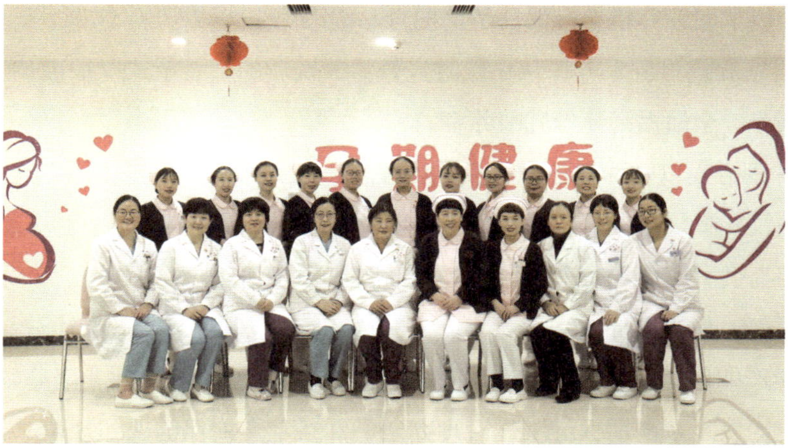

（二）业务范围

产科各项技术在邯郸市处于领先地位，是河北省分娩镇痛示范医院、邯郸市医学重点发展学科、全国巾帼文明岗，也是医院的龙头科室。产科门诊每年就诊人数 4 万余人次，开设专家门诊、营养门诊、二胎咨询门诊、高危门诊等，每年分娩总数 5000 余例。其中高危妊娠占 70% 以上。

擅长常见病、多发病的诊治，包括促进自然分娩、阴道助产、产前筛查、预防早产、胎儿生长受限、新生儿溶血病的孕期早期干预、妊娠期糖尿病、子痫前期、产后出血、前置胎盘、急症剖宫产、宫内感染等产科并发症、合并症及高难度剖宫产与各种难产的处理。

科室特色：

1. 开展了分娩镇痛、导乐分娩、家属陪产、瘢痕子宫后阴道试产等项目，降低了剖宫产率。

2. 对剖宫产术后阴道分娩进行孕前、孕期的预测、评估，孕期的监测、指导，孕晚期的促宫颈成熟，最大程度地保障了其阴道分娩的成功率和安全性。

3. 改良的腹部伤口缝合，利于伤口的愈合和美观。

4. 对妊娠期高血压、糖尿病进行预测预防，对胎儿生长受限、羊水过少、RH 阴性血型不合等进行规范的孕期监测和治疗，减少不良结局的发生。

5. 开展乙肝母婴阻断，降低新生儿感染率。

6. 对宫颈机能不全患者开展预防性、治疗性宫颈环扎术。

7. 关注孕产期孕妇及产妇心理问题，由专业的心理咨询师进行心理疏导及咨询；并开展孕期营养指导，保证孕产期身心健康。

8. 科室提倡母乳喂养，从住院时宣教、分娩后的“袋鼠式”护理，一对一指导母乳喂养，全面提高纯母乳喂养率。

9. 护理方面以“优质护理服务”为理念，科室配备多台多功能心电监护仪、胎心监护仪、微量输液泵、微量血糖测量仪、空气波治疗仪、电子射频治疗仪等，为孕产妇提供了便捷、安全的保障。

（三）工作开展情况

1. 孕产期保健及辖区管理工作。严格贯彻落实《中华人民共和国母婴保健法》相关规定，以《孕产期保健工作管理办法》和《孕产期保健工作规范》为指南，逐步规范了孕产期保健工作，同时，利用科普文章、电视台健康节目宣教、孕妇学校、网络平台等互联网＋多方位、多形式进行孕产期保健宣教，使更多的孕产妇受益。医院门诊量从最初的2000多人次/年，到2020年门诊量达8万余人次/年。作为市级保健机构，定期对县级及辖区内孕产保健工作进行技术指导及督查工作，全科主治医师职称以上人员均参加下乡技术指导及危重孕产妇救治中心的质量督导工作，为邯郸市孕产保健事业发展做出贡献。

2. 孕期特色门诊建设及管理工作。随着门诊量日益增长，开展了更加精细专业化的特色门诊管理，以满足广大孕产妇不同需求。2017年8月开设了营养门诊，将孕24周—28周糖耐量试验作为常规筛查指标（之前筛查率约50%），对筛查异常者进行预约“一对一”营养及运动指导，通过近3年孕期营养管理，孕产妇不良妊娠结局明显减少，巨大儿发生率从12%—13%下降至2020年的7.2%。2019年心理门诊、助产士门诊、母乳喂养门诊等相继开展，解决孕妇从孕期到产后的不同时期的疑难困惑。2020年增加智慧产科营养和心理评估软件，使特色门诊建设如虎添翼。2020年被纳入中国妇幼保健协会“互联网＋围产营养门诊规范化建设”项目第二批试点单位。2021年4月15日医院被纳入中国妇幼保健协会“双胎妊娠规范化管理提升项目”首批试点单位。

3. 高危孕产妇管理、督导及救治工作。强抓高危妊娠管理，降低围产期不良妊娠结局及孕产妇和新生儿的死亡率。2018年国家推行妊娠期五色分类管理以来，科室更细致化高危妊娠的管理。2020年全科群力群策，实现五色分类管理持续动态“一条龙”流程，从门诊到病房及产房，时刻关注分类级别，动态评估，门诊母子保健手册、入院登记、病历及产房白板均作出明显“标识”，时刻给予提醒，分层分类管理。为提高危重孕产妇急救能力，每季度定期进行急救演练，切实提高抢救技术。2017 年邀请省级专家指导组织全市产后出血急救演练，提高了全市产后出血的救治水平，在当年的孕产妇死亡评审中因产后出血死亡例数明显减少。科室每年抢救危重孕产妇百余人，抢救成功率 98% 以上。自 2019 年开始产科每季度规范召开危重孕产妇病历评审，总结经验教训、查漏补缺，进一步提升了危重孕产妇救治水平。2020 年 9 月，在两个院区组建危重孕产妇多学科救治团队，为危重孕产妇平安保驾护航。

4. 促进自然分娩，降低剖宫产率工作。在促进自然分娩的举措中，医院是全市首家开展椎管内麻醉分娩镇痛工作的单位，最初推行使用率并不高，通过宣教和各种措施指导，分娩镇痛率达 76%，远远超过国家要求 60% 的标准。在开展椎管内分娩镇痛的同时，也积极满足孕产妇对非药物性分娩镇痛的需求，科室开展了导乐分娩、家属陪待产、音乐镇痛、穴位按摩等多种非药物性分娩镇痛方式及丈夫剪脐带等多种人性化服务，满足不同孕产妇的需求，大大促进了自然分娩的成功率，降低了剖宫产率。剖宫产率从 2010 年的 50%—60%，下降到 35% 左右。2012 年医院被评为第一批河北省自然分娩示范单位；2019 年被评为国家分娩镇痛试点单位。

5. 加强质控管理，有效安全分娩。自 2018 年始，科室每月均进行工作总结分析，实行院科两级质控管理，每月召开的质控会议，对重点指标进行总结、分析、整改，按 PDCA 循环螺旋式上升。会阴侧切率从 2019 年的 22.51%，2020 年下降到 5.64%，下降近 17 个百分点。临床路径开展 5 个病种，入径率 80% 以上，全院入径率最高。2019 国家推出《产房安全核查表》后，科室及时培训普及，并快速实施。2020 年还增设产后出血评分表、VET 评分表等，把控了产前、术前各种高危因素，有效降低了不良妊娠结局及并发症的发生，有效保障了母婴安全。

6. 新生儿早期保健工作。世界卫生组织于 2013 年提出“新生儿早期基本保健技术”的概念，2016 年引入我国，在部分地区试点。2018 年科室接受省级培训，在邯郸率先开展该项工作，并组织培训班在全市县区推广普及，显著改善了新生儿健康水平。

7. 全生命周期服务管理。覆盖妇女全生命周期服务链条，加强婚前、孕前、孕产期、新生儿期和儿童保健工作，实行有效转诊转介，实现全生命周期的无缝链接。2018年自国家实行妇幼绩效考核以来，科室加强了从孕前优生、孕期五色分类、营养、心理及纠正胎位转介、产时无痛、导乐、音乐镇痛、陪产科等特色诊疗服务、产后42天回访的精细化管理，实现了从孕前到产后“一条龙”无缝衔接诊疗服务流程。

8. 母胎医学中心建设。按照邯郸市卫健委“十四五”规划引领，医院“十四五”规划重点项目之一为母胎医学中心的建设，与省级、国家级相关专家建立对接程序。双胎妊娠管理是母胎医学的重点内容，2021年4月15日，由中国妇幼保健协会批复的双胎妊娠规范化管理提升项目正式启动，医院成为国内第一批双胎妊娠规范化管理提升项目及双胎妊娠规范化门诊试点单位。这既是对医院双胎母婴保健工作的肯定，更是对之后规范双胎管理、降低双胎孕产妇妊娠合并症及并发症，提高双胎妊娠诊疗技术、改善出生缺陷儿预后方面的莫大鼓舞。2021年3月已制定母胎医学中心发展一年计划及五年规划。母胎医学中心建设是产科的重点工作之一，产科主任李芬、李燕参加了中国妇幼保健协会双胎妊娠专业委员会举办的“双胎规范化门诊培训班”，为期3个月，课程理论＋实践培训。已建立联系医院：石家庄市妇产医院母胎医学中心（省级）；中国医科大学附属盛京医院母胎医学中心（国家级）。拟联系医院：北京大学附属第三医院母胎中心，首都医科大学附属北京安贞医院“胎儿心脏病母胎医学会诊中心”。成立邯郸市“母胎医学胎儿心脏病会诊中心”，填补邯郸市及周边地区该项工作空白。

（四）科研水平

产科自2017年被评为重点学科至今，共在核心期刊发表论文共88篇，完成科研项目16项，获奖8项，其中二等奖7项，1等奖1项。课题涉及《子宫内膜异位症相关病理机制及综合治疗方法的探讨》《中西医结合治疗多囊卵巢综合征的疗效观察》《同型半胱氨酸与妊娠期贫血相关性分析及对不良妊娠结局的影响》《血清β-HCG，C反应蛋白，IL-6水平对胎膜早破孕妇宫内感染的诊断及评估价值》《自拟中药方联合西医常规防治ABO血型不合溶血病的临床研究》《产妇乳汁、新生儿尿液巨细胞病毒筛查及随访的临床研究》等妇产科领域多个方面，对妇产科的临床诊治工作起到了一定的推动及引领作用。

五、产房

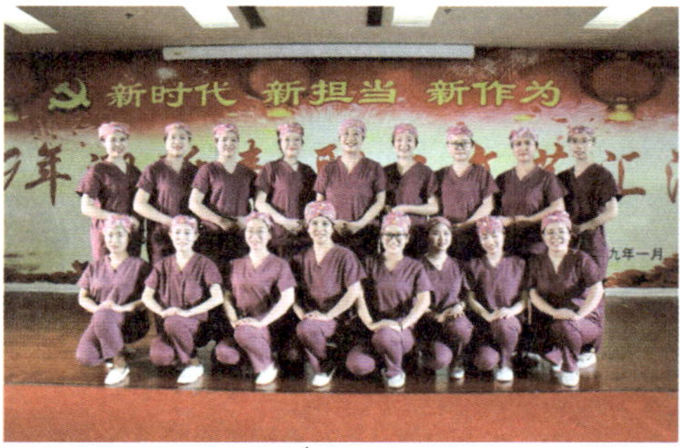

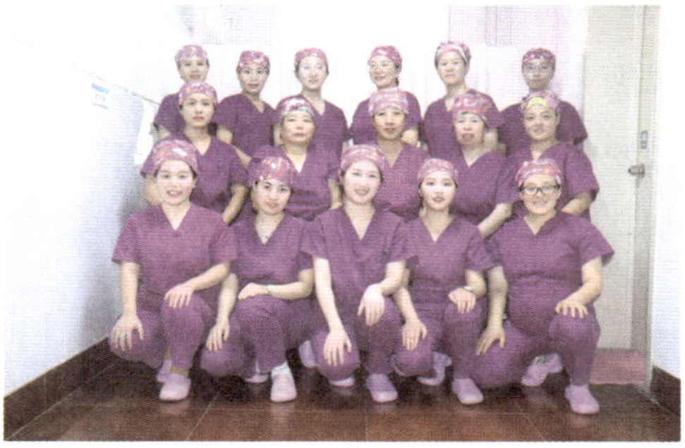

（一）历史沿革

1982 年至 1987 年，产房有助产士 8 人。自 1987 年 8 月有正规助产学校毕业生分配到产房，助产士最多时 14 人。1997 年至 2016 年，产房助产士一直维持在 12 人，1997 年至 2009 年，年分娩量 1200 例左右，从 2009 年开始实施分娩镇痛，2009 年至 2016 年产房年分娩量 2100 例左右。

随着产科不断地发展，2016 年底成立妇产院区产科，产房也由一个增加为两个：黎明院区产房（靳菊红任护士长）和妇产院区产房（董燚任护士长）。2018 年 6 月，妇产院区产房随妇产院区产科正式搬迁至丰收院区，并于 6 月 21 日接生第一例宝宝。

截至 2020 年 12 月，两院区共设待产床 14 张，产床 12 张，助产士 34 人，其中副主任护师 2 人，主管护师 11 人，护师 8 人，护士 13 人。

产房历任护士长：1982 年至 1996 年是疏国珍；1996 年至 2004 年是姚建梅；1996 年至今是靳菊红；2001 年至 2004 年是陈晓洁；2004 年至 2017 年是张瑞华；2016 年开始是董燚；2020 年开始是张晓静。

（二）业务范围

擅长顺产接生，能够顺利完成侧切、胎吸、臀牵引助产技术，配合大夫处理难产及危重病人的抢救。

开展的优质服务项目：2009 年开展分娩镇痛技术、2016 年开展家属陪伴分娩项目、2019 年 4 月开展导乐陪伴分娩项目、2019 年 6 月执行新生儿基本保健技术（EENC）、2019 年 9 月开展音乐分娩镇痛技术。

（三）工作开展情况

为促进自然分娩，在院领导和科主任的大力支持下，自 2009 年起产房相继开展分娩镇痛、丈夫陪伴分娩、导乐陪伴分娩以及音乐分娩镇痛等多项促进自然分娩的优服措施，以上措施均在全市处于领先地位，在不断提高自然分娩率降低剖宫产率的同时，也得到了广大孕妈妈及其家属的认可，收获了良好的社会效益。

六、产后保健科

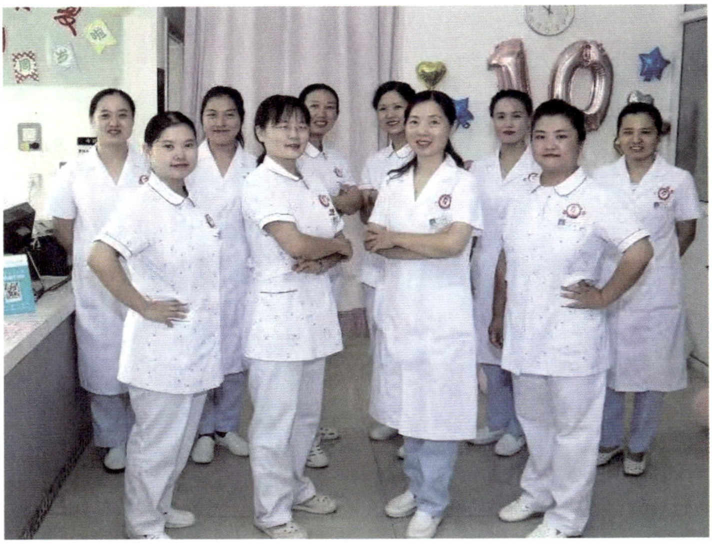

（一）历史沿革

科室成立于 2011 年 9 月，最初科室名称为产后康复科，2019 年医院根据上级部门对妇幼保健机构科室的设置规范要求，将科室更名为产后保健科。2011 年作为河北省首批市级盆底功能障碍防治项目单位，启动中国妇女盆底功能障碍防治项目。科室由牛英慧任科长。科室业务用房 110 平方米、门诊治疗床位 12 张，医疗技术人员 10 人，其中副主任医师 1 人，主治医师 1 人，医师 2 人，主管护师 2 人，护士 3 人，康复治疗师 1 人。

（二）业务范围

科室设有产后 42 天回访门诊、盆底门诊、妇科检查室、盆底肌筛查室、产后康复综合治疗区、形体塑形室、熏蒸室、药浴室、产后康复训练室等，开展产后 42 天回访、盆底肌功能检测、盆底肌康复治疗、腹直肌分离、骨盆恢复异常、产后哺乳期乳腺问题、月子病等治疗。

（三）工作开展情况

为产后妇女提供母乳喂养、营养、心理、运动等咨询指导及健康教育，产后心理、营养问题、盆底功能的评估与干预，产褥期并发症防治和产后康复等保健服务；开展辖区产后保健健康教育；对辖区产后访视及产后保健服务提供技术指导和质量控制。2017 年荣获中国妇女盆底功能障碍防治项目“河北省先进单位”。

（四）科研水平

产后保健科于 2018 年在《健康前沿》发表论文《经皮穴位电刺激治疗产后腰背痛的临床疗效评估》；2019 年在《实用妇科内分泌杂志》发表论文《盆底康复联合中药治疗女性压力性尿失禁的疗效及对生活质量的影响》。

七、孕妇学校

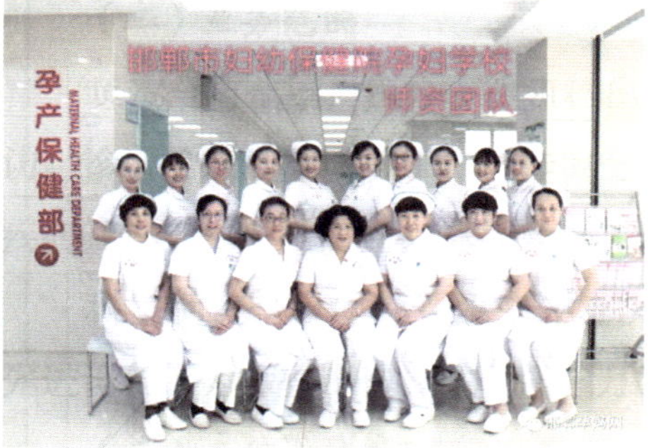

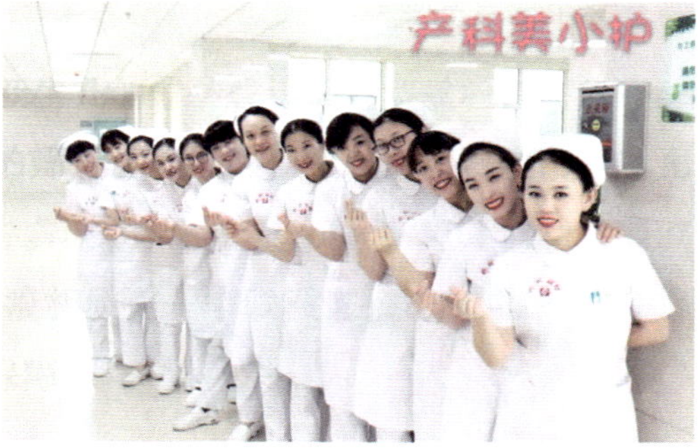

（一）历史沿革

孕妇学校成立于 2006 年，是邯郸市开办最早、规模最大、影响力最强的一所公益性孕妇课堂。成立之初，由陈晓洁护士长担任专职老师。

2014 年，专职讲师 2 人，兼职讲师 8 人。

2016 年，专职讲师 4 人，兼职讲师 11 人。

2017 年，专职讲师 5 人，兼职讲师 10 人。

2019 年，专职讲师 4 人，兼职讲师 14 人。

2021 年，专职讲师 4 人，兼职讲师 15 人。

（二）工作开展情况

1. 师资团队逐步扩大：从 2006 年创办孕妇学校的 1 人，增至 2020 年的 17 人。

2. 师资水平不断提升：每年都会派讲师外出进修学习。

3. 课程内容逐步丰富：2014 年开展实践操作课（新生儿护理、母乳喂养）、孕妇瑜伽课，2016 年增加心理课程《亲子依恋》，2017 年开设手工课，2019 年新增《导乐分娩体验课》，2020 年新增《预防接种》课和产后瑜伽课。

4. 孕妇学校活动内容更加精彩：2016 年开始开展丰富多彩的活动，每年会举办十余场活动，丰富学员的孕期生活。

5. 2020 年新增线上授课模式：孕妇学校依托线上平台开展孕期的健康教育，组建微信孕妇群、录制抖音、快手短视频，内容形式为母婴保健内容，预防出生缺陷等多种形式让孕妈妈足不出户，学习孕期知识，解除孕期疑惑。

6. 工作成果：2014 年孕妇学校的孕期营养指导课程由中国医师学会挂牌为“全国孕期营养课程”；2014 年孕妇学校被评为“省级示范孕妇学校”；2020 年线上孕校学习人次已达 57758，名列全省第一。短视频播放量达 2 万余次，抖音号点击量达百万次，粉丝 2.4 万余人，获赞 4.2 万次。

医院自孕妇学校开展以来，为保障母婴安康积极开展的一系列举措，切实解决了孕妈妈的困惑，让孕妈妈们足不出户享受到便捷的服务，学习到专业实用的知识，得到了孕妈妈及家属的一致好评。

第二节　儿童保健部

为充分体现以儿童保健为中心、保健与临床相结合的工作方针，更好地贯彻落实《中国儿童发展纲要》。医院依据《各级妇幼保健服务机构业务部门设置指南》和《全国儿童保健工作规范》的相关要求，结合实际情况，成立了儿童保健部。

儿童保健部所辖的儿科，是市级医学重点发展学科，承担着全市重症手足口病救治任务，并不断拓展小儿先心病、呼吸、感染等专业诊疗技术，危重症及罕见病的治疗水平得到明显提升。医院细化专业学科，开设九个儿科临床亚专科。儿童健康管理中心开展了小儿心理门诊、生长发育门诊、睡眠门诊、营养门诊、亲子活动中心、斜颈门诊等，为儿童提供全方位的健康保健服务。新生儿科是市级医学重点学科，熟练掌握肠道外全静脉营养术、亚低温治疗重症脑损伤、新生儿外周同步换血等技术，其中，“新生儿缺氧缺血性脑病治疗用简易高压氧舱技术”获得国家专利，开展的早产儿袋鼠式护理深受家长好评。儿童康复科开展对弱智儿童的个体化训练，将头针配合穴位注射、体针治疗与推拿按摩、功能训练相结合，改善患儿认知障碍。还开展早期发现自闭症患儿的筛查及早期干预工作。儿童眼保健门诊开展新生儿眼病筛查及高危儿视网膜病变筛查。小儿外科和新生儿科与北京八一儿童医院共同在院开设的“儿童心脏病诊疗基地”，北京专家常年到院坐诊。医院成立 120 急救中心儿童医院站，大大提高了儿童急救能力。

一、儿童保健科

（一）历史沿革

科室成立于 1983 年，第一任科长张文秀，第二任科长李素秋，第三任科长王春评，第四任科长张粉叶，2013 年 6 月开始，石磊任副科长，负责科室全面工作。科室共有 11 人，其中副主任医师 2 人，主治医师 7 人，主管护师 1 人，护师 1 人。

（二）业务范围

科室始终坚持“以保健为中心，以保障健康为目的，面向群体、面向基层和预防为主”的妇幼卫生工作方针，全面提高儿童健康水平。2017 年 11 月被邯郸市卫生和计划生育委员会评为邯郸市特色医学专科，2018 年 6 月成为河北省儿童营养生长发育及内分泌遗传代谢联盟学基地单位。已发展成为邯郸市集保健、临床、科研、教学、培训于一体的儿童保健中心。

开设特色门诊：智测门诊、生长发育门诊、骨龄评测门诊、注意缺陷门诊、儿童早期发展门诊、儿童眼保健门诊、口腔保健门诊、过敏筛查与指导门诊、儿童营养门诊和亲子乐园。

设施设备：科室拥有一流的儿童保健设备，主要有各年龄儿童智力测验工具，行为测验工具，多动症诊断工具，脑电生物反馈治疗系统，骨龄评定工具，新生儿数字化广域眼底成像系统——PanoCam，电脑验光 / 角膜曲率仪（NIDEK ARK-510A），眼科光学生物测量仪 SW-9000，回弹式眼压计 SW-500 等。

（三）工作开展情况

开展了儿童生长发育监测、骨龄评测、神经系统发育、行为心理发育的评估与指导、儿童早期发展的评估和个性化指导、智力评估、自闭症的诊断、注意力缺陷的诊治、婴儿过敏风险评估、儿童饮食行为和婴儿胃肠道常见问题筛查及干预、视力筛查、新生儿眼病筛查、儿童常见眼病的诊治、高危儿眼底筛查等。2017 年被中国优生科学协会授予“儿童健康管理示范基地”称号，2018 年被邯郸市卫计委评为“邯郸市医学特色专科”，2019 年被邯郸市妇女联合会授予“巾幗文明岗”称号。

科室的婴幼儿过敏筛查、儿童饮食行为和婴幼儿胃肠道常见问题筛查干预、儿童营养门诊试点建设均为中国疾病预防控制中心国家妇幼保健中心项目。

生长发育门诊在全市处于领先水平，擅长儿童矮小症、性早熟的干预治疗。2018 年成为“河北省儿童营养生长发育及内分泌遗传代谢联盟学基地单位”。

眼保健门诊是邯郸市指定的 0—6 岁儿童近视防控市级干预指导中心，2021 年医院被河北省卫生健康委、河北省教育厅确定为“河北省 0—6 岁儿童近视防控示范单位”。开展的高危儿眼底筛查技术是采用国际上先进的新生儿数字化广域眼底成像系统——PanoCam 进行检查，便于早期发现新生儿眼底病变问题，该项目填补了邯郸市新生儿眼底病变筛查技术的空白。

（四）科研水平

发表论文 6 篇，科研项目 4 项，课题 3 项，《小而密低密度脂蛋白胆固醇与颈动脉斑块、动脉内膜中层厚度及视网膜动脉的相关性研究》研究小而密低密度脂蛋白胆固醇与颈动脉斑块、动脉内膜中层厚度及视网膜动脉的相关性；《布地奈德联合特布他林雾化吸入对哮喘患儿 T 细胞亚群功能的影响》研究布地奈德联合特布他林雾化吸入对哮喘患儿 T 细胞亚群功能的影响；《对邯郸地区生长发育异常的儿童利用骨龄测定评估其生长发育状况的研究》研究邯郸地区生长发育异常的儿童利用骨龄测定评估其生长发育状况。

二、新生儿疾病筛查科

（一）历史沿革

邯郸市新生儿疾病筛查科成立于 2001 年，是河北省卫健委（原卫生厅）批准成立的邯郸市唯一一家新生儿疾病筛查机构。成立之初，张粉叶任主任。2021 年，赵靖任副主任，负责科室全面工作，中心共有工作人员共 6 名，其中副主任医师 1 名，检验人员 5 名。实验室每年参加国家卫健委临检中心组织的室间质量评价活动，均获得合格证书。

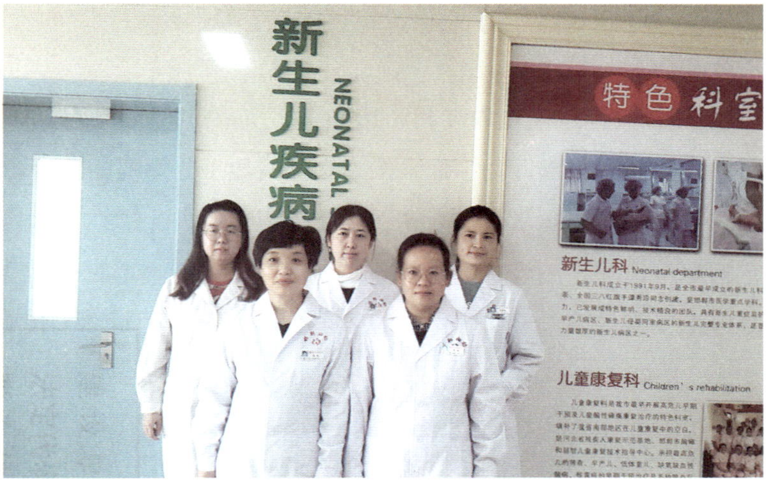

（二）业务范围

负责全市范围内医疗保健机构出生新生儿的遗传代谢病的实验检测、复查随访、诊断治疗和救助等工作。作为全市的筛查管理机构，中心还负责全市新生儿疾病筛查工作人员的业务培训和技术指导。

科室拥有全自动荧光免疫分析仪、液相质谱—串联质谱仪（LC-MS/MS）等先进设备，为筛查工作提供了强有力的保障。

（三）工作开展情况

在苯丙酮尿症和先天性甲状腺功能减退症筛查的基础上，2017 年科室又相继增加了多种遗传代谢病的筛查。并对确诊的苯丙酮尿症和先天性甲状腺功能减退症患儿全部追踪随访，个案管理率达 95% 以上，最大限度减少了先天残疾的发生。同时，医院作为出生缺陷干预救助基金会遗传代谢患儿救助项目的实施单位，2016 年至 2021 年共为 198 名患儿成功申请救助，共计 147 万余元。被国家卫生健康委妇幼司联合中国出生缺陷干预救助基金会评为优秀项目实施单位。

（四）科研情况

发表论文 3 篇，分别是《邯郸地区东部和西部新生儿苯丙酮尿症筛查和治疗》《邯郸地区苯丙酮尿症患儿苯丙氨酸羟化酶基因突变的研究》《邯郸市 2006—2013 年度新生儿苯丙酮尿症筛查情况分析》。科研成果一项，《邯郸地区新生儿苯丙酮尿症筛查与治疗的研究》，对苯丙酮尿症患儿的筛查和治疗具有一定的研究价值。

三、儿童康复科

（一）历史沿革

儿童康复科的前身是小儿内二科，1996年，儿科主任王海吉到广州中医药大学考察后，回院开展了以针灸、推拿按摩和经络导平为主要治疗手段的小儿脑瘫康复治疗工作，最初有4名工作人员，不断学习国内外先进技术和经验。2002年因为科室病源量增加，治疗室空间有限，搬迁至柳林桥旅馆妇幼保健院二部。2012年回迁至妇幼保健院本部，同年科室更名为儿童康复科。科室工作人员25人，其中医师9人、护师6人、康复治疗师10人，顾秀玲任主任，郑瑞江任副主任，张玉兰任护士长。

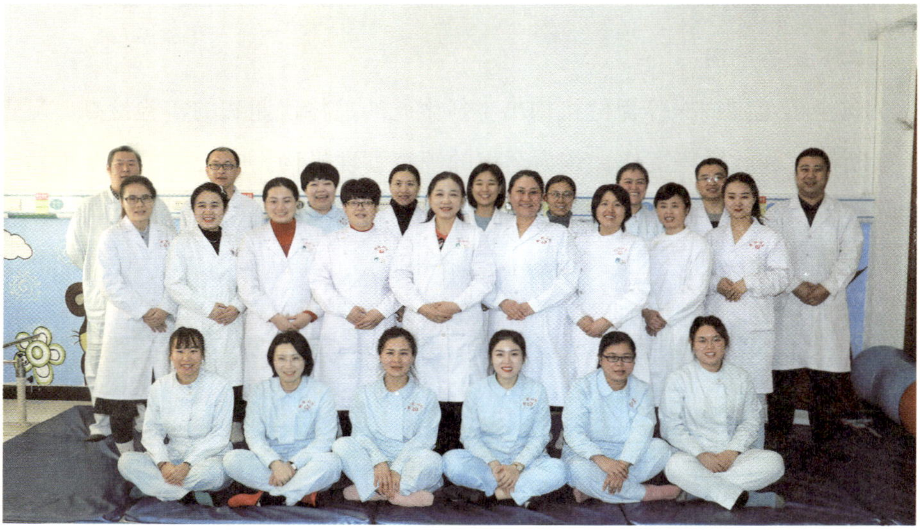

（二）业务范围

主要开展高危儿的早期筛查、早期干预、儿童运动发育迟缓、语言发育迟缓、智力低下、感觉统合失调、多动症、自闭症的早期筛查、评估、各种脑炎后遗症及小儿脑瘫的早期诊断、早期康复工作。

（三）工作开展情况

科室主要开设有评估室、运动训练室、作业治疗室、语言训练室、感觉统合训练室、个别化训练室、推拿按摩室。分别开展了新生儿行为神经检查，1岁以内神经运动检查，ALBERTA婴儿运动检查，0—6岁的儿童心理行为发育评估，S–S法语言发育迟缓检查，自闭症、多动症的相关检查以及运动、语言、行为、智力发育迟缓的康复训练，年收治患儿达 1.5 万人次，康复有效率达 90% 以上，受到群众的广泛赞誉。

（四）科研水平

“探讨脑瘫患儿 332 例临床资料与疗效分析研究”获得邯郸市科学技术进步三等奖；“细胞遗传学在优生优育中的应用与研究”获得河北省科学技术成果完成证书；“促红细胞生成素治疗新生儿缺氧缺血性脑病的临床疗效及作用机制”获得邯郸市科学技术进步奖一等奖。

四、儿童听力筛查科

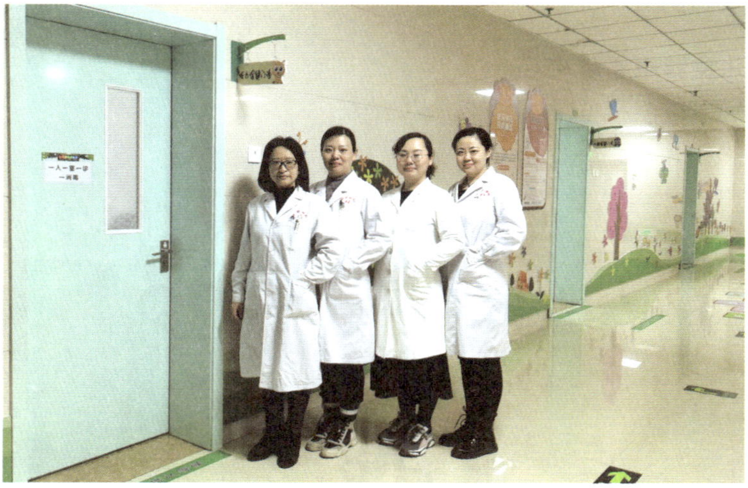

（一）历史沿革

听力筛查科成立于2009年，是全市成立最早、筛查设备最全的听力筛查中心，由薛卫艳任副主任，负责科室全面工作。科室共有工作人员 4 人，其中副主任医师 1 人，主治医师 1 人，护师 1 人，护士 1 人。科室人员均参加河北省新生儿疾病筛查技术培训并考试合格。

（二）业务范围

院内出生的新生儿及住院新生儿的听力筛查工作；42 天婴儿的听力复查工作；听力障碍患儿的随访工作；0—6 岁儿童的听力保健工作；本院及各县市区报表的统计分析上报工作。

设备配置：耳声发射、快速听性脑干诱发电位仪、声导抗。

（三）工作开展情况

科室以预防出生缺陷——先天新生儿听力损伤为工作目标，全力为新生儿和婴幼儿的听力健康保驾护航。先后开展耳声发射、快速听性脑干反应及声导抗（中耳分析）等检测技术，为新生儿和婴幼儿提供最全面的筛查服务。并利用报纸、发放宣传册、媒体、微信、爱耳日义诊等多种形式宣传儿童耳及听力保健知识，提高了家长的爱耳、护耳的意识，更加关注儿童听力健康。科室自开展新生儿听力筛查工作以来，积极宣传普及听力保健知识，得到了家长的广泛认可，在院出生的新生儿均进行了听力筛查。全市新生儿听力筛查率 95.79%，院内新生儿听力筛查率 98%。

五、儿童健康管理中心

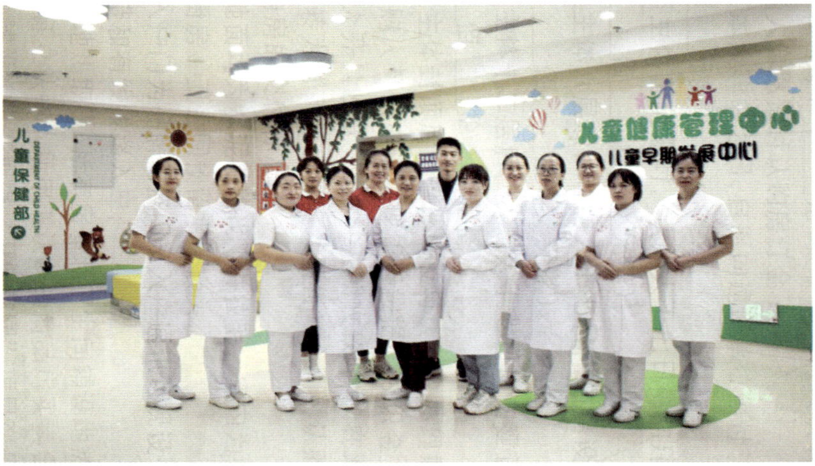

（一）历史沿革

为促进儿童健康成长，树立“全生命周期”的大健康意识，医院秉持公益之心，肩负社会担当，于 2020 年 8 月 1 日成立邯郸市首家儿童健康管理中心，由李军勤负责科室全面工作。有医护人员 15 人，其中高级职称 2 人，中级职称 5 人，初级职称 7 人。

（二）业务范围

开展以家长最关注的儿童身高管理、体重管理、营养与喂养指导，心理保健、体格发育监测、智力测评、心智能力监测与训练，家庭养育环境指导，通过对儿童体格发育状况、生活方式、行为习惯、心理状况、学习能力等方面的检测、评估和系统管理，提出个性化、全方位的儿童健康管理方案。

主要开展如下业务：

1. 高危儿随访与早期干预：智护训练、感统训练、认知训练、蒙氏训练、言语与语言训练、听统训练、物理治疗。

2. 注意力缺陷多动障碍、抽动症、学习困难、饮食障碍、睡眠障碍、语言发育迟缓等发育行为疾病等诊治。

3. 0—6 岁神经心理发育评估、气质测评、饮食行为评估、婴儿初中生社会适应能力评估、注意力测试、多动症、孤独症谱系障碍筛查等相关评估量表。

4. 矮小症、性早熟诊治、超声骨密度检查、表面肌电分析、母乳成分分析、斜颈治疗、髋关节筛查。

5. 个体化心理沙盘治疗室。

6. 0—14 岁儿童健康体检、亲子教育。

（三）工作开展情况

儿童健康管理中心是一个专业化、系统化、个体化的健康管理过程，在“评估—指导—发展—再评估” 不断循环、递进的保健和教育相结合的服务模式下，使婴幼儿充分发挥潜能，得到全面发展。

现设有儿童早期发展门诊、高危儿随访门诊、儿童生长发育门诊、儿童营养门诊、儿童心理门诊、智测门诊等。工作主要分为三个层面：一是面向健康儿童的健康系统化管理；二是针对高危儿、体弱儿的专案管理；三是特殊问题儿童的诊疗与干预。针对儿童成长发育中可能出现的身体和心理健康问题，设计一整套完善的系统的健康管理流程，并依托邯郸市儿童医院雄厚的专家资源，先进的医疗设备，从“儿童体检、健康教育、健康评估、健康干预、健康促进”等各个角度建立儿童健康服务新模式，真正做到无病早防、有病早治，向前延展至生活、学习、健康教育，向后与儿童医院临床各专业无缝对接。同时，中心为每位婴幼儿建立健康档案，定期进行健康体格检查及发育评估、示范性个性化的早期教育课程、亲子活动，并提供多种形式的、实用的父母养育技能培训课程和育儿专线电话咨询，最大限度地减少儿童疾病的发生和最大限度提高儿童疾病的治疗效果。

六、小儿呼吸一科

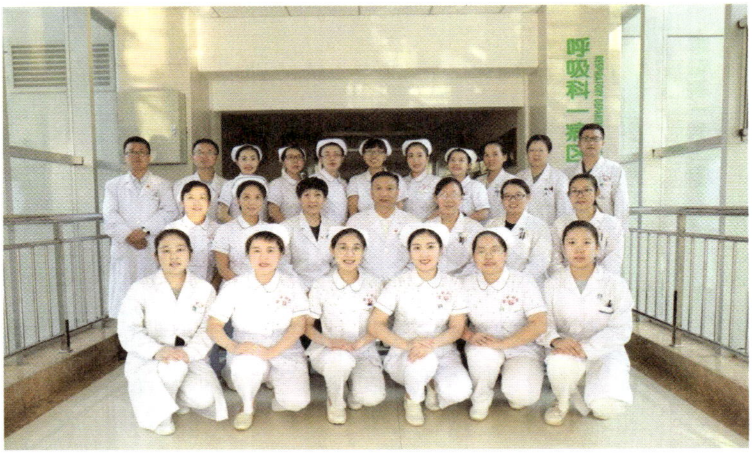

（一）历史沿革

小儿呼吸一科前身是邯郸市妇幼保健院儿科。儿科建立于1980年5月，当时仅有儿科门诊。

1982年10月，邯郸市妇幼保健院与二轻局医院合并，先后有赵金瑞、温茹、李秀敏、王海吉担任儿科主任。逐渐发展开始有了病房，当时床位近30张，医护人员近20人。护士长是常敏、吴志敏。

1996年7月，石庆生任儿科副主任，协助王海吉主任工作。

2002年4月，脑康复科成立，王海吉担任脑康复科主任。

2002年4月，石庆生负责儿科全面工作。

2003年，李军勤任儿科护士长。

2005年7月，正式任命石庆生为儿内一科主任，张志英、周红瀛为副主任。并开展临时输液病房。

2006年11月，扩建为输液大厅，高峰时病人每天140人以上。

2009年8月，手足口病疫情结束后，儿科分为一病区和二病区及临时输液大厅，石庆生统一管理，张志英、周红瀛轮流管理二病区与输液大厅业务工作。

2010年12月，黄广丽任儿科一病区副主任，董志勇任二病区副主任。

2013年3月，儿二科建立，周红瀛任命为儿二科主任。张志英负责临时输液大厅，同时筹建儿三科。

2014年4月，儿三科建立，张志英任命为儿三科主任，同时管理临时输液大厅。

2014 年 11 月，经邯郸市卫生局批准，聘任石庆生为邯郸市妇幼保健院名誉院长。

2017 年 11 月，儿一科搬迁到儿童医院组建小儿呼吸一科和重症医学科，床位数从最初 50 余张到后来 100 余张，收治病人曾经达到日住院 120 个病人。

2018 年 7 月，呼吸一科和重症医学科各自独立，石庆生为总主任。车向郁任负责人，负责呼吸一科全面工作；史岩任呼吸一科护士长。黄广丽担任重症医学科副主任，负责科室全面工作；闫敬雪任重症医学科副护士长，负责科室护理全面工作。

2020 年 2 月，刘利叶任呼吸一科负责人，协助车向郁开展工作；2020 年 2 月，赵晓惠任呼吸一科副护士长，协助史岩开展工作。2019 年 10 月，李杰任重症医学科负责人，协助黄广丽开展工作；2020 年 2 月，梁海娇任重症医学科副护士长。

2020 年 7 月，李军勤调至儿童健康管理中心担任副主任。

开设床位 48 张，医护人员 29 人，其中主任医师 1 名、副主任医师 2 名、主治医师 3 名、医师 5 名。

（二）业务范围

擅长小儿呼吸系统、消化系统、神经系统常见病、多发病的诊断及治疗。尤其是各种病原导致的呼吸道感染：上呼吸道感染、扁桃体炎、喉炎、支气管炎、支气管肺炎、支原体肺炎、难治性支原体肺炎、支气管肺炎合并心力衰竭、呼吸衰竭、支气管肺炎并发肺不张、肺实变。特别是呼吸系统疑难及危重症的抢救治疗。各种原因导致的喘息性疾病：毛细支气管炎、哮喘、闭塞性细支气管炎等。以及各种原因导致的慢性咳嗽等。

（三）工作开展情况

2017 年医院引进德国耶格肺功能仪，可对不同年龄段儿童进行肺功能检测，填补了邯郸市儿童肺功能检测的空白。科室针对患有喘息性疾病的婴幼儿、哮喘患儿进行了肺功能监测和随访，对反复喘息的患儿进行吸入药物的指导和家庭护理的跟踪，均获得了很好的效果。2019 年，科室开展电子支气管镜检查和治疗，针对重症肺炎支原体肺炎，大叶性肺炎，肺不张，慢性肺部感染，局部炎症吸收不良等患儿进行了支气管镜检查和治疗，均取得了良好的效果。2021 年，开设儿童哮喘标准化门诊，对哮喘患儿开始了标准化管理。

（四）科研水平

发表科技核心期刊论文13篇，出版两部著作《实用儿科难症点评》《新编临床儿科》。完成科研1项 《吲哚硒对大鼠脑损伤保护作用的研究》，荣获河北省科技进步一等奖。

七、小儿呼吸二科

（一）历史沿革

小儿呼吸二科前身是邯郸市妇幼保健院儿科。儿二科搬迁到丰收院区组建呼吸二科和感染消化科，床位数从最初50余张到100余张。

2018年7月，呼吸二科和感染消化科各自独立，周红瀛任总主任。韩冰负责呼吸二科全面工作，吴学文任呼吸二科护士长，李雪磊任呼吸二科副护士长。杜宝静负责感染消化科全面工作，胡莹莹任感染消化科护士长。2020年2月，李贤伟任呼吸二科负责人，协助韩冰开展工作；2020年3月，杨英任呼吸二科副护士长。2020年7月，李雪磊调至小儿内分泌科任护士长。

开设床位50张，医护人员24人，其中主任医师1名、副主任医师1名、主治医师5名。

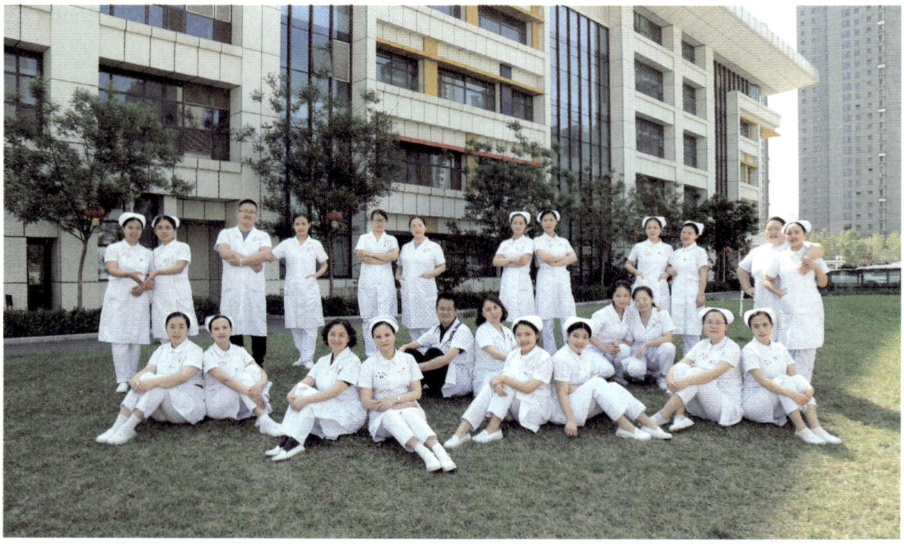

（二）业务范围

科室拥有多功能监护仪、血气分析仪、有创和无创呼吸机等先进的危重抢救设备。主要针对1月龄—16岁儿童发生的各种感染性疾病。如急性上呼吸道感染、急性扁桃体炎、急性喉炎、急性支气管炎、支气管肺炎、支气管哮喘、支原体肺炎、难治性支原体肺炎、支气管肺炎合并心力衰竭、呼吸衰竭、支气管肺炎并发肺不张、肺实变。以及各种原因导致的慢性咳嗽等。

科室在小儿反复呼吸道感染、慢性咳嗽、重症肺炎、哮喘持续状态、先天性心脏病合并肺炎等疑难重症的诊治方面积累了丰富临床经验。并率先开展鼻腔冲洗技术、电子纤维支气管镜诊断和灌洗技术，大大缩短了鼻炎、鼻窦炎、重症肺炎及大叶性肺炎的疗程，减轻了患儿的痛苦。开展了肺功能检测，提高了对过敏性疾病诊断及治疗水平。

（三）工作开展情况

在儿童疾病治疗方面融入中医绿色元素，开展中药穴位贴敷、中药直肠滴入、小儿捏脊、小儿推拿、拔罐、耳针等中医适宜技术；开设健康宣教小课堂特色服务，对在院病人进行健康方面及中医诊疗的宣教，得到了家长的一致认可；建立医患沟通微信平台，管床医生对每位出院患儿都添加联系方式，便于对出院患儿进行随访，随时为家长提供疾病相关的健康咨询服务，大大提高了医护质量，提升了病人满意度；医护合作利用休息时间每两周下社区及幼儿园，进行健康宣教及义诊，向群众普及健康知识。

（四）科研水平

发表论文 14 篇，著作 5 部。科研 4 项，分别是《危重症手足口病的早期诊断和机械通气治疗研究》，获河北省卫生厅科技成果三等奖；《探讨脑瘫患儿 332 例临床资料与疗效分析研究》，获邯郸市科技进步三等奖；《“止泻粥”治疗小儿腹泻研究》，获邯郸市科技进步二等奖；《局部晚期低位直肠癌术前放化疗的降期效果和加前切除的远期疗效》。

八、小儿消化一科

（一）历史沿革

消化一科的前身是儿科，2018 年儿科搬迁到丰收院区组建感染消化科，2020 年 7 月科室更名为消化一科，由杜宝静负责全面工作，胡莹莹负责护理全面工作。2021 年 8 月，李敏叶任小儿消化一科副主任；李伟任小儿消化一科护士长；胡莹莹调至黎明院区门诊部任护士长。

科室有 10 名医生，16 名护士，其中主任医师 1 名，副主任医师 1 名，主治医师 2 名。

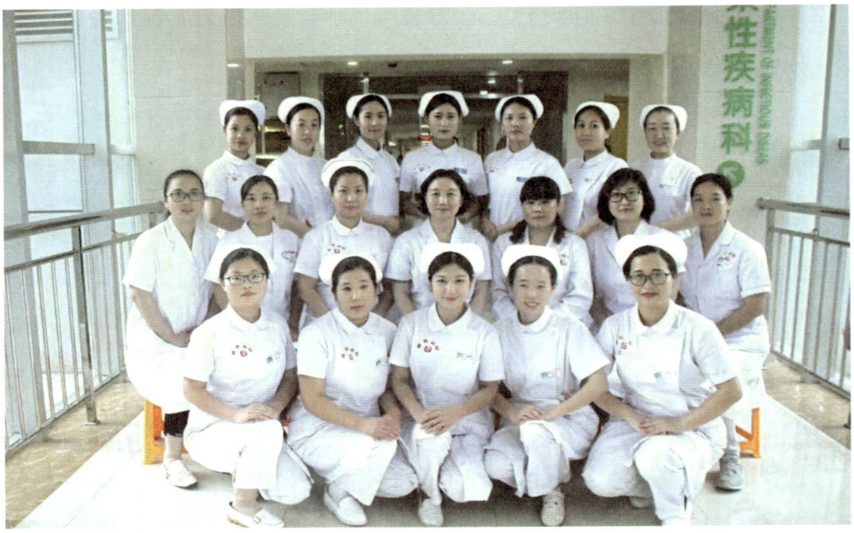

（二）业务范围

科室开设床位 50 张，设有专门的重症监护病房，配备有创呼吸机 2 台、CPAP 呼吸机 5 台，多参数监护仪、输液泵、经皮给药腹部、肺部理疗仪、微波肺炎治疗仪、加压雾化泵等先进的仪器设备。

以收治儿童呼吸、消化及神经系统等感染性疾病为主，擅长各种复杂与难治性感染，如败血症，不同病原体引起的中枢神经系统感染，特别是细菌性脑膜炎、病毒性脑炎的早期诊断及综合治疗方面积累了丰富的经验。

（三）工作开展情况

科室是邯郸市首个儿童消化科团队，开展多项新技术、新项目，派遣多名医生到上级医院进修消化道内镜及食物过敏，营养评估及营养指导等多项技术，联合化验室开展 C13 呼气试验检测幽门螺杆菌感染、过敏原检测、血清 IgE、血清嗜酸细胞总数及比例等检查，以进一步诊治儿童过敏性疾病。采取中药治疗性早熟患儿，中药穴位贴敷治疗发热、手足口病、腹泻等，均取得良好的治疗效果。科室先后被评为邯郸市卫生系统“巾帼文明岗”“医疗质量示范科室”。

（四）科研水平

发表论文 10 余篇，著作 4 部。科研 3 项，分别是《重症手足口病的早期诊断和机械通气治疗研究》，获河北省卫生厅科技成果三等奖；《腹泻患儿轮状病毒与血清锌、CK-MB 及炎症因子的关系研究》，河北省卫生厅立项；《孟鲁司特钠治疗儿童支气管哮喘疗效及细胞因子变化研究》，河北省科学技术厅结题。

九、小儿普外科

（一）历史沿革

科室于 1983 年创建，郭占红任主任；2010 年 12 月至 2011 年 10 月，宋春海任负责人，负责科室全面工作；特聘河北南部地区儿外科创始人之一的付洪茹为学科带头人。2006 年张密芳任护士长；2008 年富真任副护士长；2010 年赵立乐任副护士长；2014 年陈涛任副护士长；2018 年孟钰伟任副护士长，负责科室护理全面工作。

（二）业务范围

主要治疗各种先天、后天畸形、急腹症、肿瘤、外科感染及外伤等。包括生殖器异常、尿道畸形、肾与输尿管外科疾病、隐睾、疝气、鞘膜积液、胃、肠道、肝、胆外科疾病等腹部疾病，各类型肛门直肠先天畸形和后天疾病，各部位肿瘤、外科感染、斜颈、先天并指（趾）形，某些创伤性疾病等。

（三）工作开展情况

开展的外伤美容缝合技术，对减轻瘢痕形成起到良好的作用，日间微创治疗小儿疝气（鞘膜积液）手术模式，具有切口小、手术时间短、痛苦小、不拆线、不住院、恢复快、复发率低、疗效可靠、费用低等特点。设立矫形门诊，对一系列畸形进行矫正治疗，如斜颈、脊柱畸形、膝关节畸形、X 型腿、O 型腿、发育性髋关节异常、扁平足、足内翻、足外翻、踇外翻、马蹄内翻足、先天性多（并）指（趾）畸形、狭窄性腱鞘炎、各部位瘢痕挛缩等。帮助患儿及时恢复活动功能，促进儿童的正常生长发育。

此外，医院是国家先天性结构畸形救助项目的定点医疗机构，为邯郸市地区 0—18 岁以内患有结构畸形的患儿提供集诊断、治疗、康复、报销为一体的救治工作，在解除患儿疾病的同时，也为家长解除经济上负担。医院还与北京军区总医院附属八一儿童医院开展技术合作，在院内开设了“儿童心脏病诊疗基地”，为我市心脏病患儿及家长带来了福音。

十、儿童重症医学科

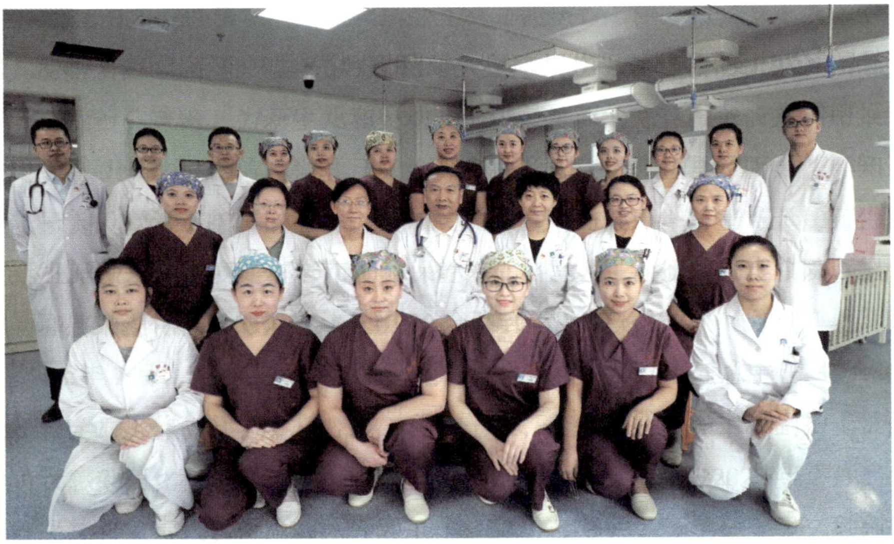

（一）历史沿革

儿童重症医学科前身是邯郸市妇幼保健院儿一科。2010 年 12 月，黄广丽负责儿科一病区全面工作。随着儿科的发展分科，2013 年 6 月，黄广丽被任命为小儿内一科副主任。

2017 年 11 月，丰收院区正式开诊，儿一科搬迁到儿童医院组建了呼吸一科和重症医学科。2018 年 7 月，呼吸一科和重症医学科各自独立，石庆生为总主任。黄广丽担任重症医学科副主任，负责科室全面工作；闫敬雪任重症医学科副护士长，负责科室护理全面工作。2019 年 10 月，李杰任重症医学科负责人，协助黄广丽开展工作；2020 年 2 月，梁海娇任重症医学科副护士长。

儿童重症医学科（儿童重症监护病房 PICU），是邯郸市第一家 PICU 科室，以“快速、准确、有效”为科室理念，成为邯郸市及周边地区危重症患儿抢救的重点科室。科室有床位 40 张，其中包括 1 个设施完备的监护病房，6 个生活设施齐全的陪护病房，以便家属陪住。科室有主任医师 2 名，副主任医师 1 名，主治医师 4 名，医师 5 名。

（二）业务范围

儿童常见呼吸道疾病、年龄小于 1 岁高热患儿、重症肺炎、急性呼吸衰竭、急性呼吸窘迫综合征、哮喘持续状态、气胸、胸腔积液、急性上气道梗阻、感染性疾病、儿童糖尿病及酮症酸中毒、儿童脓毒症、脓毒症休克、多器官功能障碍、胃肠道感染、腹泻病脱水和液体疗法、水电解质及酸碱平衡紊乱、心力衰竭、心律失常、重症手足口病、癫痫持续状态、严重过敏反应、过敏性休克、心肺脑复苏、中枢神经系统感染、脑水肿、颅内高压综合征、急性中毒、儿童意外伤害等病症及外科重症术后监护，及一些临床情况不稳定及存在某些危险因素的相对不太重的患儿。

（三）工作开展情况

科室开展了心肺脑复苏术、疾病危重程度评估、人工气道建立与管理、机械通气技术（有创、无创）、营养治疗技术（肠内营养、肠外营养）、容量管理技术、镇静与镇痛管理技术、床旁电除颤及电复律技术、肺保护性通气技术、脓毒症休克集束化治疗技术、床旁超声辅助诊疗技术等，通过危重症评估技术早期发现危重症，早期诊断、治疗取得显著效果，降低了儿童的死亡率。机械辅助通气及肺保护性通气技术大大提高了拔管率和患儿成活率。

（四）科研水平

发表论文9篇，出版著作《新编临床儿科学》。科研12项，分别是2002年《“止泻粥”治疗小儿腹泻临床研究》，获邯郸市科技进步奖二等奖；2004年《中医中药“双降软舒口服液”临床疗效研究》，获邯郸市政府科技进步一等奖；2005年《中医中药“双降软舒口服液”临床疗效研究》，获河北省科技进步三等奖；2006年《中药“健脾消食口服液”临床应用研究》，获邯郸市科技进步一等奖；2012年《持续气道正压通气辅助治疗重型手足口病的研究》，获河北医学科技奖二等奖；2016年《喜炎平注射液对免疫炎症的调控作用及其在手足口病治疗中的作用》，获中国中西医结合学会三等奖；2015年《中西医结合治疗重症手足口病治疗方案和发病机制研究》，获华夏医学科技奖二等奖；2016年《中医药治疗手足口病临床研究及应用》，获北京市科技局二等奖；《中药“喷灌疗法”治疗普通型手足口病的方案研究》（省级立项）；《应用百日咳杆菌IgM抗体检测早期诊断百日咳的研究》（河北省卫生厅立项）；《基于手足口病的发热伴皮疹症候群防治预案及治疗方案的优化研究》（“十三五”国家项目）；2019年《中医药治疗手足口病临床方案研究》，获中华中医药学会三等奖。

十一、小儿内分泌科

（一）历史沿革

小儿内分泌科前身是由原儿科病区分科后于2014年4月成立的儿三科，2017年丰收院区建成开诊后改为黎明院区儿科，2020年7月更名为小儿内分泌科。张志英担任科室主任。2019年4月袁现英任科室负责人。2019年10月魏晓红任科室负责人，协助科主任开展工作。科室护理工作先后由张瀛、李鑫负责，2020年7月，李雪磊副护士长调至小儿内分泌科，负责科室护理全面工作。

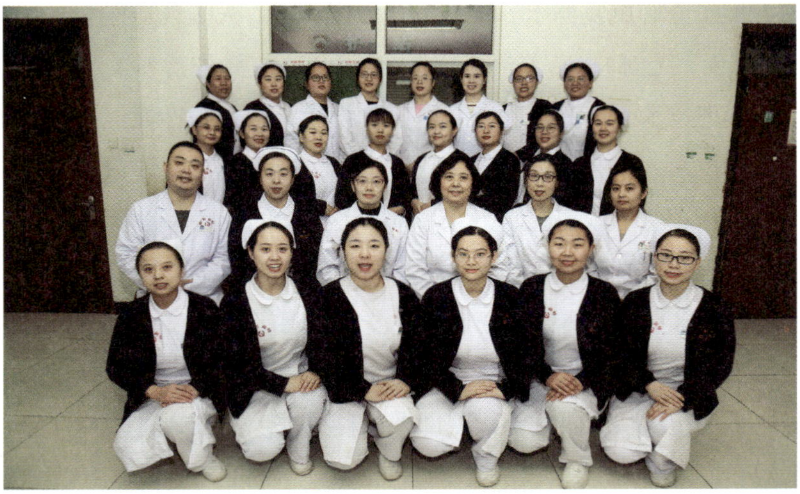

小儿内分泌科共有床位72张，医护人员33人，其中主任医师1名，主治医师8名，医师2人。科室设备完善，拥有创呼吸机1台，CPAP呼吸机3台，微量输液泵20台，微量快速血糖分析仪，加压雾化泵、短波紫外线、排痰机、肺炎腹泻理疗机等先进诊疗仪器及设备。

（二）业务范围

在小儿呼吸、消化、神经、泌尿、风湿免疫等系统疾病，危重症如感染性休克、多器官功能障碍、重症手足口病等诊疗方面均具有丰富的经验。尤其是在小儿内分泌疾病的诊疗方面，与省儿科专家联合针对小儿生长发育迟缓的矮小症、性早熟及遗传代谢等疾病均具有较高的诊治水平。

（三）工作开展情况

加强医德医风建设，建立和完善医患沟通制度，不断提高医疗技术水平和服务质量；加强业务学习，对疑难病例及多发病例，典型病例及时科内学习讨论，坚持科内讲课制度。积极参加院内外各种学术活动，外派医护人员外出学习，引进新技术新疗法。同时，积极开展中医诊疗技术，如直肠滴注、小儿推拿、捏脊及中药穴位贴敷治疗小儿腹泻、便秘、厌食、腹痛、咽峡炎、肺炎、发热、遗尿等，研究制作了中药香囊调节儿童免疫力、儿童脾胃等，起到了调理机体、扶持正气、防病治病的作用，将中医适宜技术项目更好地融入临床治疗中。

十二、急诊科

（一）历史沿革

急诊科建立于 2017 年 11 月 17 日，李静负责科室全面工作，张瀛任护士长。2018 年 6 月，尹为民任负责人、2020 年 2 月，周晓静任负责人，协助李静开展工作。2020 年 4 月，尹为民负责急诊科全面工作；李慷慷任副护士长，负责科室护理全面工作。2020 年 9 月，杨肖翠任负责人。2020 年 10 月，张京任负责人，协助尹为民开展工作。有医护人员 31 名，共有床位 31 张，是市内规模大、设施完善、充分体现儿童特色的专业治疗科室。承载着邯郸市及周边地区的儿科急诊院内急救、院前急救、转运与公共卫生事件等紧急救援任务。

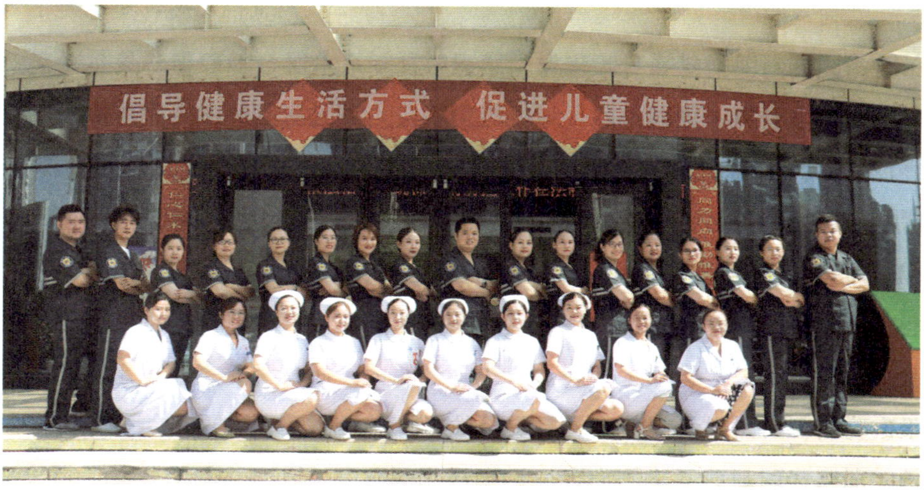

2020 年 7 月 30 日，建立邯郸市 120 急救中心“儿童医院站”，主要承担邯郸市 120 紧急救援指挥中心出诊任务。配有 120 呼入系统通信设备、高级生命支持功能的救护车、急救转运呼吸机、多功能监护仪、除颤仪、心电图机、急救药品、气管插管、血糖仪、雾化机等先进抢救设备，院内设有急救绿色通道，为广大危重患儿提供安全、快速、高效的院前急救服务。

（二）业务范围

急诊科设有抢救室、留观室、急诊输液观察室、输液中心以及外科清创室等。擅长各种急危重症患儿的抢救，包括高热39.5℃以上，各种原因引起的惊厥，包括癫痫持续状态，不明原因的昏迷等；各种中毒，包括药物中毒、食物中毒、一氧化碳中毒等；各种类型的休克；三衰（心衰、呼衰、肾衰）；中枢神经系统感染，合并脑疝及各种原因引起的呼吸肌麻痹（包括感染性多发性神经根炎）；哮喘及哮喘持续状态；糖尿病酮症酸中毒；外院转来的急诊病人。同时还负责全院门诊患儿输液治疗。

（三）工作开展情况

1. 全力抓好院前急救工作。严格按照市120中心的要求，建立健全院前急救工作机制，明确工作流程，配齐配全急救器材，做到流程明、责任清、物资全，确保及时、准确、快捷地抢救患者。定期开展出诊演练，不断提升医护人员和出车司机技术水平和应急能力，从警铃接诊到出车控制2分钟以内，能够做到医生、护士、司机同时快速出诊，充分保障了辖区内“120”院前急救及院内急诊急救工作的顺利开展，确保了医院“120”急救站“绿色生命通道”的畅通。

2. 大力开展基础能力建设。坚持以医疗质量和服务“双提升”为抓手，加强医疗质量安全教育和管理。多次组织医护人员培训心肺复苏术、机械通气、气管插管、电除颤、电动洗胃术、心电监护等操作技术，进一步提高了急救队员的急诊急救能力。建立科室医疗和护理质量内部检查、质控、培训、考核机制，严格医疗护理文书书写规范，严格按照卫生部制定的相关法律、法规及医疗行为规范开展急诊抢救工作，做到防医疗差错、防医疗事故于未然，杜绝医疗行为过程中的麻痹大意思想。

3. 全力做好新冠肺炎疫情防控。新冠疫情防控阻击战打响后，急诊科承担发热病人预检分诊及转诊工作，是全院疫情防控的第一道门，也是抗疫作战的先锋队。一是坚决守好预检分诊第一道门。急诊科认真贯彻上级防疫要求，建立完善发热病人就诊流程，分析每一个风险环节，深入细致研究防控措施，医护人员坚持每天24小时进行预检分诊，不放过一个可疑患者，坚决守好医院防疫的第一道关。建立发热门诊预检分诊病区，构建单流向且相互隔离的医务人员、普通病人、发热疑似病人3条入院通道，且各通道入口均有明确标识，并设立体温监测点，确保从源头杜绝交叉感染。二是积极做好新冠肺炎疫情应对处置工作。按照新冠肺炎诊治要求，及时组织医护人员学习掌握新冠肺炎接诊工作流程，按照国家发布的新冠肺炎患者救治指导意见，完善急诊科诊疗方案，配齐物资，确保遇到新冠肺炎患者后能够有效开展诊治。三是全面开展新冠肺炎筛查。为满足新冠肺炎检测筛查需求，急诊科全力组织医护人员学习筛查技术、配齐筛查物资，建立健全新冠肺炎咽拭子检测工作机制，完成承担的中专院校、幼儿园及其他企事业单位的集中核酸采集任务，普通群众检测需求，为复工复产提供了保障。四是认真落实国家新冠疫苗接种要求。按照全市新冠疫苗接种安排，及时制定疫苗接种方案，建立疫苗接种工作流程，配齐疫苗运输、存储、接种所需各种物资设备，开展接种培训，确保疫苗到后能够第一时间开展接种，为全市疫苗接种提供了有力支持。2020 年被授予“抗疫先锋”荣誉称号。

十三、新生儿科

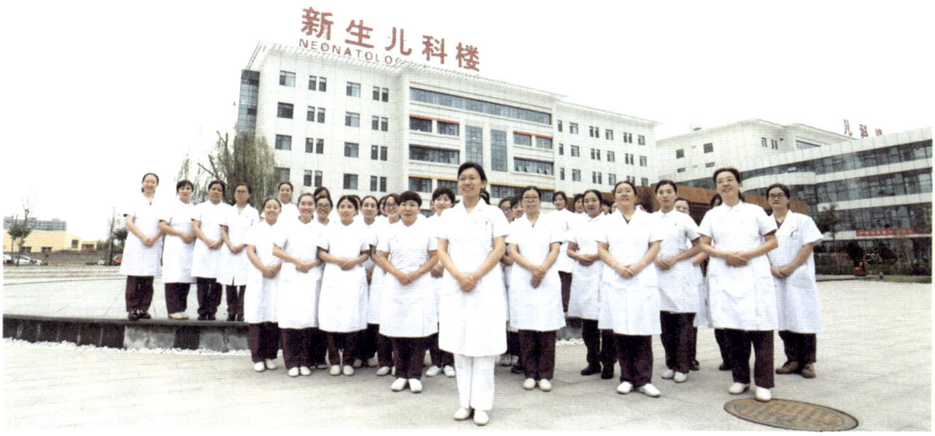

（一）历史沿革

1991 年 9 月，全国第十届人大代表、全国三八红旗手谭秀玲创建新生儿科，这是全市成立最早的新生儿科。丰收院区新生儿科和黎明院区新生儿科已经成为邯郸市特色鲜明、技术精良的技术团队。

1991 年至 1993 年，杜金瑞任主任；1991 年至 2007 年，谭秀玲任主任；2007 年开始，吕红艳任主任。1991 年至 1999 年，周志云任护士长；1999 年开始靳林红任护士长。

有三个病区，分别是新生儿一科、新生儿二科、新生儿三科。其中新生儿一科、新生儿二科由吕红艳担任大主任。

新生儿一科由吴素静任副主任，负责全面工作；邵晓丽任护士长，霍海花、乔素兰任副护士长。科室有医生 12 人，护士 29 人。

新生儿二科由杨李红任副主任，负责全面工作；宋俊霞任护士长，申慧英任副护士长。2020 年 4 月，杨李红被派遣支援新疆医疗工作，暂由王智英代管科室全面工作。科室有医生 10 人，护士 23 人。

新生儿三科由乔保军任副主任，负责科室全面工作；2020 年 8 月，华婧超任负责人，协助乔保军开展工作；梁园园任副护士长，负责科室护理全面工作。科室有医生 6 人，护士 13 人。

（二）业务范围

科室技术力量雄厚，具有新生儿重症监护区（NICU）、新生儿普通病区、早产儿病区、新生儿母婴同室病区的完整专业体系，是晋冀鲁豫规模最大、技术力量雄厚的新生儿病区。是邯郸市医学重点学科、国家级青年文明号，全国巾帼文明岗，全国巾帼模范示范科室。

擅长新生儿常见病、危重症急救及疑难病的诊治，尤其对早产儿抢救及护理、新生儿呼吸窘迫综合征、新生儿缺氧缺血性脑病、严重新生儿溶血病等病症的诊治有丰富的临床经验，达到全省领先水平。

（三）工作开展情况

新生儿科坚持以“一流技术、一流设备、一流管理、一流服务”为发展宗旨，是全省规模最大的新生儿科病区之一，多项技术填补全省及邯郸市空白。在全省首例应用肺表面活性物质抢救早产儿呼吸窘迫综合征获得成功；实现全省先天性心脏病手术治疗最小体重；开展新生儿溶血病同步外周换血术、新生儿窒息复苏技术、新生儿静脉高营养、呼吸机抢救危重症新生儿、早产儿个性化发展与照顾、经外周中心静脉置管术、脐静脉置管术等，带动学科的发展。同时，科室积极与国家级医院建立技术协作及项目合作，牵头成立邯郸市医学会围产医学分会，推进了邯郸市儿科专业整体水平的提高，为邯郸市人口素质的提升做出积极贡献。

科室先后荣获“邯郸市医学重点学科”“邯郸市百人计划创新团队”“邯郸市青年文明号”“河北省青年文明号”“国家级青年文明号”“全国巾帼文明岗”“全

国巾帼建功示范科室”等荣誉。

（四）科研水平

共发表论文 50 余篇，完成市厅级课题 16 项，获科技成果奖 10 项。

第三节　妇女保健部

妇女保健部是集预防、保健、治疗、康复、教学于一体，以维护和促进妇女健康为目的，为妇女全生命周期提供健康服务的业务部门。涉及妇女青春期、育龄期及更老年期等年龄段，涵盖妇女群体保健、青春期保健、更老年期保健、乳腺保健、妇科、中医妇科、妇女营养、妇女心理卫生、生殖健康等服务。是全省妇科内分泌“1+N”培训基地、妇女“两癌”培训基地。承担全市妇女保健相关业务技术指导，医疗保健服务质量控制和专业培训等工作。

妇女保健部的保健门诊开展妇女睡眠门诊、营养门诊、心理保健和咨询、沙盘治疗等；依托女性健康管理中心，引进热拉提等先进的仪器，开展女性健康保健及美容健康服务，取得满意疗效。所辖临床科室在发挥传统优势的基础上，积极开展了宫腔镜、腹腔镜应用技术，进行一些检查和治疗，在妇科肿瘤和生殖器畸形及危重症疑难手术等多方面都有了突飞猛进的发展。中医妇科推出一系列服务项目，如：艾灸理疗、针刺疗法、火龙罐、扶阳罐、中药塌渍、灌肠、穴位贴敷、药包。“中药穴位贴敷”促进女性身体调理和保健，调整胎位等服务项目。紧紧围绕“她健康——全家幸福”，开展系列保健服务项目，彰显保健与临床相结合的特色化管理理念。

一、妇女保健科

（一）历史沿革

邯郸市妇幼保健院妇女保健科成立于 1985 年。1985 年至 1995 年，马笑文任主任；1995 年至 2002 年，申凤霞任主任；2002 年至 2009 年，马彩云任主任；2009 年至 2018 年，叶立医任主任；2019 年开始乔艳华任主任。

（二）业务范围

科室主要负责全市妇女病普查普治、“两癌”筛查、女职工保健及全市妇女保健业务的基层指导。开展妇女健康体检、女性“两癌”筛查、妇女病防治、婚前医学检查、青春期保健、更老年期保健、睡眠保健、妇女心理保健、妇女营养等各项保健业务，针对女性不同时期的生理特点进行个性化的保健指导，保障女性的健康，为广大女性提供优质保健服务。

1. 婚前医学检查：包括婚前医学检查，婚前卫生指导和婚前卫生咨询。婚检是保障青年男女婚姻美满，家庭幸福，预防出生缺陷的重要措施和环节。妇保科婚检门诊承担邯郸市婚前医学检查技术指导工作，对全区县婚前医学检查中发现的疑难问题进行指导解决。

2. 女性健康体检和“两癌”筛查：女性定期健康体检是了解女性健康情况、制定防治措施，提高妇女健康水平的重要措施，做到早发现、早诊断、早治疗，从而降低发病率，保障广大女性朋友的身体健康。

3. 更老年期保健门诊：针对更年期这个特殊年龄段的特点开展心理、营养、精神压力、睡眠障碍等保健业务。主要对更老年妇女进行生活方式指导，对存在更老年期并发症的妇女进行保健治疗，包括激素替代治疗跟踪等。

4. 青春期保健门诊：针对青春期的特点进行保健指导，开展心理、营养等方面的指导以及对女童妇科疾病进行检查治疗、预防宣教，对女童性早熟进行诊断及生活方式干预指导。

5. 睡眠保健门诊：采用安思定失眠治疗仪治疗失眠、早醒、焦虑、轻度抑郁，取得很好的疗效。安思定睡眠治疗仪采用低强度微电流刺激大脑，促使大脑分泌健康的神经递质和激素，治疗焦虑和失眠，无副作用和依赖性。

6. 妇女心理保健：开展妇女各个年龄阶段心理保健的筛查、健康教育，普及心理保健知识，为咨询者提供合理的咨询和建议，以及相应心理疏导和治疗。

（三）工作开展情况

妇女常见病筛查率连续多年≥ 90%，远超邯郸市妇女发展规划（2011—2020年）的 80%。2020 年，宫颈癌检查项目人数 10.86 万人，完成率 113.18%；HPV检查人数 3010 人，完成率 100.33%；乳腺癌检查项目人数 8.46 万人，完成率127.95%，并对筛查出的患者进行了跟踪和治疗。2020 年创建了省级“两癌”筛查项目培训基地，通过强化基层培训和督导质控，提高项目质量，推进“两癌”筛查这一民生项目的有效开展。

开展了更年期保健专科建设，多学科协作发展，为邯郸市更年期妇女的身心健康做贡献。内分泌、盆底筛查和康复治疗，进行心理问题筛查和音乐、沙盘治疗，对于有睡眠障碍的人们进行心理疏导和低强度微电流治疗等，均取得良好的效果。

二、妇一科

（一）历史沿革

妇科始建于1983年。随着医院的发展，妇科不断壮大，2005年，妇一科成立，窦海燕任副主任，负责科室全面工作；吴会芹任副护士长，负责科室护理全面工作。科室有医生12名，护士12名。其中，主任医师2名，副主任医师6名，主治医师2名，主管护师7名，护师4名。科室拥有多种先进的检查及治疗设备，如进口强生超声刀，进口奥林巴斯腹腔镜及宫腔镜、阴道镜、LEEP刀、海积星超声聚焦仪、无痛可视人流系统等。

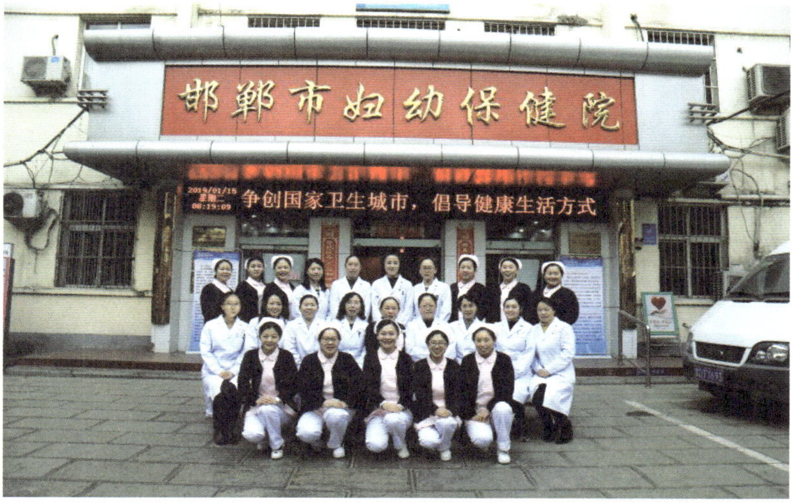
邯郸市妇幼保健院
争创国家卫生城市，倡导健康生活方式

（二）业务范围

科室对诊治妇科常见病、多发病和疑难病有很深的造诣，对各种阴道炎、宫颈炎的诊断治疗以及宫颈疾病的物理治疗、LEEP手术经验丰富，超声聚焦治疗技术，在外阴白色病变、宫颈炎、尖锐湿疣方面效果优于传统手术方式。同时开展多项妇科恶性肿瘤手术，如广泛性子宫全切术＋盆腔淋巴结清扫术、卵巢肿瘤细胞减灭术。

（三）工作开展情况

近年来以开展妇科微创手术及无痛为特色，开展了腹腔镜下卵巢肿瘤剥除术及切除术、输卵管伞端整形术、输卵管粘连松解术和宫外孕手术，子宫肌瘤剥除术和子宫全切术；宫腔镜下子宫内膜息肉及子宫黏膜下肌瘤电切术，宫腔粘连分解术，宫腔异物取出术，宫腔镜下幼儿阴道异物取出术等。开展无痛可视人流、无痛诊刮及无痛可视上取环；各种子宫及附件手术、非脱垂子宫阴式子宫切除术，阴式子宫切除术 + 阴道前后壁修补术等。

三、妇二科

（一）历史沿革

妇二科于 2019 年 2 月正式成立，由胡喜玲负责科室全面工作。成立初期由乳腺外科副护士长赵立乐代管科室护理工作。2019 年 4 月开始，董晓宁调至妇二科任副护士长，负责科室护理全面工作。科室配备有奥林巴斯宫腔镜、奥林巴斯腹腔镜系统、可视人流系统、LEEP 高频电刀、海扶超声聚焦刀等，全面开展妇科微创手术的诊疗。

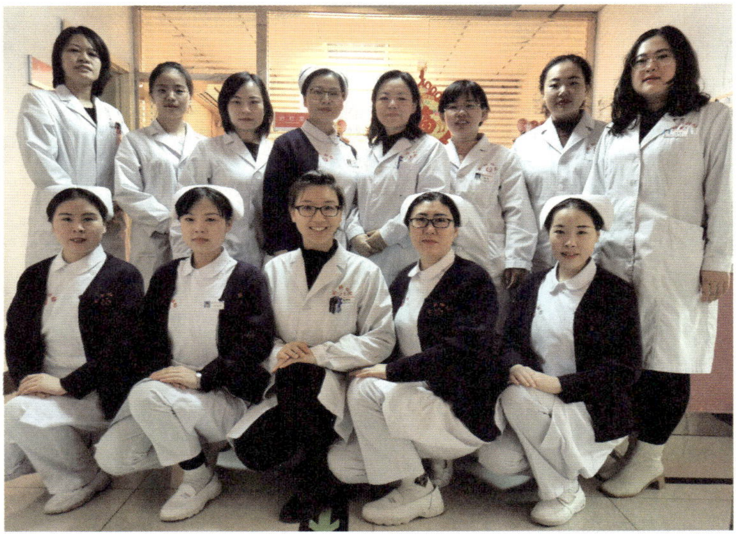

（二）业务范围

科室开展的多为高精尖三级及四级手术，手术类型多样化，开展的宫腔镜手术主要包括三类：一是宫腔镜检查及异物取出定位，如幼女的宫腔镜检查、环异位取出、不孕症的宫腔镜探查、输卵管插管等；二是以宫腔占位性病变为主的切除性手术，如宫腔镜下子宫内膜息肉电切术、子宫肌瘤电切术、子宫内膜活检术等；三是各种宫腔畸形的矫正手术，如子宫纵隔、子宫斜隔切除、宫腔粘连切除整形术等。同时开展腹腔镜的高难度手术，腹腔镜手术分为三类：一是腹腔镜下附件手术的切除及肿瘤剥除术、各种复杂的子宫内膜异位手术粘连松解；二是腹腔镜下各种子宫手术，包括子宫切除、子宫次全切除、子宫残角子宫切除、子宫肌瘤剥除等；三是腹腔镜下恶性肿瘤的淋巴结清扫术。另外还开展了各种畸形的矫正：如处女膜切开术、阴道闭锁切开成形术、阴道斜隔切除术、先天性无阴道人工真皮阴道成形术。

（三）工作开展情况

妇二科自成立以来，目标瞄准的是目前最先进的无创、微创技术，在传统手术基础上学习先进技术，积累了丰富的临床经验。在邯郸市率先开展的“阴式非脱垂子宫全切术”“阴式子宫肌瘤剔除术”，由于手术创伤小，患者恢复快，积累了良好的口碑。

（四）科研情况

科室自成立以来，积极开展科研活动，以科研促进部门发展，先后获得市级科研成果 2 项，发表相关论文 11 篇。

四、妇三科

（一）历史沿革

妇三科创建于 2020 年 3 月，郭丽娜负责科室全面工作；2020 年 7 月，申玉飞任副护士长，负责科室护理全面工作。有医务人员 13 人，其中医生 6 名，高级职称 2 名、中级职称 3 名、研究生 1 名。科室拥有电子阴道镜数字成像系统、LEEP 刀、彩色 B 超、超声波臭氧雾化妇科治疗仪、红外线治疗仪等先进的医疗设备，引进国外先进的奥林巴斯宫、腹腔镜设备手术成像系统，病房配套设施齐全、环境舒适，服务优质。

（二）业务范围

1. 腹腔镜微创手术：异位妊娠手术、卵巢肿瘤手术、盆腔粘连及输卵管性不孕、子宫内膜异位症手术、子宫肌瘤及子宫切除手术。

2. 宫腔镜手术：异常子宫出血、子宫内膜息肉、黏膜下肌瘤，探查不孕症，迷失宫内节育环定位或取出、诊断宫颈畸形宫腔粘连分离，宫颈癌、内膜癌的早期诊断。

3. 阴式子宫切除术（适用于子宫脱垂、子宫肌瘤、腺肌症、功能性子宫出血患者）。

4. 妇科恶性肿瘤手术：子宫内膜癌、宫颈癌根治术。

5. 保胎、宫颈机能不全。

6. 外阴、阴道整形手术：外阴肿物切除、小阴唇粘连分解、幼女阴道异物取出。

7. 妇科炎症：宫颈炎、阴道炎、盆腔炎、子宫内膜炎。

8. 计划生育手术：无痛人流，可视人流，药物流产，上、取环术，诊断性刮宫术，清宫术。

9. 月经不调：不规则子宫出血、功能失调性子宫出血、闭经、绝经。

10. 外阴阴道及宫颈疾病的治疗：外阴白斑、尖锐湿疣、宫颈癌筛查(TCT+HPV、阴道镜检查、宫颈活检)微波 LEEP 刀治疗(宫颈息肉、宫颈纳囊、宫颈肥大)。

（三）工作开展情况

妇三科自成立以来，在传统手术基础上不断拓展新业务、新技术，积累了丰富的临床经验，得到患者锦旗 30 余面，先后两年作为宫颈癌筛查技术帮扶科室下乡筛查，为防治宫颈癌、保障妇女生殖健康作出了贡献，科室在院领导的支持下开设了青春期、更年期、内分泌门诊，为全市妇女提供全方位的健康、保健服务。

五、中医妇科

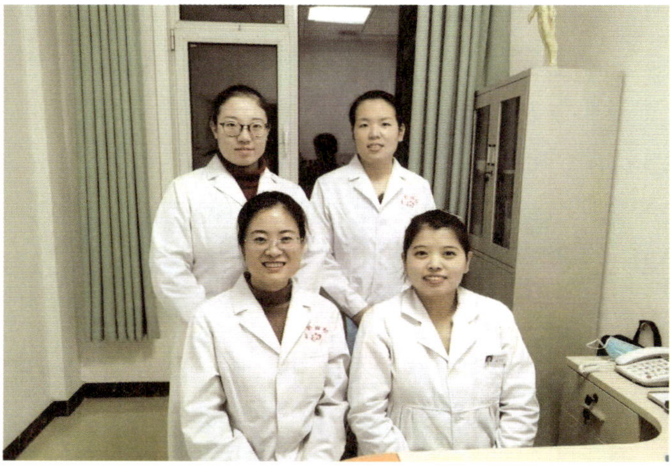

（一）历史沿革

2016 年 9 月，中医妇科门诊成立，有 4 名成员，均为硕士研究生。

（二）业务范围

对于月经不调、痛经、闭经、不孕、更年期综合征、盆腔炎等，运用中医疗法综合调理。常用诊疗项目：针灸、穴位贴敷、穴位埋线、拔罐、塌渍、TDP 神灯、耳穴压豆、中药灌肠等。

（三）工作开展情况

1. 针对中医妇科门诊常见病，如痛经、月经紊乱以及慢性盆腔炎，利用中医诊疗特色，开展针刺、电针、塌渍、灌肠、脐灸、穴位灸、刮痧、拔罐等工作，对妊娠剧吐者，开展穴位封闭注射治疗，对胎位不正者，开展穴位灸，胎位纠正成功率可达 90% 左右，对于易疲劳、乏力等亚健康状态采取督灸、火龙罐、扶阳罐治疗，皆取得满意的治疗效果。

2. 积极参加和举办学术交流培训会议，并与产科、妇科进行合作，对于术后肠胀气、尿潴留等疾病，采取针灸、理疗等中医特色治疗。

3. 充分利用三伏天、三九天节气的特点，开展三九贴、三伏贴、三伏督灸、三九腹灸，充分发挥中医药保健特色。

4. 利用多种渠道例如下乡支教、举行学术会议、印发宣传资料等，开展对妇女健康知识的教育和宣传。

六、乳腺外科

（一）历史沿革

乳腺外科成立于 1998 年，是全市最早成立的乳腺专科。科室拥有 X 线钼靶机，乳腺彩超、乳透仪、乳腺纤维导管镜，乳腺穿刺枪等先进诊疗设备。宋春海任副主任，负责科室全面工作，赵立乐任副护士长，负责科室护理全面工作。

（二）业务范围

擅长各种乳腺疾病的诊疗，对乳腺癌、乳腺纤维瘤等良性肿瘤、乳头溢液、乳腺增生、哺乳期乳腺炎、非哺乳期乳腺炎、男性乳房发育、儿童乳房发育等疾病有规范的诊疗体系和丰富的临床经验。

1. 乳腺纤维瘤诊治：采用美容整形缝合和微创技术，在为患者解除病患的同时为患者的乳房进行美容整形。

2. 乳腺癌诊治：承担全市乳腺癌筛查和指导任务。采取临床、影像诊断和肿物粗针穿刺活检结合的诊断模式，早期乳腺癌的诊断率非常高，为患者的后续治疗赢取了时间。采取手术、化疗、激素治疗、放疗等综合治疗，为患者解除肿瘤的困扰。

3. 急性乳腺炎诊治：采用脓肿穿刺抽脓技术和微波照射及中医内服外敷治疗，

避免乳腺炎脓肿患者开刀手术。

（三）工作开展情况

科室在邯郸市最早引进纤维乳管镜，开展乳管镜诊治技术。2010 年，主任宋春海在北大人民医院乳腺中心学习归来后，开展前哨淋巴结活检术和保乳术，为乳腺癌患者治疗的同时，为妇女保住了乳房。2015 年，率先在邯郸市开展非哺乳期乳腺炎中西医结合治疗内服、外敷和微创手术等综合治疗方法，根除患者的疑难杂症。科室一直开展急性乳腺炎乳腺脓肿穿刺抽脓技术，避免了患者开刀手术的痛苦和不能继续母乳喂养的困扰。

（四）科研水平

科研课题两项，分别是《Ezrin 及相关基因的在女性乳腺癌早期诊断中的研究》《微创治疗非哺乳期乳腺炎的研究》。

七、生殖医学科

（一）历史沿革

生殖医学科成立于 2002 年，王霞负责科室全面工作。2005 年 7 月，王霞被任命为科室主任。2014 年 10 月，刘艳红、王爱华任科室负责人。2020 年 5 月，刘艳红、王爱华任科室副主任。科室拥有占地面积 1000 多平方米的层流净化生殖医学实验室、二级生物实验室，环境和条件均达到全国先进水平。配有德国飞利浦 B 超、日本阿洛卡 B 超、解剖显微镜、倒置显微镜、IVF 工作站、超净工作台、二氧化碳培养箱、程序冷冻系统、精液动（静）态图像检测分析系统、激光破膜仪、睾丸显微取精系统、三气培养箱、恒温箱等先进设备。全体医务人员均参加了专业培训，并到全国重点生殖中心进行学习与交流。

（二）业务范围

1. 体外受精——胚胎移植及其衍生技术（“一代、二代试管婴儿”）；2. 人工授精；3. 减胎术；4. 卵巢囊肿穿刺术；5.AMH；6. 不孕抗体七项；7. 磷脂六项；8.HCG；9. 女性分泌物检查（白带常规 + 支原体 + 衣原体）；10. 子宫输卵管造影检查；11. 监测排卵；12. 精液全套检查（分析、形态学检查、顶体反应、DNA 碎片、白细胞过氧化物酶检测、精浆抗精子抗体、支原体、衣原体）；13. 宫腔灌注；14. 生殖内分泌相关疾病的诊断与治疗等。

（三）工作开展情况

早在20世纪80年代初期，医院就设立不孕不育门诊。开展输卵管通液、输卵管造影、精液分析及中西医结合治疗等多种诊疗手段，在妇科内分泌及男女不孕不育诊治方面积累了丰富的临床经验，同时为医院之后开展辅助生殖技术打下了坚实的基础。

2002年不孕不育门诊扩建为不孕不育症专科后，进一步加强技术力量，增加科室人员，并购置先进医疗设备。按卫生部文件标准，对场地进行改造及层流净化装修，其中实验室环境符合卫生部医疗场所一类标准，操作区达到百级标准；多次派遣人员到国内有资质的生殖中心进修，学习辅助生殖技术。有生殖专业工作人员20人，其中高级职称人员6名，中级职称人员8名，硕士研究生5名，全体成员均于全国知名生殖中心接受专业进修培训，并获得结业证书。

2007年经省卫生厅批准，医院开展夫精人工授精技术，并于2008年12月获正式运行，由此填补了邯郸市该项技术的空白，成为邯郸市首家开展辅助生殖技术的医疗单位。2015年1月，通过了省卫计委开展“体外受精—胚胎移植及其衍生”技术的审批并正式运行。按照国家卫健委要求科室严格按照《人类辅助生殖技术管理办法》《人类精子库管理办法》及相关规定来规范医疗行为，努力提高理论知识水平和技术操作，按时完成每两年的有关“人工授精技术”和“体外受精—胚胎移植及其衍生技术”的校验工作。已完成近千个周期，妊娠率达50%左右。使几千对不孕不育夫妻拥有了自己的孩子。

2007年6月21日，邯郸市首例“人工授精”成功分娩；2009年3月26日，邯郸市首例逆行射精“人工授精”成功分娩；2015年9月28日，邯郸市首例“试管婴儿”分娩；2015年11月30日，邯郸市首例“二代试管”成功分娩；2016年5月11日，邯郸市首例“无精子症”患者行“睾丸穿刺后卵胞浆内单精子注射技术”成功产下龙凤胎；2016年5月22日，邯郸市首例疑难逆行射精患者行“试管婴儿”技术成功分娩。

（四）科研水平

发表论文30余篇，其中核心期刊20余篇；论著10余部；科研10余项。2017年，被评为“邯郸市市级医学重点发展学科”。

第四节　计划生育技术服务部

计划生育技术服务部前身为妇科计划生育手术室。2016年，计划生育技术服务部成立。同时下设计划生育指导科、计划生育咨询科、计划生育手术科以及男科等四个科室。各个科室分别设有男女诊室、咨询室、门诊人流手术室、门诊综合手术室、术后观察室、健康教育室等。

计划生育服务部承担着计划生育宣教、技术服务、优生优育指导、信息咨询、生殖保健等服务，2012年医院计划生育门诊通过了中华医学会计划生育分会及中国妇女发展基金会的审查批准为PAC（流产后关爱）优质服务试点单位。进行生殖保健方面的咨询、诊断，减少流产后所致的痛苦和对身体的损害，有效控制人流后并发症的发生。

门诊在针对畸形子宫的人工流产手术，异位、断裂、嵌顿的宫内节育器取出的高危手术方面有丰富的临床经验。积极推广、引用计划生育方面的新技术、新成果。是临床、预防、保健、教学紧密结合的部门，以关爱女性健康为目的，依靠先进、科学的管理与运作机制，积极培养人才，构建临床、保健及辖区管理为一体的服务部。

一、计划生育指导科

（一）历史沿革

2016年，依据《国家卫生计生委关于妇幼健康服务机构标准化建设与规范化管理的指导意见》的要求，成立计划生育指导科，对辖区计划生育服务发展规划、工作规范及技术标准提供技术支持，由李洁担任科长。

（二）业务范围

负责辖区计划生育技术服务常规的制定、实施和技术指导；开展辖区计划生育服务业务指导、督导和质量控制；对辖区从事计划生育服务的相关人员进行培训，推广适宜技术；负责计划生育相关数据的收集、质量控制及统计分析，并提出改进建议。

（三）工作开展情况

1. 负责辖区技术指导工作：每年对辖区从事计划生育工作的相关人员进行培训并组织考核，每年更新计划生育操作技术常规。

2. 辖区报表：对辖区计划生育相关手术进行统计及分析，并作出每年一次的辖区报告，掌握辖区计划生育技术服务相关情况，研究影响因素，提供有针对性的干预措施。

二、计划生育咨询指导科

（一）历史沿革

2016 年，依据《国家卫生计生委关于妇幼健康服务机构标准化建设与规范化管理的指导意见》的要求，成立计划生育咨询指导科。由庞岚担任科长。

（二）业务范围

开展各类计划生育手术前的咨询及指导；开展计划生育手术高危病例的识别、管理和转诊制度。

（三）工作开展情况

1. 对每一位人工流产的患者进行术前、术后的宣教，以及术后随访，严格执行 PAC 的流产后关爱服务流程及随访制度。

2. 建立各种登记定期总结分析，提出对本机构和对下一级机构开展计划生育的指导意见和建议。

3. 定期对辖区内的适宜人群进行计划生育相关知识的宣传。

三、计划生育手术科

（一）历史沿革

计划生育手术科的前身是妇一科人流室，在 2016 年计划生育服务部成立时并入计划生育服务部，现有计划生育手术室、宫颈治疗室及妇科治疗室，成为拥有超声聚焦系统、LEEP 刀、电子阴道镜数字成像系统、臭氧综合治疗仪等先进医疗设备的特色科室。由刘宁宁担任科长。

（二）业务范围

提供适应的计划生育手术，提供术后关爱服务、健康教育和指导随访，开展提供避孕药具和节育手术的医学检查，开展计划生育药具不良反应的诊断和治疗，计划生育手术相关并发症的诊断及治疗。

（三）工作开展情况

1. 秉承“微创、无痛、安全”的人文理念，开展了“无痛超导可视人流”“无痛上取环”等特色服务项目。

2. 开展宫腔镜手术，对子宫内膜息肉、子宫黏膜下肌瘤、子宫纵隔、宫内节育器嵌顿、宫内异物、子宫剖宫产憩室等疾病的诊断和治疗积累了丰富的经验。

3. 建立各种手术及手术并发症的登记，定期总结分析提出意见和建议。

4. 建立高危计划生育手术审批及管理制度，将高危计划生育手术纳入规范化管理，减少手术并发症，保证妇女健康。

四、男性生殖科

（一）历史沿革

男性生殖健康科成立 10 余年，由董永生负责科室全面工作。是一个集泌尿外科、私密整形、生殖内分泌、更年期、性健康、性心理等于一体的综合科室。

（二）业务范围

孕产期遗传咨询、小儿生殖器发育不良、青春期发育问题、男性不育症（少精子症、弱精子症、无精子症、畸形精子症、死精子）、性功能障碍（阳痿、早泄）、不射精、射精困难，高潮缺失，性欲减退、慢性前列腺炎、性病、男性更年期综合征等疾病。

（三）工作开展情况

定期组织专家对高校、职高学生进行青春期科普性教育，针对性心理、性发育等问题，进行心理辅导、治疗。利用网络及医疗平台，开展“空中”诊所。首创少儿男科门诊，对小儿多发的疝气、鞘膜积液、外生殖器畸形、生殖器发育迟缓、包茎、隐匿性阴茎、尿道下裂等，进行微创手术治疗。其中无痕阴茎延长术、显微取精手术，属国内领先技术。协助生殖医学科完善辅助生殖技术，对于由男科疾患导致的不孕不育有独特治疗方法，每年有几十例无精症患者，圆了生育梦。开展男性泌尿系感染（包括 HPV）普查，男女共同治疗，减少复发率，促进家庭和谐。在优生遗传方面，对于中期妊娠检测到胎儿有基因疾病和遗传倾向的疾病，追踪咨询，直至出生，保障患儿生殖健康，得到家属好评。

第五节 特色中医

妇女儿童健康是全民健康的基石，《中共中央 国务院关于促进中医药传承创新发展的意见》提出，加强中医优势专科建设，做优做强儿科、妇科等专科专病。邯郸市妇幼保健院不断发展中医药适宜技术，让中医药渗透到各个科室并受到患者赞誉。

邯郸市妇幼保健院中医药的发展要从1996年成立的中医儿童康复科开始，中医儿童康复成立后运用现代医学技术及传统中医疗法相结合治疗小儿脑瘫、生长发育迟缓等疾病，惠及邯郸和周边地区的患儿。2011年中医产后康复科成立，随后在2015年、2016年相继成立中医儿科、

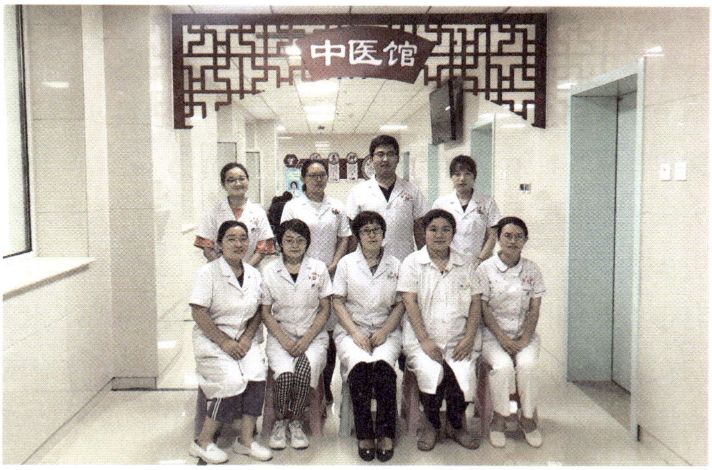

中医妇科，面向广大妇女儿童开展中医治疗工作。经过多年的中医药及中医适宜技术的发展，2020年，医院成立中医药学部，并已将中医适宜技术渗透到医院三大业务部，医院中医药发展呈逐年上升的趋势。

近几年，医院大力推进中医发展，通过设置中医药科室、打造中医特色专科、培养中医人才、筹措资金加强硬件建设、组建中医妇幼保健专业团队、推广中医适宜技术等方式，大力开展中医药妇幼保健工作，并取得显著成效。

科室建设方面，开设中医儿科门诊、中医妇科门诊、中医斜颈门诊等多个中医特色门诊。此外，还分别在门诊和病区开设中医治疗室，并且在不同的治疗区提供不同中医诊疗设备，治疗项目多种多样。中医妇科设置在妇女保健部，中医儿科设置在儿童保健部，中医斜颈门诊设置在非感染环境中。随着中医药发展越来越壮大，中医传统适宜技术和现代适宜技术在本区的影响力也越来越大。中医斜颈特色门诊自2019年成立后，2年时间治疗斜颈人数可达30000余人次，有效率可达95%；中医儿童康复科的头皮针治疗小儿脑瘫，治疗有效率可达90%以上，中医需求患者来源从初期的以邯郸市区为中心逐渐发展到几乎覆盖所有县市区。

制度管理方面，医院在创建“三甲”期间，按照国家三甲评审标准第3章22节——妇女儿童中医服务管理的要求，建立中医药管理制度18项，岗位职责11个，中医药质量管理7项，每月科室进行自查、评估、分析、整改，每季度全

院对中医开展工作进行通报、反馈、总结。依据“十三五”“十四五”规划，制定中医专科发展规划和年度工作计划，制定人才引进和培养措施，重点专科学术带头人的选拔激励机制，建立并落实各项技术指标和规章制度。

人才队伍方面，医院现有中医资质人员33人，学习中医适宜技术人员192人；硕士学位7人，其余均为本科以上学历。中医妇幼保健专业队伍强大，能够熟练运用针刺、推拿、理疗、中药贴敷、穴位埋线、艾灸、刮痧、拔罐、蜡疗等综合方法治疗小儿斜颈、面神经麻痹、哮喘、咳嗽、厌食、便秘、泄泻、遗尿等；妇科痛经、盆腔炎、月经不调、更年期综合征、尿道综合征、胎位不正等疾病。学科带头人为中医儿童康复科主任顾秀玲，从事中医儿童康复工作30余年。并先后在多家医院进修学习，积累了丰富的临床经验，完成科研成果三项，获得多种奖项，在核心期刊发表学术论文9篇。专家团队带头人为原中医儿科主任张美芳，具有37年中医临床教学经验，师从上海中医药大学曙光医院杜昌华教授、山西“小儿王”贾六金教授、东直门医院徐荣谦教授，曾为国医大师王烈教授的关门弟子，主要擅长运用火针、针药、无痛微针等手段治疗小儿各种疾病。

在人才培养上，医院每年都会安排医生到上级医院进修或参加国内外学术会议，学习先进知识和技能。鼓励全院人员西学中通过中医师下病房讲课、教学等形式，学习中医基本知识，了解中医基本操作，促进中医发展。

在科研教学上，医院开展中医适宜技术实习带教工作，申报并通过省市级科研课题20余项，发表学术论文60余篇。

在中医技术推广上：采用医务骨干走出去的方式，将中医适宜技术拓展到辖区。医院到辖区妇幼保健院、乡镇卫生院、社区服务中心推广中医适宜技术，集中培训共计18000人次、巡回指导辖区医护人员共计4500人次、网络带教学习共计42500人次，为患者提供健康教育处方共计30余种，2019年至2021年共发放50余万份。并利用医院

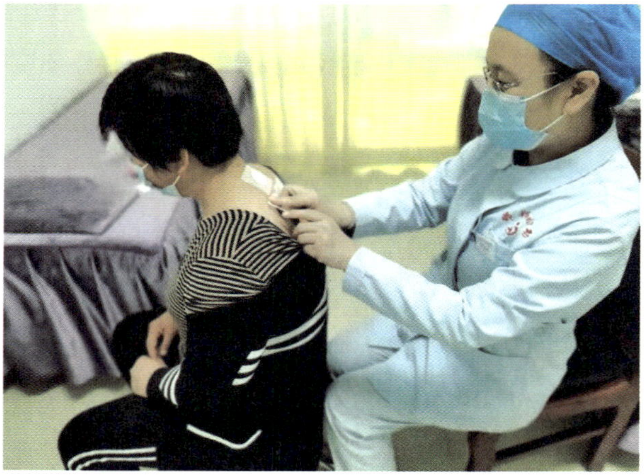

微信公众号、院报、小视频等方式宣传中医治疗、保健，定期发布中医小常识使患者了解中医保健项目与治疗。

2018 年，市妇幼保健院成为“妇幼保健中医中西医结合培训基地”,2020 年与邯郸市中医院合作开展名中医传承工作室，进行跟师学习。2021 年，成为“省级妇幼健康中医特色专科建设单位”，更是医院技术实力及管理水平全方位提升的体现。

第五章 医技科室

医技科室主要是运用专业诊疗技术或设备协同临床科室诊疗疾病的技术科室，包括检验、放射、药剂、制剂、功能检查等。医技科室具有技术性、协作性、规范性以及服务性。

第一节 检验一科

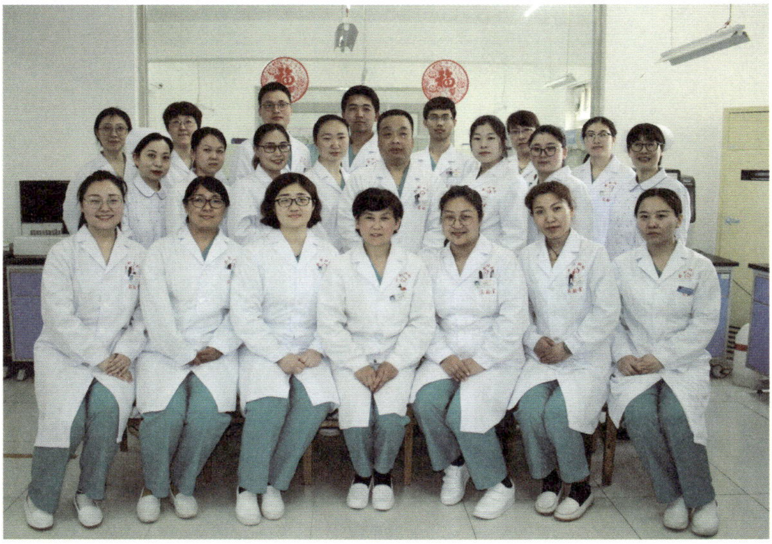

一、历史沿革

检验科成立于建院初期，陈林旺任检验科主任；2002 年 10 月，王建新任检验科主任；2009 年 5 月，高艳霞任检验科主任。2017 年 11 月，邯郸市儿童医院开诊，成立儿童医院检验科。同时，原检验科更名为黎明院区检验科。2020 年 7 月，黎明院区检验科、丰收院区检验科分别更名为检验一科和检验二科。到 2020 年底，检验一科共有技术人员 23 人，其中主任检验师 1 人、副主任检验师 1 人、主管检验师 11 人、检验师 8 人、护师 2 人。

二、工作开展情况

检验科由建院时的2名员工、一台显微镜、只能做简单的血尿便常规的一间化验室，发展成为设有血液体液检验专业组、生化检验专业组、血清免疫学检验专业组、微生物检验专业组、采血专业组和临床输血专业组等23人组成的医学检验团队。2010年，检验科实现实验室信息化管理。2013年，实现条码化管理。2018年，实现危急值报告系统管理，实验室质量控制指标系统管理。

检验一科拥有进口全自动设备十余台，开展检验项目171种，开展室内质控和参加国家与河北省临床检验中心室间质评，覆盖率达85%以上，合格率达95%以上。获卫生部输血相容性室间质评2016年、2017年AAA单位(1950家参加质评，仅有5家是AAA)。2017年，顺利通过京津冀检验结果互认盲样检测和现场评审，成为京津冀检验结果互认单位。2020年起，京津冀鲁四地检验结果互认。

三、科研情况

自主完成计划内科研项目“重症手足口病早期预警指标的探讨研究”，获邯郸市科学技术进步三等奖。参与课题“胎粪吸入综合征患儿血中血小板活化因子、血栓调节蛋白及纤溶功能”等。

第二节　检验二科

一、历史沿革

2017年11月21日，检验二科投入运行。聘任杨建峰为检验二科副主任，负责科室全面工作；王俊芳任副主任；2020年8月，张琛任科室负责人。

2018年10月，科室通过邯郸市卫健委科教处组织的专家组评估，评定为二级生物安全实验室。科室共有检验专业人员26名，其中研究生1名，本科25名。高级职称1名，中级职称6名，初级职称19名。

二、工作开展情况

科室拥有一系列大型全自动检验设备，如佳能全自动生化分析仪、迪瑞全自动生化分析仪、西门子全自动化学发光分析仪、亚辉龙全自动化学发光分析仪、希森美康血液体液分析仪、美创凝血分析仪、美华全自动血液培养仪、欧蒙全自动免疫印迹仪、全自动粪便分析仪等。可检验临检、生化、免疫、微生物、肿瘤、激素类等。推出具有儿科特色的项目，如尿半乳糖、骨源性碱性磷酸酶、维生素D、生长激素、自身免疫抗体、过敏原检测等，为儿童生长发育、免疫性疾病诊疗提供帮助。

第三节　功能一科

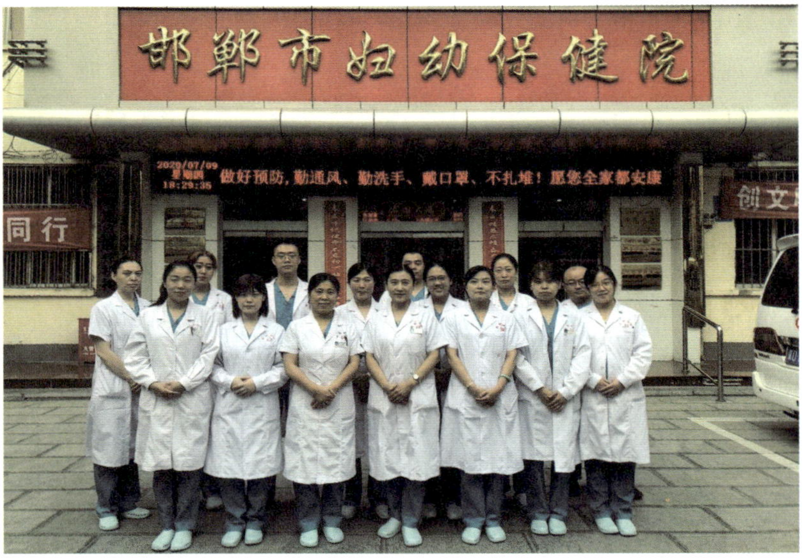

邯郸市妇幼保健院
做好预防，勤通风、勤洗手、戴口罩、不扎堆！愿您全家都安康
同行

一、历史沿革

科室成立于1995年。1998年至2006年，朱献军任主任。1998年至2015年，朱祯祥任副主任。2015年开始，孙秀敏负责功能一科全面工作。科室有医务人员16人，彩超机9台，年门诊量8万余人次。

二、工作开展情况

科室是邯郸市产前超声诊断分中心，承担着全市产科相关疾病的超声诊断任务及我市基层妇幼保健院预防出生缺陷超声诊断的培训任务，还承担着对外院产前疑难病例的转诊、会诊及病例反馈工作，在全市妇产科、儿科超声诊断方面跻身于领先地位。

2011年、2013年、2017年，分别在邯郸市率先开展腔内超声、颅脑超声和盆底超声，填补了邯郸市超声诊断领域的空白。2016年，实施PACS系统。2017年，举办“儿童及妇产超声提高诊断班会议”。2018开展“24小时床旁超声及针对性产前超声”等。

科室开设外院产前疑难病例转诊的“绿色通道”，优先安排特诊患者检查。

特邀北京八一儿童医院专家每周六到科室会诊，省儿童胎儿心脏诊断中心远程会诊指导科室工作。

三、科研情况

发表论文 4 篇（核心论文 1 篇），科研项目 1 项，超声检查新生儿化脓性脑膜炎的诊断和临床检测，为新生儿化脓性脑膜炎的早期干预和后期随访提供更简便的检查方法。

第四节　功能二科

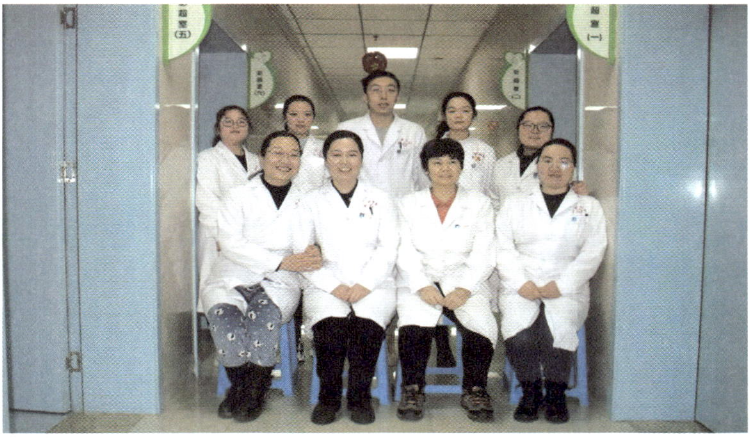

一、历史沿革

科室成立于 2016 年 11 月，邯郸市妇幼保健院妇产院区开诊时期。2017 年 10 月搬迁至丰收院区，改名为功能二科。王俊英负责科室全面工作。科室有医护人员 11 人，其中副主任医师 1 人，主治医师 3 人，执业医师 6 人，护师 1 人。

科室成立时有 2 台彩超机，发展到 2021 年底，有 6 台高端彩超诊断仪，美国 GE Voluson-E10 两台、日本日立小二郎神一台、飞利浦 EPIQ7 一台、飞利浦 Affiniti70W 一台、国产便携彩超飞依诺 VINNO6 一台。

二、工作开展情况

开展妇产科、儿科超声项目，如胎儿畸形筛查、胎儿四维超声、胎儿超声心动图（胎儿心脏畸形筛查）、新生儿胃肠道、新生儿颅脑超声、先心病筛查、小儿腹部、小儿髋关节、阴道超声（对宫外孕诊断优于腹部超声）、子宫畸形四维彩色等；开展乳腺、甲状腺、血管、胸腔、腹腔（肝胆胰脾双肾）等多个部位的超声检查。

第五节　医学影像一科

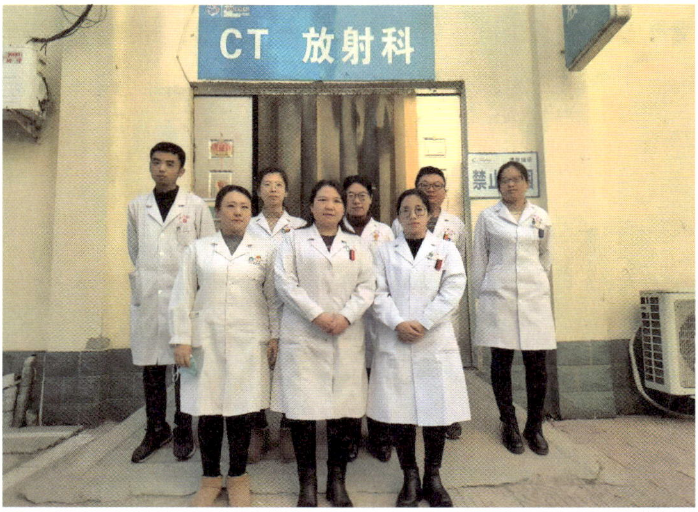

一、历史沿革

2011 年 1 月，CT 室建立。孟军丽负责科室全面工作。2018 年，丰收院区影像科建立，黎明院区 CT 室、放射科合并，统称医学影像一科。孟军丽负责全面工作。目前科室有主治医师 1 名，医师 4 名，主管技师 1 名，技师 1 名。

二、工作开展情况

科室现有 X 线计算机断层扫描装置、胃肠造影 X 线机、乳腺 X 线机、医用 X 线机、移动 X 线机等设备，熟练开展头部 CT（头颅、垂体、眼眶及鼻窦 CT 等）、胸部 CT、腹部 CT（上腹部、下腹部及盆腔 CT）、脊椎及椎间盘 CT（颈椎、胸椎、腰椎、骶尾椎椎体及椎间盘 CT）、四肢关节 CT（膝关节和髋关节等四肢关节及四肢长骨检查）、各部位计算机 X 线摄影、胃肠造影、子宫输卵管造影、乳腺钼靶等检查。

三、科研水平

发表论文 5 篇，著作 2 部，科研 3 项，特别是中西医结合治疗小儿痉挛性脑瘫疗效的应用研究和介入治疗对颈动脉粥样硬化患者炎症相关指标表达的影响研究方面，具有很高的价值，有助于评估患者病情，使治疗更加精准。

第六节 医学影像二科

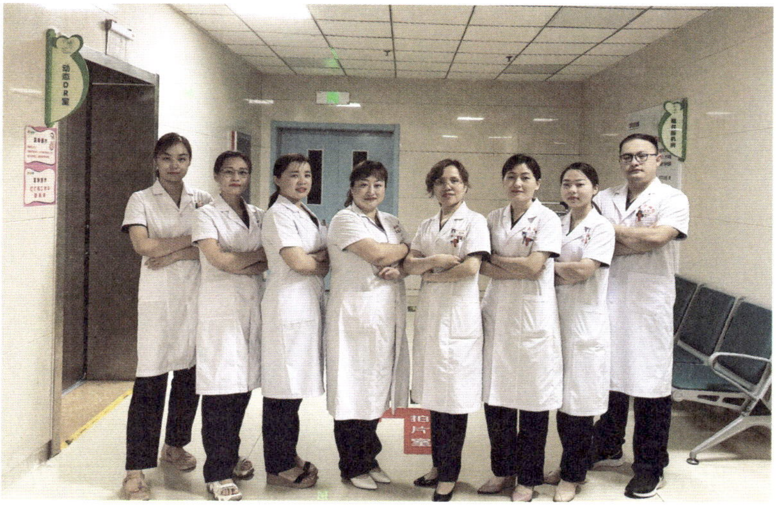

一、历史沿革

放射科成立于1978年，杨炳生任主任，当时科室人员共5人，科室设备只有一台200毫安X线机和一台暗室透视X线机，暗室洗片。后经科室不断发展，逐渐引进了500毫安X线机和意大利Getto乳腺钼靶X线机，检查项目逐渐增多。2012年，董静娟任放射科副主任，负责科室全面工作，科室在原有X线机的基础上，引进CR处理系统，拍片逐渐进入半数字化状态。2017年11月，丰收院区开诊，成立丰收院区影像科，科室逐渐引进先进高端的数字化X线设备，包括动态DR、64排螺旋CT、全新三合一数字化三维断层乳腺机、数字减影血管造影机、数字床头X线机等。同时为了科学检测儿童的生长发育现状，还引进了儿童骨龄评估系统。科室有专业技术人员8名，其中副主任医师2名，主治医师1名，医师1名，技师3名，护士1名。

二、工作开展情况

主要开展儿童低剂量CT检查及成人低剂量肺部CT筛查、儿童CT增强检查、危重患儿床旁X线拍片、乳腺检查（2D拍片，乳腺3D断层融合，乳腺三维钩丝定位及活检技术）、儿童骨龄评估、儿童肠套叠空气灌肠复位、儿童牙片、妇科造影及消化道造影、窦道瘘管造影等项目。导管室开展选择性子宫输卵管造影、子宫肌瘤的介入治疗，输卵管积水弹簧圈栓堵术，妇科大出血的介入治疗。

三、科研水平

发表论文 7 篇，科研项目 1 项。该科研项目针对邯郸市发育异常儿童的骨龄评价，通过对邯郸地区生长发育异常儿童的骨龄进行分析，了解性早熟及矮小儿童的骨龄现状，在儿童健康发育方面具有较科学的指导意义，填补了邯郸市对生长发育异常儿童进行科学评估数据方面的空白。

第七节　病理科

一、历史沿革

病理科初期隶属于检验科，2010 年起独立设置，由孙冬霞担任科室主任。2020 年 5 月科室由黎明院区搬迁至丰收院区。科室有工作人员 7 名，副主任医师 1 名，主治医师 1 名，执业医师 1 名，技术人员 4 名。

二、工作开展情况

开展常规病理活检、快速冷冻组织活检、免疫组织化学染色、细胞学诊断、人乳头瘤病毒抗原检测、呼吸道七联抗原检测、胃幽门螺杆菌检测等。科室医务人员均在“两癌”筛查及妇科病理诊断方面有丰富经验，擅长宫颈 TCT 及妇科疾病诊断。每年 TCT 阅片量达约 2 万张，活检组织近 4000 例，并开展 HPV、DNA 检测技术，为更早发现宫颈病变提供新的检测方法。

三、科研水平

2012 年申报邯郸市科技局科研项目一项，2013 年该项目荣获河北省科技厅三等奖；2016 年申报河北省科技厅科研项目一项，2019 年该项目荣获河北省科技厅三等奖。发表核心期刊文章 5 篇，SCI 文章 1 篇，影响因子 2.95，相关专业期刊 10 余篇，出版专著 1 部。

第八节　麻醉科

一、历史沿革

麻醉科于 1982 年正式成立，金岩任麻醉科主任。2001 年 4 月，胡涛任麻醉科负责人。2008 年 8 月，韩明任麻醉科负责人。2013 年 6 月开始，朱玉林任麻醉科副主任，负责科室全面工作。2021 年 8 月，麻醉科手术室分成黎明院区手麻一科和丰收院区手麻二科，科室有麻醉医生 16 名，手术室护士 23 名。其中，主任医师 1 名，主治医师 3 名，住院医师 12 名。

二、科室规模特色

麻醉科现有两个科室，即麻醉一科（黎明院区），有 3 个手术间；麻醉二科（丰收院区），有 8 个手术间。

两个科室分别配有德尔格、GE 等麻醉机，宝莱特、迈瑞等监护仪除颤仪，飞利浦、科曼等监护仪恢复室，腹腔镜、宫腔镜、电刀等。开展妇科、产科、儿外科、早产儿等手术，涉及子宫肌瘤、妇科癌症、剖宫产、疝气、肠套叠、幽门肥厚、肛门畸形、多指、膈疝、先心病等。开展日间手术、无痛人流、无痛分娩、无痛取卵、无痛支气管镜等。

三、工作开展情况

麻醉科在保证手术安全的前提下，把围术期舒适化作为科室重点发展方向，把无痛贯穿到就医的整个环节。2009 年，无痛分娩开展实施，从最初的占比 1%—2%，到 2016 年 49.76%、2017 年 67.40%、2019 年 69.62%、 2020 年 76.72%，并成为“国家分娩镇痛试点医院”。 2014 年，开展日间手术。2020 年，平均 295 台 / 月，无痛分娩 216 台 / 月。

与此同时，选派骨干人员到北京大学第一医院、北京军区总医院、郑州大学第一医院、南京妇幼保健院、上海妇婴医院、河北医科大学第三医院、华西医院等培训学习，参加高端前沿论坛讨论。

四、科研水平

2006 年至 2021 年底，相继发表《应用肺表面活性物质防治早产儿呼吸窘迫综合征 90 例》《硬膜外导管拔除困难临床处理》《锰—超氧化物歧化酶、过氧化氢酶在异丙肾上腺素所致大鼠心肌肥厚中的表达》等十几篇论文。出版《麻醉科诊疗》《麻醉科学》等著作。2008 年，《固尔苏治疗早产儿呼吸窘迫综合征方法改进》荣获邯郸市科技进步奖一等奖，该方法具有科学性、合理性、实用性，为治疗早产儿呼吸窘迫综合征提供了一个更加有效方法，达到国内领先水平。

第九节　手术室

一、历史沿革

手术室成立于 1975 年，当时，手术室护理人员 5 人，手术间两间。2021 年底，拥有3个普通手术间，8个标准层流手术间。1991年，方淼担任手术室护士长。2017年1月，张慧峰任手术室副护士长。2018年6月，丰收院区手术室成立。2019年10月，张翠任手术室副护士长。2020年，张慧峰负责丰收院区手术室护理工作；张翠负责黎明院区手术室护理工作。护士共有21人，其中主管护师4人，护师16人，护士1人。

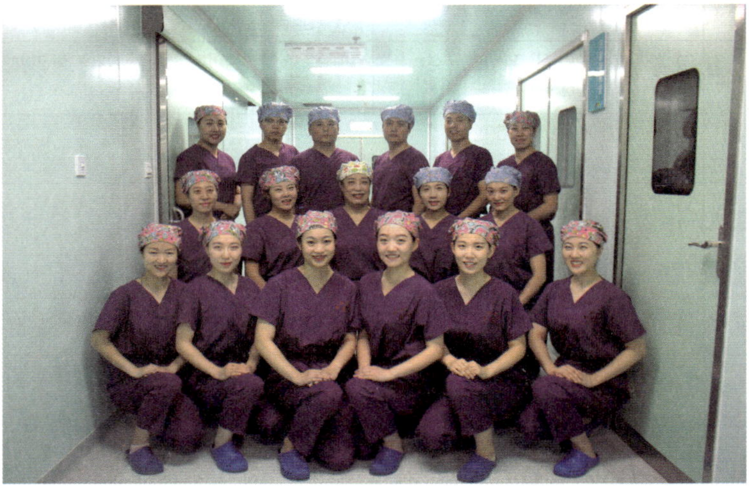

二、工作开展情况

手术室拥有精良的医疗设备和团结务实的高素质护理团队，平均年龄31岁。团队能默契配合手术医生开展各种新、大、中、小手术。黎明院区手术室业务范围为产科及妇科手术，配合妇科开展常规开腹手术及腹腔镜、宫腔镜手术、腹腔镜下子宫肌瘤剥除术、腹腔镜下子宫全切术、腹腔镜下子宫内膜癌广泛清扫等。丰收院区手术室业务范围为产科及儿外科手术，配合儿外科除开展常规手术外，还配合省级儿童专家开展各种疑难手术。随着医院小儿心脏基地的建立，有百级手术间可进行心脏手术。

自2010年起，手术室全面开展优质护理服务，对手术患者进行术前访视、术中呵护、术后回访，实施全程一对一微笑服务。为了减轻患儿术前恐惧，为患儿提供“游乐场”等候区，提供玩具、图画书等，得到手术患者及患儿家属的一致好评。科室多次获得“优秀护理单元”“先进集体”等荣誉称号。

第十节 消毒供应室

一、历史沿革

科室成立于1975年，承担全院的消毒灭菌工作。1996年，王晓媛任供应室护士长。2006年，高晓红任供应室护士长。2013年，手术室护士长方淼兼管供应室工作。2019年11月，丰收院区供应室成立，配置全自动清洗消毒机2台，真空高压灭菌器2台，低温等离子灭菌器2台。赵珍珍担任消毒供应室副护士长，负责全面工作，共有护士9名。

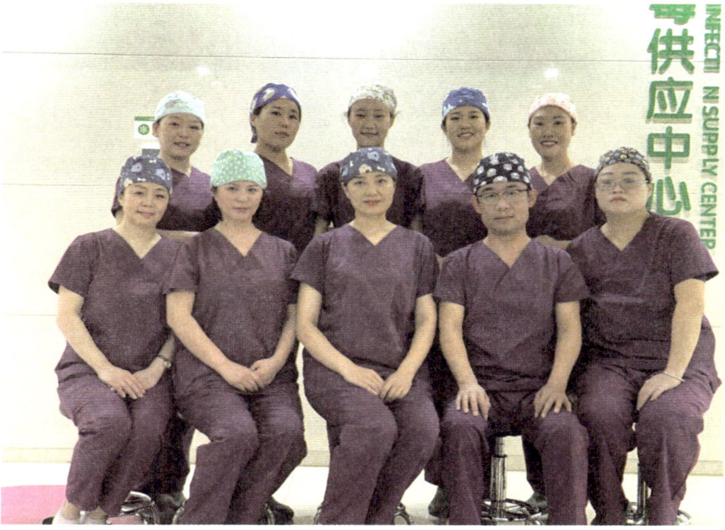

二、工作开展情况

消毒供应中心从2018年以来，逐步将病区各种器械、门诊科室器械、手术器械、临床呼吸机管路、氧气湿化瓶、口腔科及眼科器械陆续进入消毒供应中心清洗包装灭菌，实行下收下送，经过2年的实践研究，完成无菌物品的“中心集中规范管理”的管理模式。严格按照卫生行业标准技术规范，物品由污到洁，规范清洗消毒及灭菌，不交叉，不逆流，保证物品各种监测合格之后发放。

第十一节 药学部

一、历史沿革

药学部是集药学服务、科研、教学于一体的综合性科室。药学部下设门急诊药房、住院药房、中药房、静脉用药调配室、西药库、中药库、临床药学室等十几个部门。姜燕负责科室全面工作，有工作人员 26 人，其中主任药师 2 人，副主任药师 1 人，主管药师 4 人，主管中药师 2 人，邯郸市卫生健康委引进高层次人才 3 人。科室有 17 人为国家注册执业药师。

2016 年起，作为短缺药品监测点，药库承担短缺药品的监测、上报工作。2016 年，成立中药房。2017 年，设立药剂科。2018 年起，药事委员会办公室设在药剂科。2019 年起，筹备静脉用药调配室。2020 年，成立药学部，实现医院药学各部门的整合。

二、工作开展情况

认真贯彻执行《中华人民共和国药品管理法》等相关法律法规，逐步实现药品管理科学化、法律化。负责药事会及各类药品相关规章制度的制定。围绕药事管理和科研立项，将专业领域最新成果应用于科室管理。根据医院医疗和科研需要，编制药品采购计划，做好药品采购、保管、供应工作。严格执行药品集中采购相关规定，规范药品采购行为。实施药品集中带量采购工作，完成带量品种及指标。负责院内药品的验收、储存、养护管理，负责指导各类特殊药物的使用、管理情况。承担各药房日常运行管理，保障临床科室用药。监督基本药物使用情况，保证优先配备使用基本药物。每周深入临床抽查病历并点评，参与临床疑难会诊。每月上报不合格处方、病历至医务科及卫健委，督促临床合理用药。监督抗菌药物使用情况，并对其进行评价。收集药品不良反应信息，向药品监督管理部门及卫生行政部门上报药品不良反应数据。积极开展药物咨询窗口工作，指导患者合理用药。重视科室文化建设，以中药技术推广为契机，开设“药师说中药”栏目，充分发掘中药学科普工作，向公众科普中药学知识。

科室先后荣获 2017 年药械化监测工作先进单位、2018 年度药品监测工作先进单位、2019 年邯郸市卫生健康委员会“巾帼文明岗”等先进称号，并多次获得院“文明服务窗口流动红旗”“卫生流动红旗”荣誉。

第六章　科研教学

邯郸市妇幼保健院大力实施“科教研”一体化建设，把科研教学工作作为医院建设主要任务之一。依靠科技创新兴院，加强科技成果推广，不断提升医院医疗技术水平；开展系统性规范化教育和培训，培育优秀青年医学人才，加强临床教学管理，优化教学职能，提高教学水平；强化在职继续医学教育工作，不断对医务人员进行以新理论、新知识、新技术、新方法为主要内容的“终身教育”；强化学科专科建设，构筑全面发展的支撑平台，促进医学科学事业、医疗水平、医学教育水平的不断提高。

第一节　科研发展

1988 年，邓小平提出：“科学技术是第一生产力。”多年来，医院领导坚持继承与创新相结合，大力强化医疗技术科研，加大资金投入鼓励和支持广大医务人员开展科研活动，多渠道、多途径积极引进新技术、新项目新成果，不断扩大医疗范围，提高医疗救治效果，为医院发展注入了强大动力。

医院把医药科研工作列入医院长远发展计划的一项重要目标，做到有计划、有目的、有重点、有步骤地培养学科带头人。同时，加强对该项工作的领导，医院一名副院长分工主抓，医药科研工作从上到下有人抓、有人管。医院坚持经常性地组织医护人员讲课和举办各种类型的短期培训班，尽快掌握医药新理论、新知识、新技术、新方法。重点培养高科技人才，有针对性地培养中青年医师报考高等医药学院，攻读硕士、博士等高等学位研究生。坚持每年选送一批技术骨干去北京、上海等知名医院进修深造。医院重视科研投入，有计划地培养人才，形成了科研人员梯队。同时，医院充分调动医护医药人员科研的积极性，把医护人员的学历、论文等级、科研成果作为其职称晋升、选拔任用和享受多种福利待遇的重要条件，在全院形成浓厚的学习、研究、创新气氛。

2011 年—2019 年邯郸市妇幼保健院部分科研成果一览表

表 6-1-1

立项时间	项目名称	项目负责人	获奖情况	项目归属
	生大黄治疗新生儿胎粪性便秘	吕红艳	2007 年邯郸市科学技术进步奖三等奖	邯郸市科技局
	胎粪吸入综合征患儿血中血小板活化因子、血栓调节蛋白及纤溶功能	李书芳	2007 年河北医学科技奖一等奖	河北省卫生厅
	龙血竭联合中药阴道冲洗治疗宫颈糜烂 102 例疗效分析	李淑东	2008 年邯郸市科学技术进步奖三等奖	邯郸市科技局
	主群精子指数的临床应用研究	王　霞	2009 年中国煤炭工业科学技术奖三等奖	中国煤炭工业协会
	自拟方治疗输卵管阻塞疗效观察分析的研究	窦海燕	2009 年邯郸市科学技术进步奖一等奖	邯郸市科技局
2009 年	重要注射液胆木对多种抗生素体内外抗菌作用的影响研究	姜　燕	2012 年河北省中医药学会科学技术奖三等奖	河北省中医药学会
	中西医结合治疗多囊卵巢综合征的疗效观察	张秀青	2012 年邯郸市科技进步奖二等奖	
2009 年	持续气道正压通气辅助治疗重型手足口病的研究	黄广丽	2012 年河北医学科技奖二等奖	
	探讨脑瘫患儿 332 例临床资料与疗效分析研究	顾秀玲	2012 年邯郸市科技进步奖三等奖	
2011 年	危重症手足口病的早期诊断及机械通气治疗研究	周红瀛	2012 年河北医学科技奖三等奖	邯郸市科技局
2011 年	PTEN、CerbB-2 及雌激素受体表达在子宫内膜癌早期检查中研究	孙冬霞	2012 年河北医学科技奖二等奖	邯郸市科技局
2011 年	重症手足口病早期预警指标的探讨研究	高艳霞	2014 年邯郸市科学技术进步奖三等奖	邯郸市科技局
2011 年	中西医结合治疗小儿痉挛性脑瘫疗效的应用研究	李晓菊	2014 年河北省中医药学会科学技术奖三等奖	邯郸市科技局
2011 年	中药联合调整生活方式治疗精液迟缓液化症的临床研究	王爱华	2013 年邯郸市科技进步奖	邯郸市科技局
2011 年	角茴香品质与开发的研究	姜　燕		河北省中医药管理局
2012 年	非营养性吸吮及早期经口喂养在早产儿微量喂养应用研究	吕红艳	2014 年河北医学科技奖一等奖	河北省卫生厅
2012 年	产妇乳汁、新生儿尿液巨细胞病毒筛查及随访的临床研究	李书芳		邯郸市科技局
2013 年	细胞遗传学在优生优育中的应用与研究	董　辉		

续表 6-1-1

立项时间	项目名称	项目负责人	获奖情况	项目归属
2013 年	复方中药治疗更年期抑郁症的临床研究	郭利红	2017 年河北医学科技奖二等奖	河北省卫生厅
2013 年	利用甲胎蛋白测定值筛查重症妊娠的研究	牛英慧	2013 年邯郸市科技进步奖	河北省卫生厅
2013 年	TCT、HPV E6/E7mRNA 检测及 OX-2 基因检测在宫颈癌筛查中的研究	孙冬霞	2017 年邯郸市科技进步奖三等奖	
2013 年	子宫内膜异位症病因研究及诊治新进展		2014 年邯郸市科学技术进步奖二等奖	
2015 年	邯郸地区新生儿苯丙氨酸血症筛查与治疗的研究	赵　靖		邯郸市科技局
2015 年	不同喂养方式对极低出生体重儿肠道菌群及营养发育的影响	吕红艳	2019 年全国妇幼健康科学技术奖三等奖	中国妇幼保健协会
2015 年	促红细胞生成素治疗新生儿缺氧缺血性脑病的临床疗效及作用机制	吕红艳	2019 年邯郸市科技进步奖二等奖	邯郸市科技局
2015 年	促红细胞生成素对中重度 HIE 新生儿血清 CRP、SICAM-1 和 TNF-A 的影响	吕红艳		河北省卫生厅
2015 年	脐血中 SICAM-1、NF-KB 及 MBP 的检测在早产儿脑白质损伤中的应用	王智英		河北省卫生厅
2015 年	同型半胱氨酸与妊娠期贫血相关性分析及对不良妊娠结局的影响	李　芬		河北省卫生厅
2016 年	针刺配合中药熏蒸治疗小儿脑瘫尖足的临床研究	严宏菲		邯郸市科技局
2016 年	超声在新生儿化脓性脑膜炎的应用研究	孙秀敏		邯郸市科技局
2016 年	对邯郸地区生长发育异常的儿童利用骨龄测定评估其生长发育状况的研究	董静娟		邯郸市科技局
2016 年	脑功能检测在早产儿脑损伤中的临床应用价值	王智英		邯郸市科技局
2016 年	脱敏调体法加捏积配合舒利迭吸入治疗 4 岁以下哮喘的方法探讨	张美芳	邯郸市科学技术奖二等奖	河北省科技厅
2016 年	EPO 结合亚低温对新生儿中重度 HIE 患儿血清 Tau 蛋白和炎性细胞因子水平的影响	吕红艳	邯郸市科学技术奖一等奖	河北省科技厅
2017 年	亚低温对新生儿缺氧缺血性脑病患儿视锥蛋白样蛋白 -1，髓鞘碱性蛋白和血红素氧化酶 -1 的影响	王秋丽		河北省科技厅
2017 年	中药煮散剂直肠滴注治疗疱疹性咽峡炎的优势探讨	张美芳		邯郸市科技局
2018 年	以骨龄测评为主的综合监测在小于胎龄儿生长发育诊治中的应用研究	尹志芳		邯郸市科技局

续表 6-1-1

立项时间	项目名称	项目负责人	获奖情况	项目归属
2018 年	灌肠用麻杏甘石散的质量标准研究	姜　燕		邯郸市科技局
2018 年	孟鲁司特钠治疗儿童支气管哮喘疗效及细胞因子变化研究	李　静		河北省科技厅
2018 年	改良蓝光灯免戴眼罩治疗新生儿黄疸的临床应用	张美芳		河北省卫生厅
2019 年	应用百日咳杆菌 IgM 抗体检测早期诊断百日咳的研究	黄广丽		河北省卫生厅
2019 年	高低剂量布地奈德联合特布他林雾化吸入对哮喘患儿 T 细胞亚群功能的影响	崔艳杰		河北省卫生厅
2019 年	腹泻患儿轮状病毒与血清锌、CK-MB 及炎症因子的关系研究	杜宝静		河北省卫生厅
2019 年	血清 β-hCG,C- 反应蛋白 ,IL-6 水平对胎膜早破孕妇宫内感染的预测价值	李　燕		河北省卫生厅
2019 年	中药外洗配合推拿治疗小儿肌性斜颈的临床研究	董秋菊		邯郸市科技局
2019 年	Ⅲ型前列腺炎 EPS 中炎性因子对精子核蛋白及 DNA 碎片的影响研究	董永生		邯郸市科技局
2019 年	MicroRNA-3 在子宫内膜癌组织中影响及机制的研究	李　燕		邯郸市科技局
2019 年	妊娠早期母体血清 microRNAs 检测筛查胎儿先天性心脏病的研究	布兰娜		邯郸市科技局

第二节　重点学科与专科建设

一、新生儿科

1. 管理保障与经费投入

1991 年 9 月，邯郸市妇幼保健院新生儿科成立，是全市最早成立的新生儿科，也是一所集临床、科研、教学、保健于一体的全市新生儿诊疗中心。近年来，院领导高度重视学科建设，成立院、科两级学科建设小组，实行学科带头人负责制，全面负责学科计划、医疗、教学、科研、质控、财务经费管理、人才培养等工作。对重点学科实行政策倾斜，专项经费支持。新生儿科实现了跨越式发展，临床业务持续稳步增长，医疗服务质量大幅提高，多项技术填补全省及邯郸市空白。

2. 人才梯队

创始人为新生儿学专家谭秀玲，在全省具有重要的学术地位和影响。兼任河北省第三届围产学会常务委员、省女医师协会委员、第十届全国人大代表、全国“三八”红旗手、全国医德医风标兵、全国宋庆龄樟树奖。

学科带头人吕红艳，中共党员，医学硕士，主任医师，任新生儿科主任、中国医师协会新生儿专业委员会委员、被卫生部授予“新生儿窒息复苏”省级师资资格、河北省健康教育与康复学会儿科专业委员会副主任委员、河北省儿童健康学会新生儿专业委员会副主任委员、河北省医师协会新生儿专委会委员、邯郸市医学会围产医学分会副主任委员。

新生儿科重点学科科室人员构成：医护人员 70 人，医生 22 人，护士 48 人。其中主任医师 3 名，副主任医师 4 名，主治医师 7 名，医师 8 名，其中硕士研究生 4 名，形成合理人才梯队。

3. 科研水平

（1）在研项目：7 项

中国疾病预防控制中心妇幼保健中心项目 1 项：不同喂养方式对极低出生体重早产儿肠道菌群的影响（ 2015FYH022 ）。

河北省科技计划项目 2 项：EPO 结合亚低温对新生儿中重度 HIE 患儿血清 Tau 蛋白和炎性细胞因子水平的影响（162777201）；亚低温对新生儿缺氧缺血性脑病患儿视锥蛋白样蛋白 -1、髓鞘碱性蛋白和血红素氧化酶 -1 的影响（172777209）。

河北省医学科学研究重点课题计划 2 项：促红细胞生成素对中重度 HIE 新生儿血清 CRP、sICAM-1 和 TNF-a 的影响（20150033 ）；脐血中 sICAM-1 及 MBP 的检测在早产儿脑白质损伤中的应用（20150445）。

邯郸市科学技术研究与发展计划项目 2 项：促红细胞生成素治疗新生儿缺氧缺血性脑病的临床疗效及作用机制（1528108079-6）；脑功能检测在早产儿脑损伤中的临床应用价值（1623208066-3）。

（2）与上级医院合作完成科技攻关项目及自然基金项目 4 项：与中国人民解放军海军总医院合作科技部课题，干细胞移植治疗新生儿脑损伤的合作研究（2012DFA30880）；与白求恩国际和平医院合作国家卫生计生委医药卫生科技发展研究中心课题，早产儿血清维生素 A、E 水平与生命早期反复呼吸道感染相关性研究（W2015EAE140）；与河北省儿童医院合作河北省医学适用跟踪项目研究协议，无创高频震荡与加温湿化高流量鼻导管呼吸支持预防早产儿拔管失败的前瞻性随机对照多中心临床研究；与北京八一儿童医院合作课题，不同病因导致的出生 12 小时内起病的新生儿呼吸窘迫综合征临床研究。

4. 发表论文

近年来，发表核心期刊论文 12 余篇，其中 SCI 收录 4 篇：

（1）Effect of Erythropoietin Combined with Hypothermia on Serum Tau-protein Levels and Neurodevelopmental Outcome in Neonates with Hypoxic-ischemic Encephalopathy. Neural Regeneration Research(神经再生研究), 2017(12):1655-1663 影响因子：1.769

（2）SATB2-Associated Syndrome: a Case Report of a De Novo Nonsense Mutation in SATB2 from China and Review of Literature . Clinical Laboratory 临床实验室(德国), 2018（64）:627-637 影响因子：1.129

（3）Predictive Value of Neurodevelopmental Outcome and Serum Tau Protein Level in Neonates with Hypoxic Ischemic Encephalopathy. 临床实验室（德国）2017（63）:1153-1162 影响因子：1.129

5. 教学情况

（1）新生儿呼吸管理学习班（ 2018-06-03-002）

（2）新生儿呼吸支持治疗新进展〔2018-06-03-001（冀）〕

（3）新生儿巨细胞病毒感染治疗进展（2018-06-03-001）

（4）新生儿化脓性脑膜炎早期诊断与治疗进展（2018-06-01-003）

（5）新生儿复苏技术新进展及相关热点问题学习班〔2017-06-03-003（冀）〕

多年来，新生儿科采取会诊、查房、讲课、坐诊等多种形式，帮扶基层医院创立、发展新生儿专业；常年驻地对口援助新疆和静地区发展新生儿事业；接收市、县级医护人员进修 30 余人次，其中新疆和静县医院、妇幼保健院医护人员 8 人次；指导基层医院窒息复苏技术；构建“邯郸市儿科疾病救治医联体”，充分利用新生儿学科优势，实行危重症新生儿救治绿色通道，为基层培养人才，提高了邯郸地区新生儿疾病的救治水平。

6. 工作成效

经过数十年的建设，新生儿科已发展成为具有儿童、保健两个院区、六大专业体系，成为全市规模最大、服务项目最完备的新生儿病区。设备先进，技术上处于全省领先水平。

7. 特色项目

在全省首例成功应用肺表面活性物质抢救早产儿呼吸窘迫综合征，实现了早产儿抢救质的飞跃。至 2021 年底已累计开展 9000 余例，大大提高了早产儿、极早早产儿的成活率，并实现了成活最小胎龄 25 周、最小体重 700 克的突破。与北京八一儿童医院合作，在医院建立先天性心脏病诊疗基地，其中完成的一例 810 克极低体重早产儿先心病手术，填补了河北省空白。新生儿溶血病同步外周换血术、新生儿复苏技术、新生儿静脉高营养、呼吸机的应用、早产儿个性化发育护理、脐静脉置管术、经外周中心静脉置管术等多项技术填补邯郸市空白。2018 年 3 月，成功抢救体重 1200 克、900 克、700 克三胞胎早产儿，再次挑战早产儿成活最小体重的极限。

新生儿病房实现了分区管理，开设早产儿病区、足月儿重症监护区、母婴同室区、高危儿远期随访和早期干预，实现了新生儿专业更细化、更规范的管理。与多科室合作，建立了比较完善的新生儿及高危儿随访体系。

开展“健康小屋”活动。新生儿团队推出“关注生命一千天”的儿童健康主题活动，采取健康宣教、入户随访、义诊等多种方法，对社区居民进行健康知识的宣传，得到社区群众的好评，受益患者及群众上万人。

二、儿科

邯郸市妇幼保健院儿科是邯郸市医疗质量示范科室、邯郸市医学重点发展学科，是一所集临床、科研、教学于一体的儿童诊疗中心，是邯郸市重症手足口病定点救治医院。多年来，承担着邯郸市及周边地区儿科疑难及危重症的诊疗抢救及下乡医疗转诊工作。现有呼吸一科、呼吸二科、消化一科、小儿内分泌科、儿童重症医学科、小儿神经科、小儿普外科、急诊科，实际开设床位 300 余张，医护人员 130 余人。其中主任医师 7 名，副主任医师 5 名，主治医师 29 名，医师 23 名，人才梯队呈“宝塔型”结构。

医院重视儿科的发展，投入大量的资金为儿科添置先进的医疗设备，包括德国耶格肺功能仪、美国阿拉丁 CPAP 呼吸机、多参数心电监护仪、床旁彩色超声、血气分析仪、视频脑电图机、心电图机、注推式微量输液泵、百瑞加压雾化泵、电动吸引器、肺炎腹泻理疗仪、亚低温治疗仪、蓝光治疗仪、振动排痰机、骨密度检测仪 、黄疸素测试仪、微量快速血糖分析仪等设备。

儿科专科依靠雄厚技术的力量，在儿急救、呼吸、消化、神经系统疾病，特别是重症手足口病救治方面的诊疗方面，走在全市前列。

三、产科

邯郸市妇幼保健院产科是专科医院的龙头科室。年分娩量为 5000 人以上，高危病人占 80% 以上。先后被评为河北省自然分娩示范医院、首批国家级“分娩镇痛试点医院”、国家级“母婴友好医院”，被评为“促进母乳喂养医疗保健服务机构”。学科带头人管理能力强，科室有较强的学术骨干以及年轻的后备力量。

2017 年，产科床位数 86 张；2018 年 3 月，产科正式分为 4 个独立小组，合计床位 98 张；2018 年 7 月，丰收院区产科病房正式开诊，两个院区床位扩展至 120 张。病房分高、中、低档，可满足不同人群的需求。床位使用率 80% 以上。

人才结构合理，形成人才梯队。全科工作人员 120 余名，其中主任医师 3 名，副主任医师 4 名，主治医师 15 名，研究生 3 名。副主任护师 3 名，主管护师 24 名，值班人员均新老搭配。学科医护人员与床位比例达标。

科室在核心期刊发表论文共 13 篇，完成科研项目 2 项，获奖 1 项。承担省级继续医学教育项目 4 项，主办成立邯郸市医学会围产医学分会，是河北工程大学医学院、邢台医专、邯郸市卫生学校等院校的临床教学实习医院，与北大人民医院建立医疗共同体，可向各县妇幼保健院进行远程知识培训、会诊及疑难病例讨论。

有明确而相对稳定的研究方向，如《同型半胱氨酸与妊娠期贫血相关性分析及对不良妊娠结局的影响》，“血清 β-HCG，C 反应蛋白，IL-6 水平对胎膜早破孕妇宫内感染的诊断及评估价值”等。学术水平处于市内领先水平。

四、生殖医学科

20 世纪 80 年代初期，医院设立不孕不育门诊。由从事多年妇产科临床工作的医师常年坐诊，采用输卵管通液、造影、精液分析及中西医结合治疗等多种诊疗手段，在治疗妇科内分泌及男女不孕不育疾病等方面积累丰富的临床经验，同时为医院之后开展辅助生殖技术打下了坚实的基础。2002 年，医院不孕不育门诊扩建为不孕不育症专科，进一步加强技术力量，购置先进医疗设备，多次派遣人员到国内有资质的生殖中心进修，学习人工授精等辅助生殖技术。积极与天津妇产医院合作，开展多项不孕不育的诊疗技术。

有生殖专业工作人员 20 人，均在全国知名生殖中心接受专业培训，获得结业证书，其中高级职称人员 6 名，中级职称人员 8 名，硕士研究生 5 名。

2005 年，医院投资近 500 万元，购置了开展辅助生育技术所需要的各种设备，诊疗场所面积扩大至 600 平方米。按卫生部文件标准，对场地进行改造及层流净化装修，设有体外受精—胚胎移植实验室、手术室、人工授精室、胚胎冷冻室、精液处理室、诊疗室、超声室、激素测定室、候诊大厅及其他辅助场所。实验室环境符合卫生部医疗场所一类标准，设置空气净化层流，操作区达到百级标准。中心设备齐全，装备了解剖显微镜、显微操作系统、CO_2 培养箱、程序冷冻仪、超净工作台、负压吸引器、空气净化器、超声仪、精液分析仪、输卵管诊疗仪等高尖新的医疗设备。2007 年经省卫生厅批准，开展夫精人工授精技术，2008 年 12 月获正式运行。这填补了邯郸市此项技术的空白，成为邯郸市首家开展辅助生殖技术的医疗单位。

2011 年，医院重新设计并建造了新的生殖医学科，诊疗面积达 1000 平方米，辅助生殖技术区达 800 平方米。购置了最先进的仪器设备：IVF 工作站、日本阿洛卡及德国飞利浦彩超仪、RI 激光破膜仪、倒置显微镜、三气培养箱等。

2015 年 1 月，通过了省卫计委开展体外受精—胚胎移植及其衍生技术的审批，至今已完成近千个周期，妊娠率已处于国内领先水平。

多年来，科室在国家级刊物上发表论文共 30 余篇，其中《主群精子指数临床应用研究》获省卫生厅科学技术二等奖，中国煤炭部部级三等奖；《中西医结合治疗多囊卵巢综合征的疗效观察》获市科学技术二等奖；《中药联合调整生活方式治疗精液迟缓液化症的临床研究》获市科学技术三等奖；《抗苗勒管激素（AMH）检测在卵巢功能诊治中临床价值的研究》获市科学技术二等奖；《重症手足口病早期预警指标的探讨研究》获市科学技术三等奖。

五、儿童康复科

邯郸市妇幼保健院于 1996 年经过多方考察论证在全市率先成立儿童康复科，是邯郸市市直医疗单位唯一一家治疗儿童脑性瘫痪的科室，填补了河北省南部地区在儿童康复中的空白。2004 年，儿童康复科被邯郸市政府及市卫生局确立为“邯郸市脑瘫和弱智儿童康复技术指导中心”，2014 年被评为河北省优秀志愿服务项目，2015 年被河北省残联指定为邯郸市残疾人康复示范基地。

科室全年共收治针灸病人 6000 人次，肢体按摩 12000 人次，功能训练 16000 人次，高压氧 1661 人次，水疗（中药熏蒸）3200 人次，临时输液 3661 人次。

该科设有诊断室、评估室、针灸室、理疗室、按摩室、水疗室、高压氧舱、语训室、个别化训练室、作业治疗室，运动训练室多个诊室。设病房观察床位 16 张。配备有先进的医疗设备：儿童高压氧舱，神经损伤治疗仪、肌痉挛治疗仪、经络导平治疗仪，水疗浴缸，中药熏蒸床、脑循环治疗仪和多种康复训练器材等。

经过 21 年的发展，逐步形成合理的专业人才梯队。有医护人员 22 名，均系专门从事儿童康复工作多年，临床经验丰富，其中主任医师 1 名，副主任医师 3 名，主治医师 2 名，主管护师 4 名，康复治疗师 11 名，特教老师 1 名，其中硕士研究生 1 名，大学本科 14 名。

科室借鉴我国著名脑瘫康复专家靳瑞的“三针”疗法，开展针灸、推拿按摩、理疗、药物穴位注射、高压氧、水疗、中药蒸汽熏蒸治疗、语言训练、弱智儿童的认知训练、作业治疗和运动训练多位一体的综合治疗手段。

共发表国家级核心期刊论文 20 篇，《中药浴缓解痉挛性脑瘫患儿肌张力的科研》荣获邯郸市科学进步三等奖；《中西医结合治疗小儿痉挛性脑瘫疗效的应用研究》，荣获河北省中医药学会科学技术三等奖。

六、儿保科

儿童保健科承担市区内的托幼机构儿童入园前体检、保教人员健康体检、全市 5 岁以下儿童死亡上报、基层医疗机构儿童保健工作的业务指导和监督，托幼机构卫生保健工作的业务指导和监督，全市智力残疾评定的复审工作。门诊主要从事全面的儿童保健服务，包括生长发育、骨龄评测、儿童早期发展、智力评测、注意力缺陷、婴幼儿过敏筛查、儿童营养与喂养、儿童眼保健、儿童口腔保健等门诊。2017 年被中国优生科学协会授予“儿童健康管理示范基地”称号，2018 年被邯郸市卫计委评为“邯郸市医学特色专科”，“河北省儿童营养生长发育及内分泌遗传代谢联盟学基地单位”,2019 年被邯郸市妇女联合会授予“巾帼文明岗”称号，2021 年被河北省卫生健康委、河北省教育厅确定为“河北省 0—6 岁儿童近视防控示范单位”。

科室有副主任医师 2 名、主治医师 7 名、医师 2 名、主管护师 1 名，护师 1 名、大学本科学历 11 名、大学专科 2 名。近 5 年来，在核心及国家级期刊发表论文 6 篇，有河北省科学技术成果 1 项，河北省中医药管理局科研立项 1 项，河北省科技厅科研立项 1 项，邯郸市科技局科研立项 1 项。

七、中医儿科

中医儿科开展针药并用、内外合治，引进上海中医药大学的火针及耳针治疗法，治疗儿童哮喘，毛细支气管炎，痉挛性咳嗽、抽动症、情感交叉综合征，再发性呕吐等顽固性疑难病，填补河北省该项空白；应用中药直肠滴注治疗儿科感染性疾病，弥补邯郸市该项技术空白。

科研立项情况：

1. 2016 年《脱敏调体法加捏积治疗小儿毛细支气管炎的方法探讨》省科技厅；2. 2017 年《中药煮散剂直肠滴入治疗疱疹性咽峡炎的优势探讨》1723208071–3；3.2018 年《改良蓝光灯免戴眼罩治疗婴儿黄疸的方法探讨》；4. 2018 年《针刺加闪罐联合槐杞黄颗粒预防毛细支气管炎喘息复发的临床研究》。

科研获奖情况：

1. 2019 年 2 月，《中西医结合预防毛细支气管炎喘息复发的临床研究和推广应用》获邯郸市科技进步奖二等奖；2. 2019 年 1 月，《脱敏调体法加捏积治疗小儿毛细支气管炎的方法探讨》获河北省中医药学会科技奖二等奖；3. 2014 年 3 月，《玉屏风散和舒利迭气雾剂预防毛细支气管炎复发的疗效研究》获河北省中医药学会科技一等奖。

发表论文情况：

1. 2018 年 9 月，《隔姜灸治疗小儿功能性腹疼的 100 例体会》发表在《健康必读杂志》。2. 2018 年 9 月，《针刺和闪罐疗法治疗小儿多发性抽动症的疗效观察》发表在《健康必读杂志》。3. 2018 年 8 月，《中药内服加捏积外治法联合吸入疗法治疗毛细支气管炎疗效观察》发表在《中西医结合儿科学杂志》。4. 2018 年，《中药直肠滴注配合多次雾化治疗急性毛细支气管炎的临床体会》发表在《健康周刊杂志》。5. 2018 年，《调体脱敏方配合拔罐疗法治疗儿童肺炎疗效观察》发表在《健康周刊杂志》。6. 2018 年，《改良蓝光灯免戴眼罩在高胆红素血症治疗中的疗效观察》发表在《健康必读杂志》。7. 2018 年，《小柴胡汤口服联合改良兰光照射治疗高胆红素血症的临床观察》发表在《健康周刊杂志》。8. 2017 年，《脱敏调体方联合舒利迭气雾剂吸入治疗毛细支气管炎临床观察》发表在《河南中医杂志》。9. 2017 年，《脱敏调体方联合捏积疗法治疗小儿毛细支气管炎 120 例临床观察》发表在《中医儿科杂志》。

八、 细胞遗传科

出生缺陷是影响我国人口素质的重要因素，主要有染色体疾病和各种先天性畸形。因此孕期的血清学产前筛查及产前诊断技术可及时有效的筛查和诊断出缺陷儿，从而降低出生缺陷，提高出生人口素质。

邯郸市妇幼保健院优生遗传科成立于 1998 年，主要负责邯郸市及周边县区家族中有遗传病史的人群、有不良孕产史的夫妇、生长发育或智力异常等的儿童。邯郸市妇幼保健院产前诊断分中心于 2011 年成立，服务对象为邯郸市及周边县区的育龄妇女及家庭。优生遗传科在分中心中承担遗传咨询、细胞遗传诊断、分子遗传诊断、产前筛查实验、生化免疫遗传诊断、羊膜腔穿刺等临床和检验工作。

优生遗传科是一支拥有高素质人才的队伍，有工作人员 10 余人，其中有高级职称 2 人，中级职称 3 人，研究生 2 人。

科室以早、中孕期的血清学产前筛查和超声筛查为起点，以中孕期羊水穿刺细胞学和分子学诊断为中轴开展各项出生缺陷的防控工作。包括遗传咨询、优生咨询、孕前咨询、羊膜腔穿刺取羊水及细胞染色体培养并核型分析、TORCH 检查、不孕抗体检查、外周血染色体检查、孕早期产前筛查、孕中期产前筛查、HPV 病毒检测、STD 检查、巨细胞病毒 DNA 检查等多项检查项目。自 2011 年至 2021 年底已接诊病人 2 万余例，进行遗传咨询 500 余例，产前咨询 1 万余例；孕前优生咨询 1 万余例，血清学产前筛查 1 万余例，筛查出高风险孕妇 2000 余例，羊膜腔穿刺 700 余例，诊断出异常病例 60 余例，外周血染色体检查 3000 余例，异常核型 600 余例，发现世界首报异常染色体核型 4 例。

为不断提高这支专业队伍的技术水平，该团队每年均派出代表参加国家及河北省组织的各种相关专业的培训班，不断完善和提高业务水平，使其发展步伐与国家级水平同步，并与上级产前诊断单位保持密切联系，形成产前诊断工作的网络体系。

邯郸市妇幼保健院医护工作者解放思想、开拓进取、增强创新意识，积极开展学术研究，踊跃参加学术交流，纷纷撰写并发表了许多有价值的医学论文和经验总结，为医疗卫生事业的发展添砖加瓦。

邯郸市妇幼保健院部分论文一览表

表 6-2-1

姓　名	时间	名　　　称	刊物名称
陈晓洁	2013	松花粉在新生儿皮肤护理上的应用效果	贵阳中医学院学报
董　辉	2013	异常性染色体核型的临床表现与遗传学分析	中国优生与遗传杂志
董静娟	2012	双侧先天性颈部肺疝 2 例	中国儿童保健杂志
董永生	2013	肝动脉化疗栓塞联合射频消融治疗大肝癌的临床疗效	中国现代普通外科进展
董志勇	2013	喜炎平治疗小儿手足口病合并支气管肺炎的疗效观察	大家健康（学术版）
	2013	喜炎平治疗小儿手足口病合并支气管肺炎的疗效观察	大家健康（学术版）
杜宝静	2013	思密达联合思连康治疗婴儿母乳性黄疸 56 例疗效观察	当代医学
	2013	开喉剑喷雾剂（儿童型）联合热炎宁合剂治疗普通型手足口病的疗效观察	中国当代医药
杜晓燕	2013	宫颈鳞癌组织中 MMP-9 和 VEGF 的表达与微血管密度相关性研究	现代中西医结合杂志
	2013	宫颈鳞癌组织 MMP-9 和 Ezrin 的表达与微血管密度的相关性	中国热带医学
范　建	2013	uPA 和 FAK 在肝癌组织中的表达及相关性研究	现代中西医结合杂志
	2013	抗凋亡蛋白 Survivin 和 Ki-67 在肝癌组织中的表达及相关性研究	现代生物医学进展
高向红	2011	归芪调经胶囊治疗育龄期功能性子宫出血 40 例临床观察	河北中医
高艳霞	2013	重症手足口病生化指标变化特点探讨	临床荟萃
顾秀玲	2011	早期干预治疗新生儿缺氧缺血性脑病 241 例疗效观察	中国妇幼保健
	2011	332 例脑瘫患儿病因及相关因素分析	中国医药导报
	2011	“水药热浴疗法”加按摩治疗痉挛型脑瘫 258 例疗效观察	中国医药导报
	2011	脑瘫患儿 332 例临床资料与疗效分析	中国医药导报
	2011	痉挛性脑瘫治疗方法的研究	中国医药导报
	2012	小儿脑瘫的综合治疗及早期诊断的研究	河北医药

续表 6-2-1

姓　名	时间	名　　称	刊物名称
郭丽娜	2012	子宫内膜异位症中 VEGF、MMP-2、TGF-β 的表达及意义	中国美容医学
	2012	腹腔镜手术联合药物治疗子宫内膜异位症两种方法的比较	中国美容医学
	2012	子宫内膜异位症患者中西医结合治疗前后血清血管内皮生长因子及糖类抗原 -125 的含量变化	河北中医
	2012	中西医结合治疗子宫内膜异位症合并不孕 36 例疗效观察	河北中医
郭占红	2011	新生儿先天性胃肠道畸形的诊疗体会	医学信息（中旬刊）
郝飞跃	2011	激光治疗下肢静脉曲张 80 例总结	医学理论与实践
	2011	甲状腺手术的并发症总结	医学理论与实践
	2011	胆囊内窥镜手术患者的心理干预	医学理论与实践
黄广丽	2011	持续气道正压通气 (CPAP) 治疗重症手足口病疗效观察	医学信息（中旬刊）
	2011	持续气道正压通气辅助治疗重型手足口病疗效观察	临床荟萃
季红英	2012	中药康复液辅助治疗小儿痉挛型脑瘫 100 例临床观察	河北中医
姜　燕	2013	开喉剑喷剂佐治手足口病口腔溃疡疗效观察	中国中医药信息杂志
	2013	角茴香的鉴别研究	中国药业
	2012	胆木饮片及其三种不同制剂的质量分析研究	中国药事
	2012	胆木及其制剂的研究现状	中国药师
	2012	阿奇霉素与胆木注射液联合应用对肺炎双球菌作用的研究	河北医药
靳林红	2011	非营养性吸吮对早产儿营养的影响及黄疸的早期干预	中国妇幼保健
孔卫平	2013	p-ERK-1 及相关因子在子宫内膜癌中的表达及意义	中国热带医学
李彩红	2012	uPA 和 VEGF 在子宫内膜癌中的表达及临床意义	大连医科大学学报
李慧英	2012	中西医结合配合食疗在产前贫血中的应用	医学综述
李　静	2012	喜炎平联合 α－干扰素治疗小儿手足口病普通型 104 例	环球中医药
	2012	邯郸地区 2009-2011 年重型手足口病的临床特征和流行病学分析	医学动物防制
李　亮	2012	卒中后情感障碍的临床分析与护理	山西医药杂志
李　沛	2013	帽状腱膜下血肿法医学鉴定分析 1 例	中国法医学杂志
李显峰	2011	高效液相色谱法测定金栀洁龈含漱液中盐酸小檗碱的含量	解放军药学学报
李晓菊	2013	中药康复液熏蒸辅助治疗小儿痉挛性脑瘫 80 例临床疗效	药学服务与研究
	2011	2 种中药注射液治疗小儿急性上呼吸道感染的疗效观察与成本－效果分析	中国药业

续表 6-2-1

姓 名	时间	名 称	刊物名称
李志伟	2013	子宫内膜癌中 PTEN 蛋白、P-AKT 蛋白的表达及意义	现代肿瘤医学
刘向真	2012	乳腺癌组织中 E2F-1 和 Skp2 的表达及意义	现代肿瘤医学
	2011	耳针结合中药内服治疗顽固性痛经 48 例临床观察	河北中医药学报
	2012	子宫内膜癌中 P-P38 和尿激酶型纤溶酶原激活剂的表达及临床意义	现代中西医结合杂志
	2012	子宫内膜癌中 uPA、P-P38 和 VEGF 的表达及意义	山东医药
吕红艳	2013	新生儿脂联素的研究进展	中国新生儿科杂志
	2011	早产极低出生体重儿早期微量喂养的临床研究	中国妇幼保健
牛丽辉	2013	三阴乳腺癌中 C-myc 和 PTTG 的表达与意义	中国热带医学
牛英慧	2013	利用甲胎蛋白测定法筛查高危妊娠的研究	河北医药
	2011	孕期甲胎蛋白持续增高对围产儿结局的影响	中国妇幼保健
庞志澜	2013	子宫内膜癌中 E2F-1、Survivin 和 ki-67 的表达及相关性	现代肿瘤医学
秦兰风	2011	羊水过少 402 例临床分析	中国妇幼保健
沈利军	2011	子宫内膜癌中表皮生长因子 2 和 PTEN 蛋白的表达及意义	中国误诊学杂志
石庆生	2013	机械通气在重症手足口病中的应用	临床荟萃
	2011	新型隐球菌脑膜炎 4 例临床分析	疑难病杂志
	2011	小儿新型隐球菌性脑膜炎诊断体会	临床荟萃
	2012	重症手足口病早期诊断和治疗	临床荟萃
孙冬霞	2012	子宫内膜癌中 PTEN 蛋白、HER-2 蛋白的表达及意义	现代中西医结合杂志
孙峰瑞	2012	宫颈癌组织中 Survivin、uPA 的表达及意义	山东医药
	2012	子宫内膜癌中 uPA、p-p38 和 VEGF 的表达及意义	现代肿瘤医学
王爱华	2011	两种迟缓液化精液处理方法对人工授精妊娠率的影响	河北医药
	2011	精液迟缓液化症患者精液解脲支原体和沙眼衣原体调查分析	河北医药
	2012	自拟调精汤治疗精液迟缓液化症的疗效观察	现代中西医结合杂志
王 虹	2013	非小细胞肺癌组织中肿瘤转移抑制基因蛋白和基质金属蛋白酶 -2 的表达与微血管密度相关性研究	山西医药杂志（下半月刊）
王如美	2012	P-GSK3β 和 β-catenin 蛋白在乳腺癌中的表达及临床意义	实用心脑肺血管病杂志
王琰	2013	子宫内膜癌中 E2F-1 和 Survivin 的表达及相关性	现代中西医结合杂志

续表 6-2-1

姓　名	时间	名　　　称	刊物名称
魏　兰	2012	浅谈做好档案管理对医疗工作的意义	中国外资
	2012	医院档案管理存在的问题及相关措施分析	中国外资
	2012	论新时期医院科研档案工作规范化管理	中国外资
熊南燕	2011	喜炎平对头孢唑啉和头孢噻肟抗菌作用的影响	时珍国医国药
严宏菲	2012	中药熏蒸加按摩治疗痉挛型脑瘫疗效观察	中国误诊学杂志
杨建华	2013	WWOX 和 E2F-1 在大肠癌中的表达及临床意义	现代生物医学进展
杨小岗	2011	血清抗苗勒管激素诊断多囊卵巢综合征的临床价值	中华临床医师杂志（电子版）
张贵瑾	2012	乳房按摩加通乳方治疗产后乳房胀痛 90 例	河北中医
张金玲	2012	医院档案管理的信息化与现代化	中国外资
	2013	医院档案管理的规范化探析	中国外资
张　娟	2013	子宫内膜癌中 E2F-1 和 Survivin 的表达及相关性	中国热带医学
	2013	E2F-1 和 CyclinD1 在子宫内膜癌中的表达及相关性分析	西部医学
张瑞华	2013	E2F-1 与 CyclinD1 在子宫内膜癌组织中的表达及其相关性分析	山东医药
张文英	2011	内服外治综合疗法治疗外阴白色病变的临床研究	实用心脑肺血管病杂志
	2011	消带方配合参柏舒阴洗液治疗细菌性阴道病 100 例疗效观察	河北中医
张秀青	2011	中西药联合生活方式调整对肥胖型多囊卵巢综合征生殖内分泌及促排卵的影响	中国妇幼保健
张志英	2012	脑脊液检测对判断重症手足口病的病情进展及预后的作用	临床荟萃
	2012	妥洛特罗贴剂治疗婴幼儿毛细支气管炎临床观察	临床荟萃
张重梅	2011	缺氧缺血性脑病新生儿血清单核细胞趋化蛋白 -1 和 S100B 蛋白水平的变化	实用儿科临床杂志
赵　倩	2012	重症手足口病患儿血清去甲肾上腺素水平变化及其他相关因素分析	实用儿科临床杂志
赵亚男	2013	三阴乳腺癌组织中 p57 和 ki67 的表达意义及相关性研究	西部医学
郑素琴	2012	人体膀胱尿路上皮癌中 FGFR3 与 p53 表达的相关性及临床病理意义	中国现代医学杂志
周红瀛	2012	手足口病危重症患者辅助机械通气治疗的临床观察	河北医药
	2012	小儿手足口病合并多发性颅内出血 1 例	河北医药
	2012	重症手足口病临床特征及其与病原学关系的分析	河北医药
周　星	2013	中西医结合治疗轻中度小儿肺炎的临床优势	大家健康（学术版）

续表 6-2-1

姓 名	时间	名 称	刊物名称
安文茜	2014	黄茵安胎汤联合西医对 ABO 血型新生儿溶血抗体效价和胆红素水平影响	现代中西医结合杂志
	2014	基于抗体效价水平研究黄茵安胎汤与西医治疗对 ABO 血型不合新生儿预后的影响	现代中西医结合杂志
布兰娜	2015	缺氧缺血性脑病新生儿血清中金属蛋白酶 -9 检测研究	河北省科技成果
	2015	新生儿缺氧缺血性脑病血清中基质金属蛋白酶 -9 尿酸血管内皮生长燕子变化的意义	山西医药杂志
	2015	新生儿缺氧缺血性脑病血清基质金属蛋白酶 -9 和尿酸变化的意义	现代中西医结合杂志
	2015	新生儿缺氧缺血性脑病血清中 MMP-9 和 VEGF 变化的意义	中国热带医学
车向郁	2017	支气管哮喘儿童血清 25-（OH）D3、IgE、IL-17、TGF-β1 水平变化及意义	成都医学院学报
	2018	婴幼儿喘息性疾病采用妥洛特罗贴剂联合激素吸入治疗的效果分析	大家健康
陈海霞	2016	人参皂苷 Rg1 减轻大鼠离体心脏缺血再灌注损伤的作用研究	河北医药
陈 敏	2017	PDCA 循环对医院感染管理质量的提升作用分析	大家健康
	2017	健康教育对阴道炎患者治疗依从性及预防复发的作用分析	健康之路
	2017	心理护理对围绝经期综合征患者睡眠质量及不良情绪的影响	保健文汇
陈素萍	2018	腹泻患儿大便细菌培养及轮状病毒检测结果与血清锌、肌酸激酶同工酶的关系	检验医学与临床
程万芳	2016	肿瘤坏死因子 -α 和白细胞介素 -1β 对新生儿缺氧缺血性脑病的临床诊断价值	中国妇幼保健
	2017	神经节苷脂联合促红细胞生成素治疗新生儿缺氧缺血性脑病的临床疗效	中国医药导刊
崔艳杰	2016	喜炎平联合奥司他韦治疗乙型流感病毒感染临床观察	健康世界
董 辉	2010	339 例抗心磷脂抗体检测与习惯性流产的观察	中国妇幼保健
	2010	邯郸市 3495 例外周血淋巴细胞染色体分析	中国妇幼保健
	2010	孕中期对母血清筛查结果的临床分析	中国妇幼保健
	2014	邯郸地区 2568 例不孕不育遗传咨询者染色体分析	中国优生与遗传杂志
董静娟	2019	邯郸地区生长发育异常儿童骨龄生长学特征及相关因素研究	医学信息
	2019	Turner 综合征（TS）患者的染色体核型与骨龄检测结果分析	养生保健
	2019	邯郸地区 1908 例儿童及青少年手腕部骨龄现状研究	中国妇幼健康研究

续表 6-2-1

姓　名	时间	名　　称	刊物名称
董　燚	2015	助产过程积极护理干预对新生儿锁骨骨折的预防及分娩结局影响的探讨	药物与人
	2015	连续性助产护理在高龄产妇自然分娩中的作用效果分析	药物与人
	2015	芬太尼联合小剂量罗哌卡因用于无痛分娩 102 例疗效护理分析	中国药业
窦海燕	2010	3370 例妇女吉尼系列节育环临床使用体会	中国妇幼保健
杜宝静	2010	重症手足口病合并脑干脑炎 23 例临床分析	医学动物防治
	2018	小儿推拿疗法联合丙酸倍氯米松治疗慢性持续期支气管哮喘患儿疗效及对炎性因子表达的影响	检验医学与临床
樊献英	2019	袋鼠式护理对母乳喂养、新生儿神经行为及新生儿疼痛的影响	中国保健营养
高艳霞	2016	孕妇 ABO 血型免疫性抗体效价与新生儿溶血病的相关性分析	检验医学
顾秀玲	2009	自研自制的“水药热浴按摩”疗法的临床应用与追踪回顾	中国妇幼保健
	2009	脑瘫治疗方法的研究	中国妇幼保健
	2009	脑瘫患儿 332 例临床资料与疗效分析	中国妇幼保健
	2010	246 例脑瘫患儿病因及相关因素分析	中国妇幼保健
郭利红	2010	米索前列醇舌下含服用于无痛人工流产术效果临床观察	中国妇幼保健
	2016	清心解郁汤治疗围绝经期综合征抑郁症的临床观察	陕西中医
	2016	清心解郁汤治疗围绝经期抑郁症 30 例	河南中医
	2016	百合地黄汤治疗更年期抑郁症的临床疗效及对神经内分泌系统的影响	中医药导报
韩　冰	2009	不典型化脓性脑膜炎 20 例临床分析	医学信息
	2009	重症手足口病并发急性迟缓性瘫痪 1 例	中华临床荟萃杂志
	2009	沙棘干乳剂佐治小儿支原体肺炎疗效观察	临床医药实践
郝彩虹	2015	开喉剑喷雾剂（儿童型）及黄栀花口服液治疗手足口病疗效观察	河北医药
	2015	联合应用脾胺肽和丙种球蛋白辅助治疗麻疹后肺炎的疗效观察	当代医药论丛
	2015	胸腺五肽和丙种球蛋白联合辅助治疗麻疹后重症肺炎疗效观察	中国继续医学教育
贺　杰	2014	妊娠期糖尿病不同治疗时机对母婴预后的影响分析	世界最新医学
	2015	持续性胎心监护在胎儿轻度心动过缓中的临床研究	世界最新医学
	2015	药物联合微波治疗宫颈糜烂的临床分析	世界最新医学
	2016	电切术联合人工周期治疗中重度宫腔粘连疗效观察	现代中西医结合杂志

续表 6-2-1

姓　名	时间	名　　称	刊物名称
滑丽芳	2016	喜炎平灌肠治疗小儿细菌性肠炎的临床研究	中医科学杂志
	2018	哮喘患儿 T 淋巴细胞亚群水平变化及意义	宁夏医科大学学报
	2019	孟鲁司特钠联合布地奈德治疗小儿咳嗽变异性哮喘的临床观察	河北北方学院学报
黄广丽	2015	肺炎患者咽部吸出物检测及细菌耐药性分析	河北医科大学学报
	2016	雾化吸入重组干扰素 α1b 治疗中—重度毛细支气管炎患儿疗效	临床荟萃
霍海花	2016	浅谈早期干预用于呼吸衰竭早产儿脑损伤护理中的临床效果	医药
	2016	探讨早产儿脑损伤影响因素分析以及护理体会	医药
季红英	2016	加味麻杏甘石汤治疗小儿喘息性支气管炎临床疗效观察	中国医院药学杂志
李阿静	2009	邯郸市妇女乳腺疾病普查 6144 例分析	中国妇幼保健
	2017	邯郸地区 204 例产前超声诊断胎儿异常分析	世界最新医学
李春燕	2015	婴幼儿早期教育对智力发育的影响分析	世界最新医学
	2015	科学喂养方法对降低婴儿睡眠障碍发生率的影响	世界最新医学
	2015	儿童保健对婴儿生长发育的影响探究	世界最新医学
	2016	青年与中老年女性乳腺癌患者的临床特征及生存率比较分析	现代中西医结合杂志
李　芬	2010	瘢痕子宫中期引产方法探讨	中国妇幼保健
	2014	黄茵安胎汤与西医治疗 ABO 血型不合新生儿溶血病效果比较	现代中西医结合杂志
	2016	茵栀黄口服液联合丹参治疗孕期母儿血型不合 45 例	世界中西医结合杂志
李佳红	2014	新生儿脑病亚低温治疗	大家健康
	2014	新生儿听力筛查未通过的复诊及分析	现代诊断与治疗
	2016	邯郸市新生儿先天性甲状腺功能减低症筛查结果分析	中国妇幼健康研究
	2017	先天性甲状腺功能减低症预后影响因素分析	检验医学与临床
	2017	邯郸市新生儿先天性甲状腺功能减低症筛查结果分析	中国妇幼健康研究
李　洁	2015	硫酸镁在妊高症治疗中的临床应用分析	河南中医
	2015	保妇康栓配合甲硝唑治疗老年性阴道炎得临床分析	中医学报
李　静	2010	喜炎平联合西咪替丁治疗小儿轮状病毒肠炎 75 例	中国药业
	2019	清热抗毒煎剂联合干扰素治疗小儿手足口病效果观察	药物研究
李军勤	2016	早期护理干预在新生儿高胆红素血症护理中的运用	系统医学
	2016	安全文化在儿科护理管理中的运用	中国卫生产业
	2016	层级带教在儿科实习护生临床带教中的应用	中国卫生产业

续表 6-2-1

姓　名	时间	名　　称	刊物名称
李　丽	2017	临床护士对物品消毒灭菌规范管理认知情况调整	健康周刊
李少峰	2017	对接受卵巢囊肿手术的患者实施心理护理干预的效果分析	中国保健营养
李贤伟	2016	早期或晚期咖啡因治疗早产儿呼吸暂停临床效果的 Meta 分析	中国新生儿科杂志
	2016	远程缺血预适应对先天性心脏病手术患儿临床结局影响的 Meta 分析	临床合理用药杂志
	2019	重组人干扰素 alb 对儿童病毒性肺炎外周血 T 淋巴细胞亚群及临床疗效的影响	现代中西医结合杂志
李晓菊	2010	盆腔异物 1 例	中国误诊学杂志
	2010	康复液水疗辅助治疗小儿痉挛性脑瘫	医药导报
李　燕	2019	外周血 CD64 联合 IL-6、MMP-9 预测胎膜早破孕妇宫内感染中的价值	热带医学杂志
	2019	血清 β-hCG、CRP、IL-6 水平对胎膜早破孕妇宫内感染的诊断及评估价值	中国医师杂志
	2019	MicroRNA-373 Promotes the Development of Endometrial Cancer by Targeting LATS2 and Activating the Wnt/β-Catenin Pathway	Journal of Cellular Biochemistry
李永全	2009	儿童糖尿病的特点及保健	中国妇幼保健
	2009	中西医结合内外兼治治疗儿童支气管哮喘的临床观察	中国妇幼保健
	2009	围绝经期焦虑性神经症的综合治疗	中国妇幼保健
	2010	祛邪扶正汤“减轻恶性肿瘤化疗时毒副作用的临床观察”	中华临床医学月刊
	2010	中西医结合疗法促进老年骨折后康复的临床观察	中华临床医学月刊
刘粉姣	2018	邯郸市复兴区学龄前儿童龋病调查分析	华北理工大学学报
刘宁宁	2014	依沙吖啶配伍米非司酮用于剖宫产后瘢痕子宫引产的临床分析	世界最新医学信息文摘
	2015	剖宫产术中切开皮肤前预防性使用抗生素	河南中医
	2015	妊娠期生殖道感染对初产妇妊娠结局的影响	中医学报
	2019	硝呋太尔制霉菌素阴道软膏治疗复发性念珠菌性阴道炎的效果探讨	当代医药论丛
刘秀艳	2015	乳腺癌癌组织中 Ezrin 蛋白的表达观察	山东医药
刘艳红	2018	雌激素在不明原因薄型子宫内膜治疗中的应用	生殖医学杂志
	2019	补肾活血法联合芬吗通对薄型子宫内膜不孕症患者的临床疗效观察	生殖医学杂志
	2019	金凤丸联合芬吗通可改善薄型子宫内膜不孕患者妊娠结局	中华生殖与避孕杂志

续表 6-2-1

姓　名	时间	名　　称	刊物名称
吕红艳	2014	肺表面活性物质治疗新生儿 呼吸窘迫综合征时有效减少肺出血发生率的应用时限选择	第三军医大学学报
	2014	罕见六指（趾）畸形合并唇裂并双腔心 1 例及文献复习	中国优生与遗传杂志
	2014	小剂量红霉素联合多潘立酮治疗极低出生体质量儿喂养不耐受临床分析	中外健康文摘
	2014	宫内生长受限大鼠胃黏膜 nesfatin-1/NUCB2 和 ghrelin 的表达及其意义	中国当代儿科杂志
	2014	口服红霉素联合多潘立酮治疗极低出生体质量儿喂养不耐受临床分析	临床研究
	2014	肺表面活性物质治疗新生儿 呼吸窘迫综合征时有效减少肺出血发生率的应用时限选择的多中心回顾性研究	第三军医大学学报
	2015	Nenonatal Hypoxic Ischemic Encephalopathy-related Biomarkers in Serum and Cerebrospinal Fluid	Clinica Chimica Acta
	2015	腹腔注射不同浓度 ghrelin 对大鼠下丘脑及胃黏膜 nesfatin-1/NUCB2 表达的影响	中国妇幼保健
	2016	氨基酸初始大剂量与快速增加方案对早产儿生长发育的影响	中国药房
	2016	住院分娩早产儿呼吸窘迫综合征：中国 13 家医院的回顾性调查	中华围产医学杂志
	2016	胎膜早破对胎龄 <37 周早产儿并发症的影响	南方医科大学学报
	2016	中国 13 家医院住院分娩早产儿呼吸窘迫综合征前瞻性调查分析	发育医学电子杂志
	2017	先天性锁骨假关节误诊为锁骨骨折一例	中华新生儿科杂志
	2017	Predictive Value of Neurodevelopmental Outcome and Serum Tau Protein Level in Neonates with Hypoxic Ischemic Encephalopathy	Clinical Laboratory Vol63
	2017	喂养不耐受对极低出生体重儿喂养及肠道菌群的影响	中国妇幼卫生杂志
	2017	不同喂养方式对极低出生体重儿喂养及肠道菌群的影响	中国妇幼卫生杂志
	2017	益生菌联合早期微量喂养对早产儿营养及肠道菌群的影响	中国妇幼保健
	2017	Effect of Erythropoietin Combined with Hypothermia on Serum Tau Protein Levels and Neurodevelopmental Outcome in Neonates with Hypoxic-ischemic Encephalopathy	Neural Regeneration Research
	2018	SATB2-Associated Syndrome:a Case Report of a De Novo Nonsense Mutation in SATB2 from China and Review of Literature	Clinical Laboratory
	2019	A Case Report of Primary Neonatal Hypocholinesterase Caused by Homozygous Frameshift Mutation of the Butyrylcholinesterase(BCHE)Gene and Review of Literature	Clinical Laboratory

续表 6-2-1

姓　名	时间	名　　称	刊物名称
马丽辉	2019	芬吗通与补佳乐对重度宫腔粘连 TCRA 术后子宫内膜修复效果	中国计划生育学杂志
	2019	聚甲酚磺醛联合保妇康栓治疗宫颈糜烂的疗效及阴道不良反应分析	预防医学研究
孟军丽	2014	胎儿前脑无裂畸形产前超声诊断分析	家庭心理医生
	2014	浅谈如何提高 CT 机使用效率	中国保健营养
	2017	重组干扰素 α-2b 治疗疱疹性咽峡炎的疗效观察	生物医学工程与临床
	2017	重组人干扰素 α-2b 喷雾剂在治疗儿童水痘中作用的研究	生物医学工程与临床
	2017	重组人干扰素 α-2b 喷雾剂联合火针治疗扁平疣的疗效观察	生物医学工程与临床
孟圆圆	2014	Sphingosine-1-phospaste Suppresses Cyclophosphamide Induced Folicle Apoptosis in Human Fetal Ovarian Xeno-grafts Innude Mice	Fertilsteril
牛英慧	2018	经皮穴位刺激治疗产后腰背痛的临床疗效评估	健康前沿
	2019	盆底康复联合中药治疗女性压力性尿失禁的疗效及对生活质量的影响	实用妇科内分泌杂志
庞　岚	2016	UPA 和 MMP-9 在子宫内膜癌组织中的表达情况及临床意义	现代中西医结合杂志
	2017	基质金属蛋白酶 -9 和星形细胞上调基因 -1 在子宫内膜癌中的表达及意义	现代中西医结合杂志
平　昕	2018	应用重组人干扰素 α2b 泡腾胶囊治疗宫颈阴道感染 HPV 临床效果评价	中国组织化学与细胞化学杂志
乔艳华	2010	邯郸地区 2007—2009 年孕产妇死亡病例分析	中国生育健康杂志
	2018	产褥感染的预防及早期预测指标选择	现代仪器与医疗
邵晓丽	2014	健康教育在新生儿黄疸护理中的作用探讨	中国医疗管理科学
	2016	茵栀黄口服液联合间断性蓝光照射治疗新生儿黄疸的临床疗效观察	医学信息
申丽英	2018	小儿腹痛确诊应用高频彩色多普勒超声的效果分析	糖尿病天地
	2018	桥本甲状腺炎的超声诊断效果观察	名医
石庆生	2014	C 反应蛋白检测在儿科临床应用	医学信息
	2016	儿童常见慢性咳嗽诊断治疗体会	医学信息
宋俊霞	2015	早期护理干预对脑损伤早产儿预后的影响	中国实用医药
	2016	探讨护理干预对新生儿肺炎的影响效果	世界最新医学

续表 6-2-1

姓 名	时间	名 称	刊物名称
孙冬霞	2019	miRNA-448 对非小细胞肺癌细胞增殖、转移及上皮间质化的影响	标记免疫分析与临床
王 慧	2016	19 例产后出血的临床分析	四川中医
王俊芳	2015	规范血液采集程序提高血液检验质量的分析	医学信息
	2015	探讨临床医学血液细胞检验的质量控制措施	医学理论与实践
	2015	对于血液采集操作技术量化体系构建与实证的探究	大家健康
王鸣飞	2016	健化止泻颗粒治疗小儿肺炎喘嗽恢复期并发腹泻例临床疗效研究	中医科学杂志
王秋丽	2014	新生儿尖头并指（趾）畸形综合征 1 例	临床荟萃
	2017	不同喂养方式对新生儿肠道菌群定植的影响	中国妇幼保健
	2017	Revien and Outlook of Stem Cell Transplantation for Neonatal Hypoxic-Oschemic Encepholopathy	Biomedicaland Biological Engineering
	2018	Neonatal Hypoxic-ischemic Encephalopathy:Emerging Therapeutic Stratrgies Based on Pathophysiologic Phases of the Injury	The Journal of Maternal-Fetal & Neonatal Medicine
	2018	中重度新生儿缺氧缺血性脑病患儿血清尿酸及 Tau 蛋白水平与预后的相关性分析	中国妇幼保健杂志社
王雅楠	2014	子宫内膜癌中 CDK4 和 ki67 的表达及其意义	实用心脑肺血管病
	2014	年轻宫颈鳞癌组织中 c-Myc 和 COX-2 相关性及与血管生成的关系	现代肿瘤医学
	2014	c-Myc 和 COX-2 在宫颈鳞癌组织中的表达及临床意义	医学临床研究
王亚敏	2014	硼替佐米联合放疗对卵巢癌顺铂耐药细胞珠 SKOV3/DDP 生长及凋亡的影响	中国妇幼保健
王燕华	2016	盐酸左氧氟沙星治疗盆腔炎 200 例疗效观察	解放军预防医学杂志
	2016	新式会阴保护法对预防会阴伤口水肿疗效 200 例对照研究	四川中医
王智英	2016	浅谈血清 s-100 蛋白 .NSE 对早产儿脑损伤中的早期诊断意义	医药
	2016	探析血清中 NSE 及 MBP 的检测对早产儿脑白质损伤的早期诊断与预后评估价值	医药
	2017	脐血可溶性细胞间黏附因子水平检测在早产儿脑白质损伤早期诊断的意义	中国妇幼保健
	2017	脐血 NF-kB 及 MBP 检测对早产儿脑白质损伤的早期诊断及其预后的关系	川北医学院学报
	2019	脐血中 IL-8、TNF-α、sICAM-1 及 MBP 的变化与早产儿脑白质损伤的关系	心脑血管病防治

续表 6-2-1

姓　名	时间	名　　称	刊物名称
吴素静	2016	4p 部分单体中和症一例报道	中国优生与遗传杂志
薛卫艳	2014	高危新生儿听力筛查结果的分析	中国医学装备
	2014	新生儿护理对听力筛查结果的影响	河北医科大学学报
	2015	联合应用 DPOAB 和耳声发射检测 84 例小月龄婴儿	临床研究
杨李红	2014	64 例新生儿休克临床分析	临床研究
	2014	孟鲁司特联合雾化吸入布地奈德混悬液治疗儿童支气管哮喘的临床研究与中医病因探讨	环球中医药
	2015	河北省新生儿化脓性脑膜炎多中心流行病学研究	中国当代儿科杂志
	2016	影响早产儿低出生体重儿肠道菌群定植的相关因素研究进展	中国妇幼保健
杨晓明	2016	α-SMA 及 TIMP 在宫颈癌患者中的表达及临床意义分析	癌症进展
	2016	莱菔硫换抑制宫颈癌细胞系 HeLa 细胞增殖的机制研究	中国生化药物杂志
尹巧燕	2014	MIF、MMP-9Z 在宫颈鳞癌组织中的表达及与微血管密度的关系	现代肿瘤医学
	2015	巨噬细胞移动抑制因子及相关因子在宫颈鳞癌组织中的表达及意义	医学临床研究
	2015	MIF、MMP-9 在宫颈鳞组织中的表达及与微血管密度的关系	现代肿瘤医学
尹为民	2015	中药辨证与 a-1b 干扰素防治手足口病的研究进展	中国中药杂志
	2016	俯卧位机械通气联合小剂量多巴胺及多巴酚丁胺对重症肺炎患儿肺功能的影响	保健医学研究与实践
	2016	俯卧位机械通气辅助药物联合治疗小儿重症肺炎对患儿 β2 微球蛋白、肌酐、尿素氮水平的影响	医疗装备
尹志芳	2019	对比骨龄测定 Greulich-Pyle 图谱法与中华 05 法在不同病因矮小儿童临床筛选效果的差异分析	中国医学人文
曾　倩	2018	浅析儿童细菌性腹泻的病原微生物检验效果	家庭医药
	2018	儿童肺炎支原体感染检测白细胞及 CRP 的临床意义	糖尿病天地
	2018	不同年龄段腹泻儿童病原微生物检测结果分析	名　医
	2019	血清 CysC、Hcy 和 LP（a）水平升高与急性脑梗死病情严重程度的关系	标记免疫分析与临床
张慧峰	2017	人性化管理在护理管理中的应用及效果研究	医药卫生
张金玲	2018	重组人红细胞生成素皮下注射联合蔗糖铁注射液静滴治疗妇科手术后贫血的疗效分析	饮食保健
	2018	宫腔镜子宫壁间肌瘤剔除术治疗子宫壁间肌瘤的效果分析	心理月刊
	2018	醋酸戈舍瑞林缓释植入剂（AGRI）治疗腹腔镜卵巢囊肿摘除术后复发卵巢内膜囊肿的效果分析	心理医生

续表 6-2-1

姓　名	时间	名　　称	刊物名称
张美芳	2017	脱敏调体方联合舒利迭气雾剂吸入治疗毛细支气管炎临床观察	河南中医
	2017	脱敏调体方联合捏积治疗小儿毛细支气管炎 120 例临床观察	中医儿科杂志
张艳霞	2015	乳腺癌分子型与新辅助化疗前后 GST-π 表达的相关性研究	现代中西医结合杂志
	2016	乳腺癌分子分型与新辅助化疗前后 P-gp 和 Topo- Ⅱ表达的相关性研究	中国妇幼健康研究
张　影	2018	胃癌患者检测糖类抗原 1P-P 和癌胚抗原的临床意义	检验医学
	2018	血清 PCT、hs-CRP、IL-6 检测对糖尿病并发血液感染的诊断价值	检验医学
赵　靖	2016	邯郸市 2006—2013 年度新生儿苯丙酮尿症筛查情况分析	世界中医药
	2017	邯郸地区东部和西部新生儿苯丙酮尿症的筛查和治疗	中国妇幼保健
	2017	邯郸地区苯丙酮尿症患儿苯丙氨酸羟化酶基因突变的研究	中国妇幼保健
赵新洪	2010	中西药联合治疗痛风的临床观察	中华临床医学月刊
赵亚男	2014	Surninin 和 Ki-67 在三阴乳腺癌中的表达及临床意义	现代中西医结合杂志
郑彦强	2018	血液检验在贫血鉴别诊断中的作用	健康大视野
	2018	影响血液检验结果正确性的因素分析	健康之友
	2019	血清 VEGF、FABP4 在妊娠期糖尿病早期肾衰损害诊断中的价值	中国计划生育学杂志
	2019	血液检验标本误差的原因分析及预防策略探究	世界最新医学
周红瀛	2009	小儿脑瘫辨证施治的分析	中国妇幼保健
	2009	婴幼儿肺炎合并心衰的特征及急救要点	中国妇幼保健
	2009	探讨治疗脑瘫系列方案最佳方法的研究分析	中国妇幼保健
朱玉林	2009	利布合剂配伍芬太尼用于剖宫产硬膜外麻醉的临床分析	中国急救医学
	2009	剖宫产术后急性心源性肺水肿一例	临床麻醉学杂志
	2009	乳腺癌术后纵隔气肿一例	临床麻醉学杂志
	2010	婴幼儿突发呼吸心搏骤停 1 例分析	中国妇幼保健
	2010	硬膜外导管拔除困难临床处理	中国急救医学
	2010	无痛分娩发生眼睑下垂 1 例	中国急救医学
	2014	猛 - 超氧化物歧化酶、过氧化氢酶在异丙肾上腺素所致大鼠心肌肥厚中的表达	河北医科大学学报
	2010	苦参凝胶治疗阴道炎临床疗效观察	河北中医

续表 6-2-1

姓　名	时间	名　　称	刊物名称
朱玉林	2016	Notchl.VEGF 在子宫内膜癌组织中的表达及临床意义	现代中西医结合杂志
	2016	分析早期护理对改善脑损伤早产儿预后的效果	医药
	2016	唯捷流系统辅助风湿性心脏病合并肺动脉高压瓣膜置换术的超声疗效分析	大家健康
	2017	硬膜外导管拔除困难临床处理	健康周刊
	2017	剖宫产术后血肿形成一例	健康周刊

第三节　教　学

一、教学管理制度

（一）组织管理

1. 业务主管副院长兼管教学工作。

2. 教学管理领导小组在分管院长的直接领导下进行教学研究、决策。

3. 各教研组负责贯彻落实医院下达的各项教学任务，制订教研组的工作计划和教师业务培养、考核方案，并组织实施。

4. 教学管理工作由科教科在主管院长领导下负责。

5. 各科室指定一名责任心强，热爱教学工作的主治医师以上的人员为教学秘书负责科室的教学工作。

（二）质量的管理

1. 科教科根据各院校的教学计划，制定大讲座授课表、见习安排和实习轮转表，各教研组则按实习大纲要求制定具体的带教安排。

2. 院领导对科教科教学工作年终进行考核，科教科每月对科室的教学工作和进度进行督促检查和考核，发现问题及时给予指导和帮助，及时解决。

二、继续教育

医院始终把对医护人员的继续教育放在重要位置。从建院至 2021 年底，每年都要制订进修培训计划，建立培训制度，积极组织开展业务知识讲座，使医务人员的知识技能不断更新、拓宽、加深和提高。

（一）健全制度

建立健全组织管理体系，成立了由一名业务副院长主抓，科教科、医务科、人事科、护理部及相关科室人员组成继续医学教育领导小组，负责制订全院继续医学教育计划并组织实施。制定了相应的奖惩措施，将每年科室和个人继续医学教育完成的结果与评选先进科室、先进个人挂钩，并规定凡未完成年度学分者不能晋升高级职称，工资下调等，有效地促进了全院的继续医学教育工作的开展，调动了医务技术人员参加继续医学教育的积极性。严格执行继续医学教育档案项目听课的登记管理制度。认真审查各学科组上报的学分项目，选出高水平的申报省级学分项目。医院的继续医学教育工作已走上了规范化、制度化的轨道。

（二）加大投入

大力开展临床和基础研究，医院支持各专业各学科申报省、市级学分项目。在保证继续教育经费专款专用的同时，医学教育对重点学科采取倾斜政策，重点学科的学术活动经费比一般科室要高，为继续医学教育的实施提供了有力的保证。

（三）继续教育

1. 送出去学。医院科学安排，精心组织，每年都要根据需要有目的、有计划，派出医务人员到北京、天津、石家庄等上级医院进修学习，参加长期或短期培训，学到了最新、最前沿的学术知识，提高了专业技术水平和创新能力，为医院培养了优秀技术人才，增强了医院发展后劲。

2011 年—2021 年邯郸市妇幼保健院医务人员外出进修汇总表

表 6-3-1

序号	姓名	科室	职称	进修专业	进修地点	进修时间
1	李国庆	儿童康复科	康复师	脑瘫康复技术	北京八一儿童医院	2011 年 3 月—2011 年 9 月
2	刘辉	麻醉科	医师	麻醉	北京军区总院	2011 年 3 月—2011 年 9 月
3	刘盼	生殖医学科	检验师	实验室胚胎冷冻	郑州大学第一附属医院	2011 年 4 月—2011 年 7 月
4	田晓蝶	生殖医学科	护士	人工授精	郑州大学第一附属医院	2011 年 4 月—2011 年 7 月
5	栾继红	生殖医学科	主治医师	生殖医学	北京大学三院	2011 年 5 月—2011 年 8 月
6	李阿静	妇保科	主治医师	超声	积水潭医院	2011 年 6 月—2012 年 12 月
7	李琦	优生遗传科	检验师	染色体检查	河北省人民医院	2011 年 8 月—2012 年 2 月
8	程亮亮	儿童康复科	护士	脑瘫康复技术	河北省儿童医院	2011 年 8 月—2012 年 2 月
9	李伟	小儿消化一科	主管护师	儿科护理	北京八一儿童医院	2011 年 9 月—2012 年 3 月
10	李春燕	儿保科	主治医师	儿童早期发展	北京海淀区妇幼保健院	2011 年 9 月—2011 年 12 月

续表 6-3-1

序号	姓名	科室	职称	进修专业	进修地点	进修时间
11	杨梅	麻醉科	医师	麻醉	北京军区总院	2011 年 10 月—2012 年 6 月
12	王志涛	儿童康复科	护师	按摩	青岛市妇女儿童医院	2012 年 3 月—2012 年 8 月
13	王莹	生殖医学科	护士	生殖医学护理	北京大学三院	2011 年 10 月—2012 年 8 月
14	蔡素娟	生殖医学科	护士	生殖医学护理	北京大学三院	2011 年 8 月—2011 年 11 月
15	苗凤玲	遗传科	检验员	外周血染色体和羊水染色体	河北省人民医院	2012 年 3 月—2012 年 9 月
16	靳菊红	产房	主管护师	助产	石家庄四院	2012 年 4 月—2012 年 5 月
17	布兰娜	新生儿一科	主治医师	新生儿科	北京八一儿童医院	2012 年 9 月—2013 年 3 月
18	廖海娇	新生儿一科	护师	新生儿科	北京八一儿童医院	2012 年 9 月—2012 年 12 月
19	郑瑞江	儿童康复科	医师	儿童康复	青岛市儿童医院	2012 年 9 月—2013 年 3 月
20	李贤伟	呼吸二科	医师	先心病术后恢复	北京八一儿童医院	2012 年 9 月—2012 年 10 月
21	乔素兰	新生儿一科	护师	新生儿护理	北京八一儿童医院	2012 年 9 月—2013 年 3 月
22	赵珍珍	供应室	护师	先心病术后恢复	北京八一儿童医院	2012 年 9 月—2012 年 10 月
23	刘秀艳	乳腺外科	主治医师	乳腺外科	天津肿瘤医院	2013 年 2 月—2014 年 1 月
24	郝彩虹	小儿呼吸一科	主治医师	小儿呼吸	河北省儿童医院	2013 年 2 月—2013 年 8 月
25	贺杰	产三科	主治医师	妇产科	北京	2013 年 2 月—2014 年 1 月
26	刘宁宁	妇一科	主治医师	妇产科	北京	2013 年 2 月—2014 年 1 月
27	陈海霞	中医药学部	主治医师	小儿呼吸	河北省儿童医院	2013 年 3 月—2013 年 9 月
28	朱献军	功能一科	主治医师	先心病	河北省儿童医院	2013 年 3 月—2013 年 9 月
29	刘民敬	新生儿一科	主治医师	新生儿	河北省儿童医院	2013 年 8 月—2014 年 2 月
30	张欢欢	生殖医学科	检验师	试管婴儿	郑州大学第一附属医院	2013 年 10 月—2014 年 1 月
31	胡艳萍	儿童康复科	护士	脑瘫康复技术	中国康复研究中心	2014 年 1 月—2014 年 6 月
32	闫敬雪	小儿重症医学科	护师	儿科护理	北京八一儿童医院	2014 年 4 月—2014 年 10 月
33	李阿静	功能一科	医师	超声诊断	北京儿童医院	2014 年 6 月—2014 年 9 月
34	尹雪	儿保科	医师	多动症	北京儿童医院	2014 年 7 月—2015 年 7 月
35	滑丽芳	小儿消化一科	医师	儿科	北京儿童医院	2014 年 9 月—2015 年 3 月
36	杜宝静	小儿消化一科	主治医师	儿科	北京儿童医院	2014 年 9 月—2015 年 3 月
37	安英芳	影像一科	医师	乳腺影像	河北省四院	2015 年 3 月—2015 年 6 月
38	王鸣飞	儿童健康管理中心	主治医师	儿科	首都儿科研究所	2015 年 3 月—2015 年 9 月

续表 6-3-1

序号	姓名	科室	职称	进修专业	进修地点	进修时间
39	申慧英	新生儿二科	主管护师	新生儿	北京八一儿童医院	2015 年 3 月—2015 年 9 月
40	张文晖	儿外科	医师	儿外	北京八一儿童医院	2015 年 3 月—2015 年 9 月
41	董辉	优生遗传科	检验师	检验	中南大学湘雅医院	2015 年 4 月—2015 年 7 月
42	李贤伟	小儿呼吸二科	主治医师	儿科	上海儿童医学中心	2015 年 6 月—2015 年 12 月
43	廖学佳	新生儿三科	护师	新生儿护理	河北省护理质控中心	2015 年 6 月—2015 年 7 月
44	魏亚辉	妇保科	护士	妇女保健	邯郸市中心医院	2015 年 6 月—2015 年 9 月
45	王少敏	新生儿一科	医师	新生儿	辽宁省沈阳市燕京医院	2015 年 8 月—2016 年 2 月
46	王晓月	新生儿一科	护师	新生儿	辽宁省沈阳市燕京医院	2015 年 8 月—2016 年 2 月
47	马岩	新生儿一科	医师	新生儿	北京大学第一医院	2015 年 9 月—2016 年 3 月
48	杜娟	新生儿一科	护师	新生儿	北京大学第一医院	2015 年 9 月—2016 年 3 月
49	曾倩	检验一科	主管检验师	检验学	北京协和医院检验科	2015 年 9 月—2016 年 3 月
50	车向郁	小儿呼吸一科	副主任医师	儿科	山东省立医院	2015 年 12 月—2016 年 6 月
51	范红蕊	影像二科	医师	医学影像	河北省儿童医院	2015 年 10 月—2016 年 4 月
52	赵亚男	乳腺外科	主治医师	乳腺专业	北京大学人民医院	2016 年 2 月—2016 年 8 月
53	李雪磊	小儿内分泌科	护师	呼吸系统	河北省儿童医院	2016 年 2 月—2016 年 5 月
54	王海娇	生殖医学科	护师	生殖医学	北大三院生殖医学中心	2016 年 4 月—2016 年 7 月
55	刘宁宁	妇一科	主治医师	妇科专业	河北省四院	2016 年 5 月—2016 年 7 月
56	陈 静	产后保健科	护师	产后康复	石家庄妇产医院	2016 年 5 月—2016 年 6 月
57	程 九	产后保健科	医师	产后康复	石家庄妇产医院	2016 年 6 月—2016 年 7 月
58	王丽丽	新筛中心	医师	新生儿筛查	浙江大学附属儿童医院	2016 年 7 月—2016 年 10 月
59	郭丽丽	小儿呼吸二科	护士	重症监护	河北省儿童医院	2016 年 7 月—2016 年 10 月
60	邵晓丽	新生儿一科	主管护师	新生儿护理	北京儿童医院	2016 年 7 月—2017 年 1 月
61	季红英	小儿神经科	主治医师	中医儿科	安阳市中医院	2016 年 7 月—2016 年 8 月
					河南中医药大学附属医院	2016 年 8 月—2016 年 1 月
62	王秋丽	新生儿一科	主治医师	重症	北京儿童医院	2016 年 9 月—2016 年 12 月

续表 6-3-1

序号	姓名	科室	职称	进修专业	进修地点	进修时间
63	郭 军	影像一科	主治医师	影像	河北省四院	2016 年 9 月—2016 年 12 月
64	李 松	优生遗传科	检验师	细胞遗传	河南省人民医院	2016 年 12 月—2017 年 1 月
65	种曼曼	功能一科	医师	超声	首都医科大学	2017 年 3 月—2017 年 8 月
66	李超伟	乳腺外科	护师	乳腺按摩	石家庄第四医院	2017 年 3 月—2017 年 4 月
67	崔艳杰	小儿重症医学科	主治医师	感染内科及介入	北京儿童医院	2017 年 6 月—2017 年 12 月
68	高亦菲	检验一科	检验员	微生物检验	北京朝阳医院	2017 年 9 月—2018 年 3 月
69	宋春海	乳腺外科	副主任医师	乳腺外科	北京大学人民医院	2017 年 9 月—2017 年 12 月
70	尹为民	急诊科	主治医师	呼吸科	河北省儿童医院	2017 年 10 月—2018 年 1 月
71	李慷慷	急诊科	护师	纤维支气管镜专业	河北省儿童医院	2017 年 10 月—2018 年 1 月
72	商敬敏	小儿呼吸二科	医师	纤维支气管镜专业	河北省儿童医院	2017 年 12 月—2018 年 3 月
73	李 杰	小儿呼吸一科	主治医师	重症监护	河北省儿童医院	2018 年 3 月—2018 年 9 月
74	曹敬敬	产后保健科	医师	盆底肌康复	石家庄市妇幼保健院	2018 年 1 月—2018 年 2 月
75	段晓娜	新生儿一科	主管护师	新生儿 PICC	邯郸市中心医院	2018 年 3 月—2018 年 4 月
76	冯明霞	呼吸一科	护师	儿童重症监护 PICU	河北省儿童医院	2018 年 4 月—2018 年 7 月
77	苏 慧	功能一科	医师	产前诊断	河北医科大学第二医院	2018 年 4 月—2018 年 5 月
78	吕树云	妇三科	主治医师	妇科	北京复兴医院	2018 年 4 月—2018 年 7 月
79	杨志华	新生儿二科	主治医师	新生儿 NICU	上海儿童医学中心	2018 年 6 月—2019 年 6 月
80	杨 佳	生殖医学科	检验师	辅助生殖技术	浙江大学附属妇产科医院	2018 年 7 月—2018 年 10 月
81	张慧霞	小儿内分泌科	护士	重症护理	河北省儿童医院	2018 年 7 月—2018 年 10 月
82	张瑞璠	小儿呼吸二科	护师	重症护理	河北省儿童医院	2018 年 7 月—2018 年 10 月
83	严静静	急诊科	护师	重症护理	河北省儿童医院	2018 年 7 月—2018 年 10 月
84	胡艳君	检验二科	主管检验师	微生物	北京大学人民医院	2018 年 8 月—2019 年 2 月
85	何玉敏	药剂科	药师	抗感染	河北医科大学第二医院	2018 年 8 月—2019 年 8 月

续表 6-3-1

序号	姓名	科室	职称	进修专业	进修地点	进修时间
86	焦雷萍	药剂科	药师	药学	河北省人民医院	2018 年 8 月—2018 年 11 月
87	王 晶	小儿消化一科	医师	消化内镜	河北省儿童医院	2018 年 9 月—2019 年 2 月
88	王燕华	产一科	主治医师	产科	首都医科大学北京妇产医院	2018 年 9 月—2018 年 12 月
89	邹昌军	产五科	主治医师	产前诊断	河北医科大学第二医院	2018 年 9 月—2018 年 12 月
90	王彦红	麻醉科	医师	麻醉	南京市妇幼保健院	2018 年 9 月—2019 年 4 月
91	聂 影	优生遗传科	检验师	产前诊断与遗传	河北医科大学第二医院	2018 年 9 月—2018 年 12 月
92	赵艳艳	小儿内分泌科	主管护师	重症监护	河北省儿童医院	2018 年 10 月—2019 年 1 月
93	王凤云	产房	主管护师	助产	首都医科大学附属北京妇产医院	2019 年 3 月—2019 年 6 月
94	胡培思	小儿重症医学科	主管护师	PICU	河北省儿童医院	2019 年 4 月—2019 年 7 月
95	任俊法	儿外科	医师	基层残疾儿童治疗康复	河北医科大学第三医院	2019 年 4 月—2019 年 7 月
96	周晓静	急诊科	医师	神经内科	河北省儿童医院	2019 年 4 月—2019 年 7 月
97	苏慧	功能一科	医师	胎儿及新生儿先天性心脏病超声筛查	河北省儿童医院	2019 年 5 月—2019 年 8 月
98	赵丽静	小儿呼吸二科	医师	呼吸、过敏反应专业	北京市儿童医院	2019 年 6 月—2019 年 12 月
99	任雨菲	妇三科	医师	产后康复	南京妇幼保健院	2019 年 6 月—2019 年 9 月
100	郝仓仓	妇三科	医师	中医妇科	南京妇幼保健院	2019 年 6 月—2019 年 9 月
101	刘清华	小儿消化一科	医师	感染消化科	河北省儿童医院	2019 年 6 月—2019 年 9 月
102	王亚敏	产一科	医师	产科	北京妇产医院	2019 年 6 月—2019 年 9 月
103	袁现英	小儿内分泌科	主治医师	重症医学	河北省儿童医院	2019 年 6 月—2019 年 12 月
104	刘利叶	小儿呼吸一科	主治医师	呼吸科及纤维支气管镜	北京儿童医院	2019 年 6 月—2019 年 12 月
105	吕加奇	功能一科	医师	儿童及成人心脏	解放军区总医院第七医学中心	2019 年 6 月—2019 年 7 月
106	李丹	检验二科	检验师	微生物	解放军区总医院第七医学中心	2019 年 6 月—2019 年 7 月

续表 6-3-1

序号	姓名	科室	职称	进修专业	进修地点	进修时间
107	韩月	麻醉科	医师	心脏麻醉	解放军区总医院第七医学中心	2019 年 6 月—2019 年 12 月
108	王慧慧	手术室	护士	心脏手术	解放军区总医院第七医学中心	2019 年 6 月—2019 年 9 月
109	路 雪	儿外科	护师	儿外科围手术期护理	河北医科大学第二医院	2019 年 6 月—2019 年 8 月
110	李志娟	小儿重症医学科	护师	儿童重症	河北省儿童医院	2019 年 6 月—2019 年 9 月
111	裴昕	生殖医学科	检验师	体外受精实验室	中信湘雅生殖与遗传专科医院	2019 年 7 月—2019 年 10 月
112	白银璐	生殖医学科	医师	体外受精 - 胚胎移植	中信湘雅生殖与遗传专科医院	2019 年 7 月—2019 年 10 月
113	安菊岩	小儿内分泌科	主管护师	重症护理	河北省儿童医院	2019 年 7 月—2019 年 10 月
114	于亚丽	新生儿三科	医师	新生儿	中国人民解放军白求恩国际和平医院	2019 年 7 月—2019 年 10 月
115	华婧超	新生儿三科	医师	新生儿	中国人民解放军白求恩国际和平医院	2019 年 7 月—2019 年 10 月
116	梁园园	新生儿三科	护师	新生儿	中国人民解放军白求恩国际和平医院	2019 年 7 月—2019 年 10 月
117	张瑜	新生儿三科	护士	新生儿	中国人民解放军白求恩国际和平医院	2019 年 7 月—2019 年 10 月
118	张 京	急诊科	主治医师	急救专业	河北省儿童医院	2019 年 9 月—2020 年 3 月
119	闫丽叶	检验二科	检验师	微生物	邯郸市中心医院	2019 年 9 月—2019 年 12 月
120	江子月	检验一科	检验师	产前筛查诊断	河北省人民医院	2019 年 10 月—2019 年 12 月
121	曹入梅	小儿重症医学科	主治医师	儿科	天津市儿童医院	2019 年 11 月—2020 年 5 月
122	靳林红	护理部	副主任护师	护理管理	河北医科大学第四医院	2020 年 4 月—2020 年 7 月
123	张慧峰	手术室	主管护师	护理管理	河北医科大学第四医院	2020 年 4 月—2020 年 7 月
124	闫敬雪	小儿重症医学科	护师	护理管理	河北医科大学第四医院	2020 年 4 月—2020 年 7 月
125	崔文举	影像二科	医师	儿童疾病介入治疗	河北生殖妇产医院	2020 年 5 月—2020 年 6 月

续表 6-3-1

序号	姓名	科室	职称	进修专业	进修地点	进修时间
126	靳晓丹	检验二科	检验师	检验科微生物	河北省儿童医院	2020 年 6 月—2020 年 9 月
127	司燕燕	小儿消化一科	护师	内镜专业	河北医科大学第一医院	2020 年 7 月—2020 年 10 月
128	范红蕊	影像二科	医师	乳腺影像	河北医科大学第四医院	2020 年 7 月—2020 年 10 月
129	张帅敏	产房	护士	助产	石家庄妇产医院	2020 年 8 月—2020 年 11 月
130	卢东娥	小儿神经科	主治医师	神经内科	河北省二院	2020 年 9 月—2020 年 12 月
131	井丽萍	儿童健康管理中心	主管护师	语言测评	郑州市人民医院	2020 年 9 月—2020 年 12 月
132	李敏叶	小儿消化一科	主治医师	营养	郑州市人民医院	2020 年 9 月—2020 年 12 月
133	车向郁	小儿呼吸一科	副主任医师	儿科	郑州市人民医院	2020 年 9 月—2020 年 12 月
134	王 琦	儿童健康管理中心	护师	早教	成都金牛区妇幼	2020 年 9 月—2020 年 10 月
135	胡培思	儿童健康管理中心	主管护师	儿童早期发展	郑州市人民医院	2020 年 9 月—2020 年 12 月
136	杨香芬	儿童健康管理中心	主管护师	儿童早期发展	郑州市人民医院	2020 年 9 月—2020 年 12 月
137	单小薇	生殖医学科	医师	辅助生殖技术	江苏省人民医院	2020 年 10 月—2021 年 4 月

2. 请进来教。

多年来，医院多层次多渠道聘请专家学者到医院为医务人员授课，传经送宝，指点迷津。

2012 年 3 月，举办妇产科新进展学习班。

2012 年 3 月，举办危重症手足口病的早期诊断及机械通气治疗培训班。

2012 年 4 月，举办宫颈癌检查细胞学知识培训班。

2012 年 6 月，举办新生儿溶血病（HDN）检查的临床意义与进展培训班。

2012 年 8 月，举办产科疑难病症及内科合并症培训班暨全市产科临床新进展高级研修班。

2013 年 3 月，举办邯郸市妇幼卫生信息管理培训班。

2013 年 4 月，举办产科新进展学习班。

2013 年 5 月，举办妇科及妇科内分泌学习班。

2013 年 9 月，举办早产儿院后支持与管理新进展培训班。

2013 年 10 月，举办小儿脓毒症诊断与脓毒症休克的液体复苏培训班。

2013 年 6 月，举办关于 HPV E6/E7mRNA 检测在宫颈癌中的应用培训班。

2013 年 6 月，举办预防艾滋病、梅毒、乙肝母婴传播培训。

2013 年 7 月，举办致病菌的耐药预警和同型半胱氨酸在临床中的应用培训班。

2014 年 4 月，举办新生儿危重症学习班。

2014 年 8 月，举办多囊卵巢综合征的诊疗新进展培训班。

2014 年 9 月，举办新生儿溶血病（HDN）血型血清学检查的临床意义与进展培训班。

2014 年 10 月，举办妇产科疾病诊治进展培训班。

2014 年 10 月，举办危重症手足口病早期诊断、治疗及血管活性药物的应用培训班。

2014 年 11 月，举办 C 反应蛋白检测在儿科临床的应用培训班。

2014 年 12 月，举办血清胱抑素 C 的检测与临床意义培训班。

2015 年 4 月，举办产前超声诊断、胎儿心脏超声分级培训会。

2015 年 5 月，举办邯郸市医学会围产医学分会成立大会暨学术报告会。

2015 年 7 月，举办宫颈细胞学诊断培训班。

2015 年 11 月，举办产科危重症麻醉及无痛分娩培训会。

2015 年 12 月，举办邯郸市生殖医学学术研讨会。

2016 年 3 月，举办女性宫颈癌筛查培训班。

2016 年 6 月，举办生殖内分泌及辅助生殖研讨班。

2016 年 7 月，举办“男性生殖健康”学术沙龙。

2016 年 8 月，举办邯郸市产前筛查、产前诊断第四次专题会。

2016 年 10 月，邯郸市医学会围产医学分会联合邯郸市妇幼保健院主办邯郸市 2016 年度年会暨省级继续医学教育项目学习班。

2016 年 11 月，举办产后康复适宜技术培训班。

2016 年 12 月，举办脓毒性休克诊治新进展。

2017 年 6 月，举办第六届不孕不育诊疗知识及生殖内分泌研讨会。

2017 年 8 月 19 日，中国男科基层行——河北站暨邯郸市基层泌尿男科新技术应用培训班在邯郸市妇幼保健院召开。

2017 年 10 月，由邯郸市医学会主办，邯郸市妇幼保健院承办的第三届邯郸市围产医学年会暨省级继续医学教育项目——围产技术新进展及相关热点问题学习班在邯郸市妇幼保健院妇产院区成功召开。

2017 年 12 月，由邯郸市妇幼保健院主办的儿科、妇产科超声诊断学习班在邯郸市妇幼保健院丰收院区成功召开。

2018 年 5 月，由邯郸市妇幼保健院主办的第七届不孕不育诊疗知识及生殖内分泌研讨会在邯郸市妇幼保健院丰收院区召开。

2018 年 8 月，举办儿童呼吸系统疾病诊疗及肺功能学术会议。

2018 年 9 月，举办第四次免费唐氏筛查项目推进会暨第五次产前筛查、产前诊断专题会。

2018 年 9 月，分娩镇痛河北行之邯郸站暨邯郸市妇幼保健院分娩镇痛质控培训会在邯郸市妇幼保健院丰收院区召开。

2018 年 11 月，河北省预防医学会第三届出生缺陷防治论坛暨邯郸市医学会围产医学分会 2018 年年会成功举办。

2018 年 12 月，医学检验学术会成功召开。

2019 年 5 月，由河北省针灸学会儿童康复专业委员会主办，邯郸市妇幼保健院承办的河北省针灸学会首届儿童康复专业委员会第四次学术年会暨新技术研讨会在邯郸市妇幼保健院儿童医院举行。

2019 年 8 月，举办新生儿疾病筛查工作培训班。

2019 年 8 月，邯郸市儿科学术会议暨继续医学教育学习班在邯郸市妇幼保健院丰收院区举办。

2019 年 9 月，“儿童暨危重妇产科麻醉新进展”继教项目在郸市妇幼保健院丰收院区召开。

2019 年 9 月，由邯郸市医学会围产医学分会主办、市妇幼保健院承办的邯郸市医学会围产医学分会 2019 年会在市妇幼保健院丰收院区举办。

（四）临床教学

医院一直是邯郸卫校、河北工程大学对口的教学医院。院党委高度重视，定期召开专题会议研究临床教学的各项工作，成立临床教学工作领导小组，院长任组长，业务副院长任副组长，科教科负责具体工作。并在全院挑选具有丰富临床教学经验的技术骨干担任教师工作，培训师资队伍。选送优秀带教老师到上级医院进修，对中青年医师每年进行“三基”考核，考核形式包括讲课、临床操作和师生病例讨论等，大大地提高了临床带教队伍的理论水平和实践操作能力。

第七章　医院改革与管理

第一节　医疗集团建设

医疗集团建设是贯彻国家医改精神、深化公立医院改革的一项重要举措，是新形势新常态下医疗卫生改革的新探索，新手段，是推进医疗资源整合、横向联合、优势资源下沉的医疗服务模式。在市卫健委的领导下，医院积极筹备组建邯郸市妇幼健康医疗集团，坚持以群众受益为出发点和立足点，推动实现公共卫生服务均等化，推动妇幼专科医疗优势发展，推动妇幼健康产业多元化发展，从而形成全市妇幼保健上下联合为一体的、紧密与松散相结合的、联合作战与分兵把口相统一的、上下运行贯通步调的妇幼健康“大兵团”。

一、优化联合协作

（一）与北大人民医院构建了医联体

1. 建设情况。2015 年 4 月，建立北大人民医院—邯郸市妇幼保健系统医疗卫生服务共同体。共同体是北大人民医院创建的一项以信息技术网络为支撑、以专家现场诊疗服务为补充的新型医疗卫生服务模式。该医院的优势医疗资源都可在市妇幼保健系统实现共享。全市 17 家妇幼保健机构、市内三区部分社区卫生服务中心和各（县、区）部分乡镇卫生院、社区卫生服务中心全线接通北大人民医院医疗卫生服务共同体信息平台，构建了国家、市、县、乡四级网络系统，使城乡居民能无差别地享受同质的公共卫生服务、基本医疗服务和医疗保障服务。2017 年底，北大人民医院—邯郸市妇幼保健系统医疗卫生服务共同体更名为北大人民医院邯郸市妇幼保健院医疗联合体。

2. 建设内容。一是通过信息平台，北大人民医院为医院及全市妇幼保健系统提供远程会诊、继续教育等技术支持。二是医院定期选派技术骨干到北大人民医院进修学习，强化了人才培养，为进一步提升专业技术水平奠定基础。

3. 建设效果。一是有力提高了医务人员专业技术水平，夯实了妇幼保健网底。基层妇幼保健机构医疗保健服务能力有了较大提升。二是危重患者通过预约挂号可随时到北大人民医院得到及时有效的救治，可疑病例通过信息平台能够得到北大人民医院专家的远程会诊和指导，解决了群众看病难，减轻了患者看病负担，提升了治愈率。三是通过技术协作，医院学科建设得到有力提升，尤其在儿科、新生儿科、妇产、生殖医学、优生遗传等学科发展方面有了很大进步。

（二）与北京八一儿童医院构建了医联体

1. 建设情况。2013 年 8 月中旬，医院与北京军区总医院附属八一儿童医院建立了“军民融合全国儿科医联体”，进一步在儿童急救、儿童重症、新生儿重症等领域开展深度合作，在医院共同开设“儿童心脏病诊疗基地”，“北京八一儿童医院博士工作站”落户医院，实施人才、技术“请进来、走出去”战略。北京八一儿童医院选派知名专家定期到院讲学和会诊，现场施教疑难病症的诊疗，指导临床工作。医院选送专业技术人员到北京八一儿童医院进修学习，有效提高了医院专业技术力量。

2. 建设内容。一是北京八一儿童医院派出了优秀的专业团队，包括儿童心脏科周更须、王辉、王刚、蒙强等专家，定期到院坐诊、会诊、开展先心病筛查工作，使先心病患儿在家门口就能享受到国家级专家的医疗服务。二是医院定期选派技术骨干到北京八一儿童医院进修学习，培养专业技术人才团队。三是在构建“儿童心脏病诊疗基地”的基础上，指导医院筹建小儿心脏外科。

3. 建设效果。“儿童心脏病诊疗基地”已接诊患儿千余例，八一儿童医院专家与医院技术团队合作，成功开展数十例新生儿先心病手术。特别是 2013 年 12 月 22 日，医院与北京专家共同为一名出生 4 天、体重仅为 810 克、胎龄不足 31 周的早产儿实施了心脏手术，刷新邯郸市乃至全省儿童心脏手术年龄最小、体重最轻的纪录。2018 年 12 月 22 日，又为一位 1100 克新生儿进行了先天性心脏病手术。同时，北京八一儿童医院为邯郸市妇幼保健院培养了大批的专业人才，有力推动了儿童先心病诊疗技术的提升，培育和打造优秀专业的儿童先心病诊疗团队，为全市儿童的健康保驾护航。

二、创建儿童专科联盟

2017 年 11 月 21 日，“邯郸市儿童专科联盟”挂牌成立。

医院依托北京八一儿童医院医联体雄厚的技术实力和全市妇幼保健网络体系，积极发挥儿科专业技术优势及带头作用，与全市部分县乡基层医疗机构合作，建立面向联盟成员单位的儿童保健及专科人才培养体系，提升儿童保健及专科疾病诊疗水平。通过远程医疗和互联网，开展线上培训、教学查房、教学病例讨论，实现专家、临床、科研和教学共享。建立儿科疑难危急重症救治及会诊中心。建立儿科专科疾病分级转诊制度，在联盟间建立转诊患者绿色通道。开展多中心合作儿童保健及儿科疾病研究项目，推动邯郸市儿童保健及儿科学发展。建立联盟论坛，进行儿童保健及儿科专科学习学术和联盟工作交流。

儿童专科联盟通过医疗合作、技术培训、远程医疗、远程教育等，不断加强基层卫生机构儿科诊疗服务能力，构建更加便捷有效的分级医疗、双向转诊的诊疗模式，真正将国家级医疗保健优质资源扩展到基层，让更多的人民群众受益。

三、构建产科危重症救治联盟

2017 年 12 月 10 日，“邯郸市产科危重症救治联盟”成立，邯郸市（县、区）43 家医疗单位成为联盟成员。

该“联盟”完善区域性危重孕产妇转诊、会诊和救治网络，制定重症救治应急预案，强化专家队伍建设，实现高危因素的全程管理和有效救治。联盟成员单位积极互动，畅通高危孕产妇抢救绿色通道，保证救治服务的及时性和安全性。同时，在联盟内广泛开展学术交流和专业活动，免费为联盟成员单位培养产科专业人才，优先在联盟内推广新技术、新方法，积极开展课题研究，进行深入对接和帮扶。

四、建立四大部

医院在科室和学科的设置上，围绕妇女、儿童生命周期中不同生理阶段的健康问题，以“四部制”为框架，根据功能定位、群众需求和业务发展需要，设立和完善了与四个部门相配套的业务科室、二级科室和辅助科室，建立以“全生命周期”为核心的健康服务体系，充分体现以妇女儿童为中心，保健与临床相结合，突出了保健优势。

第二节　供给绩效制管理

《“健康中国 2030”规划纲要》提出，为人民提供全方位、全生命周期健康服务的总要求。着眼预防为主，注重防治结合，以普及健康生活、优化健康服务为抓手，强化健康教育、健康管理，提高广大群众的健康意识、健康理念，促使防未病与治未病、医现病与重保健达到有机结合，就要求医疗单位需在防止未病、调整供给、优化结构、按需定供等方面优化健康服务供给。

如何做到防治结合，突出以预防为主，邯郸市卫健委结合医改精神及医院管理实际，在医疗健康服务供给侧结构性改革上进行了积极的探索。经深入调查研究，在邯郸市妇幼保健院试点推行“供给绩效制”的改革新举措，使健康服务时刻围绕着群众健康需求的“轴心”转动。该做法的实质是依据需求调供给，优化供给保需求；围绕服务看绩效，参照绩效定奖惩，从而使医疗健康服务供给达到优质化，广大群众对健康的所需所盼所求真正落地见效。

供给侧结构性改革，涉及社会各行各业的各个方面。如何改革调整，需要打破传统的固有思维，以人民的所需所求，作为一切行动的指南。自 2019 年医院供给绩效制启动以来，医院紧紧围绕一切以病人为中心的原则，将供给绩效管理作为推动医院工作的总抓手，建章立制、创新机制、促进管理，逐步实施各项工作。

一、围绕理念调供给

就健康问题来说，重在防，次为治。若轻防，治越难。对此，医院在理念调整中，主要做到“三个转变”：即实现以医疗服务转向预防保健服务为主转变，以单纯治病转向全生命周期健康服务为主转变，以坐诊服务转向深入基层服务为主转变。围绕群众日益增长的健康服务需求，着力在医疗技术、医疗服务、医疗质量、医疗管理等方面，强化供给侧服务供给和深化。由以治疗为主转向防治结合，突出健康管理、健康教育、健康促进等预防保健重点，做优做强做实医疗技术服务，确保妇女儿童全生命周期健康。

二、围绕文化调供给

文化是一个单位的灵魂，也是与群众沟通的桥梁。按照“大健康”的理念，医院以“和文化”为主题，明确了办院宗旨、使命和核心价值观，以“仁、义、礼、智、信”为核心，以“和其仁，德艺馨；和其义，绩效实；和其礼，患尊医；和其智，技精益；和其信，事业欣”为主题，以“厚德、仁爱、精医、尚学”为院训，以构建“四大长廊”“八大园区”文化为促进，紧紧围绕医院工作，营造浓厚的文化氛围，促进妇女儿童对健康文化的了解，保障身心健康。

三、围绕需求调供给

需求是供给的决定因素。对此，医院紧紧围绕患者需求调供给，大力拓宽妇幼服务项目，不断满足日益增长的医疗保健需求。围绕群众的就医需求，开设系列迎合妇女儿童健康需求的特色门诊和诊疗项目。同时，积极创建“健康促进医院”，强化门诊患者、住院患者、社区及农村群众的健康教育和健康促进，建立健康档案，实行动态健康管理。

四、围绕技术调供给

医疗技术是供给的支撑，是需求的保障。在调整中，医院本着“学科带动，名医促进，以优促强，团队共进”的原则，深入推进“十大专业技术团队”建设，切实提高学科建设水平，提升医疗技术核心竞争力，增强团队协作能力，强化妇幼保健服务效能，努力为广大妇女儿童健康提供优质高效的医疗保健服务。

五、围绕服务调供给

服务质量、群众满意度，是调整成效的“晴雨表”。为此，医院调整院内及院外双向服务。在院内调整上，在为患者提供优质的医疗保健技术服务的基础上，更考虑到患者的心理感受和精神诉求，不断提高医务人员的服务态度和服务质量。不断优化门诊“一站式”服务，免费开放孕妇课堂、家长课堂、中医课堂等健康教育课堂等，使病人时时处处能够体会到医院的人文关怀。在院外调整上，建立市县乡三级医联医供体，主动调整医疗资源下沉，把健康服务送到群众身边，普及健康知识，打造健康屏障。

通过“供给绩效制”的实施，医院的医疗质量、医疗服务、医疗管理和妇幼保健，都上了一个新的台阶，社会效益得到了进一步提高。

一是优化了供给功能。医院按需开设针灸室、口腔门诊、肺功能室、儿童生长发育门诊、孕妇营养心理门诊、盆底筛查、中药熏蒸、中医馆及妇女儿童中医治疗区等，充分发挥妇幼保健专科特色，将学科做精做专，为全市广大妇女儿童提供了全方位、多层次的医疗保健服务。

二是促进了防治结合。深入推进“把五关、促五好”。通过婚前检查、产前诊断、强化孕前孕期保健、新生儿疾病筛查等综合防控手段，防控和降低缺陷人口的发生率，保障出生人口素质。

三是提高了健康管理。医院以“孕妇学校、家长学校、新婚学校、健康大讲堂”为依托，将工作延伸到群众身边，广泛开展健康教育和指导，包括婚前保健，孕前、孕期保健，新生儿及婴幼儿保健等内容，提供孕期营养、科学坐月子、产后恢复、儿童辅食添加、儿童早期教育等指导，为群众提供前沿、系统、权威的健康知识。同时，组织开展“健康出行、绿色喂养”“母乳喂养知识沙龙”“关爱儿童身心发展，促进儿童健康成长”等系列活动，引导广大群众养成健康的生活方式。健康大讲堂定期组织高年资医疗保健专业团队深入社区、厂矿企业、乡村，为居民普及健康教育知识，广泛开展妇女“两癌”健康知识、婴幼儿疾病预防与护理等，把健康教育工作的触角伸向每个社区和村庄，横向到边，纵向到底，实现了健康教育全覆盖。

*四是拓展了服务内容。*实施积分制管理，对全体干部职工进行全方位量化加分考核，并用软件记录和永久性使用。然后，再把各种福利待遇与积分排名挂钩。积分制管理以人为本，使员工乐于接受，有力调动了职工的积极性，培养了职工的好习惯，打破了分配中的平均主义，用积分建立优秀的管理团队，变被动服务为主动服务，让实干、优秀的员工脱颖而出，更好地为患者服务。

*五是提高了互动效应。*通过供给绩效制的深入推进，促进医院职工的敬业精神、服务意识和精神风貌的整体提升。同时，提高社会各界及广大妇女儿童对医院的认识和了解，主动为医院建言献策、广陈需求，使医院能够及时了解群众的所需所盼和所求，从而达到了“医院为群众，群众敬医院”的互信互促的互动效应。凭借严谨精细的管理、高超精湛的医术、热情优质的服务，医院成为国家首批分娩镇痛试点单位、全国妇幼保健院中医药工作示范单位、国家基因检测技术应用示范中心临床基地，并荣获全国巾帼文明岗、全国新生儿复苏培训工作优秀集体、河北省先进集体、省三八红旗集体、省医药卫生系统先进单位等多项荣誉。在创建优秀和谐集体评选活动中，涌现出谭秀玲、石庆生、安文茜、顾秀玲等一大批爱岗敬业、无私奉献的先进典型人物。在全院职工的共同努力下，医院的社会综合服务满意度有了显著的提升，随访患者的满意度调查达 99.5%，得到了社会群众的广泛赞誉。

第三节　深化医药卫生体制改革

一、破除“以药补医”机制

完善医院用药管理，取消药品加成（不含中药饮品）。2016 年 4 月 15 日 0 时，全面实行药品零差价。按照邯郸市公立医院医疗服务价格调整方案，合理调整提升体现医务人员技术劳务价值的医疗费用价格，特别是诊疗、手术、护理、床位、保健服务特色等价格。

二、建设健康小屋

院领导高度重视“健康小屋”工作，加强组织与领导，认真部署实施“健康小屋”工作，明确了任务和责任分工，确保“健康小屋”工作有组织、有计划、有步骤地开展。医院共建设“健康小屋”40家，健康小屋团队充分发挥妇幼保健专科特色，向小屋当地社区工作人员了解家庭医生签约服务工作情况，开展健康指导，采取多种活动形式，如卫生知识讲座、防病措施指导、疾病早期筛查等活动，发放妇女幼儿保健宣传彩页，让广大群众在家门口享受到专家服务。院疾控科严格按照考核标准对“健康小屋”工作进行考核与奖惩，督导医院40个健康小屋积极宣传健康扶贫相关政策，有针对性地进行政策帮扶，推进了医院“健康小屋”的建设和发展。

三、渗透中医元素，发展专科特色

医院所有临床科室开展至少一项中医项目，应用于临床患者。所有临床保健人员，人人都要掌握至少一项中医药适宜技术用于患者。由医务科、护理部针对所辖范围制定文件，下发全院进行落实，并成立督查组织对工作开展情况进行动态监督和检查。

四、推进绩效考核，不断完善激励分配机制

医院利用公立医院考核的机会，把市直公立医院综合绩效考核标准结合医院实际融入日常绩效考核中，推行供给侧绩效考核机制，确保医院医改工作稳步提升。在试行中改进提升，利用考核工作，激发和调动广大职工的积极性，不断推进医疗体制改革持续完善，促进医院更好更快发展。

第八章　突发事件救治

在发生自然灾害、传染病流行、突发重大伤亡事故及其他威胁人民身体健康的紧急情况时，邯郸市妇幼保健院都能自觉主动服从上级卫生部门领导和调遣，做到及时控制、有效预防、措施果断，全力保障人民群众的生命安全。

第一节 鏖战“非典”

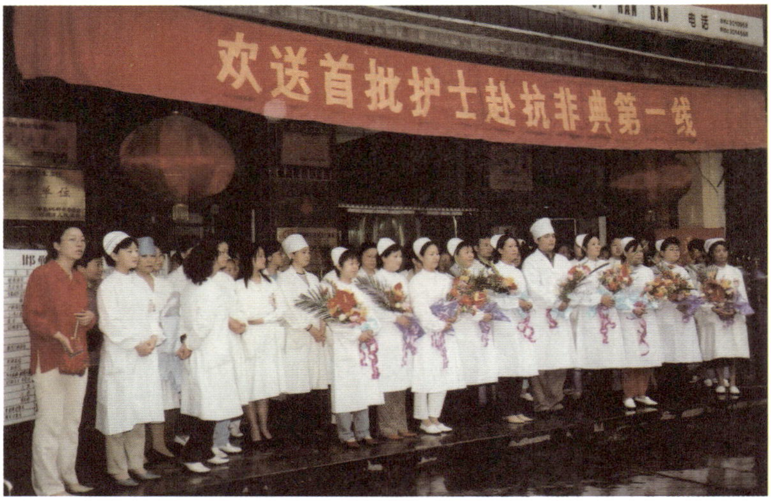

2003年春天，“非典”疫情突如其来，逐渐蔓延全国，威胁着人民群众的生命安全。疫情就是命令。院党委带领全院干部职工，紧跟上级部署，组建了一把手挂帅的“防治非典领导小组”，形成强有力的领导和组织保障。随之，相继成立“院内医疗救护组”“院内防疫救护队”“邯山区防疫应急小分队”“邯武路口检疫队”“基层流行病学调查组”等10余个组织，明确分工，制定工作纪律，要求各组成员“紧跟上级指令，准确掌握疫情，确保不漏报、不瞒报”。

一、突击建立“发热门诊”。对10余个房间重新改造，建成200多平方米的隔离区。对职工进行应急的技能培训，全力支持定点医院药品和物资。并号召广大干部职工无偿献血，缓解非典期间临床用血严重短缺的状况。

二、抽调技术骨干参加疫情防控工作。石庆生作为专家组成员，多次下县参加疑似“非典”患儿的会诊、鉴别诊断工作。抽派申蜀琼、陈敏、陈涛、乔丽娜、张玉兰、靳菊红、张丽丽、朴志英、耿红亮10名护理技术骨干，前往支援中西医结合医院一线非典疑似隔离病区进行护理工作；宋春海、孙秀敏、尹志存在邯武路口抗击非典；医院先后共抽调100余人参加了抗疫的各项工作。她们不辞辛劳，坚韧不拔，坚守岗位，奋战在抗击疫情第一线，圆满完成了各项任务。

第二节　抗震救灾

2008年5月12日（星期一）14时28分04秒，汶川地震。地震造成严重人员伤亡。

面对突如其来的灾难，医院全体职工心系灾区，主动请缨到抗震第一线，时刻准备为抗震救灾和灾后重建贡献自己的一份力。在院党委的倡导下，发扬一方有难八方支援的民族精神，贡献一片爱心，送上一片温暖，全体职工为灾区进行捐款，为灾区人民抗震救灾重建家园贡献绵薄之力。

第三节　阻击手足口病

手足口病是由肠道病毒引起的常见急性发热出疹性传染病。多发生在婴幼儿和儿童，以手、足、口腔等部位的皮疹、疱疹和全身发热为主要特征。少数患者可并发脑膜炎、心肌炎，个别重症患儿病情进展快，可发生死亡。手足口病重要传播方式是密切接触，接触被病毒污染的手、洗漱用品、贴身用物、玩具、食具及床上用品等，都可引起感染。呼吸道飞沫传播、食用污染的食物亦可传播。

2009年初，手足口病患儿在短期内迅速增加。邯郸市成了河北省的重灾区。重症患儿接连从各县转来，病毒严重危害着孩子们的生命安全。5月6日，医院被市卫生局定为手足口病救治定点医院，儿科成了抗击手足口病的最前沿阵地。各级领导及广大医护人员和后勤工人，主动放弃休息，舍小家顾大家，夜以继日地投入救治患儿战斗中。

医院召开院党委紧急会议，分析当前手足口病救治及防控的严峻形势，进行全面的安排部署，建立医院医疗救治组织体系机构，包括手足口病领导小组、手足口病技术指导小组和手足口病感染控制小组，制定手足口病医疗救治应急预案。市卫生局副局长周海平代表卫生局领导，现场办公，亲临一线指挥。在全市进行医疗资源组合，先后从邯郸市 8 家医院调来包括麻醉医师、专家在内的 16 名医护人员前来援助。同时，省卫生厅也先后派来 14 名专家驻院进行技术指导。2009 年 4 月 20 日—7 月 20 日，为发病高峰期。每天住院人数为 60—80 人。2009 年 9 月底，门诊诊疗 4480 人，共收治重症手足口患儿 592 名，CPAP 干预治疗 130 人，气管插管 19 人，重症患儿死亡率 0.5%。救治成功率达到了省内先进水平，受到了省、市领导以及群众的高度赞扬和肯定。

第四节　防控“H7N9”

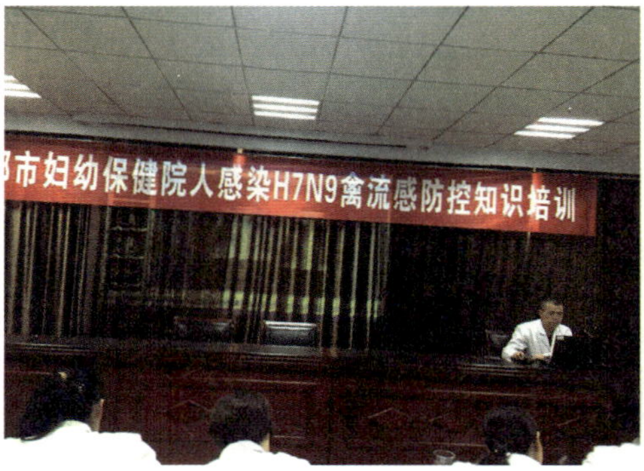

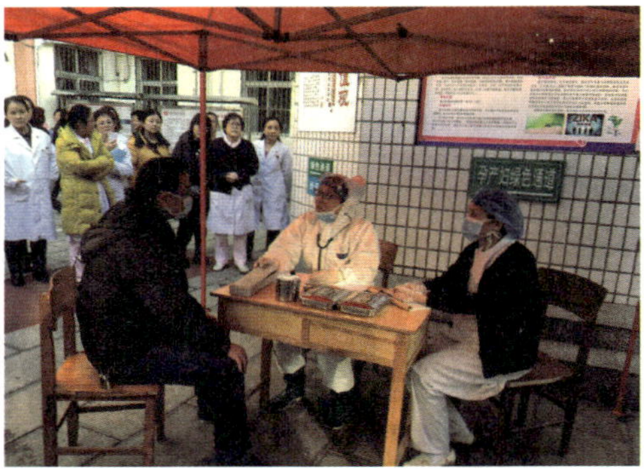

人感染 H7N9 禽流感是由 H7N9 亚型禽流感病毒引起的急性呼吸道传染病。2013 年 2 月以来，上海市、安徽省、江苏省先后发生不明原因重症肺炎病例。为响应河北省卫生厅、邯郸市卫生局传染病应急的安排部署，医院设立以院长任朋顺为组长的人感染 H7N9 禽流感防控应急处置领导小组，负责应急防控处理的统一领导、统一指挥，保证各项应急措施顺利实施。

医院在发热门诊配置专职人员及相关医疗设备，对来院就诊的病人进行发热预检分诊。医务科、防保科、护理部、院感科等科室对全院医护人员进行人感染 H7N9 禽流感相关防控知识培训，开展健康教育宣传，提高公共卫生意识和防病能力，并进行应急演练，加强应急处置水平。药剂科、设备科做好相应的设施、设备、救治药品和医疗器械等物资储备工作。一旦发现符合 H7N9 亚型的人禽流感病例，由专家鉴定小组鉴定后迅速转诊至邯郸市传染病医院定点诊治并进行网络直报。

第五节　支援抗洪抢险

2016年7月19日，邯郸市突发连续强降雨，发生了历史罕见的特大洪涝灾害。医院迅速做好防汛工作应急工作，成立防汛领导小组，组建了抗洪抢险小分队和医疗救护小分队，并制定防汛救灾防病工作预案。各组成员随时待命，随时听从主管部门号令。

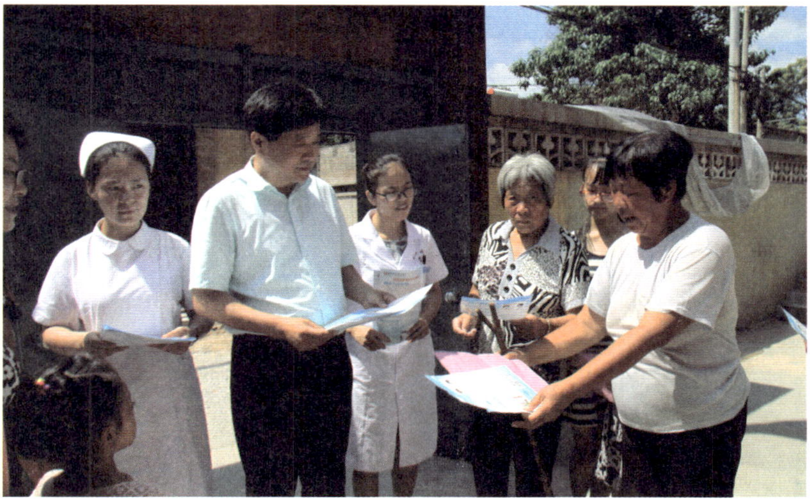

2016年7月22日至25日，医院负责分包峰峰矿区巡诊工作。院长任朋顺和主管院长郭占红及其他副院长，带领医疗专家10余人，到峰峰矿区各乡村进行巡诊、义诊、医疗救助、环境消杀指导，疫情监测、防病知识宣传等卫生防疫工作。

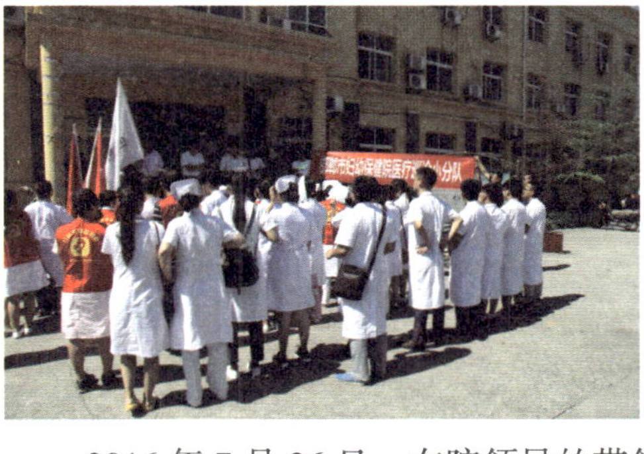

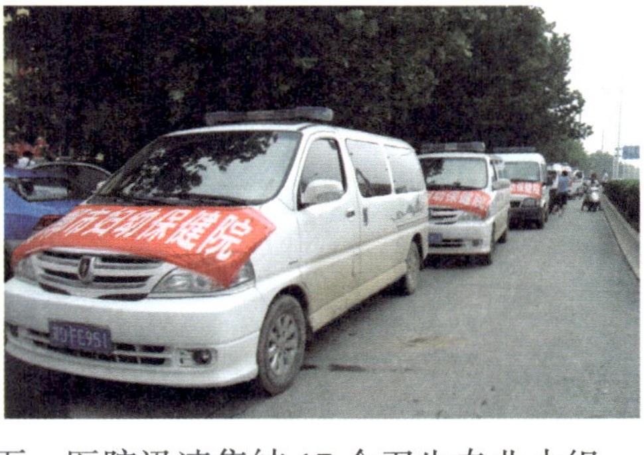

2016年7月26日，在院领导的带领下，医院迅速集结17个卫生专业小组，70余人，8辆车，奔赴受灾较重的武安市徘徊镇17个行政村进行消杀防疫工作。消杀队员冒着30℃的酷暑高温，走村入户，巡看卫生所、卫生室设施及应诊情况，重点摸排水源是否污染、当地卫生防疫情况、群众受灾情况，并对每个村的水窖、

厕所和垃圾堆放点等易感部位，进行消杀作业。同时，发放宣传资料，开展灾后卫生防病知识宣传，挨家挨户走访村民，到农户家中为需要救治的村民进行诊治，细致查体、指导用药，留下联系方式，随时应诊，村民们竖起了大拇指。

2016 年 8 月 1 日，市卫计委召开邯郸市二级以上医院对口支援受灾卫生院专题会。会后，院长任朋顺立即部署安排工作，并在当日带领副院长郭占红和医务科长赶到武安镇卫生院与其进行对接，制定对口支援方案。根据当地需求和医院专业特点，派相关专业技术人员进驻卫生院，派儿科和妇产科专家定期到卫生院坐诊、会诊、技术指导。同时，有计划、有步骤分批次对卫生院医护人员进行培训，增强武安镇卫生院专业服务能力。

第六节　新型冠状病毒疫情防控阻击战

2020 年春节前夕，武汉市爆发新型冠状病毒感染的肺炎疫情。习近平总书记对新型冠状病毒感染的肺炎疫情作出重要指示，强调要把人民群众生命安全和身体健康放在第一位，坚决遏制疫情蔓延势头。全国各地的医务人员不顾个人安危，逆行出征，奔赴前线，全力以赴救治患者。

作为市级妇幼保健院，针对妇女儿童这一群体的特殊性，医院超前布置、精心安排、严防死守、主动应战，确保医院无新冠病人输入，着力构建防控八大体系，严格把好八道关。

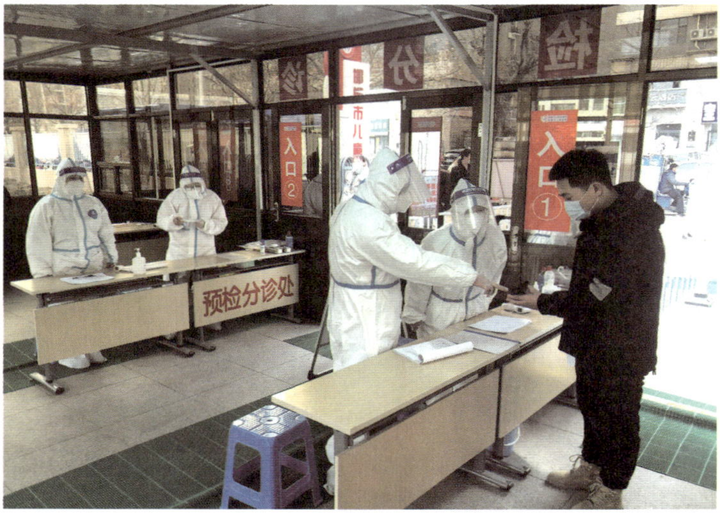

一、建立组织领导体系，把好新冠战役指挥关

一是加强组织领导。在市卫健委新冠防控领导小组的统一领导下，成立市妇幼保健院新型冠状病毒感染的肺炎防控工作领导小组，组织指挥和安排部署全院防控工作。二是完善运转机制。根据科室职能及防控实际需要，在领导小组下设7个工作组，分别为医疗救治组、医疗保障组、组织协调组、后勤保卫、对外支援组、健康宣教组、监督检查组。每个组分别制定工作方案，细化工作流程，将责任落实到人头，保障各项工作落到实处。三是强化培训指导。对全院医务人员进行分批次、多层次的防冠诊疗方案、院感防控培训学习，对保安、保洁、医疗垃圾、行政后勤、预检分诊、发热门诊均严格进行培训，并对重点岗位、重点人群强化培训，要求人人懂，人人会，人人做到。四是科学制定预案。制定《邯郸市妇幼保健院孕产和新生儿新型冠状病毒感染疫情防控应急预案》《邯郸市妇幼保健院儿童突发新型冠状病毒肺炎应急预案》，并多次组织演练，对工作原则、组织领导、应急启动、抢救、转诊、报告制度、健康宣教及保障措施等方面明确了规范和要求，做到准备充分，应对有力。

二、建立立体宣传体系，把好防冠知识普及关

一是多种形式开展健康教育宣传。充分利用医院微信公众号、官网、宣传册、条幅、海报以及两个院区的7个大型电子屏、44个小型电子屏、每个病房的床旁呼叫系统等广泛开展防控科普知识宣传。开设线上健康课堂。孕妇学校、家长学校开设线上课堂，向托幼机构保健医开展线上宣教；开通企业微信和天使医生的网络咨询平台；开展免费无创DNA和耳聋基因筛查项目网上预约服务。二是围绕防治重点宣传。根据国家、省市要求，积极宣传新冠疫情防控知识，发布省、市疾控中心编纂的防控知识视频及宣传用品。医院根据自身特色，结合实际，用孩子的视角，以通俗易懂的语言，录制了数个防控知识小视频，使儿童及其家长充分理解、避开误区、做好防护。

三、建立疫情监控体系，把好新冠疫情输入关

严把输入关。疫情发生后，及时进行应对。立即建立封闭发热门诊，设置唯一出入口。在大门入口处设置预检分诊点，配备消毒和必要的防护用品，安排专业医护人员24小时值班，对所有进入就诊大厅的人员进行体温监测、查验健康码、询问症状体征及流行病学史，指引患者及陪护正确佩戴口罩。将发热患者及可疑病例专人专用通道引导至发热门诊。强化病区管理。病区安排巡查员并派专人值守，谢绝探视、减少陪护、发放陪护证。所有病区陪护人员每天监测体温并上报。强化医院内部管理。由工会对全院职工疫情防控情况进行摸底排查，并要求所有职工以科室为单位，每天上报体温，由科室内部做好科室职工的体温监测。同时，设置体温监测点，对所有上班职工、病人进行体温监测。

四、建立应急反应体系，把好新冠疫情处置关

一是建立快速反应队伍；成立新型冠状病毒感染的肺炎医疗救治专家组、舆情防控及上报组、院感防控组，分别成立孕产妇、新生儿及儿童应急队伍，迅速应对防控。二是迅捷做好现场处置；院党委统一安排部署，严格按照上级文件精神，按照三区两通道规范设置发热门诊，诊室面积共200余平方米，设置诊室3间，留观室7间，并预留备用间20间，配备充足的防护用品及物资设备。房间流程布局均可满足挂号、候诊、就诊、交费、检验、辅助检查、取药在此区间完成。三是建立多环节把关机制；对发热门诊病人实行会商制度，由发热门诊医生、检验科及影像科医生共同商议会诊发热病例，排除可疑病例后再进行治疗；对住院病人实行科内会诊制度，针对住院的发热病人，由科主任牵头，组织科室高年资医师进行会诊，确保排除可疑病例；对可疑病例实行院内专家会诊制度，针对发热门诊会商后可疑病例以及住院病人中的可疑病例，启动院内专家会诊机制，认真排除可疑病例的发生。通过层层把关，多环节排查，不遗漏一例可疑病例。四是强化核酸检测能力；医院黎明院区核酸实验室于2020年8月19日通过河北省临检中心备案，随即又通过国家疾控网核验，开通核酸检测结果的直报。开展工作以来，严格按照《病原微生物实验室生物安全管理条例》及《医疗机构新冠病毒核酸检测工作手册》进行规范管理及操作，保障实验室生物安全。为进一步提升核酸实验室检测能力，按照市卫健委要求，医院增设了部分检测设备，强化了检测人员培训，并储备了相应的后备检测人员。为应对秋冬季高峰期疫情突发事件，医院购置核酸快检仪，大大提升了检测效率，并在丰收院区增设核酸检测实验室。五是建立院感控体系；成立院科两级的院感管控小组，统一安排部署，严把感控关。根据不同岗位需要做好隔离、防护与消杀、污水处理、医疗垃圾存储及运送的全方位无死角的院感防控。及时按照上级的最新防控方案调本院整感控制度及流程并做到全员培训与演练。六是建立疫情直报及核酸检测专人管理；医务科与市内四区卫健局、疾控科保持专人专线联系，每天通报发热病人详细信息，核酸检测及时安排，与病人签署知情同意书并出具排查后能够明确病因的诊断证明，方便社区及时了解患者发热状态。七是严格消毒强化监管；各科室对工作场所和各病区均加大消毒范围和力度，包括对保洁、安保人员加强培训，从保洁开始、从预检分诊开始，开展了全面、全程、全方位的卫生消毒。

五、建立救治支援体系，把好新冠病例救治防控关

科学设置院内医疗救治专家组和院外应急救治专家组，成立孕产妇、儿童、新生儿等 3 个院内医疗救治组；成立 6 个建立对外支援队伍，确保及时响应全市医疗救治工作的部署。建立疫情处置专家指导组，并组织开展相关防控知识培训和演练。规范全院防控工作流程，整合全院医疗资源，落实全院医疗救治防控工作。根据上级安排部署，及时更新防控工作方案，正确规范开展防控工作。组织党员志愿者，走进社区，解决社区人员紧缺实际情况，协助社区开展小区入口检测登记、宣传防控知识、入户排查等工作，积极战斗在疫情防控阻击战中。

六、建立药械采供体系，把好医疗保障药械需用关

抓好物资保障；建立医疗保障工作组，明确人员和职责，落实防控应急药品、器械、消毒用品、防护用品等物资储备，做好急救车辆防控工作，保障卫生应急物资需要。完善细化预案；进一步制定《院内人员应急预案》《药事管理应急预案》《车辆保障应急预案》《医疗器械保障应急预案》，进一步强化职责，压实责任，严格开展防控措施，保障各项工作有序开展，为临床一线和人民健康保驾护航。

七、建立后勤保障体系，把好后勤物资供应关

明确职责；按照科室职责分工，强化责任落实，将保障医疗救治和防控后勤物资需要，医疗垃圾、废水处理，安全保卫、秩序维护，防控期间行政用车及院内餐饮卫生安全等工作落实到人头。加强管理；进一步强化了管理检查，提高安保、保洁防控意识，加大消毒清洁力度，维护医院秩序，营造良好的就医环境。

八、建立监督运行体系，把好新冠防治落实关

着重长效管理；建立了领导责任制，领导分工责任制和首问首诊负责制，明确了严格的制度和铁的纪律。督查督办到位；为确保工作到位，由监察室、督查室、纠风办及监察员联合督查督办，以实地检查为主，通过指导交流、现场查看及暗访，采取不打招呼、不定时间的方式，分别对医院各项防控工作进行监督，现场督导任务落实，发现问题及时督导改进。严格责任追究；制定《邯郸市妇幼保健院加强新型冠状病毒感染的肺炎疫情防控期间监督执纪督导检查工作实施方案》，并实行责任连带，一旦发现问题，严肃处理，决不姑息。

同时，在抗击新冠疫情非常时期，全院干部职工践行共产党人的初心和使命，主动放弃和家人的团聚，积极响应组织的号召，主动申请到疫情防控斗争一线，为抗击疫情筑起坚强的防线。院领导冲锋在前，以身作则，全天常驻现场指挥调度，并多次慰问一线职工，鼓励一线医务人员要恪尽职守，不辱使命，注意安全，完成上级领导交给的各项任务。全院干部职工同心同德，团结奋战，完成了一项又一项光荣而艰苦的任务。

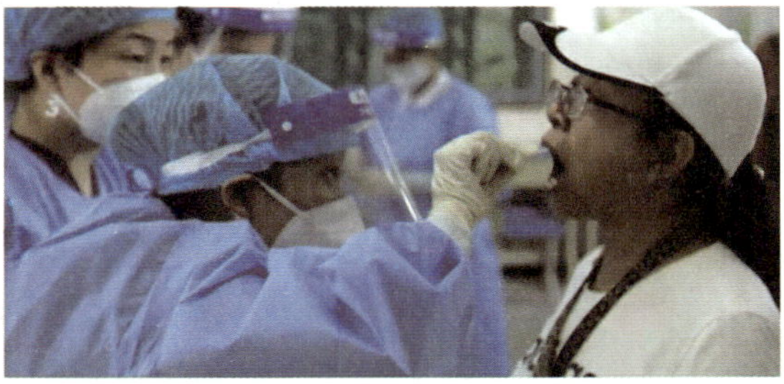
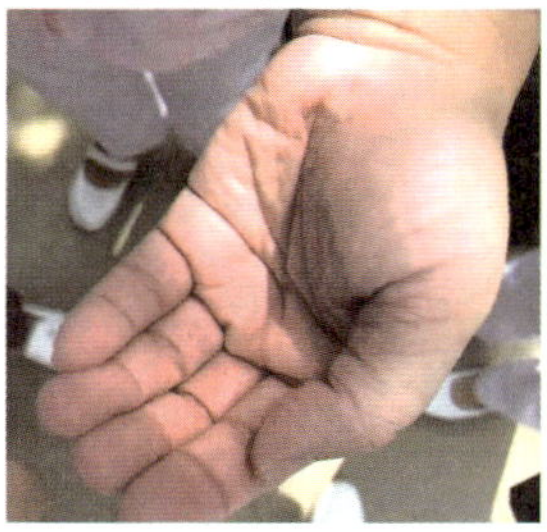
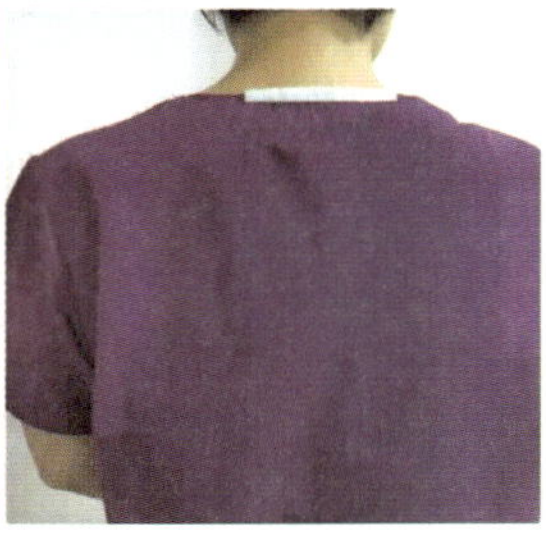

2020 年在全市学校秋季开学之际，按照上级部门疫情防控工作部署，医院承担了邯山区中小学学生及教职工核酸采样工作，院领导对此项工作高度重视，组织院办室、器械科、护理部、遗传科、市场部等相关部门，对核酸采集流程、物资准备、人员配备、后勤保障等工作进行了安排部署。为了保证在最短时间内完成采样工作，避免学生大量聚集、降低隐患风险，医院从各护理单元抽调 30 余名精兵强将，进行周密的安排，全力做到“应检尽检”，保证采样工作顺利、有序、高效开展。2020 年 8 月 17 日上午，40 余名医护人员到邯郸市邯山区第一中学，对 6000 余名学生及教职工进行全面核酸采样工作。现场 11 个医护小组同时展开工作，每 3 人一组，分别负责编号、采集、标本收集工作，整个分工明确，有条不紊。该次邯山区核酸采集工作涉及 6 万余人，为学生返校提供了安全保障。

2021 年 1 月 9 日，接到邢台市新都区人民医院请求支援，为其所属辖区集中核酸检测，由于当地区标本量远远超出该区实验室负载能力，人员和实验试剂均告急，为了按期完成检测任务，特寻求医院支援。医院无条件支援，为确保标本安全转送，立即组织安排车辆、人员、设备、试剂等，做好接收样本的各项准备工作。在保证本院就诊人员核酸检测的基础上，开足检测马力，合理调配资源，优化检测能力，邢台转运的25000余人份样本全部保质保量完成检测，结果均为阴性。疫情面前，大家没有因为病毒的肆虐而畏惧和退缩，虽然核酸实验室检测人员已经连续奋战三天三夜，但是接到新的任务后，立即以饱满的热情投入检测工作当中，确保该次支援任务的顺利完成。

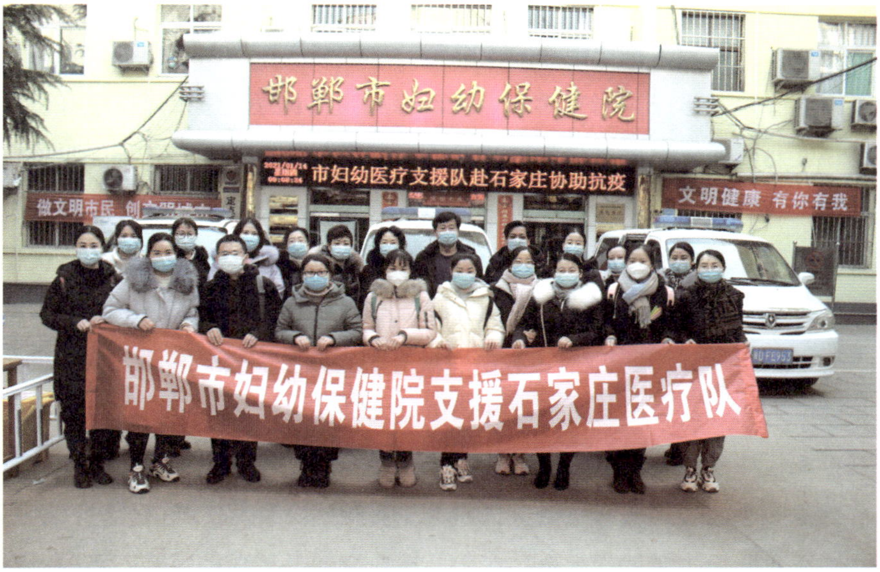
邯郸市妇幼保健院
市妇幼医疗支援队赴石家庄协助抗疫
文明健康 有你有我
邯郸市妇幼保健院支援石家庄医疗队

2021年1月13日晚，接到市卫健委关于驰援石家庄的紧急通知后，院党委连夜紧急部署，全院党员干部带头报名，医务人员踊跃参加，迅速集结，党员带队的16名医护骨干人员组成了援助医疗队，其中医生4名，护理人员12名，于14日早上启程赶赴石家庄支援抗击疫情，开展医疗救治工作。全院干部职工同心同德，团结奋战，完成了一项又一项光荣而艰苦的任务。

附：

●支援石家庄，战“疫”日记

有爱就有希望，有梦就有未来

李晓娟

2021 年 1 月 14 日　晴

点点萤火，汇成人间星河。

这可能是我一辈子以来最热血沸腾的时刻，之前每天关注新闻，每天关注疫情动态，没想到真的有一天我也能成为“白衣执甲”中的一员！

凌晨一点接到紧急通知，早上和家人朋友短暂道别后，便坐上了支援石家庄的车，成为邯郸儿科医疗队的一分子。作为一名护士，这是我的责任和使命，更是无上荣光。

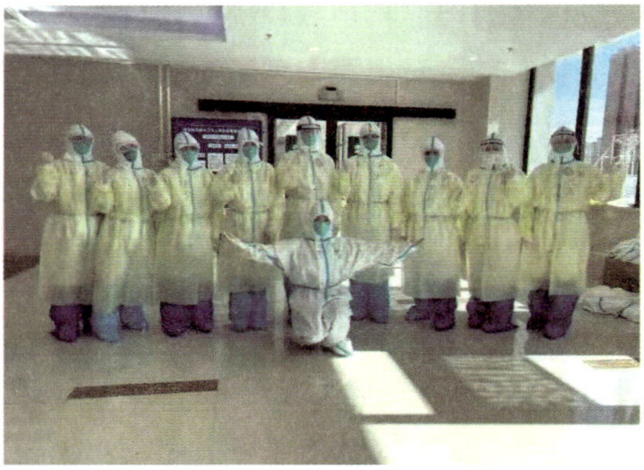

从接到通知到迅速出发，四名医生、十二名护士，第一时间内做好了所有准备，这些过程一气呵成，我们没有犹豫的时间，也没有一个人犹豫。有一分热，发一分光，希望在那片疫情肆虐的土地上，尽自己一份绵薄之力。

2021 年 1 月 16 日　晴

怪兽会被我们打跑，你们负责健康成长

今天是来石家庄的第三天，经过前两天的培训，今天正式进病房工作了，早上 6 点起床、洗漱、吃饭，7 点坐班车到人民医院，换好手术衣穿好防护服，有了之前的反复培训和练习，真正穿好后才深切地体会到之前支援武汉的前辈们的不易，不透气的防护服、双层的橡胶手套，臃肿笨拙的身体、连说话都需要加倍提高音量。

进入病区后，跟着市医院的老师负责前区的小朋友，令人出乎意料的是，这些孩子在没有父母的陪伴下竟然可以这么乖，最小的小朋友小七才七个月，最大的孩子也才十三四岁。我们除了负责治疗以外，还要照顾他们的生活起居，陪他们做游戏，安抚没有妈妈陪伴而突然产生的小情绪。

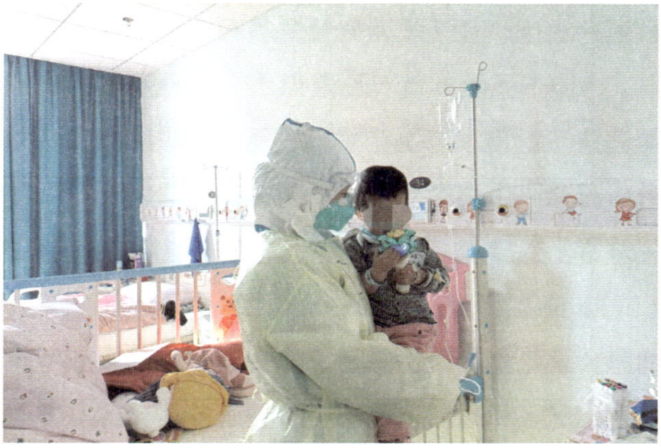

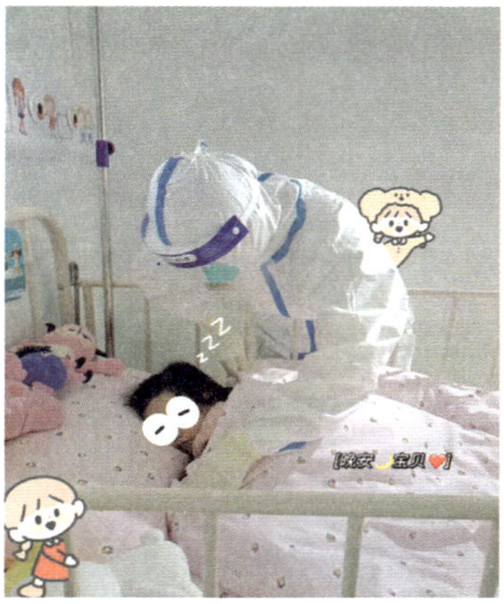

看着他们因为一本童话书、一根棒棒糖、一个小玩具就可以破涕而笑，看着他们稚嫩的脸蛋，既可爱又让人心疼，希望他们以后会更加坚强，勇敢！

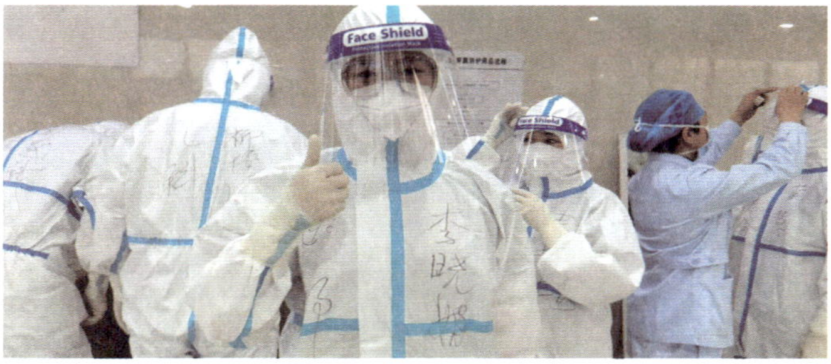

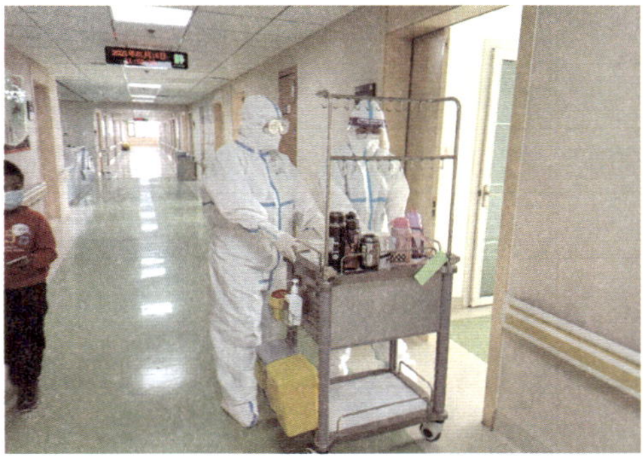

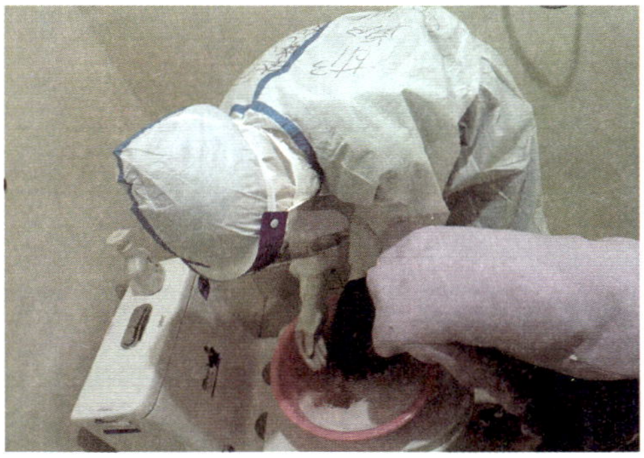

2021 年 1 月 18 日　晴

你看，爱和希望，总比病毒蔓延得快

这次疫情，让这些孩子们一夜之间长大，他们不仅与父母分开，还需要照顾弟弟妹妹，懂事得让人心疼。看着他们喝药皱起眉头的小脸、扎针默默给自己打气的小拳头，还有想妈妈时偷偷掉下的眼泪。

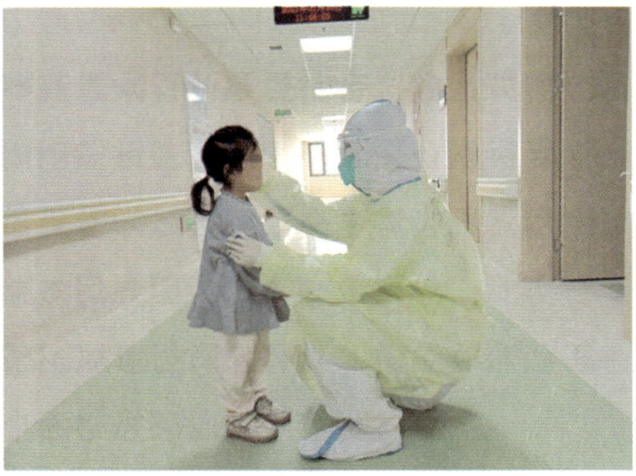

就是这么一群坚强可爱的小朋友，小小的身体，都有着大大的能量。他们还想着我们这些医生护士叔叔阿姨们，为我们做了祝福花朵和感谢卡片。看着这些眼睛有些湿润，想起姥姥和妈妈跟我说的话：病毒无情，人有情。你看，爱和希望，总比病毒蔓延得快！

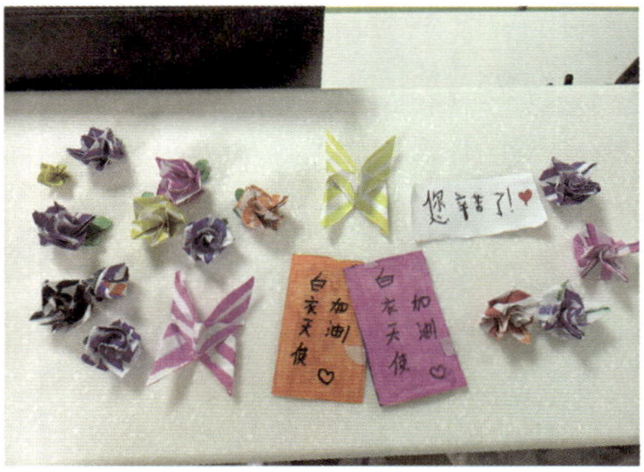

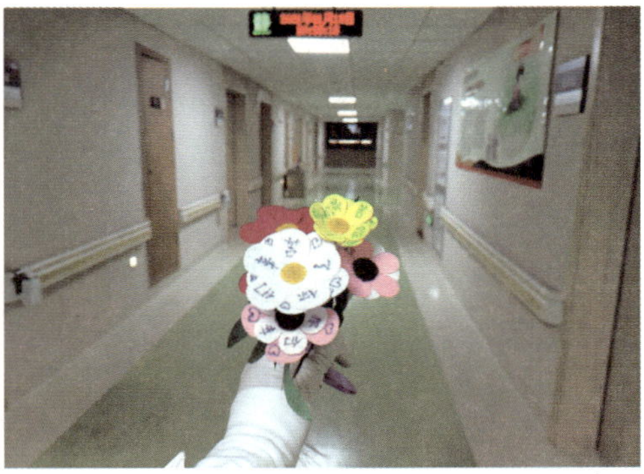

2021 年 1 月 20 日　晴

冬将尽　春可期

小孩小孩你别馋，过了腊八就是年……转眼间第七天了，春节大家已经做好不回家的准备了，这次持久战我们必须要胜利。

从初来时的激动、紧张，到现在熟悉、平静，且渐渐地忙而有序。防护服的穿脱越来越熟练了，就是时间长了感觉戴着口罩要窒息，护目镜和眼镜的双重夹击让耳朵犹如针扎，持续八个小时的饥饿和口渴同时向我们袭来，我们互相加油打气，困难都可以克服，坚信胜利是属于我们的！

下班后，相互看看同事的脸庞，口罩和护目镜的压痕清晰可见，美颜相机都无法遮盖的痕迹，我们每次都会互赞：嘿，你今天依然很酷！

当爱与希望投射炙热的阳光，昨日泪光都随时光而蒸发，别轻易放弃，明天要许更多的愿望，装满了勇气就更有力量，我们还在继续……

第九章　帮扶援助

为提高农村卫生技术人员医疗服务的理念与专业技术水平，推动农村医疗卫生事业的发展，多年来，邯郸市妇幼保健院严格按照市卫健委要求，认真落实各项扶贫工作，开辟了一条优质医疗资源下沉的快速通道。此外，医院还承担起援疆任务，先后多次派出医务人员到新疆各地区医院进行医疗援助工作，赢得了人民群众的高度赞扬。

第一节　帮　扶

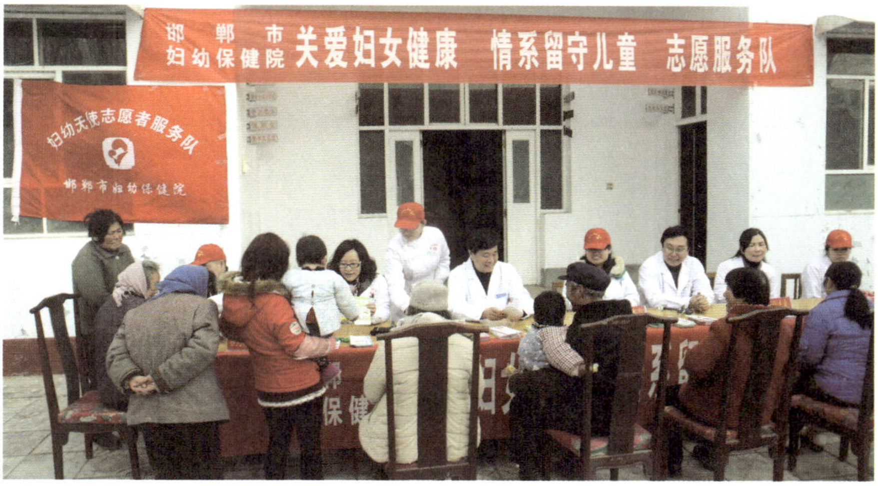

多年来，在市卫健委的坚强领导下，邯郸市妇幼保健院积极贯彻落实健康扶贫工作要求，不断强化对健康扶贫政策的宣传力度，开展扶贫病房、“一帮一”对口帮扶、万名医师下乡对口支援、先诊疗后付费、单病种付费等工作。

一、加强领导，强化责任

一是明确了责任。成立党政一把手任组长、班子其他成员任副组长的健康扶贫工作领导小组。二是完善了管理。要求各责任科室严格按照上级要求落实，不断开拓思路，推动制度创新，形成一套切实可行、行之有效的长效管理机制。三是加强了监督。监察室对各项扶贫工作的开展落实情况进行检查，及时公示对口支援情况、扶贫病房建设情况及“一免四减”落实情况等。

二、加大力度，落实政策

（一）扶贫病房建设情况。医院明确优服办为扶贫病房管理办公室，制定管理办法及实施意见，认真按照市卫健委的要求落实扶贫病房建设及减免标准。医院在 14 个临床科室设立了 44 张扶贫病床。一律实行挂牌服务，在病房醒目位置公示“扶贫病房减免制度”，让入住患者清楚减免条件和内容；建立扶贫患者回访制度，对发现的问题进行追踪整改；通过平日抽查、集中测试等方式，不断强化对医务人员的管理；建立扶贫病房工作定期上报制度，每月将扶贫病房入住患者情况及减免费用情况进行统计汇总，并上报市卫健委。

（二）“一帮一”结对帮扶。医院对口帮扶对象为魏县张二庄乡中烟村 50 户贫困户。医院深入各帮扶户家中走访慰问，各帮扶户责任人深入结对帮扶的贫困户家中了解他们的生活、生产情况，给予力所能及的帮助解决问题，积极做好贫困户的思想引导工作。

（三）重大疾病专项救治。进一步细化制定医疗服务流程，在显著位置张贴负责科室及联系人电话，设立一站式服务，广泛宣传救助政策，建立救治专家组，为农村贫困大病患者开通就医绿色通道，缩短就医等候时间。修订医院临床路径管理制度，有效落实诊疗指南或临床路径，严格控制不合理医疗费用。对符合大病救治政策的农村贫困患者住院，安排扶贫病房，实行日清单，原则上使用医保目录内药品、耗材、检查、诊疗项目或诊疗技术，严禁违规推荐使用医保目录外药品、耗材、检查、诊疗项目或诊疗技术，有效保障患者的切身利益，保证大病救助工作顺利开展。

（四）“先诊疗、后付费”。医院将新农合报销窗口前移，实现一站式服务，设立扶贫病房，及时对贫困患者住院期间所出现的和服务相关的问题提供帮助和解决，制定病人入院诊疗流程与职责并定期安排人员收集病人的相关信息进行汇总及登记上报。

（五）对口支援工作。定期安排医务人员到基层卫生院进行技术帮扶，向我市 6 个贫困县的乡镇卫生院分别派驻 1 名二级以上医院的医师（高年资住院医师及以上、临床或中医医师）挂职乡镇卫生院第一副院长，推动建立城市医师定期服务基层工作机制。

第二节 援 疆

医院积极响应上级号召，精心部署，周密安排援疆工作，在医院众多优秀的医务工作者中，选派一批批专业技术精湛、业务能力强的专业技术人员到新疆对口支援单位进行援助工作。在选派医生到新疆工作的同时，医院也积极与受援单位静县人民医院、妇幼保健院对接，建立技术帮扶关系，明确牵头领导和责任科室。对新疆进修人员实行“一免两包”政策，免进修费、包吃、包住。为确保学习效果，科室明确高年资医生为带教老师，“十三五”期间，共接收 7 名新疆卫生技术人员前来进修学习。

2011 年，郭占红对口支援新疆和静县人民医院帮助工作，为期 3 年；秦文平对口支援新疆和静县妇幼医院帮助工作，为期 3 年。

2016 年 5 月 25 日，抽调副主任医师杜宝静对口支援新疆和静县妇幼医院帮助工作，为期 4 个月。

2016 年，制定《对口援藏援疆干部和人才管理办法》，进一步推进援疆干部人才管理工作。

2017 年 3 月，抽调副主任医师吴素静对口支援新疆和静县人民医院帮助工作，为期 1 年 3 个月。

2018 年 3 月 15 日，抽调副主任医师刘宁宁对口支援第 22 建设兵团（21 师 22 团卫生院）帮助工作，为期两个半月。

2018 年 6 月 1 日，抽调主治医师平昕对口支援第 22 建设兵团（21 师 22 团卫生院）帮助工作，为期 3 个月。

2018 年 7 月 31 日，抽调主治医师刘民敬对口支援新疆和静县妇幼医院帮助工作，为期 5 个月。

2020 年 2 月，抽调副主任医师杨李红对口支援新疆和静县人民医院帮助工作，为期 1 年 10 个月。

援疆干部到疆后，认真贯彻执行自治区党委重大决策部署，扎实工作，主动融入，与当地干部一道下沉到基层，深入牧区、学校、敬老院等进行义诊，及时为边疆人民解决痛苦，讲解疾病防控及预防知识，受到群众好评，用实际行动将爱播散在边疆的辽阔土地上。在受援单位，为科室建设出谋划策，做好传帮带，亲自带徒弟，“一对一”精准帮扶，创新带教模式，帮助年轻医生快速成长。开展新技术、新项目，将“输血式”援疆转变“造血式”援疆，在授人以鱼的同时也注重授人以渔，毫无保留地为当地培养后备人才。落实维稳措施，开展民族团结工作，加强民族交流与沟通，积极参与民族团结一家亲活动，建立深厚友谊，维护民族团结。

第十章　医德医风

医德医风是医院管理工作的一个重要内容，也是医务人员必须具有的医学道德和风尚。建院以来，医院历届院领导一直把医务人员的医德医风作为医院建设和发展的一件大事来抓，根据各个历史时期的形势和任务，不断加强医德医风教育和监管，提升广大医务人员职业道德素养，规范医疗服务行为，优化服务风气，使医院的医德医风等到进一步加强。

第一节　坚守职业道德操守

无论是古代还是当代，医生的职业道德操守都是大众社会最需要，也是最高尚的行业操守，特别是现今社会尤其需要有道德操守的医生来为广大人民群众服务。从神农尝百草，到神医扁鹊、到医圣张仲景，这些历代的名医无不是恪守医德操守的楷模。其思想本源不外乎精益求精、救人于危难，其操守要领不外乎服务于民、恪尽职守。社会主义医务道德的基本原则是救死扶伤，实行革命的人道主义。它要求医务人员对不同社会地位、政治派别和宗教信仰的病人，要一视同仁地给予治疗；要全心全意地为病人服务，待病人如亲人；要树立献身医疗事业的精神。为此，医院从建院到现在，全体医务人员始终牢记“一切为了妇女儿童

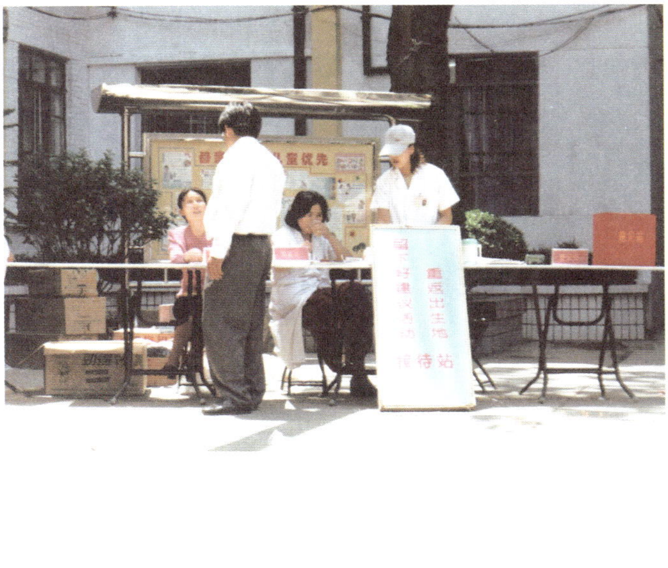

健康”的服务宗旨，树立全心全意为人民服务的思想，不怕苦，不怕累，舍小家，顾大家，为全市妇幼健康事业做贡献。

1989 年，按照卫生局统一部署，多次开展优质服务活动，采取三比三看三挂钩的办法加大医德考评力度，广大职工积极为患者提供优质服务，礼貌待患，医疗服务质量明显提高。

2000 年举办“重返出生地，留下好建议”活动，组织儿童和家长参观医院，征求对医院工作的意见和建议，为儿童提供“六减免一赠送”服务。该次活动共接待儿童 800 余名，收到合理化建议 48 条。

2002 年，全面贯彻执行市卫生局的各项惠民措施，实行扶贫病房减免制，实行“一免三减”政策；深化“老乡就医接待站”服务举措，解决农村患者就医的诸多困难，凡是到院就医的农民群众，接待站由专人负责全程导诊服务；对住院患者和入托儿童实行了免费早餐；深入开展母婴保健跟踪服务活动等。

2011 年，结合实际开展主题实践教育活动。以先进典型为导向开展敬业教育活动。组织开展“为民服务创先争优”和“修医德、铸医魂、强医能”主题实践活动，进一步加强全院职工医德修养，提高服务水平，努力实现“三好一满意”目标。召开“重民生强队伍形势教育报告会”。在临床医技保健科室开展“规范执业行为、提供安全服务”活动，在行政职能科室开展“改善服务理念、提高服务效能活动”活动。

2015 年，一是建立“患者回访中心”，畅通 24 小时投诉热线，变“被动服务”为“主动服务”，全年回访 1.68 万名患者，收集患者意见和建议 57 条，全部整改落实；二是开设“一站式”服务大厅，方便了合作医疗患者办理各项手续；在门诊候诊区提供轮椅、平车、担架、开水及一次性水杯等；三是安装无线移动网络，为病人免费提供无线上网服务；四是在产房开展“产后一杯红糖水”人性化服务，使产妇感受到家庭般的温暖；五是开展“美丽三月、健康有约”“感恩母亲、关爱健康”“情系六月，健康相伴”“阳光宝贝新生儿回访”“关爱生命、关爱乳房”“关爱男性健康”等大型活动，实行免费挂号、部分诊疗项目减免等优服举措；六是在院内增设无障碍通道，增加温馨提示，提高患者就诊便捷程度。推行电子叫号服务，开展延时门诊（检查检验）、假日门诊、夜间门诊，为从一点一滴做起，使患者时时处处能够体会到医院的人文关怀。

2017 年，开展评选“星级职工、星级护士、星级医生”“院长特别奖”等评选活动，在全院形成学先进、赶先进、争当先进的良好氛围。推选的先进典型顾秀玲被评为“全国白求恩式好医生”、河北省“最美医生”；儿科李军勤被评为河北省“最美护士”、河北省“中国梦 赶考行”第四期 365 百姓故事汇总决赛第一名、2017 年度岗位学雷锋标兵、市道德模范“敬业奉献模范”等；周红瀛、陈慧英、陈晓洁、靳林红 4 人被评为“河北省白求恩式医药卫生工作者”，儿科史岩被评为邯郸市“最美护士”；感染疾病科杜宝静被评为邯郸市“美丽医生”等；在全市组织召开李军勤先进事迹报告会。2019 年，产科主任安文茜被河北省卫生健康委、河北省总工会联合授予“最美医生”荣誉称号，成为邯郸地区唯一获此殊荣的医务工作者，并荣获全国第三届白求恩式好医生提名奖、河北省“千名好支书”等，电视专题片《安文茜的梦想与现实》入选“全国优秀电教片展播”；产科护士长陈晓洁被河北省卫生健康委、河北省总工会联合授予“美丽护士”荣誉称号；新生儿科主任吕红艳荣获“河北省先进工作者”“新生儿科创新团队领军人才”称号；副院长郭占红、优生遗传科主任陈慧英获得全市优秀医师称号；呼吸一科、儿童重症医学科护士长李军勤荣获邯郸市劳动荣誉奖杯；产房靳菊红、郑秀田、王书芳获得中国妇幼保健协会第三届坚守产房30年资深助产士荣誉称号；检验科杜沙沙荣获河北省输血技能大赛三等奖；手术室申玉飞在 2019 邯郸卫生健康技能大赛中荣获第一名。2020 年医院周红瀛被授予“全国白求恩式好医生”称号，尹为民被授予“全国最美抗疫妇幼人先进个人”称号，均成为我市唯一获此称号的医务工作者。杨李红、刘民敬两位医师参加援疆帮扶工作，提升了当地新生儿的救治水平，促进了新生儿科的发展。充分发挥先进典型引领作用，激发了医护人员干事创业的热情。

第二节　一切以病人为中心

“一切以病人为中心”是把病人放在第一和最高地位，是医院救死扶伤，实行人道主义，全心全意为人民服务的体现，是医疗服务的主题。多年来，医院紧紧围绕“一切以病人为中心”的服务理念作为医德医风建设工作的出发点和落脚点，狠抓服务不放松，采取多种有效措施，不断探索医院建设的新规律和新方法，医院医疗质量、服务态度和医疗环境都得到了明显的改善和提高。

成立医德医风考评工作领导小组，把医德医风建设摆在重要位置。实行“谁主管、谁负责”的领导体制，分管领导具体负责，职能科室各司其职，党、政、工、团齐抓共管，条块结合，分式明确，任务到科室、责任到个人的医德医风建设工作组织系统，为医院开展行风建设工作提供有力组织保障。同时，不断召开专题会议，学习、部署、落实，规范诊疗行为、提高医疗质量、改善服务态度，遏制回扣、“红包”、开单提成、乱收费，强化教育，完善制度，加强监督，促进医德医风建设深入开展，构建和谐的医患关系，树立起“以病人为中心”的理念，全面推进医德医风建设。

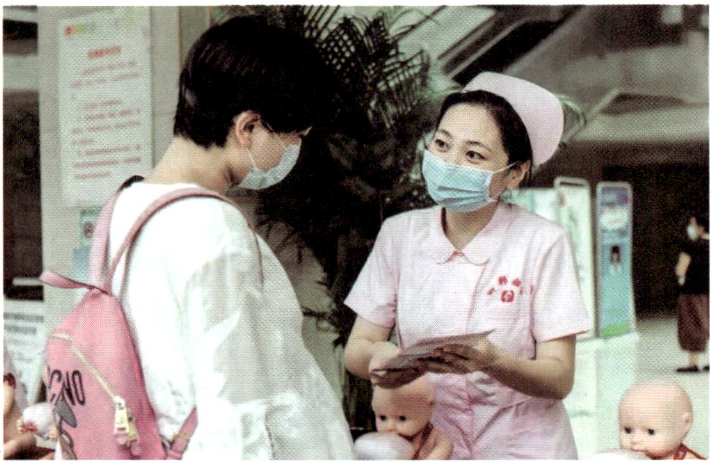

坚持以患者为中心，持续提升服务水平。一是推出了一系列方便病人的服务措施，建立“绿色通道”，绿色通道 24 小时开通，对急危重、无陪护病人实行挂号、就诊、取药、住院一条龙服务，确保危重病人得到及时救治。二是为来院就医的患者提供清洁、舒适、温馨的就诊环境，在医院门口、门急诊、病房、医技科室等处服务标识规范、清楚、醒目，正确引导患者及时就诊，门急诊做到有就诊指南，有导诊咨询台、为病人解难答疑，并配有母乳喂养室、候诊椅，公用电话、饮水等设施。三是为病人提供温馨、细心、爱心、耐心的服务。规范服务用语，杜绝生、冷、硬、顶、推现象。四是完善医患沟通制度，用通俗易懂的语言主动加强与病人的交流，耐心向病人交代或解释病情，倾听患者意见，积极主动改进工作。五是实行病人选择医生制度、党员示范岗、党员示范窗口、微笑服务活动、实行首责制、首问负责制、一日清单制和药价公开制度。六是建立、完善病人投诉处理制度，公布投诉电话号码，及时受理、处理病人投诉。

强化医疗安全，提高医疗服务的安全性和有效性。狠抓各项规章制度，技术操作常规和各岗位职责的落实，制定并严格执行门诊、首诊负责、急诊、值班、交班、三级医师查房、会诊等制度，特别是医疗质量的核心制度，严格重大手术术前讨论制度，重大手术审批制度、各类手术通知单的签批，严格基础医疗和护理质量管理。检查各科规章制度的落实情况、问题及时处理。各科室严格执行各项规章制度，规范医疗行为，坚持三级查房、疑难病人、危重病人交接班、专科会诊、三查七对制度，全院开展安全生产活动，大力营造关爱生命，关注安全氛围。

完善职业道德教育，加强监督制约机制。一是制定各种规章制度，形成一套严格、规范、有效的管理体制，使全院职工言行有准则，管理有依据，考核有标准。二是切实治理和解决群众反映强烈的问题。医院给每个职工都建立医德医风档案，每年年底进行医德医风考核评价，医德考核结果与职务晋升、聘任和评选先进挂钩。

第三节　加强行风建设

行风建设自始至终都是医院工作的重点。医院不断加强对纠风工作和专项治理工作的领导，明确责分工，各负其责，形成齐抓共管的局面。

一是坚持树立以病人为中心，以医疗质量为核心的优质服务理念，不断深化改革、转变观念，改善服务态度，优化服务流程，提高服务质量，满足群众不断提高的医疗服务和质量安全需求，切实保障了人民群众的身体健康和生命安全。二是强化监督管理，专门成立了医疗质量管理领导小组。通过日常工作中的督导检查，严格对医务人员的监督管理，及时发现和解决医疗安全隐患。制定医疗质量管理制度和改进方案等，从制度、职责完善到执行，加强医疗质量关键环节、重点部门、重点岗位的管理，确保各项规章制度落到实处。三是采取多种形式，全面开展业务技术人员培训，并定期进行考核，提升医务人员的业务技术能力和水平。四是狠抓治理医药购销领域商业贿赂和“乱收费、私收费和人情费”工作，强化廉洁行医意识。医院、科室和个人层层签订了责任书，对违规科室和人员进行严厉惩治，营造廉洁自律的医疗环境。健全阳光采购制度，对基建施工、药品招标、医疗器械采购等工作实行公开招标，接受群众监督。加强对重点岗位、重点环节、重点人员的监管，签订廉洁建设责任书，进一步强化了惩防体系建设。五是推行医德医风考评制度，完善医德医风档案，规范医务人员职业道德行为和诚信服务意识，做到合理检查、合理用药、合理收费，让群众明明白白看病、高高兴兴就医。六是实施医疗惠民政策，努力降低医疗费用。坚持因病施治，合理用药，合理检查，合理收费，减轻患者医药费用负担。

第十一章　创建活动

第一节　创建爱婴医院

早在 20 世纪 80 年代，我国就开始研究如何提高母乳喂养率。为实现 90 年代儿童的健康和营养目标，1991 年 6 月，世界卫生组织和联合国儿童基金会联合提出了实施促进母乳喂养成功的 10 点措施和创建爱婴医院的倡议。1991 年 11 月，卫生部召开了“中国促进母乳喂养研讨会”。研讨制定《促进母乳喂养项目规划》和《中国母乳代用品销售守则（草案）》。1992 年开展“爱婴医院”及“爱婴病区”的评比活动。同年 5 月 20 日（全国母乳喂养宣传日）发出《关于加强母乳喂养工作的通知》，通知要求各地按世界卫生组织和联合国儿童基金会保护、促进和支持母乳喂养的 10 项措施，积极创建“爱婴医院”并抓好母婴同室的试点工作，总结经验，逐步推广《国际母乳代用品的销售守则》。同时要求加强对广大医务人员的培训，以更新观念，认真做好母乳喂养的各项工作。

1993 年医院成功创建为国家级爱婴医院，至 2021 年已经 28 年。多年来爱婴医院工作紧紧围绕“儿童优先、母婴安全”的服务宗旨，各项制度措施执行到位，提升了母乳喂养率，保证了工作质量。

院领导将爱婴工作纳入重要议事日程，做到创建领导班子和技术指导小组不撤，行政管理劲头不减。根据人事变动，及时调整巩固爱婴医院领导小组和技术指导小组成员，院长担任巩固爱婴医院成果领导小组组长，把巩固爱婴医院成果作为“一把手”工程，并不断完善各项爱婴工作措施。一是坚持母乳喂养制度。开展优质护理服务，帮助正常分娩和剖宫产的产妇做好母婴早接触、早吸吮。全院医务人员不断为孕产妇宣传母乳喂养的好处，指导产妇正确的喂哺体位、含接姿势和挤奶手法等。二是开展多种形式的母乳喂养知识宣教。产科坚持每天利用晨间护理的时机，积极做好母乳喂养知识的宣传工作，对孕产妇进行耐心宣教，讲授孕期，产褥期保健知识及母乳喂养知识。同时利用孕妇学校、黑板报、宣传画、宣传单等多种形式努力传播母乳喂养知识，都取得了良好的效果。三是实行24小时母婴同室制度。母婴暂时分离时间不得超过1小时，按需哺乳。保持母婴同室清洁、整齐、舒适、安静，定期做好监测工作，记录完善。四是认真开展爱婴医院制度自我监管。规定产科病房无奶瓶奶嘴，无奶粉广告，针对每个母乳喂养困难的产妇具体情况进行个别指导。五是不断巩固爱婴医院知识培训。对全院工作人员实行每年3小时复训，重点科室人员每年实行两次3小时强化复训，新上岗人员实行岗前培训18小时，并定期组织考核，使爱婴医院成果不断完善和巩固。六是按卫生部、公安部有关“出生医学证明”管理规定及《河北省出生医学证明管理办法》，依法使用“出生医学证明”管理软件，做好管理与发放工作。七是加大产科基础护理质量管理，使病房整洁、美观、家庭化，确保为孕产妇做到“两短”“六洁”“五到位”。坚持落实产科查房制度，确保母婴安全；出院前护理人员再次作好母乳喂养评估并告知产妇及家属出院后与母乳喂养支持组织取得联系的方法，使母乳喂养工作深入社会的每一个角落、每一个层次。

同时不断强化监督爱婴医院考核工作，严格按《爱婴医院评估标准和评分方法》，将每项质量标准要求分解到责任人，下发给科室，再由科室责任到人，让每个人对质量标准和评分方法都有明确认识，保证爱婴医院质量的提高。结合妇幼保健工作的难点和重点，加强爱婴医院临床和保健的紧密联系。在做好母乳喂养咨询、孕产妇营养咨询门诊、产后门诊随访管理的同时，提供产褥期保健、母乳喂养及新生儿护理的指导与帮助、新生儿疾病筛查等工作。

第二节　创建健康促进医院

健康促进医院是国家倡导的一项健康素养促进行动项目。2019年12月31日，在河北省卫生健康委办公室下发的《关于健康促进试点医院评估结果的通报》中，邯郸市妇幼保健院被授予“健康促进医院示范单位”荣誉称号。

医院自创建健康促进医院以来，始终认真贯彻落实卫生与健康工作方针，将健康促进理念融入医院建设和管理的全过程，使医院从过去单一的医疗保健型向促进健康、提高生命质量的医疗预防保健型的现代化模式转变，广大妇女儿童受益良多。

（一）建立与完善组织管理体系、政策规章

1. 成立医院健康促进领导小组。成立由院长任组长，分管院长任副组长，各科室主任为成员的健康促进工作领导小组。领导小组下设办公室，地点设在健康教育管理办公室。明确各部门职责，领导小组负责院内外健康教育与健康促进工作的全面管理；健康促进办公室负责医院健康促进的日常事务。各成员根据自身分管工作切实落实健康促进医院评价指标体系的相关内容，各司其职、共同完成创建任务。

2. 建立组织网络。配备健康促进专职人员 2 名，负责全院健康教育与健康促进工作的业务技术指导、组织、协调和管理。各科室选取一到两名人员为兼职健康教育管理员，明确责任与分工，负责开展本科室健康促进工作。

3. 制定与完善相关制度。建立与完善医护人员定期接受健康促进继续教育、鼓励医护人员开展院内和院外健康教育工作、保证患者就医环境和医护人员执业环境安全卫生、保证患者和医护人员的权利、文化与价值观得到尊重、医护人员定期体检、各诊疗环节健康教育等制度。建立了定期汇报、协调与沟通机制，将健康促进工作融入医院日常工作，采取多种方法和措施努力提高职工和病人的健康知识和技能。

4. 分解目标任务。结合各科室职能，制定下发《邯郸市妇幼保健院创建健康促进医院任务分工表》，明确各科在创建工作中的目标任务。由牵头责任科室负总责，其他责任科室积极配合。

5. 制定计划和目标。印发《邯郸市妇幼保健院健康促进医院创建工作实施方案》和《邯郸市妇幼保健院健康促进医院创建工作年度计划》，并将健康促进纳入医院发展规划，制定目标与服务理念和宗旨，使健康促进服务指标纳入整体医疗质量改善管理目标，每月进行考核，并将考核结果与科室绩效挂钩。

6. 落实经费与设施。医院提供开展健康促进活动所必备的场所、设施、设备和经费。突出妇幼特色，建立和完善了健康宣传栏、孕妇学校、孕妇瑜伽室、健康教育谈话间，大大改善了就医环境。先后在邯郸日报、邯郸晚报、中原商报、邯郸电视台“健康大讲堂”等栏目进行了健康宣传，引领群众养成良好的卫生习惯，科学、规范就医。

（二）促进创建内容的落实

2018 年 1 月，医院召开健康促进工作例会和全体医务人员健康促进工作培训会，掀起创建高潮。

1. 改善患者诊疗与就医环境，规范制作导医标识标牌，建立花园、幽深竹林、花架长廊等区域，满足群众、患者家属及医护人员休息、健身的需要。设立扶手电梯、无障碍设施，全方位满足残疾人群和其他特殊人群的多种需求。

2. 积极开展“优质服务年活动”“优质护理服务示范工程”。在门诊大厅设立“一站式便民服务中心”，咨询导诊（指导患者挂号、指引就诊路线、指导选择专科医生）、便民服务（提供饮用水、一次性纸杯、轮椅、担架、针线包等）、方便门诊（提供医保政策咨询、提供医疗信息咨询、提供健康知识咨询、出院病人满意度调查、回访）。在一楼门诊大厅设大型电子显示屏，每日不间断播放控烟宣传、专家讲座、医院介绍、科普宣传、温馨提示（包括健康促进在内的各种宣传活动，内容定期更新）等。

3. 坚持院内患者健康教育与院外健康教育双促进工作。定期安排各科主任、护士长、医务人员、健康教育人员深入社区、学校、村居开展健康知识讲座、专家义诊等活动，大力普及健康知识。院内门诊每个诊室放置各种健康宣传材料，如“母乳喂养的好处”“新生儿疾病筛查的好处”“婚前医学检查的好处”等，并对住院病人及家属开展院前、院中、院后健康教育和普及健康知识，提高病人及其家属的健康知识知晓率。

4. 孕妇学校是全市开办最早、规模最大的孕妇学校。医院优化孕妇学校课程和授课方式，为全市的准妈妈提供前沿、系统、权威的孕期、产时、产后康复及科学育儿课程，将国外分娩理念和国内实际相结合，为母婴健康保驾护航，数万名孕妇受益。定期开展家长学校，深入全市各大幼儿园开展知识讲座，为全市家长提供了科学、丰富的育儿知识，为更好地抚育宝宝提供有力的帮助。

5. 医院领导高度重视无烟医院创建工作，成立控烟领导小组，各科设有控烟监督员和巡查员，将无烟医院建设纳入医院发展规划，全院范围内设置禁烟标识、禁烟知识宣传展牌，印制有关禁烟知识宣传彩页，实现院内全面无烟。开展多种形式的控烟宣传义诊和教育活动，设置戒烟门诊，实施戒烟干预，提高全体职工及社会人员的控烟意识。

第三节 创建三级甲等妇幼保健院

医院分级管理是医院管理体制的一项重大改革，是推进医院改革和建设的战略措施。实施医院分级管理，可加强医疗卫生服务的宏观管理和医院微观管理的双重机制，完善各级医院功能，健全、巩固三级医疗预防体系，更好的发挥整体效应，达到充分利用有限卫生资源，促进科技发展，加强医德医风，不断提高医疗质量，更好地为人民健康服务。

邯郸市妇幼保健院始建于 1975 年 3 月，历经数十年的发展，医院管理模式更加优化，管理运行机制更加流畅、高效、和谐。1998 年，医院顺利通过评审成为二级甲等妇幼保健院。2016 年，顺利通过评审成为全市唯一一家三级妇幼保健院。然而，随着人们生活水平的提高，人民群众对医疗卫生服务的要求也越来越高，创建三级甲等妇幼保健院，已是邯郸市妇幼保健院发展的必然趋势。

一、履行使命、争创“三甲”，梦想扬帆起航

“十三五”时期，以习近平同志为核心的党中央坚持以人民为中心，做出实施健康中国战略决策部署，明确了新时代我国的卫生健康工作方针，开启了健康中国建设新征程、全民健康新时代。

邯郸市妇幼保健院认真贯彻落实新时代妇幼卫生工作方针，全力保障妇女儿童身心健康，以“儿童优先、母亲安全”为服务宗旨，将“厚德、仁爱、精医、尚学”的院训落实到工作的各个方面，坚持深化改革，强化内部管理，积极推动医院持续健康发展，医院综合实力不断增强，群众满意度不断提升。但作为三级妇幼保健院已适应不了新时代赋予贯彻落实新时期妇幼健康服务、全力保障妇女儿童身心健康的要求和使命。为了履行好新时代赋予的使命和职责，更好地为全市妇女儿童健康保驾护航，在以任朋顺同志为核心的医院领导班子提出了更高的发展目标——创建“三级甲等妇幼保健院”。

二、压实责任、狠抓落实，有序推进创建工作

2019 年 6 月，邯郸市妇幼保健院正式开启“三甲”创建的序幕，通过“以评促建、以评促改、评建并举、重在内涵”方针，围绕“质量、安全、服务、管理、绩效”等重点环节，以妇女儿童健康为中心，以“加强管理，持续改进，不断提高”为主线，扎实推进妇幼健康工作。

一是积极动员，强化领导。医院将创建“三甲”工作作为头等大事来抓，列为党委重要议事日程，制定印发实施方案，多次召开全院干部职工动员大会和推进大会，进行全面安排部署，统一了思想，凝聚了力量，坚定了信心，全院上下一盘棋，人人参与，人人有责，全力以赴推进创建工作。为确保创建工作落到实处，取得实效，成立了由院长担任组长、领导班子成员担任副组长、相关科室主任担任成员的创建领导小组，专门成立“三甲办”，在全院设置八个专业管理组，齐头并进推动创建工作。二是明确分工，落实责任。对照“三甲”创建标准和实施细则，领导小组多次召开专题部署会，三甲办将每一个条款细化分解到各大专业管理组及各科室，落实了任务分工，明确了责任清单。在全院推行日检查、周评估、月通报的创建模式，确立时间进度表，分层次、有步骤地推进创建工作有序开展。三是强化培训，注重实践。为强化内涵建设，提升医护保健质量，医院采取“请进来、走出去”的方式，先后多次邀请专家来院授课，针对三甲条款解读、保健与临床深度融合、医护质量、院内感控、灾害脆弱分析、应急管理等内容，进行专题培训。同时，选派科室骨干参加国内各类培训会、学习班，组织相关科室到知名妇幼保健机构参观学习等，通过学习先进，弥补不足，进一步提升了服务理念，提高了业务素质，拓展了创建思路。将PDCA质量管理、品管圈、鱼骨图、柏拉图、甘特图等质量管理工具，广泛应用到实际工作中，医护保健质量得到持续改进。四是立行立改，提高完善。为确保创建工作卓有成效地推进，在八大专业管理组开展自查的基础上，每周在全院召开由院领导、科主任、护士长、内审员参加的三甲工作自评反馈会，对在自评中发现的问题及时进行沟通整改，针对疑点和难点问题，领导小组召开专题会议进行协调解决；为确保自查自评效果，专门成立由29人组成的院级督查组，对各科室三甲工作进度进行督导检查，定期汇总并提出整改措施；针对省、市卫健部门各类督导检查所提出的问题和建议，医院均做到虚心接受、举一反三、立行立改。

三、攻坚克难、全力以赴，全院工作效能提质增效

无数个日日夜夜，市妇幼保健院全体干部职工执着追逐梦想，心往一处想，智往一处谋，劲往一处使。他们攻坚克难、大胆创新，加强内涵建设，在强基础、补短板中不断成长、不断完善，医院整体工作得到质的飞跃。

（一）辖区健康管理不断增强，健康服务效能更加优化

一是为提高邯郸市危重孕产妇、新生儿救治能力，全力保障母婴安全，医院组织开展了全市危重孕产妇和新生儿急救演练、母婴安全知识竞赛等，对全市28家危重孕产妇急救中心和25家危重新生儿急救中心进行规范管理。2020年进行了两次专项工作督导检查，重点对私立医院和乡镇卫生院的产科质量进行了排查，畅通危重孕产妇绿色通道，逐步形成了“分级负责、上下联动、应对有序、双向转诊、运转高效”的危重孕产妇和新生儿急救网络，为保障母婴安全起到了积极作用；二是为加强全市儿童健康管理，医院不断强化对托幼机构卫生保健工作的业务指导，对保健医进行岗前规范化培训，进一步提高了儿童保健服务能力。同时，结合辖区实际，对基层医疗机构高危儿管理进行了规范，制定了辖区高危儿管理流程，有效地降低了邯郸市高危儿的发病率；三是指导各县（市、区）积极开展免费婚检、孕前优生健康检查、婚姻登记一站式服务，优化服务内容，简化服务流程，从源头上预防缺陷儿的发生。全市婚检率由2017年的6.69%提高到2020年的85.97%，有效发挥了出生缺陷防治第一道关口的作用。同时，充分发挥市级产前诊断分中心作用，在全市开展唐筛专项技术培训，完善产前筛查及诊断网络建设，对全市的29家产前筛查机构开展了人员技术、设备配备、管理制度的评估督导，为保障产前筛查提供了有力的技术支撑；四是充分发挥全市“两癌”筛查工作管理办公室的职能，积极组织人员到项目单位进行督导检查，严把质量关。并对筛查出的患者进行了及时治疗和跟踪随访。与此同时，医院建立了省级“两癌”筛查培训基地，通过强化基层培训和督导质控，提高服务质量，推进“两癌”筛查这一民生项目的有效开展；五是为全面提高群众的健康素养，医院以“办好三个学校、一个讲堂”为目标开展健康教育。“孕妇学校”以传统媒体与新媒体相结合的方式，充分利用“互联网+”模式，线上线下同时授课，平均全年开班600多期，对孕妇宣教2万余人次、“新婚学校”积极为新婚夫妇进行婚前健康教育，普及健康知识、“家长学校”向婴幼儿家长传授育儿知识、“健康大讲堂”深入乡村、社区等地为基层群众普及健康知识。同时，为提高全院职工健康宣教能力，医院每年开展健康传播技能比赛，以赛促训，提升了每个职工综合素质和传播技能。先后被评为河北省健康促进示范单位、邯郸市健康教育宣传基地。报送的作品先后获得中国健康科普大赛演讲类优秀奖、河北省卫生健康系统健康传播技能竞赛微视频科普类作品三等奖。医院职工在全省健康传播技能竞赛获得第二名，并荣获“团体一等奖”，在邯郸市健康传播技能大赛获得第一名。

（二）质量安全持续改进，妇幼健康服务能力不断提升

一是医疗管理全面加强。建立健全三级管理体系，设定管控指标，从资源配置、工作数量、工作效能、质控指标等方面入手，实行目标质量、过程质量、结果质量全程管理。严格落实十八项核心制度，严把手术授权、抗菌药合理应用、院感、输血、病案、不良事件上报、危急值、患者身份识别、急诊急救等重点内容，建立多学科协作机制，及时组织疑难病例讨论、突发应急事件演练，传染病防控演练。定期开展质量控制大查房，每月召开质量考核汇报会，针对发现的问题及时进行整改。强化了医疗、保健、医技质量考核及急危重症患者的重点监控，按照医疗操作规程标准开展医疗活动。按照院科两级质控机制，利用质量管理工具按照 PDCA 循环法对现行的质量管理方案进行认真分析、总结、修订完善。根据不同层次及专业有重点地定期组织“三基三严”培训与考核，举行全员心肺复苏培训、医护技能大比武，使全院医务人员不断提升岗位技能。全院住院病历归档、危重病人抢救、围手术期用血、合理用药、多重耐药菌监测、一类切口管理、三四级手术占比等方面均有明显的改善和提高，有效保障了患者安全。护理服务高质量发展。建立健全了“主管院长—护理部主任—科护士长—护士长”管理体系，明确了岗位职责、任务和要求，不断修订完善护理质量管理委员会，对照三甲标准，完善了“院—科—病区”三级质控体系及质控标准。全面落实护士长“两查、三抓”工作制度，强化护理夜查房制度，全面掌握护理工作情况，各环节护理质量得到有效控制和持续改进。同时，为加强护理队伍能力建设，分批次选派护士长到省级医院跟班学习，回院后对全院护士长进行轮训，不断强化护士长管理能力，提升护理队伍素质。每季度在护理人员中开展三基理论考试，合格率 100%，在护理单元开展“徒手心肺复苏”等技能操作比赛，并组织学习安全教育、核心制度教育、礼仪规范教育等。二是院感控制有效开展。根据国家和省卫健委下发的最新感控规范和要求，结合医院工作实际，更新完善了 64 项感控制度、操作流程及应急预案。实施三级院感管理体系，开展感染病例综合性监测和目标性监测、消毒灭菌效果监测、医疗废物规范化管理、手卫生管理、重点部门院感防控管理等工作。建立了标准化的消毒供应中心，实现了两个院区所有复用器械集中回收清洗消毒灭菌，保障了医疗安全；安装了感应式水龙头，严格手卫生管理；购置使用蓝蜻蜓医院感染实时监控平台，运用信息化手段提升感控能力，有效控制了医院感染的发生。近三年医院感染率始终维持在0.2%—0.3%较低水平。新冠肺炎疫情发生以来，医院着力构建“防控组织领导体系、立体宣传体系、疫情监控体系、应急反应体系、救治支援体系、药械采供体系、后勤保卫体系、监督运行体系”这八大体系，严把了“战役指挥关、知识普及关、疫情输入关、疫情处置关、病例救治关、医疗药械保障关、后勤物资供应关、督查措施落实关”这八道关，在严格的管理控制下，实现了全院医护人员零感染，患者及家属零感染目标。质量管理与控制体系更加规范。成立以院长任朋顺为组长的医院质量安全管理委员会，建立18个质量考核小组，构建“院—部—科”三级质控和考核体系，进一步完善工作制度和考核标准，落实多部门质量管理协调机制、质量与安全联合查房制度，建立了质量安全不良事件报告管理体系，实行非处罚性主动免责报告，主管部门对不良事件进行分析汇总，跟踪整改落实。通过管理部门对业务科室进行不定期督导检查与科室自查自控，对发现的问题限期整改，有自控、有指导、有考核、有反馈、有整改、有落实、有提升，全院人员的业务素质、专业技能、应急能力得到有效提高，全院医疗护理质量持续改进，就诊流程逐步优化，服务质量不断提升。三是服务能力显著提升。医院按照“大健康”的理念，实行“四部制”管理，坚持评建并举，促进保健与临床的有机融合，坚持全生命周期健康服务的发展模式，并不断强化妇幼健康服务能力，使技术力量和水平得以较大提升。

（三）健康服务流程高效便捷，切实便民惠民利民

为方便患者的需求，医院通过电话、微信、现场等多种方式、多种渠道提供预约诊疗服务；合理布局门诊设置，优化门诊“一站式”服务，在大厅设立秩序疏导员，根据门诊、流量调配医疗保健资源，保证患者高效就诊；畅通急诊绿色通道，开展延时门诊、假日门诊、夜间门诊等；实行扶贫病房减免；完善住院、转诊、转科、转介制度流程，为患者提供优质便捷的医疗保健服务。全力做好拥军优属工作，医院加入拥军联盟成员单位以来，积极为军人家属提供全程医疗陪伴和优先优惠服务。积极开展信息化建设工作，在全院启用电子健康码一码通、银医通自助服务系统等，大大简化就医流程，方便患者及时就诊；通过智慧产科平台，孕妇可随时通过手机客户端进行自助建册，接收产检信息提醒、保健信息推送以及孕妇学校健康宣教、高危管理等，通过信息化手段实现服务过程的全封闭记录和管理，全面强化了孕妇健康意识和自我监测能力，提高了对高危孕产妇的管理水平；建立儿童早期发展信息管理系统，从儿童体检、健康教育、健康评估、健康干预、健康促进等各个环节建立儿童健康服务新模式，通过建立电子健康档案，形成一整套专业化、系统化、个体化的健康管理流程，真正做到无病早防、有病早治；建立智能医护对讲系统，具有智能呼叫、信息发布、清单查询、护理管理和统计分析等多项功能。

四、建党百年、迎评“三甲”，顺利通过评审

2021 年 6 月 28 日至 30 日，在建党 100 周年来临之际，市妇幼保健院迎来“大考”，河北省卫健委医院等级评审专家组由省卫健委妇幼处处长李保红带队一行 18 人到院进行三级甲等妇幼保健院现场评审。专家组听取党委书记、院长任朋顺关于《邯郸市妇幼保健院创建三级甲等妇幼保健院工作汇报》，之后 18 位专家分成机构管理组、保健管理组、医疗管理组、院感管理组、护理管理组、医技管理组六个组，严格按照国家《三级妇幼保健院评审标准及其实施细则》，通过听取汇报、查阅资料、现场访谈、现场考核、检查设施设备、查阅病历、模拟演练等方式对全院各项工作进行全方位、立体化、多层次、多维度的检查考评。3 天时间中，专家们走遍了医院两个院区所有部门、所有病区、所有医疗单元，查看了所有大型设备设施和重点要害部位，访谈了院领导、科主任、护士长，对部分职工进行了抽查提问，还访谈了部分家属和患者，对标《三级妇幼保健院评审标准与评审细则》核心条款，基本条款进行严格考评。这是医院历史上第一次，全院干部职工既兴奋又紧张，但每个人的脸上还透着准备充分后的坦然。

在 6 月 30 日下午反馈会上，专家组分别反馈各专业组评审情况。专家们在反馈中既充分肯定了医院创建工作成绩，点评了各方面工作创造亮点，同时也提出了工作中存在的问题和不足，提出整改意见和建议。经过汇总现场考评成绩和专家评议表决，专家组一致认为，邯郸市妇幼保健院现场评审结果达到三级甲等妇幼保健院标准，通过三级甲等妇幼保健院现场评审。

2021 年 11 月 12 日，邯郸市妇幼保健院正式获得河北省卫生健康委批复，成功晋升为三级甲等妇幼保健机构。这一历史性时刻，邯郸市妇幼保健院全体职工永远铭记。

回看创建之路，浸润了近1000多名干部职工奋斗的心血，从最初的忐忑与怀疑，到创建过程中的全情投入和不懈努力，再到成功后的喜悦，创建“三甲”圆了市妇幼保健院几代人的梦想，也树立起医院发展史上新的里程碑，更是献礼党的百年华诞。

该次评审是对医院进行的一次高水平、严标准的大考核、大检阅，凝聚了医疗、保健、预防、科研、管理、服务等方方面面的精华，对提升医院各项工作管理水平产生了深远的影响。为全市人民群众能够充分得到更加优质实惠、更加高效便捷的医疗卫生保健服务奠定了坚实的基础。

通过三级甲等妇幼保健院评审，对于医院来说不是创建工作的结束，而是一个新的起点。巩固和扩大创建成果，整改好各位专家反馈的问题，贯彻落实好医院评审理念和标准、规范，还有很多工作要做。一是要牢记宗旨使命，不忘医者初心，承担社会责任，为全市妇女儿童健康保驾护航；二是要找准三级甲等妇幼保健院功能定位，积极融入医疗制度改革，做健康邯郸、健康河北、健康中国的促进者；三是严肃认真整改现场评审暴露出来的短板与问题，落实省市卫健委工作部署，努力打造高标准的三级甲等妇幼保健院；四是继续加大学科建设力度，瞄准医院发展战略，不断提高医疗技术水平和医院管理水平，实现医院高质量可持续发展。

第十二章　综合治理

医院社会治安综合治理工作是一项长期性、系统性、经常性工作。多年来，医院把综合治理工作纳入重要议事日程，摆在各项工作首位，做到制度完善，任务明确，责任到人，安全可靠，坚决纠正各种损害人民利益的做法，积极预防和妥善处理各类突发事件，为广大群众创造和谐稳定的就医环境。

第一节　普法教育

一、“一五”普法（1986 年—1990 年）

1985 年 11 月，中共中央、国务院转发中宣部、司法部《关于向全民基本普及法律常识的五年规划》。同年 12 月，全国人大常委会作出《关于在公民中基本普及法律常识的决定》，自此，“普法”这个新生事物，走进人们的视野，感受第一场法律春雨带来的律动。

普法内容主要是“十法一条例”，即宪法、民族区域自治法、刑法、刑事诉讼法、民法通则、民事诉讼法（试行）、婚姻法、继承法、经济合同法、兵役法、治安管理处罚条例。

医院按照上级部门的总体要求和部署，贯彻依法治国方略，精心组织，周密安排，强化指导，坚持抓落实求实效，全院干部职工法律意识不断增强，有力地带动了医院工作的全面开发展。

（一）普及法律常识的对象、内容

1. 凡属邯郸市妇幼保健院的干部职工，在院的患者及家属等，一切有接受教育能力的人，都是普及法律常识的对象。

2. 普及法律常识的基本内容主要是“十法一条例”，即宪法、民族区域自治法、刑法、刑事诉讼法、民法通则、民事诉讼法（试行）、婚姻法、继承法、经济合同法、兵役法、治安管理处罚条例，以及和卫生事业有关的其他法律常识。如：药品管理法、食品卫生法等。

（二）普及法律常识的方法

1. 加强各类法制宣传阵地建设，努力创建普法平台，利用橱窗、板报、专栏、图片等开展宣传活动，真正使大家从心灵深处接受法制教育，养成自觉学法、用法、知法、守法的良好习惯。

2. 利用院周会、晨会、工会活动等途径，有计划、分步骤地开展卫生法律法规知识的教育学习。

3. 在患者中普法，坚持“送法”到病房，并邀请患者参加医院职工的普法活动。

4. 在普法实践中，医院始终坚持把法律知识学习与工作相结合，不断拓宽思路，探索新方法，努力提高普法工作的实效性。

（三）普及法律常识的组织领导

医院设置了普法领导小组。领导小组下设办公室，负责普法教育，依法治理的日常工作。

（四）普及法律常识的考核方法

组织全院干部职工对所学内容进行考试，在上级考试之前，院内先组织自考。每次考试成绩登记造册，张榜公布。真正让职工学法守法，学会法律手段管理自己的本职工作。

从 1985 年至 1990 年，第一个五年普法实际进行了 6 个年头，广大干部职工学法热情高涨，学习了民法通则、婚姻法、继承法、经济合同法等，并进行考试，及格率 99%。通过积水成河、坚持不懈地学习教育，进一步增强医务人员的法律意识，提高法律素质，增强了依法执业的自觉性，有力地保证了医院的正常秩序。

二、“二五”普法（1991 年—1995 年）

该次普法明确从 1991 年至 1995 年开展“二五”普法。从“一五”普法时的“基本普及法律常识”变更为“开展法制宣传教育”，普法工作被赋予了新的内容。

普法内容是以宣传宪法为核心、以专业法为重点，这标志着普法活动开始转向学用结合、依法治理的轨道。

“二五”普法期间，医院购买了普法书籍，全体干部职工先后学习了《中华人民共和国宪法》《河北省计划生育条例》《河北省游行示威实施办法》。还学习了国务院及卫生部相继制订的一系列机构管理行政法规和规章，如《医院诊断管理条例》《中华人民共和国药品管理法》《医院工作制度》《医院分级管理办法》《医院机构管理条例》《医疗事故处理条例》等法律、法规。进一步提高了全院干部职工知法用法守法水平，真正让法律走进了职工的心田，落实在行动上，极大地推动了医院的各项工作的规范化管理。

三、“三五”普法 (1996 年—2000 年)

“三五”普法，正值中国加入世界贸易组织，1997 年党的十五大报告首次提出了依法治国基本方略。

普法内容是学习邓小平关于社会主义民主与法制建设的理论；继续开展宪法知识和公民工作、生活密切相关的基本法律知识以及与维护社会稳定有关的法律知识教育；着重抓好社会主义市场经济法律知识的普及。

“三五”普法教育开展以来，医院认真贯彻依法治国方略，把依法治理工作列入重要议事日程，医院普法领导小组先后多次组织全院干部职工认真学习了《邓小平民主法律建设》《三五“普法”读本》《中华人民共和国宪法》《中华人民共和国刑法》《中华人民共和国国家安全法》《中华人民共和国治安管理处罚条例》《中华人民共和国经济合同法》等法律法规，还先后多次邀请有关领导、专家到院进行法律法规讲座。通过学习有关法律法规，全员法律意识不断增强，有效提高干部职工遵纪守法、依法维权和治安防范意识。强化医院管理，使院内呈现了安定团结、稳步发展的大好局面。

四、“四五”普法 (2001 年—2005 年)

该次普法，全国人大对宪法进行了修改，并颁布了《中华人民共和国行政许可法》《中华人民共和国行政复议法》，十六大报告提出要依法行政，打造法治政府。确定了每年的 12 月 4 日为全国法治宣传日。

普法内容是继续学习邓小平同志关于社会主义民主与法制建设理论；宣传宪法和国家基本法律，学习宣传与公民工作、生活密切相关的基本法律知识以及与维护社会稳定有关的法律知识教育；宣传社会主义市场经济相关的法律法规，宣传保障和促进国家西部大开发、加入世界贸易组织、维护社会稳定等社会发展迫切要求的各项法律法规。

在开展普法教育的过程中，医院坚持以制度管事，以制度管人。通过各项制度的制订和完善，严格依法执医，使医院管理日趋目标化、规范化、法治化。先后组织干部职工重点学习了《“四五”普法读本》《中华人民共和国宪法》《中华人民共和国行政复议法》《中华人民共和国行政诉讼法》《中华人民共和国国家赔偿法》《中华人民共和国行政许可法》《中华人民共和国执业医师法》《护士管理条例》《突发公共卫生事件应急条例》《中华人民共和国传染病预防法》《卫生许可证条例》等。每年“12·4”组织职工在院内、街头向群众宣传法律知识，发放宣传单等。在学习方式上，采取组织干部职工听法律讲座，集中与分散学习相结合等方法进行，并要求广大职工通过法律学习和问题查找，端正思想，规范医疗行为，使职工们进一步明确了自己的权利与义务，认识到转变工作作风就是要做到依法管理、依法执医，摆正了医院与患者之间的法律关系，做到全心全意为病人服务。

五、“五五”普法(2006 年—2010 年)

2006 年 5 月，中共中央、国务院转发《关于在公民中开展法制宣传教育的第五个五年规划》，全国人大常委会也作出《关于加强法制宣传教育的决议》。

普法内容是通过开展“法律六进”活动和法治城市、法治县(市、区)创建活动，以及法治文化建设，全面提升法制宣传教育的文化品位和社会法治化管理水平。

为确保“五五”普法工作实施到位，医院成立“五五”普法依法治理领导小组，负责普法教育，依法治理日常工作。并结合医院实际，制定年度规划和实施计划，发现问题和薄弱环节及时加以解决，保证各项工作顺利进行。学习宣传形式多样，医院通过职工大会、中层干部会议、各科室会议、开展专题学习活动等广泛深入宣传教育。几年来，全体干部职工先后学习了《中华人民共和国宪法》《中华人民共和国刑法》《中华人民共和国民法通则》《中华人民共和国执业医师法》《医疗事故处理条例》《中华人民共和国药品管理法》，卫生部关于印发《传染性非典型肺炎临床诊断标准》的通知，《全国救灾防病预案》《公共场所卫生管理条例》《医疗卫生机构医疗废物管理办法》《医院感染管理规范》《医院消毒技术规范》《医院污水处理办法》等法律法规，参加学习率 98%，并每年组织全院职工进行普法理论考试，做到了人人参与，个个合格，确保普法工作落到了实处。

六、“六五”普法(2011 年—2015 年)

2011 年是实施“十二五”规划的开局之年，也是实施“六五”普法的启动年，国家发展改革委要求各级发展改革和物价部门要普治并举，加快推进依法行政。通过深入扎实的法制宣传教育和法治实践，深入宣传宪法，广泛传播法律知识，进一步坚定法治建设的中国特色社会主义方向，提高全民法律意识和法律素质，提高全社会法治化管理水平，促进社会主义法治文化建设，推动形成自觉学法、守法、用法的社会环境。

普法内容是，突出学习宣传宪法、深入学习宣传社会主义法治理念、中国特色社会主义法律体系和国家基本法律、深入学习宣传促进经济发展、保障和改善民生、社会管理的法律法规、加强反腐倡廉法制宣传教育、积极推进社会主义法治文化建设、继续深化“法律六进”主题活动、深入推进依法理。

院领导高度重视下，积极响应，重新调整普法领导小组，成立了以院长任组长的普法工作领导小组，紧紧围绕医院医疗卫生保健工作重点，逐步开展各项普法工作。认真制定了医院普法工作规划，做到与医院业务工作同计划、同检查、同评比、同总结，使医院普法工作日趋规范化、制度化、常态化，形成了普法工作的长效机制。

依照“六五”工作计划，把法制教育列为全体职工的必修课，组织职工不断进行了法律法规学习，配发学习读本，组织观看录像、撰写心得体会、考查测试、树立典型等多种形式的辅导学习，增强了全体干部职工的法律意识，形成自觉守法和依法执医的优良风气。

同时领导小组积极推动建立健全激励考核机制，把法制教育工作纳入科室考核管理。如职工考勤、绩效奖惩、职称评聘、工作评优等工作的处理均严格做到有法可依、有章可循、有据可查，各部门运作有序，各环节管理有条不紊。为确保制度落实，医院还进一步明确了院级、科室和人员三级管理岗位目标责任，并层层签订了目标责任书，要求各部门“管好自己的人，办好自己的事，看好自己的门”，做到分工明确、责任到人、措施到位、奖罚分明，工作效率大幅度提高，做到让社会放心、患者称心、职工舒心。

七、“七五”普法 (2016 年—2020 年)

“七五”普法是中央宣传部、司法部关于在公民中开展法治宣传教育的第七个五年规划 (2016—2020 年)。从“一五”普法开始到现在，正经历第七个五年的普法教育。党的十八大以来，以习近平同志为核心的党中央对全面依法治国作出了重要部署，对法治宣传教育提出了新的更高的要求，明确了法治宣传教育的基本定位、重大任务和重要措施

“七五”普法主要任务是深入学习宣传习近平总书记关于全面依法治国的重要论述；突出学习宣传宪法；深入宣传中国特色社会主义法律体系；积极推进社会主义法治文化建设；深入学习宣传党内法规；深入推进依法治理；推进法治教育与道德教育相结合。

“七五”普法工作开展以来，在上级领导的带领下，医院实施依法治院目标，突出依法行政、依法管理、全员尊法学法守法用法工作重点，从强化组织领导入手，提高全院职工法治观念，坚持抓落实求实效，全员法律意识不断增强。首先把“七五”普法列入重要议事日程，仍然坚持以院长亲自担任组长的普法领导小组统一领导，制定“七五”普法依法治理工作五年规划，做到年初有计划，年终有总结。依法治理小组每季召开专题会议，分析上一阶段工作形势，传达上级精神，布置下一步工作任务，确保落到实处。其次，通过开展行风建设和职工效能建设，组织职工听讲座，学习《抵制医药购销领域商业贿赂》《医务人员十不准》《医德医风道德规范》等，观看录像，撰写自查自纠报告和剖析材料等，提高职工遵纪守法意识，规范职工医疗行为。长期以来医院没有出现职工违纪违法现象和违反综合治理的事件。除了不折不扣地执行各项医疗工作的规章制度外，还分别制定了法治学习培训制度、消防安全检查制度、消防应急预案、药剂管理办法、药品质量管理制度等以及全院各级各类人员岗位职责，使全院职工都置身于制度的管理中。

通过学法用法，广大干部职工提升了法律意识，日常工作中做到依法执业、依法维权，构建了和谐的诊疗环境。医院先后获得国家、省、市各级荣誉称号，被评为全国巾帼文明岗、管理创新医院、河北省维护妇女权益先进集体、邯郸市三八红旗集体、邯郸市直基层文明单位等。

第二节　构建和谐医患关系

如何防范医疗纠纷，化解医患矛盾，是医院急需解决的问题之一。多年来，市妇幼保健院始终不断加强医务人员职业道德，提高医疗服务质量，营造良好的就医环境，构建和谐医患关系，减少医患纠纷的发生。

一是加强全体医务人员安全教育。医院利用中心组学习、院科两级负责人会议、支部集中学习，宣传标语、专栏板报等有效形式，广泛而深入动员全体职工积极参与学习讨论，先后组织学习了《医务人员医德规范》《医院文明服务公约》

《医务人员礼仪》及各项规章制度。重点加强医护人员社会和人文知识的培训以及言行举止、沟通技巧的训练。医院还制定了一系列医疗安全教育、监督和整改措施，如《防范和处理医疗事故预案》《医疗纠纷投诉接待及处置程序》《医疗技术损害处置程序》《医疗风险预警机制》《医疗安全管理补充规定》《医疗缺陷管理规定》等。各级安全管理组织，严格执行安全管理制度，切实履行自身职责。二是树立了以人为本、患者至上的服务理念。积极营造人性化服务氛围，彻底转变服务观念和态度，真正确立“以病人为中心”“一切为了病人”“为了病人一切”的服务理念，并贯穿于整个医疗服务全过程，平等对待和尊重每一位患者，为其提供人性化服务，用真诚关爱的态度和行动去感动患者。同时，医院积极开展的创建群众满意医院活动，针对一些热点问题特别是关系群众切身利益以及容易出现问题的部门及事项，我们均采取集体讨论通过的方式，实行院务公开。三是规范医疗服务行为，提高医疗服务质量。不断端正行业风气，扎实地开展医疗卫生商业贿赂的专项治理工作，杜绝“红包”、“开单提成”、大处方、药品回扣、乱检查、乱开药、乱收费等问题，保护病患者的利益不受损害。树立主人翁的品牌理念，营造服务一个病人，树立一次形象的氛围。四是优化医疗服务流程。合理优化服务流程，优化门诊流程，实行“一站式服务”，开辟医疗“绿色通道”，提高病人的就诊效率，有效地缓解医院的拥挤现象，解决就诊中的“三长一短”现象，使病人成为最大的受益者。五是服务承诺、服务项目公开透明化。公开医院各部门服务承诺，公开医院开展的所有业务项目和收费标准等，对住院病患者全面推行住院“一日清单”制度，让病患者对自己的钱花在何处、花了多少一清二楚。六是做到医患沟通亲情化。不断拓宽医患沟通渠道和内容，使患者或其家人对其病情、治疗方案、费用等信息增加了解，从而增进对医务人员的理解和信任。

第三节　完善内部安全防范体系

医院人口流动性大，是社会治安综合治理的重点单位。完善的安全防范体系能有效提高医院内部的安全系数，形成安全稳定的就医环境。多年来，邯郸市妇幼保健院全面推进消防机制改革和治安防控体系建设，改善医疗服务质量，降低医疗服务风险与纠纷事故的发生率，并将综合治理工作纳入质量管理考核体系，营造了“安全、稳定、和谐”的诊疗环境。

一、加强领导，层层落实安全生产责任制

院领导各级部门高度重视安全工作，列入“一把手”工程，主要领导亲自抓，分管领导具体抓，各岗位专业一起抓。按照“党政同责、一岗双责、齐抓共管、失职追责”要求，重新修订安全生产管理领导组织，进一步明确了各位院长的包联责任及工作职责，强调了科主任安全工作的责任及工作职责。

认真开展安全生产大排查，加大安全防范和整治力度。医院始终认真开展日常性安全巡视检查与定期检查相结合，各科室配备一名安全员协助科主任管理日常产安全工作。保卫人员 24 小时值班，全天候院内巡逻，夜间巡视病房值班医护人员签字制度。后勤维修人员执行 24 小时值班，保障全院用电、用水、用气安全。各科室每周对所辖业务及区域进行自查，主管院长每月带队安全检查至少一次，一把手院长每季度带队进行全面检查。对重点部位、重点科室不定期专项检查。在安全隐患排查过程中做到了“六查六看”，即查安全隐患，看整改是否到位；查操作规程和规章制度，看是否严格执行和落实；查设施设备，看是否安全运行；查安全预案，看是否可行是否进行演练；查科室是否自查，看自查记录；查消防设施，看是否人人会用。对检查出的问题建立台账，限定整改时间。

二、加强安全生产教育培训工作，着力增强安全防范意识

结合医院实际，分批次组织消防安全知识培训、消防应急演练。对全院职工进行全方位的安全知识强化教育，增强安全责任意识，强调每位职工做到安全工作入脑、入心，真正做到全院人人参与安全工作，把安全工作真正放在心上、抓在手上，提高医院安全生产管理水平。

三、加强安全生产应急管理工作，提高预警防范和处置突发事件的能力

各科室制定应急处置管理预案，并按照预案进行演练，做到遇事不慌，保证安全。

四、完善管理制度，抓住安全工作中的重点环节

建立、完善“双控”工作，医院邀请第三方专业安全公司对全院进行安全隐患排查，并作出评估，对可能存在的安全隐患情况制定了相应的管控和治理措施。利用“安全生产月”“安全生产燕赵行”“三年行动”等专项活动，制定方案，按步骤严格落实。全院各科室都设置“安全员”，定期参加医院组织的安全培训，“安全员”负责本科室、管辖区域的安全工作。全院各科室每周召开“安全例会”，利用安全例会开展各项安全工作、传达上级要求、进行隐患排查、整改情况汇报。

第十三章 党的建设

市妇幼保健院党组织成立以来，高度重视党的建设。加强领导班子建设，坚持民主集中制，发挥党委政治核心作用。加强组织建设，严格管理干部队伍，落实党管干部原则。加强思想政治建设，坚定理想信念，坚决维护党中央权威。加强党风廉政建设，履行全面从严治党主体责任，树立党员良好形象。重视支持老干部及统战工作，广泛联系群众，凝聚统一战线力量。医院党组织深入贯彻落实中共十九大精神及习近平新时代中国特色社会主义思想，把握医院发展大局，明确前进方向，围绕医院中心工作，不断提升党建水平。

第一节 医院党组织

党的组织建设是党的建设的主要内容之一。党的干部是党组织的骨干，是党的路线、方针、政策的主要贯彻执行者，是实现党的领导决定性力量。市妇幼保健院历届党组织都十分重视自身建设和党支部建设。

一、院党组成立

1991 年 10 月 23 日，申请改建基层委员会，11 月 6 日同意由中共邯郸市妇幼保健院总支委员会改为中共邯郸市妇幼保健院委员会。

1991 年 12 月 12 日，召开中共邯郸市妇幼保健院党员大会，以加强党的自身建设，增强班子团结，保障党员的民主权利为主题，按照差额选举的原则和无记名投票的方式选举出由 5 人组成的第一届委员会。

二、院党组历任领导

1991 年 12 月 23 日，市卫生局党委研究同意：王立祥、丁慕孝、王九英、赵树英、刘玉书 5 人为中共邯郸市妇幼保健院第一届委员会委员。王立祥任书记，丁慕孝任副书记。

1993 年 7 月 31 日，王九英任党委副书记，王立祥任党委委员。

1995 年 7 月 20 日，王九英任党委书记，田浩明任副书记。

1996年3月8日，设立纪律检查委员会、监察室，一个机构、两个牌子，纪委书记为副院级。

1996年6月11日，郭文书任党委委员。

1996年9月27日，秦太平任纪委书记。

1997年7月8日，何秀学任党委委员。

1997年12月29日，张俊英任党委委员。

1998年6月11日，张秀岭任党委委员、纪委书记。

2000年7月20日，索俊生任党委副书记。

2001年2月9日，索俊生任党委书记。

2001年4月5日，张学科任党委委员。

2004年6月21日，张秀岭兼任党委副书记。

2004年7月1日，赵习林任党委委员。

2006年5月26日，彭丽英任党委委员。

2007年6月26日，李德亮任市妇幼保健院党委副书记（挂职）。

2009年7月27日，刘文翔任党委委员；王贵生任党委委员。

2010年2月1日，张利敏任党委委员、纪委书记。

2011年2月18日，任朋顺任党委书记。

2018年3月16日，程秀芳任党委委员。

三、院党委职能

院党委是医院的政治核心，是医院团结统一的领导核心，发挥着把方向、管大局、作决策、促改革、保落实的领导作用。主要职责：第一，贯彻落实党的基本理论、基本路线、基本方略，贯彻落实党的卫生与健康工作方针，贯彻落实深化医药卫生体制改革政策措施，坚持公立医院公益性，确保医院改革发展正确方向。第二，依照规定，讨论和决定医院改革发展、财务预决算、“三重一大”、内部组织机构设置、院级党组织和行政领导班子成员分工以及涉及职工权益保障等的重大问题。第三，坚持党管干部原则，按照干部管理权限，领导医院干部的选拔、考核、任用工作，认真做好离退休干部工作。第四，坚持党管人才原则，讨论决定医院人才工作的政策措施，创新用人机制，优化人才成长环境。第五，做好思想政治和宣传工作，组织开展党的创新理论学习宣传，掌握意识形态工作的领导权，开展社会主义核心价值观教育，弘扬崇高精神，加强医德医风精神文明和医院文化建设。第六，完善医院党组织设置和工作机制，提升组织力，增强政治功能，严格党的组织生活，扩大党内基层民主，抓好发展党员和党员教育、管理、监督、服务工作。第七，履行全面从严治党主体责任，支持纪委履行监督责任，加强医院党风廉政建设和反腐败工作。第八，全面落实党的统一战线方针政策，做好统战工作。第九，领导和支持工会共青团等群团组织和职工代表大会开展工作。

中共邯郸市妇幼保健委员会历任书记、副书记、纪委书记、委员名录表

表 13–1–1

姓名	性别	职务	任职时间	备注
王立祥	男	党委书记	1991.12—1993.7	
丁慕孝	男	党委副书记	1991.12—1993.6	
王九英	女	党委委员	1991.12—1993.7	
赵树英	女	党委委员	1991.12—1996.6	
刘玉书	男	党委委员	1991.12—1996.6	
王九英	女	党委副书记	1993.7—1995.7	
赵　社	男	党委委员	1993.7—1997.12	
王立祥	男	党委委员	1993.7—1994.1	
王九英	女	党委书记	1995.7—2001.2	
田浩明	男	党委副书记	1995.7—2004.2	
郭文书	男	党委委员	1996.6—2001.4	
何秀学	女	党委委员	1997.7—2005.7	
秦太平	男	党委委员、纪委书记	1996.9—1998.6	
张俊英	女	党委委员	1997.12—2005.7	
张秀岭	男	党委委员、纪委书记	1998.6—2004.6	
索俊生	男	党委副书记	2000.7—2001.2	（正院级）
索俊生	男	党委书记	2001.2—2011.2	
张学科	男	党委委员	2001.4—2009.6	
张秀岭	男	党委委员、纪委书记，兼任党委副书记	2004.6—2006.11	

续表 13-1-1

姓名	性别	职务	任职时间	备注
赵习林	男	党委委员	2004.7—2010.12	（正院级）
彭丽英	女	党委委员	2006.5—2018.3	
刘文翔	男	党委委员	2009.7—2018.3	
王贵生	男	党委委员	2009.7.27—	
张利敏	女	党委委员、纪委书记	2010.2—	
任朋顺	男	党委书记	2011.2—	
程秀芳	女	党委委员	2018.3—	

第二节　纪律检查

党的纪律检查工作指为维护党的高度集中统一，严明党的纪律，提高党的战斗力，对党的各级组织和全体党员遵守党的原则、准则和纪律的情况，所进行的检查、监督等一系列工作。建立健全纪检组织，是加强医院党的建设的重要内容。肩负着维护党纪、惩治腐败的神圣使命，其工作关系到医院的改革与发展、党的廉政形象、人民的根本利益。多年来，医院都十分重视党风廉政建设和反腐败工作，严格按照“政治坚强、公正清廉、纪律严明、业务精通、作风优良”的要求，切实加强干部职工自身建设，使纪检监察工作取得明显成效。

1997 年 7 月，秦太平任纪委书记，负责纪检工作。1998 年 6 月，张秀岭任纪委书记，负责纪检工作。2010 年 2 月开始，张利敏任纪委书记，负责纪检工作。

自党的纪检工作开展以来，历届纪委负责人牢记责任，大胆工作，从严治党，促进了纪检监察工作高质量发展。一是党委高度重视，强化思想认识。组织党员认真学习《中国共产党章程》《中国共产党党内监督条例》等，并进行党的路线、方针、政策和国家法律法规教育，强化干部职工思想政治建设，促进领导干部树立正确的权力观、利益观和地位观，秉公用权、廉洁从政，严格贯彻执行中央八项规定，克服“四风”，增强干部职工拒腐防变的能力。二是充分落实监督责任，发挥好四个作用。充分发挥参谋助手作用，及时研究提出反腐倡廉建设的阶段性目标和工作重点，协助党委落实党风廉政建设的主体责任，报请党委决策实施；充分发挥组织协调作用，围绕整体推进反腐倡廉教育、制度、监督、改革、纠风和惩处等各项工作，组织协调方方面面的力量，形成齐抓共管、协同作战的工作格局；充分发挥督导检查作用，强化动态监督，采取自检自查、经常性检查、突击性检查、专项检查、明察与暗访等方式，督促相关责任部门落实惩治和预防腐败工作任务；充分发挥分类指导作用，对倾向性、苗头性问题早发现、早教育、早查处，防止小问题变成大问题，切实增强反腐倡廉工作的针对性、有效性。通过院周会、专题会、交流会等会议，OA 系统、微信矩阵等媒介，教育全院党员干部职工时刻保持清醒的认识，严守底线，不越红线。三是强化监督考核，确保取得实效。加强党风廉政建设的监督，坚持日常检查与重点督查相结合，从源头上推进党风廉政建设各项工作的落实。定期召开党委会议，听取责任落实情况汇报，解决责任落实中的困难和问题。明确监察室、党办室进行督查考核。监察室不定期采取多种形式对各科室进行检查，严肃从严治党工作纪律，对检查出的问题及时进行督促整改；党办室负责对领导班子的督查，制定了领导班子绩效考核办法，将全面从严治党纳入考核标准中，督查结果与绩效考核挂钩。将贯彻落实党风廉政建设责任制情况作为干部考核的重要内容，并将考核结果作为评先、评优的重要依据之一。四是加强廉政教育，强化道德防线。在推进党风廉政建设工作中，医院坚持教育为先、预防为主的原则，把对党员干部的思想政治教育放在首位。院党委把党风廉政宣传教育纳入了党委中心工作的总体部署，充分利用中层干部会、院周会等，结合工作实际开展一系列党风廉政教育，通报省、市违规违纪通报文件，促使广大党员干部从反面教材中汲取教训，增强自身免疫力。五是严明党的纪律，转变工作作风。领导班子成员严格执行《廉洁从政若干准则》及中央八项规定等要求，遵循上级各项规定，认真落实廉洁自律准则。在工作中严格要求自己，自觉履行职责，团结协作、务实清廉，坚决反对和抵制特权思想，永葆清正廉洁的政治本色，树立风清气正的领导班子形象。领导班子成员积极带头深入一线科室开展调查研究工作，找出实际问题，拿出解决措施，并将调研工作形成长效机制，经常性地与所分管科室及支部进行沟通交流，做到及时发现问题、及时解决问题，切实转变工作作风，进一步加强医院党员干部作风建设，强化服务意识，提升服务质量。坚持院务公开和民主决策，全面推行“三重一大”（重大问题决策、重要干部任免、重大项目投资、大额资金使用）制度，凡是重大事项、重大问题、人事决策等都经过集体讨论、民主决策，促进了医院各方面工作协调发展。

第三节 党支部建设

1991 年 11 月 6 日，由中共邯郸市妇幼保健院总支委员会改为中共邯郸市妇幼保健院委员会；12 月 12 日，召开党员大会选出第一届党委会，王立祥、丁慕孝、王九英、赵树英、刘玉书 5 人为中共邯郸市妇幼保健院第一届委员会委员；王立祥任书记，丁慕孝任副书记。

2014 年 3 月，通过各党支部大会的民主推荐、公开选举、公示结果，院党委会议审议研究决定：

机关第一党支部

王晓霞任书记、焦晓健任组织委员、陈敏任宣传委员。

机关第二党支部

侯素英任书记、韩海民任组织委员、李志强任宣传委员。

儿童医学保健中心党支部

石庆生任书记、吕红艳任组织委员、李军勤任宣传委员。

妇产医学保健中心党支部

安文茜任书记、刘艳红任组织委员、牛英慧任宣传委员。

医疗保障党支部

方淼任书记、姜燕任组织委员、董静娟任宣传委员。

2016 年 3 月为加强医院基层党支部建设，发挥党的思想政治工作优势，经院党委研究决定，对基层党支部进行换届改选，通过各党支部大会的民主推荐、公开选举，最终选举结果为：

机关第一党支部

张芳任书记、焦晓健任组织委员、陈敏任宣传委员。

机关第二党支部

侯素英任书记、韩海民任组织委员、张文杰任宣传委员。

儿童医学保健中心党支部

吕红艳任书记、石磊任组织委员、李军勤任宣传委员。

妇产医学保健中心党支部

安文茜任书记、刘艳红任组织委员、牛英慧任宣传委员。

医疗保障党支部

方森任书记、姜燕任组织委员、董静娟任宣传委员。

2019 年 8 月为加强医院基层党支部建设，发挥党的思想政治工作优势，经院党委研究决定，对基层党支部进行换届改选。由原来的 5 个支部增加到 10 个支部，将各党支部细分，完善组织建设。通过各党支部大会的民主推荐、公开选举，最终选举结果为：

机关第一党支部

申少波任书记、陈敏任组织委员、程万芳任宣传委员、乔红任纪检监察员。

机关第二党支部

王晓霞任书记、李海兵任组织委员、张娟任宣传委员、陈照辉任纪检监察员。

后勤保障第一党支部

侯素英任书记、张文杰任组织委员、郭建华任宣传委员、李姿颖任纪检监察员。

后勤保障第二党支部

郭辉任书记、韩海民任组织委员、郑杰任宣传委员、王蕾任纪检监察员。

儿童保健第一党支部

吕红艳任书记、石磊任组织委员、霍海花任宣传委员、赵靖任纪检监察员。

儿童保健第二党支部

黄广丽任书记、李静任组织委员、李军勤任宣传委员、董志勇任纪检监察员。

孕产保健党支部

李燕任书记、牛英慧任组织委员、安文茜任宣传委员、董辉任纪检监察员。

妇女保健及计生服务党支部

董永生任书记、李慧芳任组织委员、吴会芹任宣传委员、李少峰任纪检监察员。

医技第一党支部

高艳霞任书记、郑彦强任组织委员、王俊芳任宣传委员、江子月任纪检监察员。

医技第二党支部

姜燕任书记、董静娟任组织委员、朱玉林任宣传委员、张慧峰任纪检监察员。

魏兰任离退休党支部书记。

2021 年邯郸市妇幼保健院共产党员名录

表 13-3-1

姓名	性别	民族	出生年月	入党时间	备注
机关第一党支部					
申少波	女	汉	1972 年 4 月	2013 年 6 月	
陈　敏	女	汉	1977 年 7 月	2003 年 7 月	
程万芳	女	汉	1975 年 10 月	2013 年 6 月	
乔　红	女	汉	1978 年 12 月	2010 年 6 月	
任朋顺	男	汉	1965 年 2 月	2001 年 4 月	
焦晓健	女	汉	1972 年 7 月	2007 年 6 月	
杨焱英	女	回	1977 年 7 月	2010 年 6 月	
张　宁	男	汉	1982 年 7 月	2003 年 11 月	
尹志芳	男	汉	1982 年 12 月	2003 年 12 月	
刘志刚	男	汉	1980 年 9 月	2016 年 11 月	
乔艳华	女	汉	1965 年 12 月	2009 年 6 月	
周　星	女	汉	1977 年 12 月	2000 年 7 月	
张　芳	女	汉	1980 年 3 月	2013 年 6 月	
胡　涛	男	汉	1969 年 1 月	2007 年 6 月	
金继璋	男	回族	1964 年 4 月	2000 年 12 月	
李永全	男	汉	1964 年 9 月	1992 年 8 月	
韩梦雪	女	汉	1989 年 8 月	2012 年 6 月	
张红梅	女	汉	1967 年 3 月	2013 年 2 月	
李　卉	女	汉	1995 年 5 月	2016 年 11 月	
姜力旻	女	汉	1972 年 8 月	1990 年 10 月	
刘海顺	男	汉	1983 年 9 月	2003 年 09 月	
何　涓	女	回	1989 年 4 月	2011 年 11 月	
甄　琦	女	汉	1990 年 10 月	2015 年 12 月	
张金玲	女	汉	1971 年 12 月	2011 年 6 月	
崔　玲	女	汉	1986 年 9 月	2007 年 1 月	
机关第二党支部					
王晓霞	女	汉族	1976 年 11 月	1995 年 11 月	

续表 13-3-1

姓名	性别	民族	出生年月	入党时间	备注
李海兵	男	汉族	1977 年 12 月	2015 年 6 月	
张　娟	女	汉族	1977 年 6 月	2014 年 6 月	
陈照辉	男	汉族	1986 年 12 月	2012 年 12 月	
王贵生	男	汉族	1964 年 10 月	1984 年 12 月	
贾　动	男	汉族	1975 年 4 月	2011 年 6 月	
史俊杰	男	汉族	1982 年 4 月	2003 年 4 月	
张彦邦	男	汉族	1987 年 2 月	2009 年 9 月	
贾　凯	女	汉族	1989 年 2 月	2020 年 10 月	预备
张　雷	男	汉族	1978 年 10 月	1998 年 6 月	
刘佳男	男	汉族	1986 年 1 月	2005 年 12 月	
王宝惠	男	汉族	1983 年 10 月	2005 年 6 月	
杨章伟	男	汉族	1989 年 12 月	2011 年 5 月	
郭鲁宁	男	汉族	1987 年 4 月	2009 年 5 月	
贾梓博	男	汉族	1987 年 1 月	2009 年 11 月	
段利超	男	汉族	1986 年 12 月	2008 年 12 月	
谷庆龙	男	汉族	1988 年 12 月	2009 年 8 月	
后勤保障第一党支部					
侯素英	女	汉族	1973 年 7 月	2002 年 6 月	
张文杰	女	汉族	1971 年 11 月	2010 年 6 月	
郭建华	男	汉族	1970 年 11 月	1990 年 6 月	
李姿颖	女	汉族	1985 年 5 月	2017 年 9 月	
程秀芳	女	汉族	1971 年 12 月	2004 年 6 月	
于　玲	女	汉族	1981 年 8 月	2011 年 6 月	
田　晶	女	汉族	1981 年 11 月	2008 年 9 月	
赵会梅	女	汉族	1983 年 11 月	2006 年 11 月	
崔卫锋	女	汉族	1977 年 9 月	2009 年 7 月	
杨晶晶	女	汉族	1988 年 7 月	2018 年 10 月	
赵　璐	女	汉族	1988 年 12 月	2009 年 1 月	
许志广	男	汉族	1982 年 5 月	2006 年 9 月	
刘　玲	女	汉族	1991 年 12 月	2013 年 12 月	
刘洪涛	男	汉族	1979 年 1 月	2002 年 6 月	

续表 13-3-1

姓名	性别	民族	出生年月	入党时间	备注
武　珊	女	汉族	1991 年 8 月	2013 年 12 月	
后勤保障第二党支部					
郭　辉	男	汉族	1982 年 9 月	2012 年 6 月	
韩海民	男	汉族	1973 年 2 月	1996 年 6 月	
郑　杰	男	汉族	1980 年 11 月	1999 年 3 月	
王　蕾	女	汉族	1982 年 12 月	2006 年 6 月	
王少红	男	汉族	1966 年 10 月	1986 年 2 月	
魏　兰	女	汉族	1970 年 12 月	2002 年 6 月	
李志强	男	汉族	1970 年 10 月	2004 年 4 月	
吴军剑	男	汉族	1981 年 4 月	2003 年 3 月	
杜文娟	女	汉族	1983 年 2 月	2003 年 10 月	
麻建辉	男	汉族	1969 年 4 月	1987 年 8 月	
郑军民	男	汉族	1971 年 2 月	2008 年 6 月	
何海涛	男	汉族	1974 年 11 月	1992 年 3 月	
张利旗	男	回族	1986 年 1 月	2007 年 6 月	
狄昌金	男	汉族	1975 年 9 月	1998 年 6 月	
田　涛	男	汉族	1981 年 9 月	2002 年 6 月	
王利峰	男	汉族	1983 年 8 月	2007 年 10 月	
李旭东	男	汉族	1973 年 1 月	1998 年 10 月	
韩新勇	男	汉族	1981 年 2 月	2003 年 7 月	
郭凤鹏	男	汉族	1992 年 4 月	2019 年 9 月	
儿童保健第一党支部					
吕红艳	女	汉族	1972 年 6 月	1992 年 6 月	
石　磊	女	汉族	1970 年 11 月	2008 年 6 月	
霍海花	女	汉族	1971 年 11 月	2016 年 11 月	
赵　靖	女	汉族	1976 年 10 月	2014 年 6 月	
李春燕	女	汉族	1977 年 4 月	1998 年 11 月	
靳林红	女	汉族	1971 年 10 月	2004 年 6 月	
张玉兰	女	汉族	1972 年 11 月	2017 年 12 月	
杨志华	女	汉族	1982 年 11 月	2001 年 7 月	
王亚单	女	汉族	1990 年 8 月	2012 年 10 月	

续表 13-3-1

姓名	性别	民族	出生年月	入党时间	备注
陈利莎	女	汉族	1988 年 3 月	2009 年 6 月	
刘　芬	女	汉族	1971 年 1 月	1988 年 10 月	
邢娜娜	女	汉族	1985 年 2 月	2007 年 7 月	
马　岩	女	汉族	1983 年 7 月	2006 年 12 月	
李佳红	女	汉族	1978 年 3 月	2016 年 10 月	
赵　娜	女	汉族	1985 年 3 月	2005 年 1 月	
儿童保健第二党支部					
黄广丽	女	汉族	1973 年 11 月	2009 年 6 月	
李　静	女	汉族	1975 年 8 月	2016 年 10 月	
李军勤	女	汉族	1976 年 10 月	2000 年 12 月	
董志勇	男	汉族	1970 年 5 月	2006 年 2 月	
郭占红	男	汉族	1965 年 4 月	1987 年 7 月	
李　杰	男	汉族	1982 年 5 月	2004 年 3 月	
闫敬雪	女	汉族	1986 年 2 月	2018 年 10 月	
吴学文	女	汉族	1971 年 7 月	2009 年 6 月	
张　瀛	女	汉族	1973 年 7 月	2008 年 6 月	
刘利叶	女	汉族	1983 年 3 月	2007 年 7 月	
史　岩	女	汉族	1972 年 3 月	2015 年 6 月	
胡莹莹	女	汉族	1980 年 10 月	2018 年 10 月	
胡培思	女	汉族	1987 年 11 月	2012 年 7 月	
刘苗苗	女	汉族	1990 年 5 月	2011 年 11 月	
董秋菊	女	汉族	1981 年 10 月	2012 年 10 月	
贾　媛	女	汉族	1986 年 7 月	2012 年 6 月	
高　京	女	汉族	1988 年 9 月	2011 年 4 月	
赵丽静	女	汉族	1985 年 7 月	2006 年 1 月	
曹入梅	女	汉族	1983 年 1 月	2008 年 6 月	
张秀芳	女	汉族	1982 年 9 月	2006 年 1 月	
王晶晶	女	汉族	1990 年 9 月	2017 年 9 月	
王亚丽	女	汉族	1988 年 7 月	2012 年 5 月	
郝月梅	女	汉族	1984 年 10 月	2007 年 7 月	
申　珮	女	汉族	1991 年 11 月	2013 年 6 月	

续表 13-3-1

姓名	性别	民族	出生年月	入党时间	备注
张　倩	女	汉族	1987 年 10 月	2008 年 11 月	
孕产保健党支部					
李　燕	女	汉族	1974 年 3 月	2012 年 7 月	
牛英慧	女	汉族	1975 年 4 月	2007 年 6 月	
安文茜	女	汉族	1963 年 10 月	2006 年 8 月	
董　辉	女	汉族	1975 年 1 月	2016 年 11 月	
王　霞	女	汉族	1964 年 3 月	1998 年 12 月	
刘艳红	女	汉族	1974 年 5 月	1995 年 11 月	
郭博文	女	汉族	1992 年 10 月	2012 年 4 月	
张帅敏	女	汉族	1994 年 4 月	2015 年 5 月	
李　松	男	汉族	1987 年 1 月	2014 年 11 月	
师　蕊	女	汉族	1983 年 12 月	2018 年 10 月	
张晓静	女	汉族	1984 年 11 月	2017 年 9 月	
尤一军	男	汉族	1979 年 12 月	2008 年 5 月	
王亚敏	女	汉族	1979 年 9 月	2012 年 10 月	
张艳苹	女	汉族	1987 年 6 月	2012 年 11 月	
武增银	女	汉族	1988 年 4 月	2009 年 12 月	
栾继红	女	汉族	1976 年 7 月	1997 年 4 月	
于丽敬	女	汉族	1989 年 9 月	2016 年 8 月	
张鸿雁	女	汉族	1976 年 12 月	2016 年 10 月	
杨晓东	男	汉族	1977 年 11 月	2011 年 6 月	
于沙沙	女	汉族	1988 年 3 月	2008 年 12 月	
白雪霞	女	汉族	1980 年 3 月	2005 年 6 月	
李　琦	女	汉族	1980 年 11 月	2019 年 9 月	
李冰冰	女	汉族	1997 年 10 月	2017 年 6 月	
刘琳娜	女	汉族	1987 年 8 月	2010 年 6 月	
单晓薇	女	汉族	1988 年 12 月	2016 年 11 月	
妇女保健及计生服务党支部					
董永生	男	汉族	1975 年 7 月	2016 年 11 月	
吴会芹	女	汉族	1981 年 2 月	2010 年 6 月	
李少峰	女	汉族	1983 年 8 月	2005 年 11 月	

续表 13-3-1

姓名	性别	民族	出生年月	入党时间	备注
秦文平	女	汉族	1968 年 4 月	2008 年 6 月	
李　伟	女	汉族	1985 年 11 月	2020 年 10 月	预备
李　鑫	女	汉族	1981 年 3 月	2017 年 12 月	
尹巧燕	女	汉族	1975 年 4 月	1998 年 6 月	
韩雪娇	女	汉族	1990 年 2 月	2012 年 6 月	
马丽辉	女	汉族	1980 年 2 月	2003 年 6 月	
彭丽英	女	汉族	1962 年 11 月	2002 年 6 月	
张　华	女	汉族	1987 年 6 月	2011 年 12 月	
张伟伟	女	汉族	1986 年 10 月	2007 年 5 月	
张亚莉	女	汉族	1981 年 4 月	2005 年 6 月	
张建荣	女	汉族	1976 年 9 月	1999 年 11 月	
医技第一党支部					
高艳霞	女	汉族	1965 年 10 月	2006 年 2 月	
郑彦强	男	汉族	1979 年 7 月	2010 年 6 月	
王俊芳	女	汉族	1973 年 8 月	2008 年 6 月	
江子月	女	汉族	1992 年 6 月	2012 年 12 月	
杨建峰	男	汉族	1972 年 10 月	2010 年 4 月	
张　琛	女	汉族	1988 年 3 月	2008 年 6 月	
胡晓萍	女	汉族	1973 年 6 月	2001 年 7 月	
闫丽叶	女	汉族	1985 年 6 月	2009 年 10 月	
冯　文	女	汉族	1993 年 11 月	2014 年 6 月	
刘佳佳	女	汉族	1988 年 4 月	2012 年 6 月	
李亚强	男	汉族	1990 年 8 月	2014 年 12 月	
张仕成	男	汉族	1993 年 3 月	2015 年 12 月	
常季芃	男	汉族	1992 年 2 月	2014 年 6 月	
乔美玲	女	汉族	1989 年 10 月	2011 年 6 月	
医技第二党支部					
姜　燕	女	汉族	1974 年 7 月	2005 年 5 月	
董静娟	女	汉族	1976 年 12 月	2012 年 6 月	
朱玉林	男	汉族	1970 年 2 月	1995 年 12 月	
张慧峰	女	汉族	1986 年 9 月	2015 年 6 月	
张利敏	女	汉族	1968 年 1 月	2001 年 6 月	
王志云	女	汉族	1965 年 12 月	1996 年 6 月	

续表 13-3-1

姓名	性别	民族	出生年月	入党时间	备注
孟军丽	女	汉族	1974 年 6 月	2014 年 6 月	
李阿静	女	汉族	1976 年 5 月	1996 年 12 月	
张　翠	女	汉族	1982 年 12 月	2017 年 9 月	
张景梅	女	汉族	1985 年 7 月	2003 年 12 月	
陈娇娇	女	汉族	1989 年 11 月	2013 年 1 月	
韩　月	女	汉族	1994 年 7 月	2014 年 4 月	
马　楠	女	汉族	1984 年 11 月	2006 年 6 月	
孙向红	女	汉族	1971 年 11 月	1990 年 7 月	
李晓东	男	汉族	1974 年 1 月	1996 年 7 月	
龚珊珊	女	汉族	1982 年 7 月	2018 年 11 月	
种曼曼	女	汉族	1988 年 5 月	2013 年 4 月	
黄艺萱	女	汉族	1991 年 10 月	2011 年 12 月	
焦雷萍	男	汉族	1984 年 2 月	2019 年 9 月	
耿红亮	男	汉族	1980 年 8 月	1999 年 11 月	
祝　燕	女	汉族	1983 年 12 月	2019 年 9 月	
李　晓	女	汉族	1987 年 11 月	2010 年 12 月	

第四节　党风廉政建设

多年来，院党委结合医院工作实际，坚持从严治党，严明党的各项纪律，坚决克服组织涣散、纪律松弛现象，强化监督，促进权力规范运行，扎实推进医院党风廉政建设和反腐工作，推动了各项工作上新台阶。

一、加强理论学习和党风党纪教育

医院通过组织广大干部职工观看反腐倡廉的警示教育片，集体学习，听专题报告等多种形式，切实增强党员干部的廉政自律意识。同时结合实际，广泛开展党风廉政教育，有针对性地进行党纪条规和法律法规教育，大力弘扬艰苦奋斗、自强不息、谦虚谨慎、不骄不躁、真抓实干的精神。

二、完善党风廉政制度建设，深刻领会中纪委和省纪委关于党风廉政建设和反腐败斗争的新要求

领导班子成员根据工作分工对职责范围内的党风廉政建设负领导责任。各部门、科室负责人要抓好所管范围内的党风廉政建设工作。各党支部认真履行监督作用，形成合力，严肃查处违反党风廉政建设和违反“九不准”行为。落实向上级组织报告党风廉政建设责任制，对重大案件实行“一案双查”。既要追究当事人责任，又要追究相关领导责任。实行党委书记与各科室主任签订党风廉政建设责任书，科主任与职工签订党风廉政建设责任书，医院与设备、药品、耗材供应商签订医药物资购销廉洁协议书。

三、改进工作作风，持之以恒纠正“四风”，坚决执行中央八项规定，教育党员干部摆正公私关系

纠正领导干部利用各种名义收受下属及有利害关系单位和个人的礼金行为。对确实需要举办的活动，要严格控制规模，厉行节约。完善并严格执行“三公”经费管理规定，对公务用车、公务接待和出国考察，要切实加强日常监管。加强对敏感岗位和重点环节的督查，加大惩戒问责力度，及时查处违反中央八项规定的行为。

四、以零容忍态度查处医疗卫生行风案件，落实廉洁风险防控方案

加强对岗位风险责任意识教育和风险岗位的监管，严肃查处科室和医务人员参与推销活动的行为、为商业目的统方、收受回扣、收受病人“红包”的行为等。坚持民主监督，不断加强工作透明度，制定各项工作规章制度和程序，坚持重大事项由党组集体决定。在原则问题上不乱开口子，不讲情面。严格按照业务政策办事，坚决杜绝利用工作之便吃、拿、卡、要。

五、加强对领导干部和关键环节的监督，促进权力规范运行，强化对领导干部的监督、管理和教育

认真落实党内监督各项制度，健全领导班子议事规则和工作规则。严格执行“三重一大”事项集体讨论决定制度，防止决策失误、权力失控和行为失范。加强对基建、人事、财务、药品、设备、物资采购、招投标等的监督。深入开展社会主义核心价值观教育、党风党纪和廉洁自律教育、医德医风教育、警示教育以及正反两方面典型教育。引导党员和干部在廉洁自律等方面发挥表率和带头作用，使党员干部做到公私分明、克己奉公、严格自律，使医务人员增强法纪观念，依法执业、廉洁行医。

第十四章 群团组织

群团组织是“群体性社团组织”的简称。医院群团组织主要是指工会和团组织。群团组织是医院党政联系职工群众的桥梁。邯郸市妇幼保健院根据《中华人民共和国工会法》《中国工会章程》独立负责创造性地开展工作，充分发挥工会组织的桥梁、纽带和支柱作用，着力建设党政信得过、职工离不开的“职工之家”。在新的历史时期，医院群团组织在医院党委和上级团组织的领导下，紧密围绕医院的中心开展工作，努力加强医务人员的思想政治教育，加强群团组织自身建设，组织医务工作者参与医院的改革与发展，引导广大医务工作者服务于人民健康事业，成为保健院工作的一支重要力量。

第一节 工会

医院工会是院党委领导下的群众组织，是会员和职工利益的代表。院工会成立后，在院党委和上级工会的指导下，不忘初心、牢记使命，积极开展工作，充分发挥职能，切实维护职工群众的合法权益，为职工排忧解难；紧密配合保健院的中心工作，组织职工参与保健院的民主管理、民主决策和民主监督，积极参与保健院的改革和建设；组织职工开展形式多样、丰富多彩的文体活动，丰富职工生活，提高保健院凝聚力，促进了保健院各项工作的发展。

一、组织建设

为充分发挥全院职工当家做主的民主权利，增强职工的主人翁责任感，院党委研究决定，报请上级批准，在保健院成立工会组织。工会通过职工代表大会制度参与医院的民主决策、民主管理和民主监督工会的成立，为保障职工履行自己的职责、捍卫自己的权利创造了条件。

（一）历史沿革

成立于1980年，田浩明兼任工会主席；1995年10月，许建平任工会副主席；2004年11月，张秀岭任工会主席；2014年1月，王贵生兼任工会主席，杨焱英任工会副主席。

（二）主要职责

1. 贯彻实施院党委和上级工会的工作部署和决议，围绕医院的总体工作目标及中心任务，制订工会工作规划，根据职工的意愿，独立地开展各种活动。

2. 配合医院党委做好全院职工的思想政治工作，支持和帮助职工学习政治理论和科学文化知识。对职工进行党的路线、方针、政策教育；爱国主义、集体主义、社会主义教育；职业道德和法纪教育。

3. 依法维护职工的民主权利，承担职代会工作机构的任务，做好职工代表大会和工会代表大会的筹备组织及会务工作，按期召开代表大会，主持起草工会工作报告，并向大会报告工作。负责职代会的日常工作，检查督促职工代表大会决议的执行及提案的落实情况；积极推行院务公开和民主评议干部，加强医院民主政治建设。

4. 评选表彰先进工作，培养树立典型，总结推广先进经验，充分调动和发挥职工在医院改革发展中的积极性和创造力。

5. 关心职工生活，积极开展送温暖活动，做好职工困难补助、慰问等工作。关心职工劳动条件的改善，维护职工的人身安全和身心健康。

6. 积极开展形式多样的群众性文化娱乐活动和体育活动；建立健全业余文化、艺术、体育组织。

7. 加强青年职工和女职工工作，维护女职工合法权益和特殊利益；提高青年职工和女职工思想、文化素质；积极开展各项增进身心健康、形式多样的活动，充分发挥青年职工和女职工在医院改革和各项工作中的作用。

8. 深入基层，调查研究，听取职工的意见、要求和建议，及时向院党委提供信息，沟通领导与职工的联系。

9. 加强工会建设和思想建设，抓好工会干部自身素质的提高和管理；做好工会会员的发展、接收工作，并对会员进行工会基本知识的教育；负责收缴、管理和使用工会经费，负责管好工会财产和财务。

10. 指导、检查各工会分会、小组工作，组织评选工会积极分子和先进工会干部；开展建设“职工之家”活动。

二、工会活动

多年来，院工会在院党委的领导下，认真贯彻落实工会法，解放思想，开拓进取，紧紧围绕医院的中心工作，充分发挥全院职工的主力军作用；工会积极参与医院的民主管理、民主决策、民主监督，不断完善职工代表大会制度，维护职工的合法权益；院工会注重发挥自身优势，组织开展丰富多彩的文体活动，活跃了职工文化生活，极大地调动了广大职工的积极性，为医院的建设与发展做了许多扎实有效的工作。

（一）加强医院民主管理，维护职工合法权益。

民主管理是贯彻落实全心全意依靠工人阶级根本指导方针的具体体现，是推进基层民主建设和贯彻民主集中制的主要内容。为了全面履行工会的维护、建设、参与和教育四项职能，促进医院民主管理工作走向规范化、制度化，一是坚持职代会制度，抓好提案的落实。每年在召开职代会前，广泛收集职工提案，分门别类进行整理。职代会上，院领导详细解答职工提案，对暂不能落实的提案，也及时向职工进行了反馈。近年来，医院职工提案落实率达 96% 以上，医院荣获市级“职代会工作先进星”；二是医院重大事项必须经职工代表讨论审议通过。如：院长工作报告、绩效考核方案、干部管理条例、请销假制度、财务管理制度等，都要经职工代表讨论后提交院党委研究，从而保证了职工参政、议政的权力。三是实行院务公开制度，职工代表广泛参与。近几年的院务公开工作中，对于职工群众关心，事关职工切身利益的热点问题，如奖金分配方案、评先选优、院内基础建设、大中型医疗器械购置、人才招聘等，都邀请职工代表参与讨论，或是发放征求意见表，广泛听取职工们的意见和建议。2017 年下发《关于深化民主管理工作的安排意见》，通过深化民主管理工作，虚心接受全院干部职工对医院各项工作的监督；2020 年又成立“建设项目民主管理办公室”，由院工会牵头，负责组织职工代表参与医院建设项目的相关工作。在项目建设的不同阶段，从施工材料价格、质量到流程布局等方面，进行充分调研，提出意见和建议，并对项目进行全程监督、工程验收。该项工作开展以来，全院掀起了职工参与医院建设的热潮。大家通过不同形式和渠道，为医院的发展建设建言献策，发挥民主管理优势，促进医院更好更快发展。2021 年初，由于新冠疫情防控工作迫在眉睫，要规范建设发热门诊和预检分检、完善配套设施、储备防控物资等。院党委及时召开会议明确由民主管理办公室牵头，组织职工代表、管理科室等相关部门到市内大型市场、商场、批发市场，现场询价、采购相关用品，既保证了疫情防控的需要，简化了流程，增加了物品采购的透明度，又为医院节约了资金，收到了好的效果。

（二）关心职工生活，为职工排忧解难。

工会最基本的职能，也是最主要的职能就是为职工办实事，解决后顾之忧。院工会协同相关部门在每年春节前夕都要慰问老专家、援外医务人员及其家属、退休老职工并送上节日祝福；坚持看望生病住院职工，为职工办理相关补助；工会建立困难职工档案，做到了及时摸底、及时救助，工会小组长是第一知情人，发现一例上报一例。职工有困难时，采取随时救助和年底集中救助两种方式进行。积极动员全体职工会员参加上级工会开展的职工大病医疗互助活动，参与率逐年递增。2016 年 95% 以上，2017 年至 2021 年连续达到 100%。医院为职工每人每期补助 25 元；医院坚持每年为职工健康体检，检查项目不断增加，及时将体检指标进行汇总分析，为职工建立档案，针对性地做好健康宣传；2012 年 9 月开始，为 40 岁以上女职工和 45 岁以上男职工送生日祝福，2014 年范围扩大到全院职工。为职工办理职工亲情卡，门诊检查费最高可享受五折优惠。举办职工亲子活动，关心职工家庭、子女身心健康成长。建立“爱心基金”专门用于贫困女职工的救助。院工会多次号召全院职工为多名身患癌症的职工和职工子女捐款。在职工的家庭婚姻、婆媳关系、夫妻关系等问题上发生纠纷后，工会都能出面协调，及时化解各种矛盾，真正把工会办成“职工之家”。医院还开展“和谐集体”“模范职工小家”“优秀工会小组”“优秀志愿服务集体”等评选活动，在全院营造团结、友爱、和谐、奉献的良好氛围。按照上级要求，积极开展了创建 A 级劳动关系和谐医院活动，促进了医院整体工作的开展。2014 年，被河北省总工会评为“AA”级劳动关系和谐医院。2019 年 6 月，医院职工活动室和职工书屋正式投入使用，面积为 352 平方米，分为健身区、读书区和舞蹈区，内有跑步机、动感单车、组合健身器械、台球、乒乓球、桌游、图书、瑜伽用具、舞蹈区等。活动室周一至周五下班后，面向全院职工开放。

（三）做好思想工作，提高职工政治素质。

工会委员会认真贯彻科学发展观，以创先争优活动为契机，结合医院实际情况，加强对职工的培训教育，配合医院开展远学白求恩近学谭秀玲等活动，教育全院职工以模范为榜样，艰苦奋斗，无私奉献，以高度的工作责任感完成好各项工作。工会邀请道德模范谭秀玲，给年轻的医护人员作报告，使大家深受教育。2013 年 5 月，医院成立“妇幼天使志愿服务队”。志愿者利用个人的休息时间，深入乡村、社区、学校开展义诊，涌现出大批讲文明、讲奉献的好职工。在医疗、护理、保健、行管群体中，形成良好的“争先创优”氛围，推动了医院各项任务的完成。2009 年至 2012 年，手足口病疫情来势汹汹，严重威胁患儿的生命健康。儿科的医务人员不分昼夜忙碌在一线。院工会、团委积极组织志愿者深入病区为医务人员送饭，搬运液体、拆液体包装袋等工作。2013 年，医院正式成立“妇幼天使”志愿者服务队。下设各服务小分队，结合医院自身条件和工作特点，围绕卫生下乡、医疗志愿帮扶、上街义诊宣传卫生知识、社区卫生服务、助学助残、抗震救灾、义务养护绿地等服务内容，开展了一系列群体性、集中性、随机性的志愿服务活动。2020 年秋冬季，新冠疫情防控工作迫在眉睫。院工会向职能科室发出倡议，行政后勤人员充实到疫情防控岗位中去，为疫情防控工作顺利开展贡献力量。

（四）开展文化体育活动，为医院精神文明建设添砖加瓦。

工会围绕医院的中心任务，开展丰富多彩的文体活动，充实职工的精神生活，锻炼身体，陶冶情操。

2007 年，院工会组织 4 名队员，参加卫生系统举办的首届登山比赛，取得二等奖的好成绩。参加卫生系统“一切为了人民健康”的文艺会演，杨焱英表演的独舞“腾格尔草原”获得二等奖。

2008 年卫生系统举办的迎新春文艺晚会，医院编排的舞蹈《康定情歌》获得最佳艺术奖，并参加了当年全市两会的演出。

2009 年，卫生系统在迎国庆活动中，医院 9 名职工在全健排舞比赛和红歌赛中获得二等奖。

2010 年，院工会组织人员排练的配乐诗朗诵《捧读仁医谭秀玲》，参加省卫生厅组织的《燕赵天使情》创先争优大型文艺演出活动，获得一等奖。

2012 年中秋节，与市朗诵艺术协会共同举办“明月寄深情”中秋诗会。春节前夕，成功举办“邯郸市妇幼保健机构工作交流暨联谊会”，组建各类兴趣小组，组织开展游泳、羽毛球、游园、运动会、书法、美术、摄影展等多项活动。

2014 年，开展趣味运动会、拔河比赛、“平板支撑”动作比赛，举办“中国梦·妇幼情”诗歌朗诵会、组织职工开展“登大名古城，徒步比赛”活动。

2015 年，以开展“梦想杯”工会专项特色活动为主线，以全员参与、突出特色、务实节俭、提升美誉度为主题，开展形式多样、丰富多彩的文化体育活动。组织职工徒步比赛、跳棋比赛、毽球比赛、跳绳比赛、女职工游园活动、职工亲子运动会、促环保职工亲子活动日，以及大家一起来跳舞活动、职工厨艺大赛、岗位操作比武、“庆六一，阳光宝贝”大型义诊活动、“爱要勇敢讲出来”早期幼儿性教育走进幼儿园活动等。

2016 年，工会利用元宵节、三八妇女节等节日，组织职工会员猜灯谜，登山比赛，利用双休日开展各类健身娱乐活动，组织摄影爱好者参与市总工会的摄影展。

2017 年，组织职工参加邯郸广播电视台首届“迎三八趣味冰雪对抗赛”，六一节开展亲子运动会、亲子志愿服务日活动，组织职工学习茶艺，开展“健康出行，绿色喂养”骑行宣传活动。中共十九大前期，举办“喜迎十九大、真情颂党恩”朗诵诗会，被邯郸市朗诵演讲艺术协会定点为活动基地。举行“庆祝党的十九大，妇幼永远跟党走”百人健步行活动。成立有氧运动俱乐部，组织职工学习瑜伽、户外骑行、有氧登山等活动。组织职工志愿者下农村、学校、幼儿园、福利院、社区进行义诊并送去爱心。

2018 年，举办职工文艺节目会演，组织朗诵兴趣小组成员开展百城万人读中国活动，携手邯郸市朗诵演讲艺术协会成功举办“妇幼杯”全市少儿朗诵比赛。细化院兴趣小组分工。

2019 年，建立职工活动室，开设免费瑜伽课、爵士舞蹈培训班，举办品茶听琴活动。制定下发《职工活动室活动方案》，把每个工会小组值班当天定为本工会小组“职工活动日”。方案下发后，各工会小组纷纷行动起来，积极组织形式多样的活动。

（五）典型培树与表彰活动

医院培树了一大批勤于奉献，坚守岗位，任劳任怨，勇于创新的先进典型，如新生儿科原主任、名誉院长谭秀玲，儿童康复科主任顾秀玲，新生儿科主任吕红艳，儿科主任石庆生，儿三科原主任张志英，产科主任安文茜，儿一科护士长李军勒。这些先进典型的树立，为医院争得了荣誉，在全院营造了学先进，赶先进，超先进的浓厚氛围，有力地提高了职工的工作积极性，医院各项工作得到进一步提升。医院工会连续多年被市卫计委评为优秀工会，志愿服务工作多次被市文明办评为邯郸市志愿服务工作先进单位，医院荣获河北省先进集体、河北省巾帼文明岗、河北省维护妇女权益先进集体、河北省“三八”红旗集体、邯郸市五一奖状、邯郸市职工职业道德建设标兵单位等。

第二节　共青团

一、共青团组织

中国共产主义青年团是中国共产党领导的先进青年的群众组织，是广大青年在实践中学习中国特色社会主义和共产主义的学校，是党的助手和后备军。

院团委是肩负团结青年、引领青年、服务青年职责的先进青年组织。下设组织部、宣传部、实践部等。组织部是以为团员青年的成长成才服务为出发点和根本目标，负责学院共青团员思想教育、组织建设及共青团干部培养和管理的职能部门。主要负责全院团员的管理、考核、奖励、处分及基层团干部的任免等工作，组织开展有利于青年健康成长的各种活动，当好院党委的“助手”和“参谋”，营造良好的舆论氛围。

建院至 2021 年，院团委历经五届。历任团委书记分别是秦太平、马志峰、王贵生、王晓霞、张宁。2014 年 5 月 15 日第五届换届改选，张宁担任团委副书记，负责团委全面工作，张慧峰任组织委员，闫敬雪任学习委员，杨楠任学习委员，李东山、李娜娜任宣传委员，孙歌任生活委员。

二、主要活动

每年清明节，带领团员代表到晋冀鲁豫烈士陵园开展“红色革命传统教育”活动，悼念革命烈士，缅怀先烈的丰功伟绩，教育青年团员继承革命先烈的光荣传统，弘扬民族精神。“三八妇女节”组织团员参加“绿色低碳徒步活动”，倡导低碳节能环保理念。举办“青春心向党·建功新时代”纪念五四运动 100 周年文艺演出暨表彰大会，褒扬先进、宣传典型，弘扬伟大“五四”精神，引导青年团员牢固树立正确的理想信念。利用自身的医疗优势，深入社区、乡村、敬老院、福利院等，开展义诊和科普宣传活动。多次组织带领团员青年控烟禁烟、清扫垃圾、拔除杂草，保持医院良好的就医环境。参加院内外，社会各界志愿活动，2017 年正式加入邯郸市青年志愿者协会，10 月份申请协会理事，注册青年志愿者达 500 余人。组织发动青年团员进行网上青年大学习，深入学习领会习近平新时代中国特色社会主义思想，增强大家学习意识、团员意识，有力加强了团组织建设。

第三节　社会兼职

随着医疗技术水平的不断提高，医院涌现出了许多优秀的医务工作者，他们在自己的工作岗位上兢兢业业、救死扶伤，为邯郸妇幼健康事业做出了重要贡献。不仅如此，他们还走出院门，积极参加社会活动，兼职于医学界和社会团体，努力服务，为社会进步添砖加瓦。兼职情况见一览表：

2021 年邯郸市妇幼保健院在岗医务人员社团组织兼职一览表

表 14-3-1　（排序不分先后）

序号	姓　名	职　　位
1	任朋顺	河北省医院协会第三届理事会理事；邯郸市医院协会第一届理事会常务理事；邯郸市卫生法学会第一届理事会副会长；中国妇幼保健协会市（地）级工作委员会常务委员；河北省中医药学会第一届综合医院中医药工作委员会副主任委员；中国妇幼保健协会中医和中西医结合分会副主任委员；河北省妇幼保健协会副会长；河北省妇幼保健协会首届中医、中西医结合专业委员会主任委员；河北省优生优育协会副会长；河北省妇幼保健协会围产营养与代谢专业委员会专家组成员；中国妇幼保健协会妇幼健康发展研究分会常务委员
2	王贵生	河北省优生优育协会第五届理事会常务理事；河北省妇幼保健协会中医中西医结合委员会秘书长；河北省妇幼保健协会首届党建和妇幼文化建设委员会常委
3	郭占红	河北省医院协会妇产医院管理分会第一届委员会常务委员；河北省医师协会小儿外科医师分会第一届委员会常务委员、河北省妇幼保健协会首届机构建设专业委员会委员、首届妇幼介入医学专业委员会常委委员、首届先心病筛查与诊治专业委员会副主任委员
4	秦文平	河北省妇幼保健协会首届产后母婴康复专业委员会常务委员，河北省妇幼保健协会妇女保健专业委员会常务委员，第二届河北省妇幼保健协会常务理事，河北省妇幼保健协会首届助产分会常务委员，河北省妇幼保健协会首届妇女儿童口腔保健专业委员会委员，河北省妇幼保健协会首届中医、中西医结合专业委员会常务委员，河北省优生优育协会围产营养专业委员会委员，河北省妇幼保健协会促进自然分娩专业委员会副主任委员、河北省妇幼保健协会首届妇科肿瘤防治专业委员会副主任委员、河北省妇幼保健协会妇女健康管理专业委员会常务委员、河北省盆底康复及健康促进项目专家委员会委员

续表 14-3-1

序号	姓　名	职　　位
5	彭丽英	首届妇女保健专业委员会常务委员；河北省优生优育协会第五届理事会常务理事
6	石庆生	邯郸市手足口病专家组组长；河北省医师分会儿科医师分会第二届常务会委员；河北省医师协会儿童重症医师分会第一届委员会委员；邯郸市医学会第七届儿科学分会副主任委员；河北省儿童健康学会常务理事；河北省预防医学会儿童呼吸病防治专业委员会常务委员；河北省中西医结合学会第一届儿科急症专业委员会顾问；河北省医师协会儿科医师分会第三届委员会常务委员；河北省预防医学会儿童感染病学专业委员会副主任委员；河北省预防医学会儿童过敏性疾病防治专业委员会常务委员；河北省中西医结合学会第一届小儿消化专业委员会常务委员；河北省神经科学学会小儿神经病学分会 常务委员
7	安文茜	河北省医学会第六届围产医学分会常务委员；河北省优生优育协会理事；河北省妇幼保健协会理事；河北省女医师协会理事；河北省医师协会围产医学会第二届委员会委员；河北省妇幼保健协会促进自然分娩学会委员；河北省生殖学会委员；河北省预防医学会生命早期发育与防控专业委员会常务委员；河北省医师协会母胎医学专业委员会第一届委员；邯郸市医学会第六届委员会理事；邯郸市医学会围产医学分会候任主委；邯郸市产科危重症救治联盟主席
8	吕红艳	河北省医师协会新生儿专业医师分会第一届委员会委员；邯郸市医学会围产医学分会第一届委员会副主任委员；河北省预防医学会出生缺陷防治专业委员会第一届常务委员；中国医师协会神经修复学专业委员会第一届儿童神经修复专业委员会（学组）委员；河北省中西医结合学会第一届围产专业委员会常务委员；河北省儿童健康学会第一届新生儿专业委员会副主任委员；河北省遗传学会遗传咨询分会第一届委员会副主任委员
9	周红瀛	河北省儿童健康学会理事；河北省急救医学会第二届儿科专业委员会委员；河北省中西医结合学会第四、五届儿科专业委员会委员；河北省儿童健康学会第一届心血管专业委员会常务委员；河北省健康教育与康复学会第一届儿科专业委员会常务委员；河北省中西医结合学会第一届儿科急症专业委员会常务委员；河北省中西医结合学会第一届小儿消化专业委员会常务委员；河北省中西医结合学会第一届小儿心血管专业委员会常务委员；河北省中西医结合学会第一届儿童肾脏及风湿免疫专业委员会委员；河北省中西医结合学会第一届小儿消化专业委员会肝病学组成员；河北省预防医学会儿童呼吸病防治专业委员会委员；邯郸市健康管理协会儿童健康管理专业委员会副主任委员；邯郸市医学会第七届儿科学分会常务委员；邯郸市抗癫痫学会第一届理事
10	张志英	河北省急救医学会第二届儿科专业委员会委员；第一届河北省神经科学学会小儿神经病学分会委员；邯郸市医学会第七届儿科学分会常务委员；邯郸市抗癫痫协会第一届理事；河北省中西医结合学会第一届小儿消化专业委员会常务委员；河北省预防医学会儿童呼吸病防治专业委员会委员；河北省儿童健康学会理事

续表 14-3-1

序号	姓　名	职　　位
11	张美芳	中国妇幼保健协会中医和中西医结合分会委员；中华中医药学会儿童肺炎联盟委员会委员；河北省中西医结合学会第一届小儿心血管专业委员会委员；中国民族医药学会科普分会理事；中国中医药研究促进会中医儿科医师合作共同体工作委员会常务委员；中国中医药研究促进会综合儿科分会理事；河北省中西医结合学会第一届小儿消化专业委员会常务委员；河北省中西医结合学会第一届儿童肾脏及风湿免疫专业委员会常务委员；河北省预防医学会儿童过敏性疾病防治专业委员会常务委员
12	黄广丽	预防接种异常反应鉴定专家库成员；邯郸市抗癫痫协会会员；河北省预防医学会儿童感染病学委员会委员；邯郸市医学会呼吸病学分会第二届委员会委员；河北省中西医结合学会第一届小儿消化专业委员会常务委员；河北省中西医结合学会第一届儿童肾脏及风湿免疫专业委员会委员；2018–2020 年河北省急救医学会第二届儿科专业委员会委员；河北省神经科学学会小儿神经病学分会委员；河北省中西医结合学会第一届小儿心血管专业委员会常务委员；河北省预防医学会儿童过敏性疾病防治专业委员会委员
13	韩　冰	河北省健康教育与康复学会第一届儿科专业委员会委员；河北省中西医结合学会第一届儿科急症专业委员会委员；河北省中西医结合学会第一届小儿消化专业委员会委员；河北省儿童健康学会第一届心血管专业委员会委员；邯郸市健康管理协会儿童健康管理专业委员会委员；河北省中西医结合学会第一届小儿心血管专业委员会委员；河北省中西医结合学会第一届儿童肾脏及风湿免疫专业委员会委员；河北省药学会儿科药学专业委员会第一届委员会委员
14	杜宝静	邯郸市健康管理协会儿童健康管理专业委员会委员；河北省中西医结合学会第二届儿科急症专业委员会委员；河北省中西医结合学会第一届小儿心血管专业委员会委员；河北省儿童健康学会第一届小儿心血管专业委员会委员；河北省中西医结合学会第一届小儿消化专业委员会委员；河北省药学会儿科药学专业委员会第一届委员；河北省神经科学学会小儿神经病学分会委员；河北省急救医学会第二届儿科专业委员会委员
15	车向郁	邯郸市医学会第一届消化病学分会委员；河北省医学会第二届预防接种异常反应鉴定专家库成员；河北省儿童健康学会神经学会神经专业委员会委员；河北省药学会儿科药学专业委员会第一届委员会委员；河北省预防医学会儿童呼吸防治专业委员会支气管镜学组委员；河北省儿童健康学会第一届心血管专业委员会委员；邯郸市医学会血液病学分会第七届委员会委员
16	董志勇	第一届河北省神经科学学会小儿神经病学分会委员；河北省儿童健康学会神经专业委员会委员；河北省健康教育与康复学会第一届儿科专业委员会委员；河北省中西医结合学会第一届小儿消化专业委员会常务委员
17	周　星	河北省神经科学学会小儿神经病学分会委员；河北省中西医结合学会第一届小儿血液肿瘤专业委员会委员；河北省康复医学会第一届儿童发育与康复专业委员会委员；河北省预防医学会微生态专业委员会青年委员；邯郸市医学会血液病学分会第七届委员会委员；河北省中西医结合学会第一届小儿消化专业委员会常务委员；河北省中西医结合学会第一届儿童肾脏及风湿免疫专业委员会委员

续表 14-3-1

序号	姓　名	职　　位
18	董秋菊	河北省针灸学会第一届儿童康复专业委员会常务委员 河北省针灸学会第二届中青年专业委员会委员 河北省中医药学会第三届文化专业委员会委员
19	李　杰	河北省预防医学会儿童疾病防控精准医学专业委员会委员
20	李贤伟	河北省中西医结合学会第一届小儿心血管专业委员会委员
21	申永静	河北省中西医结合学会第一届儿童肾脏及风湿免疫专业委员会委员
22	商敬敏	河北省预防医学会医院儿童疾病防控精准医学专业委员会委员
23	杨李红	中国医师协会新生儿分会感染委员会委员；河北省药学会儿科药学专业委员会委员；河北省先心病筛查与诊治专业委员会委员；河北儿童健康协会新生儿专业委员会委员
24	王智英	河北省健康教育与康复学会儿科专业委员会委员；河北省中西医结合学会新生儿专业委员会常委；河北省儿童健康学会心血管专业委员会委员；河北省预防医学会新生儿保健与疾病防治专业委员会常委；河北省神经科学小儿神经专业委员会委员；河北省遗传学会遗传咨询专业委员会委员；河北省儿童健康出生缺陷防控委员会委员；邯郸市儿童健康管理专业委员会常委
25	石　磊	中国妇幼保健协会高危儿童健康管理专业委员会委员；河北省医师协会青春期医学医师分会第一届委员会委员；河北省医学会儿科学分会第一届儿童保健学组委员；河北省儿童健康学会第一届儿童发育行为专业委员会常务委员；河北省预防医学会儿童生长发育与疾病预防专业委员会第一届委员；中国“0—6岁儿童血铅水平流行病学调查”项目邯郸市项目组负责人；河北省妇幼保健协会第一届儿童眼保健暨眼病防治委员会常务委员；河北省儿童健康学会理事；河北省妇幼保健协会首届妇女儿童口腔保健专业委员会常务委员
26	顾秀玲	河北省儿童健康学会第一届儿童发育行为专业委员会副主任委员
27	窦海燕	河北省药学会妇产科药学专业委员会第一届委员会委员；中国医师协会会员
28	刘宁宁	首届妇女保健专业委员会委员；河北省妇幼保健协会首届妇幼介入医学专业委员会委员
29	李燕	河北省妇幼保健协会首届助产分会委员河北省优生优育协会孕妇健康教育专业委员会第一届委员会常务委员；河北省妇幼保健协会促进自然分娩专业委员会委员；河北省生殖健康学会会员
30	牛英慧	河北省妇幼保健协会产后母婴康复专业委员会委员；河北省社区康复医学会盆底康复专业委员会第一届常务委员

续表 14-3-1

序号	姓　名	职　　位
31	王　霞	河北省中西医结合学会第一届男科专业委员会委员；首届河北省免疫学会生殖免疫专业委员会委员；河北省性科学学会第三次会员代表大会选举为理事；河北省中医药学会第四届男科专业委员会委员；邯郸市医学会妇产科学分会第七届委员会委员；河北省医师协会生殖医学医师分会第一届委员会常务委员；河北省辅助生殖技术质量管理与控制中心委员；河北省性科学学会第一届中医性学专业委员会常务委员；河北省医学会生殖医学分会第三届委员会常务委员；北京妇产学会京津冀生殖医学分会第一届委员
32	栾继红	河北省中医药学会第四届男科专业委员会委员；河北省中医药学会委员
33	刘艳红	中国中医药研究促进会中医生殖医学专业委员会委员；河北省生殖健康学会委员；河北省中医药学会委员；河北省中医药学会第四届男科专业委员会委员；河北省预防医学会第一届生殖健康专业委员会常务委员
34	杨晓东	河北省中医药学会第四届男科专业委员会委员；河北省中医药学会委员
35	王爱华	邯郸市医学会检验学分会第九届委员会委员；河北省中医药学会第四届男科专业委员会委员
36	孙峰瑞	河北省生殖健康学会委员
37	季红英	河北省中西医结合学会第一届小儿消化专业委员会委员；河北省中西医结合学会第一届小儿血液肿瘤专业委员会委员；河北省康复医学会第一届心身医学专业委员会委员
38	朱玉林	河北省中西医结合学会第一届麻醉专业委员会委员
39	陈林旺	邯郸市医学会检验分会常委
40	王建新	河北省医学检验实验室质量管理学会理事、邯郸市医学会检验分会常委、邯郸市输血协会理事
41	高艳霞	河北省检验医学管理协会第三届理事；中国医学装备协会现场快速检测（POCT）装备技术专委会委员；第二届邯郸市临床检验质量管理与控制中心副主任委员；邯郸市病原微生物实验室生物安全管理专家委员会副主任；河北省医学会第二届预防接种异常反应鉴定专家库成员；第八届河北省生物化学与分子生物学会暨第二届河北省生物化学与分子生物学学会临床生化专业委员会委员；第四届河北省免疫学会免疫学检验专业委员会委员；第一届河北省检验医学诊断学会理事；京津冀妇女与儿童保健专科联盟检验子联盟第一届常务委员；河北省免疫学会免疫技术专业委员会第三届常务委员；河北省检验医师专业委员会委员；白求恩精神研究会检验医学分会河北省检验医学专业委员会第一届常务委员；河北省生殖健康学会孕前优生分会第一届副主任委员；邯郸市医学会检验学分会第九届委员会常务委员
42	杨建峰	河北省检验吸血诊断学会血液系统疾病检验诊断专业委员会第一届委员

续表 14-3-1

序号	姓 名	职 位
43	王俊芳	河北省检验吸血诊断学会血液系统疾病检验诊断专业委员会第一届委员
44	王晓英	河北省检验医学诊断学会血液系统疾病检验诊断专业委员会第一届委员
45	尚卫红	中华医学会邯郸医学分会会员
46	孙秀敏	邯郸市出生缺陷预防专业委员；河北省预防缺陷防治专业委员；邯郸市超声医学工程学会第二届常务理事；河北省优生优育协会出生缺陷防治专业委员；河北省第一届产前超声专家委员会委员；河北省中西医结合学会第一届超声专业委员会常务委员；河北省预防医学会妇科及乳腺肿瘤多学科诊疗与预防专业委员会；河北省妇幼保健学会首届先心病筛查与诊治专业委员常务委员；中国医药教育协会出生医学专业委员会儿童超声学组委员；河北省生殖健康学会第一届先天性心脏病防治专业常务委员；河北省遗传学会遗传咨询分会第一届委员会委员
47	王俊英	中国妇幼保健协会胎儿心脏病防治专业委员会委员
48	董静娟	河北省妇幼保健协会首届妇幼介入医学专业委员会委员；河北省妇幼保健协会首届先心病筛查与诊治专业委员会委员；邯郸市中心医院医学影像联盟理事；邯郸市医学影像质控委员会委员
49	范红蕊	河北省妇幼保健协会首届妇幼介入医学专业委员会委员
50	孟军丽	河北省中西医结合学会第一届医学影像专业委员会委员；邯郸市医学会核医学分会第一届委员会委员
51	陈慧英	河北省医学会计划生育与优生学分会第二届委员；中国优生科学协会第六届会员理事；河北省遗传咨询专业委员会第一届会员代表大会常务委员；河北省女医师协会第二届理事；河北省医院协会妇产医院管理分会第一届委员；邯郸市医学会会员；河北省医学会医学遗传学分会第四届委员会常务委员；河北省预防医学会出生缺陷防治专业委员会第一届常务委员；河北省优生优育协会第五届理事会常务理事；河北省优生优育协会出生缺陷防治专业委员会常务委员；河北省遗传学会人类医学遗传学专业委员会委员；河北省遗传学会遗传咨询分会第一届委员会常务委员
52	董辉	河北省遗传咨询专业委员会第一届常务委员；邯郸市出生缺陷预防专业委员会第一届常务委员；河北省预防医学会出生缺陷防治专业委员会第一届常务委员；河北省优生优育协会出生缺陷防治专业委员会委员；河北省遗传学会人类医学遗传学专业委员会委员
53	尹志存	邯郸市出生缺陷预防专业委员会常务委员；河北省预防医学会出生缺陷防治专业委员会第一届青年委员；河北省优生优育协会出生缺陷防治专业委员会委员

续表 14-3-1

序号	姓　名	职　　位
54	姜燕	河北省预防医学会合理用药专业委员会第一届委员会委员；邯郸市药品不良反应监测咨询专家；河北省医学会第二届预防接种异常反应鉴定专家库成员；河北省药学会医院药学品质管理专业委员会第一届委员会委员；河北省疾病预防控制中心聘为第二届河北省预防接种异常反应调查诊断专家组专家；河北省药学会儿科药学专业委员会第一届委员会委员
55	王志云	河北省药学会儿科药学专业委员会第一届委员会委员河北省预防医学会合理用药专业委员会第一届委员会委员
56	孙冬霞	河北省中西医结合学会第一届病理专业委员会委员
57	薛卫艳	中国妇幼保健协会儿童耳及听力保障专业委员会常务委员
58	乔艳华	河北省妇幼保健协会首届妇幼保健信息专业常务委员；河北省预防医学会出生缺陷防治委员会专委会委员；河北省孕前优生协会首届围产营养委员；中国妇幼保健协会全生命周期健康管理专业委员；河北省首届妇幼保健围产营养与代谢委员；河北省生殖健康学会孕前优生分会第一届常务委员
59	陈敏	河北省医院协会第三届医院感染控制专业委员会委员；邯郸市医院感染管理质量控制中心专家委员会第一届委员会委员；河北省预防医学会新生儿病房感染与控制专业委员会第一届委员
	陈晓洁	中国医师协会全国营养课堂讲师，河北省护理学会妇产科专业委员会第七、八、九届委员，河北省孕妇健康教育专业委员会委员，河北省预防医学会健康教育专业委员会委员，邯郸市护理协会理事
60	程万芳	首届妇幼保健信息专业委员会常务委员
61	陈　莉	首届妇幼保健信息专业委员会委员
62	张　平	首届妇幼保健信息专业委员会委员
63	王小洁	邯郸市中医药学会理事；第一届中国中药协会女性生殖健康药物研究专业委员会青年委员；河北省中医药学会第三届文化专业委员会委员
64	宋春海	河北省乳腺保健专业委员会副主任委员；河北省儿童预防接种并发症防治专家委员会委员；邯郸市抗癌协会乳腺癌专业组常委；邯郸市农村妇女两癌筛查乳腺癌筛查质控组组长
65	赵亚男	乳腺保健专业委员会委员
66	董永生	中国性学会基层泌尿男科分会委员、中国性学会妇幼保健男科分会委员、中国性学会男性生殖分会委员、河北省医学会男科分会委员、河北省中西医结合学会男科专业委员会委员、河北省生殖健康学会理事
67	朱玉林	河北省小儿胸科麻醉委员；邯郸市麻醉学会常委委员；河北省中西医结合学会第一届麻醉专业委员会委员；河北省心胸血管麻醉学会急救与复苏分会委员；河北省疼痛学会微创介入专业委员会常务委员；河北省疼痛医学会围术期镇痛专业委员会第一届委员会委员；孕产妇急危重症救治专业委员会委员

第十五章　文化建设

习近平总书记在党的十九大报告中指出“文化是一个国家、一个民族的灵魂。文化兴国运兴，文化强民族强”。医院文化是医院的灵魂，在医院建设和发展中发挥着重要作用，与医院的发展相互影响，相互渗透。医院文化包括物质和精神两个方面。一个医院的文化需要积淀、传承和培育。这是推动医院建设发展的核心源泉。邯郸市妇幼保健自成立以来，经过不断地励精图治，攻坚克难，医疗技术、医院环境、医疗设备、人才队伍等都实现了新的突破，实现了文化建设与医院战略发展的和谐统一。

第一节　形象建设

从 1953 年开始成立邯郸市妇幼保健站，到 1975 年 3 月开始筹建邯郸市妇幼保健院，再到 1980 年 7 月 1 日正式开诊工作至今，医院在每个历史阶段都牢牢抓住发展机遇，实现了又好又快的发展，已成为一所集医疗、保健、预防、科研于一体的特殊公共卫生服务机构，承担着全市妇女儿童医疗保健以及对基层妇幼保健机构业务指导和监督检查工作任务。近年来，在机遇和挑战并存的历史条件下，医院坚持文化发展战略，强化文化内涵，提高文化的承载力，文化建设取得了显著成效。

建设新院区，提升对外形象。随着社会的发展和人口的增长，市妇幼保健的原址已远远不能满足时代的要求和人民群众日益增长的对健康医疗的需求。在市委、市政府的领导下，在市发改委、市规划局、市国土资源局、市卫生局等部门的指导下，通过全院上下的共同努力，医院迁建准备工作取得了阶段性进展。在各方的配合和努力下，2012 年 9 月 17 日上午 11 时 28 分，邯郸市儿童医院开工奠基。历经 5 年的艰辛努力，2017 年 11 月 21 日，邯郸市儿童医院建成正式开诊。医院占地 147.49 亩，建筑面积约 5.1 万平方米，主要包括门诊医技楼、儿科病房楼、新生儿科病房楼、综合楼等建设用房，总投资约 3.04 亿元，设置床位 600 张，50

余个专业科室，是一所集医疗、保健、科研、教学等功能于一体的现代化儿童医院。

市儿童医院建设采用国际前沿绿色建筑设计理念，将医学美学和建筑美学巧妙结合，最大限度地节约能源、减少污染，建立与自然和谐共生的建筑群体；设计布局采用分散式的多层建筑楼群格局，利于动静分离、人群分流。在总体规划和各单体建筑设计中，满足儿童的心理需求，营造温馨愉悦的医疗环境，着意体现“绿色、节能、便捷”的行业特点。病区设计采用顶级医疗专业设计理念，坚持方便患者就医，便于科学管理的原则，功能分区合理，分为门诊区、住院区、医技区、后勤区，洁污路线清晰，布局紧凑，并适当留有远期发展用地，实现可持续性发展。医疗长廊贯穿南北，通过各个分支指引向不同的医疗单元，合理分流，可实现有效的隔离，控制突发事件的发展。在满足各功能需要的同时，注意改善患者的就医条件，做到了流程科学，安全卫生，经济适用。医院外部庭院采用环形路网设计，环绕门诊区、住院区等医疗建筑设置宽敞的环形道路，能够方便、迅捷地把人流、车流引导到医院的相应部门，使人流、物流、车流各行其道，避免相互交叉，从而达到洁、污分流，防止交叉感染。短捷高效的医疗流程，大大减少了患者就医的时间消耗和焦虑情绪。

市儿童医院的建成投运，全方面提升了邯郸市妇幼健康服务能力和水平，成为晋冀鲁豫四省交界区域规模较大的现代化儿童专科医院，填补了邯郸市没有儿童专科医院的空白，也为打造晋冀鲁豫四省交界区域儿童医疗保健中心奠定坚实基础。

在市委、市政府、市卫健委等各级领导的带领指导下，2019 年 7 月，全市重点民生工程——市妇幼保健院迁建项目开工建设。迁建项目总建筑面积 47401 平方米，配置病床 480 张，总投资 1.62 亿元。项目建设主要包括一栋地上十层、地下一层病房楼，一栋五层教学实验楼，一栋三层后勤保障楼及部分连廊。

第二节　内涵建设

医院文化建设不仅需要硬实力，而且更需要软实力。近年来，医院确定了医院文化建设的内容与方法，坚持创新，长期用力，不断完善，形成了上下同心、齐抓共管、共同参与的良好局面。

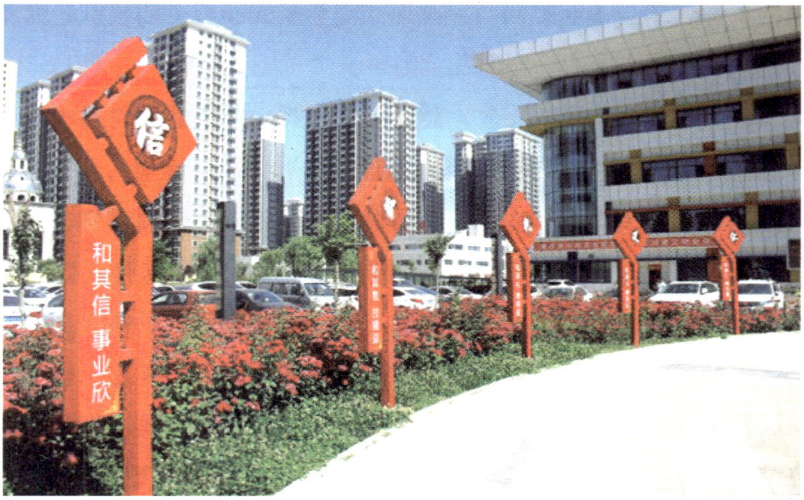

按照“大健康”理念，医院推进以“仁、义、礼、智、信”为核心理念的“和文化”建设，营造和谐的就医环境，构建和谐的医患、医护、护患关系，增强职工向心力、凝聚力和战斗力，提升为患者服务的质量和水平。

在丰收院区设置了“八大园区”。童心园、生肖园、智启园、和光园四个园区已经落成，有机地将自然景观与建筑设计相结合，富有浓厚的文化气息，彰显妇幼风格，体现人文关怀，营造了舒适、优美、温馨、和谐的园区景观。

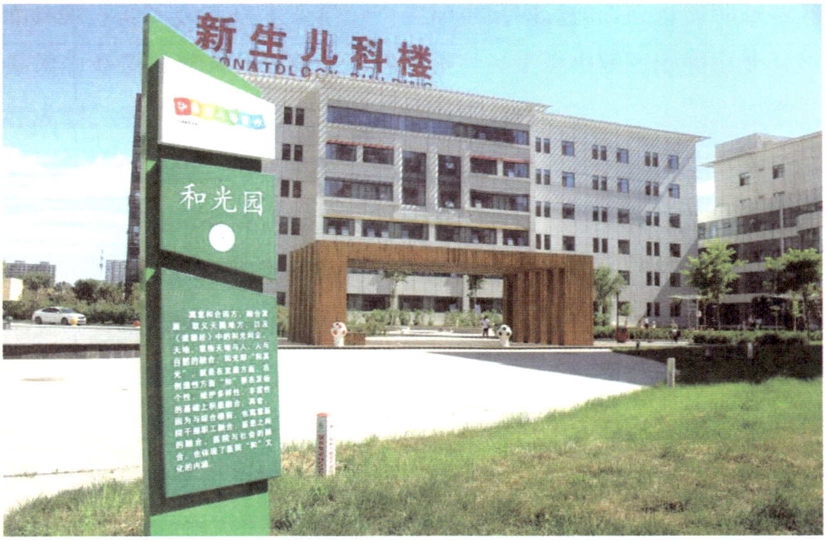

童心园：位于门诊楼前广场，园区寓意儿童至上，同心圆梦。一是指儿童优先，童心至诚，以儿童健康为中心，守护他们的健康与快乐，让孩子保持童心童趣，

自然纯真的天性。二是指职工同心，医患同心。童心园与“同心圆”谐音，取同心协力之意，意指凝心聚力，保障儿童健康。生肖园：位于连廊新生儿科楼前12生肖处，园区寓意绵源久长，生生不息。十二生肖，又叫属相，是中国与十二地支相配以人出生年份的十二种动物，包括鼠、牛、虎、兔、龙、蛇、马、羊、猴、鸡、狗、猪。栩栩如生的生肖石像，让孩子们在这里感受中华民俗文化的精髓。智启园：位于住院部北侧长廊亭阁处，园区寓意开启智慧，成就英才。与启蒙园一前一后遥相呼应，并与和光园的跃胜门寓为一体，意为健康的身体和聪明的才智是走向成功的保证。石刻智慧是心灵的源泉，开启智慧，放飞梦想，让孩子拥有思考、分析、探求真理的能力，增长智慧，启发灵感，让生活更美好，让世界更美丽。和光园：位于综合楼前静水池，园区寓意和合四方，融合发展。取义天圆地方，以及《道德经》中的和光同尘。天地，意指天地与人、人与自然的融合；和光，即“和其光”，就是在发展方面、在创造性方面要“和”，要在发扬个性，维护多样性、丰富性的基础上积极融和；同时，因位于综合楼前，也寓意医院干部职工的融合、医患之间的融合、医院与社会的融合，也体现了医院“和”文化的内涵。初升园、彩虹园、启蒙园、茁成园等四个园区将在医院二期项目投入使用后建成。届时，“八大园区”将成为市妇幼保健院的标志性景观，形成以童心园为主导，初升园、彩虹园为根本，启蒙园、智启园为基础，生肖园、茁成园为促进，和光园为保障，儿童优先、健康至上、注重早教、造就栋梁的有机链条，切实保障广大妇女儿童健康。

同时，在医院门诊楼的各层长廊建设长廊文化，每层长廊明确一个主题，充分体现关爱母婴、奉献真诚、健康妇女、健康儿童的职业精神。一楼院史文化长廊展示了医院建设发展的奋斗征程，展示了在发展建设、医疗科研、优质服务和公益活动等领域的发展成就。二楼中医文化长廊展示我国源远流长的中医药文化知识与医院开展的中医适宜技术，通过普及中医知识，弘扬中医文化。三楼白求恩精神文化长廊大力弘扬对工作极端负责任、对人民极端热忱、对技术精益求精的白求恩精神，展示医院学习白求恩精神的成果。四楼和文化长廊展示医院紧紧围绕全院中心工作，营造了浓厚的和谐文化氛围，全力打造健康服务优质品牌。

第三节 制度建设

制度是医院活动的行为准则，是科学管理的重要手段，是联系物态文化和精神文化的桥梁，它具有协调、规范和导向的作用。随着医院现代化程度的提高，医院的分工越来越精细，协作要求就越高，规章制度的健全和完善也越显得重要。实践证明，医院管理工作制度化是保证医院系统正常运行的基本条件。科学的医院内部管理制度建设，是实现以病人为中心，提高医疗服务质量的重要举措，也是促进医院和谐发展的根本所在。

医院的内部管理制度主要包括决策制度、人事制度、管理制度、质量安全和其他制度。为保障医院各项制度的规范和有序推进，医院主要领导通过管理工作周会、院周会等会议进行部署、组织讨论、指导并审订制度文件，各职能部门结合新形势、新任务、新要求，对医院规章制度、岗位职责进行修订完善。先后制定了《院办室工作制度与职责》《人事科工作制度与职责》《医务科工作制度与职责》《护理部工作制度与职责》《保健部工作制度与职责》《核算办工作制度与职责》《门诊部工作制度与职责》《科教科工作制度与职责》《合管办工作制度与职责》《基建科工作制度与职责》《优服办工作制度与职责》《医患关系办工作制度与职责》《市场部工作制度与职责》《医改办工作制度与职责》《信息资料科工作制度与职责》《疾病预防控制科工作制度与职责》《体检管理科制度与职责》《质控科工作制度与职责》《医院感染管理科工作制度与职责》《健康教育科工作制度与职责》《党办室工作制度与职责》《纪委工作制度与职责》《监察室工作制度与职责》《工会委员工作制度与职责》《团委工作制度与职责》《老干科工作制度与职责》《医疗管理工作制度与职责》《护理管理工作制度与职责》《医院管理工作制度与职责》《财务工作制度与职责》《审计工作制度与职责》总务科工作制度与职责》《保卫科工作制度与职责》《食堂科工作制度与职责》《保健部工作制度与职责》等，做到了人人有责任，事事有人管，执行规章制度和操作规程一丝不苟，彻底根除了无人负责的现象。

第四节 文化宣传

医院宣传工作是丰富医院文化、塑造医院形象，宣传医疗特色和构建和谐医患关系不可或缺的部分。随着新媒体时代的到来，医院文化的传播渠道也随之丰富多元化。医院以习近平新时代中国特色社会主义思想为指导，认真贯彻十九大精神，落实妇幼卫生工作方针，始终坚持正确的舆论导向，紧紧围绕医院发展建设及患者需求开展宣传报道工作。大力宣传党的各项方针政策，广泛普及妇幼健康知识，积极弘扬医务人员先进典型事迹，凝心聚力，传播正能量，促进妇幼保健工作健康顺利开展。

一、建设医院传播平台

一是创办院报《邯郸妇幼保健》。院报是一个医院院容院貌的浓缩，是医院文化建设的重要组成部分。《邯郸妇幼保健》创刊于 2011 年，每月发行 1 期，院报为四开四版，四版各版面主要内容：一版为要闻信息，主要报道医院各项中心工作及重要活动等；二版为综合新闻，主要报道医院动态新闻，报道面广泛；三版为医疗技术、科室及专家名医介绍、人物事迹等，报道医院领先的医疗技术、特色科室、医护人员先进事迹、工作感悟等；四版为医疗保健知识，主要报道一些常见病、多发病的预防与保健知识等。

二是通过医院官方网站、官方微信微博、新闻媒体等，以“方便患者、服务群众”为宗旨，坚持正确的舆论导向，及时向患者及社会发布便民信息、健康资讯、医疗技术、专科特色、人文关怀等多方面的服务信息，并发布医院活动等动态信息，使之成为群众了解医院的一扇窗口、一张名片。

二、强化社会新闻宣传

医院积极与社会媒体联系，及时准确地报道医院文化建设、医疗动态、科技创新、基层先进医务人员事迹，组织参与电台行风热线和爱心救助节目，宣传医院医德医风、医护质量、医疗环境等，向广大观众传递健康。其中《健康报》《中国卫生》《现代护理报》等国家级媒体对医院“学习十九大惠民帮帮团”、供给绩效管理、健康小屋建设、连续四届获得全国“白求恩式好医生”荣誉称号及医护技能竞赛等进行了全面深入报道；市内各报刊对医院开展京津冀医疗协作、儿童专科联盟建设、生殖医疗技术、健康技能传播、健康扶贫工作等进行了深度报道。

第五节　职工文化

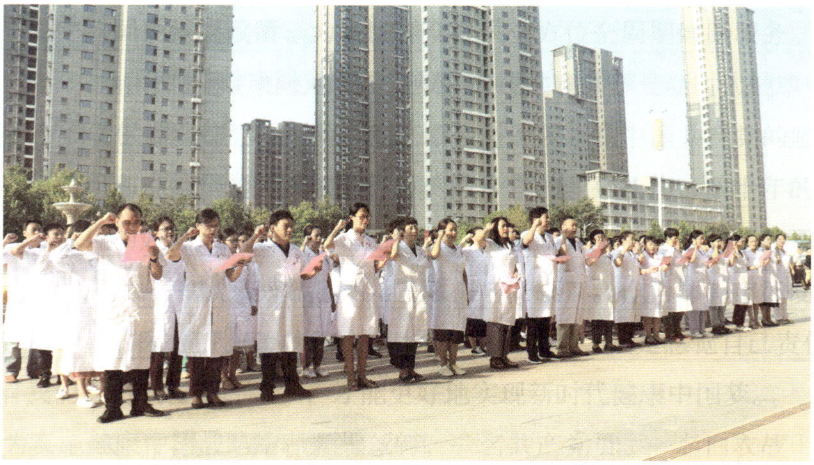

加强职工文化建设是形成医院亲和力、凝聚力的重要途径。医院以“提升幸福指数、缓解职工压力”为主题，组织元宵节灯谜会，利用节假日组织职工徒步健身和观影活动，开展各类反映科室文化建设、技术比武、义务劳动、文体活动、健康义诊等方面的特色文化活动，增强了全院职工的主人翁意识和爱岗敬业、无私奉献精神。在丰收院区开设总面积为325平方米的职工活动室，包括健身区、读书区和舞蹈区，给职工提供放松身心、强身健体、休闲娱乐的良好场所，营造了浓厚的文化氛围。既鼓足了工作干劲，又凝聚了人心，积极构筑医护人员健康生态系统，打造健康工作新常态。2019年，开展了“新时代的妇幼人”征文，医院职工积极响应，广泛参与，共收到稿件586篇，并评选出一、二、三等奖优秀作品进行了展示。

一、散记

●邯郸妇幼保健院“新时代妇幼人”征文大赛一等奖作品展示

成长路上　有你真好

闫敬雪

她的微笑如同春天的微风，带给患儿希望；她的热情如同夏日的骄阳，炽热而又充满活力；她的善良如同冬日的阳光，明亮而又让人温暖。她就像一盏明灯，不仅照亮了患儿的内心，也指引着我前进的道路，她就是我的恩师：新时代的妇幼人——李军勤护士长。

李军勤，邯郸市妇幼保健院呼吸一科、儿童重症医学科护士长，在二十多年如一日的护理生涯中，她始终信守着“有时，去治愈；常常，去帮助；总是，去安慰”这样的格言，并用行动诠释了它的真谛。从上班的第一天开始，护士长就担负起“以人为本，诚心服务”的责任，在她的引领下，一支优秀的护理团队正在不断地成长壮大。

不积跬步无以至千里　不积小流无以成江海

2009 年 7 月，怀揣着对护理职业的美好向往，我加入了儿科这个优秀又温暖的集体。上班伊始，我感到焦虑彷徨，但当我第一次见到护士长时，她那和蔼可亲的笑容，让我原本紧张焦虑的心立刻平静了下来，让我在这个陌生的地方感觉到了熟悉的温暖。然而工作的琐碎与繁忙，病人的责骂与误解，曾几度让我产生放弃的念头 ... 每每这时，护士长就如茫茫大海中的灯塔，指引我前进的方向，不断地鼓励我，带领我前进。她告诉我：不积跬步无以至千里，凡事只有脚踏实地，才能有绚烂的明天。护士长是这样说的，也是这样做的。她视患者如亲人，不怕脏、不怕累，每次查房她总能体贴入微精心护理患儿，抚慰开导患儿家属。在病房里时常能看到她轻轻拉着患儿的小手，或是抱起小朋友亲切地玩耍，让孩子们多了份安全感，多了份战胜疾病的信心！我看在眼里，记在心上，也学着她的样子，踏实做人，认真做事，深入病房，悉心护理。当我第一次得到病人的肯定与赞美时，那种喜悦感、满足感占据了我的心扉。我暗暗庆幸：有这样一位护士长，真好！

业精于勤而荒于嬉　行成于思而毁于随

儿科的工作永远是紧张、忙碌的，时间长了，慢慢产生了疲惫感，特别是耳边响起护士不就是打打针、输输液这样的话时，竟然有了职业的羞耻感。然而有一件事彻底改变了我的想法。清晰地记得有一次，我跟护士长一起抢救一个病情危重的患儿，这个 7 岁的孩子足足有 120 斤，神志不清，全身抽搐，即使在使用镇静药后，症状仍然不能缓解。在场的年轻医生一个个紧锁眉头、束手无策，在这关键时刻，李军勤护士长凭借她多年的临床经验，判定这个孩子可能是鼠药中毒，并建议马上抽血进行毒物检测。这时患儿开始无意识地排泄大便，一股刺鼻的气味扑面而来，我下意识地捂住了口鼻，只觉得反胃恶心，回头看护士长，我一下惊呆了，她并没有像我一样，而是在为患儿清理大便，她吃力地抬起患儿的身体，仔细地擦拭……这一刻，我觉得羞愧难当 ... 检查报告出来了：鼠药中毒！正是因为及时查清了患病原因，对症治疗，孩子才转危为安。我又一次惊呆了！护士长是怎么知道的？后来她告诉我，护士不单单是医嘱的执行者，还要对患儿病情进行观察评估；我们要工作，更要会工作，要勤劳，更要去思考！我突然明白，原来我们同医生一样，时刻肩负着救死扶伤的神圣使命！我开始自豪：有这样的老师，真好！

百尺竿头需进步　十方世界是全身

在李军勤老师的培养和影响下，我慢慢成长起来。我能把自己的工作安排得井井有条，能熟练参加抢救工作，能独立组织科室活动，我一度觉得自己已经很优秀了。老师却告诉我：护理工作远远不止于此，决不能安于现状，要敢想、敢说、敢干，要做到百尺竿头、更进一步！人生要有规划，才能实现自身的价值！一开始，我并不理解，总觉得能做好本职工作就行了。直到经历了连续几年的手足口病疫情：工作量的急剧增加，患儿病情的突然恶化，极强的传染力使所有人都陷入了惶恐和不安。面对这场突如其来的战争，李军勤老师毅然离开生病住院的孩子，全力投入工作中，她动员我们“姐妹们，这是一场战斗，是一场需要鼓足干劲、保持心态、不畏艰难的集体之战、团结之战，我们只要齐心协力全力以赴，就一定能取得最后的胜利！”。我从她的目光中感受到了前所未有的坚定，感受到了如太阳般强大的力量。是的，一路走来无论我们面对的是怎样的局面，护士长总能带领我们找到正确的方向，找到通往成功的道路。她是我们的领头人，干什么都冲在最前面，来得永远比我们早，走得永远比我们晚，从来没有听到她抱怨过一回，从来没有听她说过一次累，可我知道她比我们任何一个人都要累！我们解决不了的事都要向她咨询，我们在工作中遇到的苦恼都要向她倾诉，我们的力量都来自她！我不知道她承受了多大的压力，也不知道她是怎么去调整自己的，但我知道是什么信念在支撑着她不断前进，是无私奉献，是心中的大爱！在这种光芒里，我第一次有了殷切的向往，希望我能成为她。

锦上添花不觉美　助人为乐众称羡

时光荏苒，转眼我参加工作已有十年之久。十年，我从一名新入职护士成长为一名合格护士，从一名合格护士成长为一名护理骨干，又从一名护理骨干成长为一名年轻的护理管理者。刚刚走上管理岗位，因为缺乏管理经验，缺少管理知识，我心里很忐忑。我的恩师再次对我敞开怀抱，言传身教，她告诉我："要想把工作做好，首先要有一颗闪亮的心，只要愿意付出，用心交流，就能听到花开的声音！"她教我提高自身知识、能力、人格、观念等综合素质，运用自身人格魅力，实现非权力性影响。她带领我积极投身志愿服务活动，提倡科室的团结、积极、协作、乐于奉献的精神……跟她在一起，我总是收获满满。我的一切成长都离不开恩师李军勤护士长培育和教导，她为我指明方向，给我铺平道路，助我建立自信；我知道唯有不断地努力，不断地提高，不断地成长，才能回报她，才能更好地服务于患儿。

我原想收获一缕春风，您却给了我整个春天；我原想捧起一簇浪花，您却给了我整个海洋；我原想亲吻一朵雪花，您却给了我整个银色的世界。亲爱的李军勤老师，我想告诉您：成长路上，有您真好！

十年的救死扶伤，十年的薪火相传，您将守护儿童健康的真心一点一滴传授于我，让我时时刻刻不忘初心，牢记健康使命，争取做一名合格新时代的妇幼人！

追逐妇幼之梦　不负青春韶华

张慧峰

没有全民健康，就没有全面小康。社会发展进入了新时代，人民对美好生活有了新期盼和更高的要求。其中对健康的关注尤为突出。面对大家的新期待，习近平总书记在十九大的报告当中讲道：“人民健康是民族昌盛和国家富强的重要标志。要完善国民健康政策，为人民群众提供全方位全周期健康服务。实施健康中国战略”，新时代将健康融入所有政策，人民共建共享是新时代健康中国梦。

邯郸市妇幼保健院作为一所地区市三级专科医院，在中国共产党的坚强领导下，在上级组织和院党委的正确领带领下，数十年的救死扶伤，数十年的薪火相传，一代又一代的妇幼人，秉承妇幼之精神，一直用真挚的爱心和坚持不懈的努力践行着妇幼之梦——“保一方妇女儿童幸福与安康”。作为邯郸市妇幼保健院一名新时代青年的医务工作者，面对新时期的历史使命，甚是感觉自己责任重大，因为只有我们努力践行妇幼之梦，才能更好地实现新时代健康中国梦。

作为实施健康中国战略中一颗螺丝钉，一名共产党员、一名白衣战士，在大的医疗环境背景下，我们常常面对是繁重的工作、嘈杂的环境、日夜颠倒的工作时间。凡此种种，我们如何做才能践行好妇幼之梦，同人民共筑新时代健康中国梦才是关键。

一、坚信党的正确领导，紧紧围绕上级组织和院党委中心目标开展工作

没有共产党就没有新中国，我们伟大的祖国取得的巨大成就，国富民强，国际地位的飙升，都是伟大的中国共产党的丰功伟绩。我们只有坚信党的领导，才能使我国的改革开放向更深层发展，才能更好地建设具有中国特色的社会主义。党领导我们从没落走向胜利。在改革开放中，中国共产党带领各民主党派积极参与国家政事，为国家的大政方针，坚持献计献策，为建设现代化的社会主义和谐社会而共同奋斗。显现出一派蒸蒸日上、欣欣向荣的社会风貌。邯郸市妇幼保健院各届院领导班子，紧跟党的步伐，带领我院职工为妇幼事业的蓬勃发展鞠躬尽瘁，正确的领导和决策，才有了现在妇幼保健院，用自己的实力为一方妇女儿童的健康保驾护航。作为新时代的妇幼人，我们也要始终坚信党的领导，听从上级组织及院党委的领导，构建邯郸妇幼保健的宏伟蓝图。

二、我们要不忘妇幼初心，牢记职业使命

从 1975 年建院，我院涌现出一批又一批的优秀党员干部，时时处处起到模范带头作用。不光做好本职工作，他们以党员的身份严格要求自己。全国十届人大代表、全国巾帼建功标兵、全国三八红旗手、第十一届宋美龄樟树奖等获得者谭秀玲；全国首届白求恩式好医生顾秀玲；河北省最美医生石庆生、安文茜；河北省美丽护士陈晓洁长、李军勤等。他们作为“年辈”用自己的实际行动告诉我们什么是妇幼初心、职业使命。就是无论何时何地始终坚持理想信念，从医为民，无私奉献，矢志不渝地为妇女儿童健康事业不懈奋斗。谭秀玲中年失去唯一儿子，年过半百又遭遇病魔癌症的袭击这一切都没有泯灭她对妇幼事业追求的热情，她在承受丧子之痛之时带领全科同志 1991 年在全省率先创建了新生儿科，病魔缠身时她依然坚持在工作岗位上，只为“不能让其他父母像她一样忍受失子之痛！”。儿童康复科主任顾秀玲肩负起时代赋予的历史使命，通过自己的双手，让因疾病损伤大脑落下残疾的孩子们掌握生活的技能，用真诚守护儿童健康，让“折翼天使”拥有一个美好的未来。这些年辈们在自己的岗位上一干便是几十年，他们的行动感动、影响着我们。让我们牢记妇幼之初心，职业之使命。

三、我们要传承妇幼人艰苦奋斗的精神

妇幼医院从一所只有三层楼保健所发展为目前两院区共占地 300 多亩，从几十张床位发展为 1000 多张床位，从只有几个科室发展为 40 余个专业科室。是老一辈妇幼人艰苦奋斗的成果。谭秀玲在缺少资金、缺少设备，更没有任何经验可以借鉴的情况下带领大家不分昼夜地拼命工作：一针一线手工缝制婴儿用的被褥；多次到北京、天津等地的新生儿科病房学习取经；研究制订适合新生儿科业务特点的操作规程、医护岗位职责管理办法；千方百计筹措资金，建立起 IC U 病房，装备高频射氧呼吸机、婴儿高压氧舱、小儿多参数监护仪等先进设备……正因为有老一辈妇幼人的艰苦奋斗，才有了我院新生儿快速发展，成为我市重点学科。习近平总书记在 2018 年春节团拜会上讲话当中强调，新时代是奋斗者的时代，幸福都是奋斗出来的。只有奋斗的人生才称得上幸福的人生。奋斗是艰辛的，艰难困苦、玉汝于成，没有艰辛就不是真正的奋斗，我们要勇于在艰苦奋斗中净化灵魂、磨砺意志、坚定信念。奋斗是长期的，前人栽树、后人乘凉，伟大事业需要几代人、十几代人、几十代人持续奋斗。作为新时代的妇幼人，老一辈的妇幼人艰苦奋斗下，我们才拥有了舒适的工作环境、先进的仪器设备、优越的薪酬待遇。越是优越的环境，我们越要居安思危、传承妇幼人艰苦奋斗的精神，这样妇幼事业才能在我们这代妇幼人的努力下稳步发展，继续前行。

四、传承妇幼人舍小家，为大家的精神

妇幼的发展是一代又一代妇幼人，默默努力付出的成果。他们没有节假日、没有昼夜之分，有的只是病人的安全。每逢佳节，是家人团聚的日子，为了患儿早日康复，产妇的平安生产，他们舍弃和家人团聚时刻，依然穿梭在医院的走廊。不仅仅是和家人团聚，有时他们还面临着家人生病住院与患者急救的抉择。为了抢救患者，有时孩子生病、家人手术，让他们都未能陪上身边。儿科护士长李军勤，2009 年她罹患噬血细胞综合征的儿子病情加重，需要到北京治疗。而此次正是手足口病疫情暴发之时，邯郸各县区的危重患儿一时全部涌向市重症手足口病定点救治单位—邯郸市妇幼保健院。一边是自己疼惜的儿子，一边是“手足口”汹涌的疫情，她左右为难。最后在强烈的使命感下，她义无反顾地回到工作岗位上。正因为有他们一代又一代人的努力，邯郸市妇幼保健院才能在群众中获得良好的口碑和高度的认可。他们这种“舍小家、顾大家”的精神，值得我们传承，因为只有有了大家的兴旺稳定，小家才能安定。

五、传承妇幼人刻苦钻研专业知识，勇于创新的精神

习近平总书记曾指出：改革创新首要是解放思想。冲破思想观念的障碍、突破利益固化的藩篱，解放思想可以使我们跳出条条框框限制、克服部门利益掣肘，破解各种利益固化的症结，找准突破的方向和着力点拿出有突破性的改革举措、将蓝图变为现实。我院产科陈晓洁护士长，从事护理工作三十余，始终严格要求自己，精益求精，刻苦钻研专业知识，勇于创新。最大限度地解决孕产妇的困难和痛苦。为了给孕妇提供全面、科学的健康知识，陈晓洁护士长早在 2006 年就创办了我市第一所具有影响力的孕妇学校，孕期营养、科学坐月子等专业全面的课程，有力提高了孕产妇自我保健、自我监护的能力，有效降低了孕产妇死亡率和剖宫产率。受到广大孕妇及社会群体的认可和赞誉。正因为老妇幼人们刻苦钻研专业技术，勇于创新，才有我们医院获得一个又一个“全市首例”“全市第一所”“全市率先开展”等全市第一。作为新时代的妇幼人，我们也要加强自身建设，敢于创新。

青年兴则国家兴，青年强则国家强。我们这青年一代有理想、有本领、有担当，国家就有前途，民族就有希望。中华民族伟大复兴的中国梦终将在一代代青年的接力奋斗中变为现实。作为国家青年人，新时代妇幼人，我们要不断追随妇幼之梦，不负青春韶华，在平凡的医务人员工作岗位上绽放自己的芳华。

二、诗歌

●邯郸妇幼保健院诗歌大赛优秀作品展示

如此庆幸遇见你

乔美玲

嗨，你知道吗
其实，一直都想对你说
邯郸市妇幼保健院——你是我最最热爱的家
就像一棵稚嫩的幼苗
成长在你温暖呵护的怀抱
像一只飞翔的小鸟
歌唱在你春风和煦的心头
我的血液里
涌动着为你付出一切的浪花
我的脑海里
浇灌着四季不败的鲜花
我心中的梦想
因为有你而更加精彩
你，有一种温暖的诱惑
让我在不知不觉中选择你、走向你
你，有一种无言的美丽
让我在日复一日中爱上你、深爱你
你，有一种坚定向上的力量
让我相信你的成长无可抵挡
因着一个共同的责任
因着共同的爱

无数人在你的怀抱里相遇、相知、相爱
跨越一个又一个难题
创造一个又一个奇迹
温暖、感动
互助、分担
分享、进步
邯郸市妇幼保健院
如此庆幸遇见你
让我们的梦想如花绽放
遇见你
就如同阳光遇见玻璃
注定要折射出最明亮灿烂的未来

24小时 不停机

赵晓惠

在今天这样的日子
我们想要聊聊
我们心中的你

上班八小时
您跟我们在一起
严谨、利落、有条理

午餐时分
您跟我们在一起
话话家常、稍作休息

工作中
您指导我们如何安排更合理
生活中
您照顾我们单身、 生子、拖家带口……各项事宜

我们早上给过您骚扰：
护士长，今天发烧不舒服
能不能请假？

我们在上班路上给您发过信息：
护士长，堵车，
争取准时到！

我们在夜班给您打过电话：
护士长，几床几床闹事儿，
已经打了 110！

我们在无助的时候
向您寻求过帮助
护士长，我遇到这样的事情
我该怎么办啊？

我们发现
我们的种种小麻烦、大问题
总会得到回复
原来您 24 小时 不停机

我们知道
您把科室当成自己的家

为工作尽心尽力
我们知道
我们也把科室当成自己的家
喜欢工作时的认真和欢声笑语

您可知道
我们也把您当成亲人
时常心疼、时常挂记

我们会努力工作
因为您教会我们
岗位体现独立的魅力

我们会认真生活
因为您教导我们
人生处处绽放幸福的点滴

请您在不停机的日夜里
感受我们的努力
请您在不停机的疲惫里
体会姐妹们的情谊

我们都在想
什么样的话语表达我们的心意
我们只想说：
护士长！我们爱您！
愿您天天开心！顺心顺意！

无影灯下

张翠　常晓伟

每一台手术都是一场没有硝烟的战争
是谁在为患者的生命保驾护航
每一场胜利都有你们忙碌保障的身影
是谁撑起生命的重担如履薄冰
你们和术者肝胆相照
你们和患者息息共存
救死扶伤是你们追求的信仰
手术成功是你们唯一的心愿
患者安康是你们全部的挂念
手术前后
你们细心宣教
如阵阵春风拂去患者心中的忧虑
接送病人
你们亲切和蔼
似缕缕阳光驱散患者头顶的阴霾
无影灯下
你们将希望传递
为生命注入无穷的力量
你们用心守护生命
用爱的丝线为患者疗伤
你们用镇静和止痛书写着青春
你们用耐心和责任描绘着人生
你们用敬业和奉献撰写着信仰
没有赞美
无需掌声

崇尚医德
不求利名
默默奉献的手术室医护人员
你们是患者生命的守护神
你们是外科手术的急先锋
你们是当之无愧的幕后英雄

护士赞歌

焦运华

百花盛开的春天
人们都会去赞美花的美丽
但谁又会注意到那默默无闻的绿叶呢?
护士就像那枝头上一片小小的绿叶
没有绿叶的衬托
花的美丽娇艳怎能如此鲜明
今天在这特殊的日子里
我要赞美护士
赞美她纯洁的心灵、高尚的情操
不求回报 只是默默奉献的胸怀
黑夜的恐怖加上生物钟的颠倒
护士们依然神采奕奕，守候在病患身旁
我要赞美护士
赞美她无私的爱与博大的情怀
琐碎、繁杂艰辛工作中正视平凡
纵使受了委屈，也依然不辱使命
我要赞美护士
输液、注射，平凡中包含着伟大
测血压、量体温，普通里透露出仁爱

含笑的眼眸、贴心的话语，道出人间真情
我要赞美护士
你，轻盈的步履，巡回在寂静的走廊
你，柔美的嗓音，回荡在温馨的病房
我要赞美护士
奉献的是一丝温情，一份关爱，一滴汗水，一份真情；
奉献的是最宝贵的青春
换来的是千家万户的幸福和健康拥有者的安详；
我赞美护士、歌颂护士！

第十六章　荣誉奖项

建院 68 年来，市妇幼保健院广大医护人员始终坚持全心全意为妇女儿童服务的宗旨，爱岗敬业、任劳任怨、救死扶伤、刻苦钻研，用实际行动诠释着大医精诚的真谛，无论是援疆、抗洪救灾，还是疫情防控、应急救援等方面，都毫不犹豫挺身而出，涌现出很多感人事迹，受到党和人民的褒奖，获得多项集体和个人荣誉称号。由于时间久远，人事更迭，获得的奖杯、奖牌、奖旗、荣誉证书有的已经遗失，成为缺憾。现将收集到的部分集体和个人荣誉记录如下：

第一节　集体荣誉

邯郸市妇幼保健院县级以上各类荣誉一览表

表 16–1–1

荣誉称号	授予机关	获奖时间
河北省文明妇幼保健院	河北省卫生厅	1985
1989 年度先进集体（儿保科）	邯郸市委、市政府	1989
文明单位	邯郸市卫生局	1989
1988 年度妇幼保健工作达标单位	邯郸市卫生局	1989
全国出生缺陷监测工作优秀单位	邯郸市卫生局	1989
邯郸市精神文明建设窗口单位	邯郸市精神文明建设委员会	2000
全市无偿献血先进单位	邯郸市献血领导小组	2000
九九年度残疾人就业工作先进单位	邯山区人民政府残疾人工作协调委员会	2000
城镇职工基本医疗保险定点医疗机构	河北省劳动和社会保障厅	2001
巾帼文明示范岗	河北省巾帼建功活动领导小组	2001
青年文明号	河北省卫生厅	2001
新生儿科市级医学重点发展学科	邯郸市卫生局	2001
邯郸市 2001 年度全市卫生工作实绩突出单位	邯郸市卫生局	2002
模范爱婴医院	河北省卫生厅	2002
河北省卫生系统先进集体	河北省卫生厅	2002

续表 16-1-1

荣誉称号	授予机关	获奖时间
先进基层党组织	中共邯郸市委市直机关工委	2006
全省妇幼卫生工作先进单位	河北省卫生厅	2007
妇幼保健机构规范化建设先进单位	河北省卫生厅	2007
河北省妇幼卫生工作先进单位	河北省降消项目工作领导小组、河北省卫生厅	2007
2006 年度计划生育协会基层工作先进集体	中共邯山区委、邯山区人民政府	2007
2006 年度人口与计划生育综合治理优秀单位	中共邯山区委、邯山区人民政府	2007
2007—2008 年度青年文明号	卫生部	2007
2007 年计划生育协会先进单位	中共邯山区委、邯山区人民政府	2008
邯郸市“三八”红旗单位	邯郸市妇联	2008
全国医药卫生先进集体	河北省卫生厅	2010
2009 年度新农合市级定点医疗机构管理工作先进集体	邯郸市委员会	2010
河北省二〇一〇年度爱国卫生工作先进集体	河北省爱国卫生运动委员会	2011
2010 年度邯郸市文明单位	中共邯郸市委、市政府	2011
2010 年度邯郸市直工委文明单位	邯郸市直工委	2011
2010 年度红十字会募捐工作先进单位	邯郸市红十字会	2011
2010 年度人口和计划生育优质服务先进单位	中共邯山区委 邯山区人民政府	2011
全市无偿献血工作先进单位	邯郸市无偿献血领导小组	2011
2011 年度先进基层党组织	邯郸市卫生局	2011
邯郸市妇幼保健院产科市级医学重点发展学科	邯郸市卫生局	2011
邯郸市妇幼保健院新生儿科市级医学重点学科	邯郸市卫生局	2011
邯郸市妇幼保健院儿科市级医学重点发展学科	邯郸市卫生局	2011
邯郸市妇幼保健院“医学重点学科建设先进单位”	邯郸市卫生局	2011
河北省妇幼卫生工作先进集体	河北省卫生厅	2012
河北省妇幼卫生系统贯彻实施妇女儿童发展纲要工作先进集体	河北省卫生厅	2012
邯郸市卫生系统五四红旗团委	邯郸市卫生局	2012
全国新生儿复苏项目培训工作优秀奖	国家妇幼保健中心	2012
邯郸市直工委文明单位	邯郸市直工委	2012
市直工委先进基层党组织	邯郸市直工委	2012
邯郸市卫生系统模范工会	邯郸市卫生局	2012
邯郸市卫生系统创先争优活动先进集体	邯郸市卫生局	2012

续表 16–1–1

荣誉称号	授予机关	获奖时间
邯郸市卫生系统创先争优活动群众满意服务窗口	邯郸市卫生局	2012
2012 年全市安全防范先进单位	邯郸市公安局	2012
2010—2011 邯郸市文明单位	中共邯郸市委、市政府	2013
全国新生儿复苏项目培训工作优秀奖	国家妇幼保健中心	2013
创先争优暨“修、强、铸”活动先进集体	河北省卫生厅	2013.
河北省自然分娩示范医院	河北省卫生厅	2013
邯郸市文明单位	市委、市政府	2013
邯郸市首届十大慈善企业	邯郸市广播电视局	2013
市直基层文明单位	中共邯郸市委市直机关工作委员会	2013
手足口病防治工作先进集体	邯郸市卫生局	2013
全市卫生项目工作先进单位	邯郸市卫生局	2013
“健康小屋”建设工作先进集体	邯郸市卫生局	2013
安全稳定工作先进单位	邯郸市卫生局	2013
红十字救助工作先进单位	邯郸市红十字会	2013
先进基层党组织	中国邯郸市委市直机关工作委员会	2013
市直卫生系统“五四红旗团组织”	共青团邯郸市卫生局委员会	2013
卫生新闻宣传工作先进单位	现代护理报社	2014
河北省先进集体	河北省人民政府	2014
河北省青年志愿者服务 20 周年“金杯组织奖”	共青团河北省委 河北省青年志愿者协会	2014
邯郸市第三届优秀服务组织	邯郸精神文明建设委员会办公室	2014
邯郸市第三届优秀志愿服务品牌（妇幼天使）	邯郸精神文明建设委员会办公室	2014
2013 年度市直文明单位	中共邯郸市委市直机关工作委员会	2014
邯郸市“五四”青年节主题团日活动优秀组织奖	共青团邯郸市委	2014
邯郸市第一届职工职业道德建设标兵单位	邯郸市总工会	2014
邯郸市五一劳动奖状	邯郸市总工会	2014
2013 年度模范工会	邯郸市卫生局	2014
邯郸市妇幼健康技能竞赛突出贡献奖	邯郸市卫生局 邯郸市总工会 邯郸市计划生育委员会	2014
2013 年度优秀医学重点学科建设单位	邯郸市卫生局	2014
PAC 公益项目资助证书	中国妇女发展基金会	2014

续表 16-1-1

荣誉称号	授予机关	获奖时间
市直卫生系统 2014 年度先进党组织、优秀共产党员、优秀党务工作者	邯郸市卫生局党委	2014
爱婴医院	国家卫生和计划生育委员会、联合国儿童基金会、世界卫生组织	2015
2014—2015 年度卫生新闻宣传工作先进单位	现代护理报	2015
河北省示范孕妇学校	河北省卫生和计划生育委员会	2015
河北省“三八”红旗集体	河北省妇女联合会	2015
河北省巾帼文明岗（产科）	河北省妇女“巾帼建功”活动领导小组、河北省妇女“双学双比”活动领导小组	2015
邯郸市 2013—2014 年度“巾帼建功”先进集体	邯郸市“巾帼建功”竞赛活动领导小组、邯郸市妇女联合会	2015
市直系统“党员示范岗”（小儿内一科、手术室）	市直工委	2015
市直先进基层党组织	市直工委	2015
市直系统“示范党支部”	市直工委	2015
2014 年度市直卫生系统“五四”红旗团组织	邯郸市卫生局	2015
“中国梦．赶考行．复兴路”百姓故事汇宣讲比赛优秀组织奖	中共邯郸市卫生局委员会	2015
邯郸市卫生系统模范工会	邯郸市卫生局	2015
2015 年度先进基层党组织	中共邯郸市卫生局委员会	2015
邯郸市巾帼建功先进集体	邯郸市“巾帼建功”竞赛活动领导小组、邯郸市妇女联合会	2016
邯郸优秀青年岗位集体	共青团邯郸市委	2016
邯郸市志愿服务工作先进单位	邯郸市精神文明建设委员会办公室	2016
邯郸市无偿献血先进单位	邯郸市无偿献血领导小组	2016
先进基层党组织	邯郸市卫生和计划生育委员会	2016
2015—2016 年度卫生新闻宣传工作先进单位	医院管理论坛报送	2016
全国巾帼文明岗（产科）	全国妇联	2017
2016—2017 年度全国卫生新闻宣传工作先进单位	医院管理论坛报	2017
《河北妇幼健康》信息报送先进单位	《河北妇幼健康》编辑部	2017
河北省维护妇女权益先进集体	河北省妇联	2017
文明单位	市委、市政府	2017
邯郸市巾帼建功先进集体	邯郸市妇联	2017
邯郸市巾帼文明岗（合管办）	邯郸市妇联	2017
邯郸市五一巾帼标兵岗（手术室）	邯郸市总工会	2017

续表 16-1-1

荣誉称号	授予机关	获奖时间
邯郸市优秀志愿服务组织	邯郸市文明办	2017
先进基层党组织	邯郸市卫计委	2017
优秀团组织	邯郸市卫计委	2017
邯郸市特色专科（中医儿科）	邯郸市卫计委	2017
邯郸市巾帼文明岗（财务科）	邯郸市卫计委	2017
2017—2018 年度卫生新闻宣传工作优秀单位	医院管理论坛	2018
妇幼保健中医中西医结合培训基地	中国妇幼保健协会	2018
（遗传代谢病）救助项目优秀项目实施单位	中国出生缺陷干预救助基金会	2018
2017 管理创新医院	《中国卫生》杂志社	2018
河北省儿童营养生长发育及 内分泌遗传代谢联盟基地单位	河北医科大学第二医院	2018
母婴友好医院	中国妇幼保健协会	2019
国家分娩镇痛试点医院	国家卫生健康委员会办公厅	2019
第一届促进母乳喂养优秀医疗保健服务机构	中国妇幼保健协会	2019
中国医师协会全国新生儿专科医联体骨干单位	中国医师协会新生儿医师分会	2019
全国巾帼文明岗（儿童康复科）	中华全国妇女联合会	2019
2018—2019 年度卫生新闻宣传工作优秀单位	医院管理论坛报社	2019
市直基层文明单位	中共邯郸市委市直机关工作委员会	2019
邯郸市三八红旗集体	邯郸市妇女联合会	2019
先进基层党组织	中共邯郸市委市直机关工委	2019
丛台区“互联网 + 护理到家”服务示范单位	邯郸市丛台区卫健局	2019
邯郸市巾帼文明岗	邯郸市妇女联合会	2019
邯郸市百人计划创新团队（新生儿科）	邯郸市委市政府	2019
河北省健康促进医院示范单位	河北省卫生健康委办公室	2019
第一届河北省新生儿复苏技能大赛三等奖	河北省卫生健康委	2020
邯郸市拥军联盟成员单位	邯郸市拥军联盟	2020
邯郸市健康促进宣传教育示范基地	邯郸市卫计委	2020
河北省医保工作先进集体	河北省医疗保障局	2021
河北省 0—6 岁儿童近视防控示范单位	河北省卫健委、河北省教育厅	2021
邯郸市医疗机构感染防控知识技能竞赛二等奖	邯郸市卫健委、市总工会	2021
邯郸市医疗机构感染防控知识技能竞赛优秀 组织奖	邯郸市卫健委、市总工会	2021
先进基层党组织	邯郸市卫健委	2021

第二节　个人荣誉

一、国家级个人荣誉

邯郸市妇幼保健院获国家级表彰奖励在岗人员名录

表 16-2-1

姓　名	荣誉称号	授予机关	颁发时间
任朋顺	中国结核病控制项目先进个人	卫生部项目监管中心	2010
	全国妇幼健康服务工作先进个人	国家卫生计生委	2015
	2017 年度医院管理创新新锐	中国卫生杂志社	2018
	2017—2018 年度卫生新闻宣传工作先进个人	医院管理论坛报社	2018
	全国“白求恩式好医生”	白求恩精神研究协会	2021
张利敏	卫生新闻宣传工作先进个人	现代护理报社	2017
	2017—2018 年度卫生新闻宣传工作先进个人	医院管理论坛报社	2018
	2019—2020 年度全国卫生新闻宣传先进个人	医院管理论坛报社	2020
秦文平	全国对口支援新疆先进个人	中共中央组织部	2010
谭秀玲	全国巾帼建功标兵	全国妇女联合会	2015
	第 11 届宋庆龄樟树奖	中国福利执行委员会	2002
	谭秀玲当选第十届全国人大代表	全国人大常委会	2003
	全国巾帼模范医师	全国妇联	2003
	谭秀玲荣获“全国巾帼建功标兵”荣誉称号，（并作为人大代表列席参加了全国全国人大常委会第十三次会议，荣幸地受到了国家领导人的亲切接见）	全国人大常委会	2007
王晓霞	2014—2015 年度卫生新闻宣传先进个人	现代护理报	2015
	卫生新闻宣传工作先进个人	现代护理报社	2017
	2017—2018 年度卫生新闻宣传工作先进个人	医院管理论坛报社	2018
顾秀玲	全国首届“白求恩式好医生”称号	中国医师协会、中国医师协会医学人文专业委员会、白求恩精神研究会、中国医学人文杂志社	2017
安文茜	全国第三届推荐宣扬“白求恩式好医生”提名奖	白求恩精神研究会、中国医师协会	2019

续表 16-2-1

姓 名	荣誉称号	授予机关	颁发时间
吕红艳	全国妇幼健康科学技术奖三等奖	妇幼健康研究会	2019
张美芳	全国宋庆龄基层最美呼吸医生奖	中国呼吸医师联盟	2017
牛英慧	中国妇女盆底功能障碍防治项目优秀个人奖	中华预防医学会	2017
孙冬霞	中国农工党邯郸市委优秀党员	中国农工党邯郸市委	2017
石 磊	“中国儿童眼保健英才培育计划”考试全国第 11 名，被评为 2016—2017 年度该计划优先入围者	中国妇幼保健协会	2015
王少红	摄影作品获全国第二届卫生新闻摄影大赛三等奖	现代护理报	2015

二、省级个人荣誉

邯郸市妇幼保健院获省级表彰奖励在岗人员名录

表 16-2-2

姓名	荣誉称号	授予机关	颁发时间
任朋顺	河北省卫生应急先进个人	河北省卫生厅	2011
	河北省妇幼卫生工作先进个人	河北省卫生厅	2012
	河北省实施妇女儿童发展规划先进个人	河北省卫生厅	2012
	河北省医德先进个人	河北省卫生计划生育委员会、河北省教科文卫工会委员会	2015
	河北省维护妇女儿童权益先进个人	河北省妇女联合会	2020
彭丽英	河北省妇幼卫生工作先进个人	河北省卫生厅	2012
王贵生	河北省妇幼卫生系统实施妇女儿童发展纲要先进个人	河北省卫生厅	2012
谭秀玲	河北省“三八”红旗手荣誉称号	河北省妇女联合会	2002
	河北省五一劳动奖章	河北省总工会	2002
	河北省“十大文明职工”称号	河北省总工会	2003
	河北省卫生系统医德医风先进标兵	河北省卫生厅	2005
	2012 年度河北省我最喜欢的“健康卫士”称号	河北省卫生厅	2013
石庆生	河北省卫生系统“白求恩式医疗卫生工作者”	河北省卫生厅	2012
	2012 年度河北省医药卫生系统白求恩式医药卫生工作者	河北省卫生厅	2013

续表 16-2-2

姓名	荣誉称号	授予机关	颁发时间
安文茜	河北省“最美医生”	河北省卫健委、河北省总工会	2019
	河北省千名好支书	中共河北省委组织部	2019
周红瀛	河北省白求恩式医药卫生工作者	河北省白求恩精神研究会	2018
陈慧英	河北省白求恩式医药卫生工作者	河北省白求恩精神研究会	2018
	“美丽河北 最美医生”	河北省卫生计生委、中共河北省委宣传部、河北省总工会	2018
顾秀玲	“美丽河北 最美医生”荣誉称号	河北省委宣传部	2016
	河北省“最美医生”	河北省卫计委	2017
吕红艳	河北省三八红旗手	河北省妇女联合会	2011
	河北省三八红旗手	河北省卫生厅	2012
	河北省“千名好支书”	中共河北省委组织部	2017
	河北省先进工作者	中共河北省委、河北省人民政府	2019
陈敏	河北省二级医院感染专职人员技能竞赛一等奖	河北省卫生计生委医政处、河北省医院协会	2015
陈晓洁	河北省白求恩式医药卫生工作者	河北省白求恩精神研究会	2018
	河北省“美丽护士”	河北省卫健委、河北省总工会	2019
靳林红	河北省白求恩式医药卫生工作者	河北省白求恩精神研究会	2018
李军勤	河北省“最美护士”	河北省卫计委	2017
	河北省“中国梦 赶考行”第四期365百姓故事汇总决赛第一名	河北省委宣传部	2017
孙冬霞	TCT、HPV E6/E7mRNA 检测及 COX-2 基因检测在宫颈癌筛查中的研究获河北医学科技奖（孙冬霞）	河北省医学会	2017
	TCT、HPV 及 COX-2 在宫颈癌筛查中的研究获二等奖	河北省医学会	2017
杨焱英	河北省优秀志愿者	河北省文明办、河北省志愿办、河北省志愿服务联合会	2015
牛英慧	河北省妇女盆底功能障碍防治项目先进个人	河北省优生优育协会	2017
申玉飞	河北省第二届《手术室护理实践指南》授课比赛三等奖	河北省护理学会	2018

三、市局级个人荣誉

邯郸市妇幼保健院获市局级表彰奖励在岗人员名录

表 16-2-3

姓名	荣誉称号	授予机关	颁发时间
任朋顺	2011 年度群众最满意的基层“十佳上线嘉宾”	邯郸市卫生局	2012
	局级优秀共产党员	邯郸市卫生局	2015
	市直优秀共产党员	邯郸市直工委	2017
	市直卫生系统 2016 年度优秀共产党	邯郸市卫计委	2016
	第七届邯郸市市长质量管理奖	邯郸市人民政府	2021
王贵生	市优秀团务工作者	邯郸市委团委	2012
	市直工委优秀党委工作者	邯郸市直工委	2015
张利敏	邯郸市新长征突击手	邯郸市委	1995
	邯郸市“优秀人民公仆”宣传评选活动个人参评一等奖	邯郸市委	2001
	邯郸市思想政治工作创新奖	邯郸市委宣传部	2004
	邯郸市十佳优秀共产党员	邯郸市直工委	2013
	市直机关优秀共产党员	邯郸市直工委	2014
	市直卫生系统优秀共产党员	邯郸市直工委	2011—2015
	创新工作标兵	邯郸市卫健委	2021
	局级优秀共产党员	邯郸市卫生局	2015
郭占红	“优秀医师”称号	邯郸市卫健委	2019
秦文平	局级优秀共产党员	邯郸市卫生局	2015
程秀芳	市生卫局工会积极分子	邯郸市卫生局	2010
彭丽英	局级优秀党务工作者	邯郸市卫生局	2015
王晓霞	优秀团务工作者	邯郸市直工委	2010
	2011 年度优秀共产党员	邯郸市卫生局	2011
	2012 年度邯郸市三八红旗手	邯郸市卫生局	2013
	市直卫生系统 2016 年度优秀共产党	邯郸市卫计委	2016
侯素英	市直卫生系统 2016 年度优秀党务工作者	邯郸市卫计委	2016
张　芳	局级优秀党务工作者	邯郸市卫生局	2015

续表 16-2-3

姓名	荣誉称号	授予机关	颁发时间
谭秀玲	邯郸市“最美女性”	邯郸市卫计委	2016
	“优秀医师奖”	邯郸市卫生计生委	2018
	邯郸市妇幼健康系统“最美妇幼医师”	邯郸市卫生计生委、邯郸市妇女联合会	2018
石庆生	全市医疗卫生系统“白求恩杯竞赛先进个人”	邯郸市卫生局	2012
	“优秀医师奖”	邯郸市卫生计生委	2018
	2012 年度邯郸市医疗卫生系统白求恩杯竞赛先进个人	邯郸市卫生局	2013
	2011 年度优秀共产党员	邯郸市卫生局	2011
	全市医疗卫生系统“白求恩杯竞赛先进个人”	邯郸市卫生局	2012
	2012 年度邯郸市医疗卫生系统白求恩杯竞赛先进	邯郸市卫生局	2013
	2012 年度邯郸市卫生局创先争优先进个人	邯郸市卫生局	2013
	邯郸市“最美医护人员”	邯郸市委宣传部	2017
安文茜	市直卫生系统 2016 年度优秀党务工作者	邯郸市卫计委	2016
	优秀共产党员	中共邯郸市委	2019
顾秀玲	2012 年度邯郸市卫生局优秀女医务工作者	邯郸市卫生局	2013
	邯郸市五一巾帼标兵	邯郸市总工会	2017
	邯郸市“美丽医护人员”	邯郸市委宣传部	2017
	2017 年度岗位学雷锋标兵	邯郸市委宣传部	2018
	邯郸市妇幼健康系统“最美妇幼医师”	邯郸市卫生计生委、邯郸市妇女联合会	2018
周红瀛	2012 年度邯郸市卫生系统“好医生”	邯郸市卫生局	2013
	“优秀医师”称号	邯郸市卫健委	2019
陈慧英	2014 市直卫生系统优秀工会积极分子	邯郸市卫生局	2015
	“优秀医师”称号	邯郸市卫健委	2019
王　霞	“优秀医师奖”	邯郸市卫生计生委	2018

续表 16–2–3

姓名	荣誉称号	授予机关	颁发时间
吕红艳	2012 年度邯郸市卫生系统“好医生”	邯郸市卫生局	2013
	邯郸市“三八红旗手”	邯郸市卫计委	2016
	“优秀医师奖”	邯郸市卫生计生委	2018
	邯郸市市管优秀专业技术人才	邯郸市委、市政府	2017
	新生儿科创新团队领军人才	邯郸市人民政府办公厅	2019
方　森	优秀共产党员	邯郸市卫生局	2011
	2012 年度邯郸市卫生局优秀女医务工作者	邯郸市卫生局	2013
	邯郸市卫生局第一届南丁格尔优秀护士长	邯郸市卫生局	2013
陈晓洁	2012 年度邯郸市卫生系统行风建设先进个人	邯郸市卫生局	2013
	邯郸市“美丽医护人员”	邯郸市委宣传部	2017
李　芬	2013 年职工职业技能大赛优秀选手胸腔穿刺技术标兵	邯郸市总工会、邯郸市卫生局	2014
李军勤	邯郸市道德模范“敬业奉献模范”	邯郸市委、市政府	2017
	邯郸市“最美医护人员”	邯郸市委宣传部	2017
	市直优秀服务标兵	邯郸市直工委	2017
	邯郸市十大新闻人物	邯郸广电传媒	2018
	“巾帼心向党　建功新时代”最美女性	邯郸市妇联	2018
	邯郸市三八红旗手	邯郸市妇联	2018
	2017 年度岗位学雷锋标兵	邯郸市委宣传部	2018
张美芳	第二批邯郸市优秀专业技术人才	邯郸市委市政府	2017
许建萍	优秀工会主席	邯郸市卫生局	2010
	2010 年度模范工会主席	邯郸市卫生局	2011
焦晓健	2012 年度邯郸市卫生局优秀妇女工作者	邯郸市卫生局	2013

续表 16-2-3

姓名	荣誉称号	授予机关	颁发时间
宋春海	2012 年度邯郸市市级红十字会先进个人	邯郸市红十字会	2013
	2012 年度邯郸市卫生局医政工作突发事件应急救治先进个人	邯郸市卫生局	2013
张　宁	2014 年度市直优秀团干部	邯郸市直工委	2015
	邯郸市优秀青年志愿者	共青团邯郸市委	2016
石庆生、周红瀛、张志英、董志勇、黄广丽、李军勤、张　瀛、吴学文	2012 年度邯郸市卫生局传染病救治工作先进个人	邯郸市卫生局	2013
孙丽君、金继章、乔艳华、姜燕、黄光丽、崔卫峰	2011 年度优秀共产党员	邯郸市卫生局	2011
郭　辉、李　琦、祝　燕、程亮亮	优秀共青团员	邯郸市卫生局	2010
尹志芳、刘民敬、李晓东	2012 年度邯郸市卫生系统行风建设先进个人	邯郸市卫生局	2013
崔卫峰、龚姗姗、黄广丽、解艳莉、靳林红、李军勤、李军方、梁园园、吕红艳、刘艳红、苗凤玲、齐　鹏、秦　童、史　岩、宋俊霞、孙晶晶、王晓霞、杨焱英、于　玲、张　翠、张鸿燕、张勇涛、赵立乐、朱玉林、谢瑞瑞	2010 年度邯郸市创先争优“青年之星”	共青团邯郸市委	2010
顾振宏、崔卫峰、赵会梅	2012 年度邯郸市卫生局决算先进个人	邯郸市卫生局	2013
朱文玲、孟钰伟、李　伟	2012 年度邯郸市卫生系统“好护士”	邯郸市卫生局	2013
段晓娜	邯郸市卫生系统第一届十大护理标兵	邯郸市卫生局	2013

续表 16-2-3

姓名	荣誉称号	授予机关	颁发时间
史　岩、乔素兰	2012 年度邯郸市卫生系统百名优秀护士	邯郸市卫生局	2013
刘　晶	2012 年度邯郸市卫生系统护理专业技能大比武优胜个人妇科专业一等奖	邯郸市卫生局	2013
王秋丽	2012 年度邯郸市卫生局医生会考儿科专业成绩第一名	邯郸市卫生局	2013
李佳红	2012 年度邯郸市卫生局病例评比先进个人一等奖	邯郸市卫生局	2013
周　星、李贤伟	2012 年度邯郸市卫生局病例评比先进个人二等奖	邯郸市卫生局	2013
魏晓红、刘丽叶、郝彩虹、尹巧燕	2012 年度邯郸市卫生局病例评比先进个人三等奖	邯郸市卫生局	2013
董志勇、杨李红、吴素静	2012 年度邯郸市卫生局病例评比先进工作者	邯郸市卫生局	2013
陈敏、韩新勇、吴学文、马岩、王　霞、李慧芳、姜　燕、董静娟	局级优秀共产党员	邯郸市卫生局	2015
迟鹏宇、赵立乐张晓静、李彩虹	邯郸市卫生系统技能大比武理论考试总成绩全市第一名	邯郸市卫生局	2015
高艳霞、石　磊、董志勇、朱玉林、刘海顺、赵会梅、李旭东、王亚敏、吴会芹	市直卫生系统 2016 年度优秀共产党	邯郸市卫计委	2016
陈　涛	邯郸市优秀护士长	邯郸市卫计委	2017
杜宝静	邯郸市“美丽医生”	邯郸市委宣传部	2017
史　岩	邯郸市“最美护士”	邯郸市委宣传部	2017
李少峰	市直优秀服务标兵	邯郸市直工委	2017
刘海顺	群众满意服务标兵	邯郸市直工委	2017
张　强	群众满意服务标兵	邯郸市直工委	2017
孙秀敏	人社局授予的记功奖励	邯郸市人力资源和社会保障局	2017
陈照辉	优秀志愿者	邯郸市文明办	2017
张美芳	邯郸市最美科技工作者	邯郸市科协	2017

续表 16-2-3

姓名	荣誉称号	授予机关	颁发时间
常飞军	全市医护岗位技能竞赛气管插管第二名	邯郸市卫生计生委医改药政与基层卫生处	2017
李春燕	市直优秀共产党员	邯郸市直工委	2017
李燕、董静娟、张芳、张文杰、陈敏、李静、王俊芳	优秀党务工作者	邯郸市卫健委党组	2020

第十七章　先进典型

“历史烛照时代，榜样传承精神”。先进典型是有形的正能量，是时代树立的正确标杆。多年来，邯郸市妇幼保健院广大干部职工以国家妇幼卫生工作方针为指引，坚持以人民为中心的发展思想，不断加强妇幼卫生工作，提高医疗服务水平，涌现了一批又一批政治坚定、爱岗敬业、技能精湛、品德高尚的先进典型。他们以突出的业绩和无私奉献的精神，生动展现了医务工作者为了保障妇儿健康，把自己毫无保留地献给医疗卫生事业的光辉形象。

谭秀玲

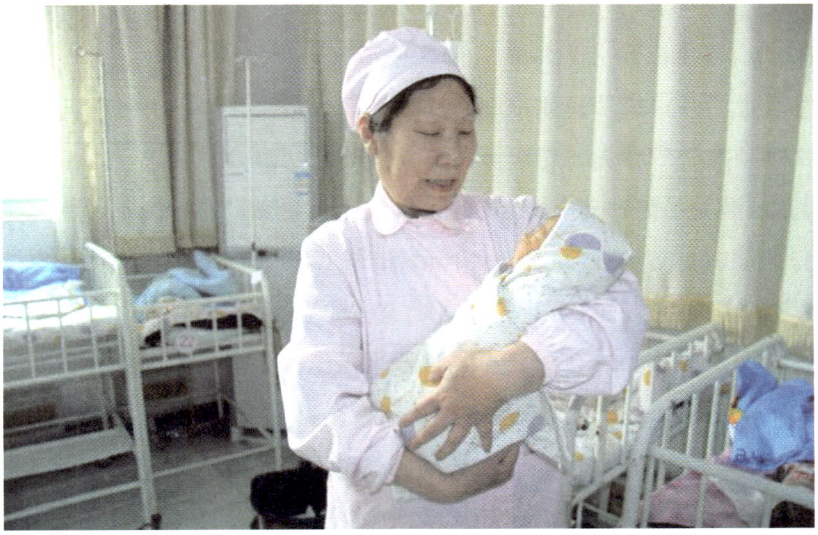

她被誉为万名患儿的好妈妈，她创办了全省最早的新生儿科，她是宋庆龄樟树奖获得者，她是第十届全国人大代表……她就是邯郸市妇幼保健院名誉院长、新生儿科主任医师谭秀玲。

谭秀玲，女，1947 年 11 月出生于北京市。1964 年 8 月，考入中国人民解放军总医院护校。毕业后分配到总后白城办事处第321医院做护士工作。1973年5月，毕业于第二军医大学，在总后白城办事处第321医院任儿科军医。1974年11月加入中国共产党。1982年12月，转业到河北省邯郸市妇幼保健院工作。

万名患儿的好妈妈

谭秀玲热爱党、热爱人民，具有坚定的共产主义理想信念。从医以来，一直勤奋工作在儿科、新生儿科临床第一线，服务母婴、躬身职守，把全部精力和一腔母爱贡献给党和妇女儿童健康事业。

她自幼失去双亲，中年不幸失去了唯一的儿子，50岁又身患乳腺癌。她将个人的不幸和巨大伤痛深埋心底，以杨崇瑞、林巧稚为榜样，矢志不渝地为了母婴事业不懈奋斗。

1991年，在院领导支持下，谭秀玲创建全市第一、全省最早的新生儿科，带领全科以“不是母亲胜似母亲”“关爱母婴、生命至上”的服务理念，在冀南大地打造了新生儿科品牌科室。她被誉为“万名患儿的好妈妈”。

辛勤耕耘　德艺双馨

谭秀玲始终怀着一颗感恩的心，用无怨无悔书写着对妇婴事业的忠诚。她刻苦钻研医术，带领新生儿科医护人员率先在全省使用固尔苏救治早产儿呼吸窘迫切需要综合征，获得成功，使早产儿死亡率降低15%。科室对新生儿疑难重症的诊治技术多项在全省领先，对极低体重儿的救治达国内先进水平。抢救成活的最小孕周为26周，最低体重750克。2009年，她与新生儿科医护人员共同成功完成为RH溶血病患儿进行同步外周换血的治疗，填补了全市该项工作的空白。目前，换血已成为常规工作，大大减少了高胆红素脑病的发生率。

谭秀玲带领的新生儿科团队在平凡的工作中创造了不平凡的业绩。新生儿科先后评为全国巾帼建功文明示范科室、全国巾帼文明岗和全国青年文明号等荣誉称号。她作为全市优秀专业技术拔尖人才，荣获五项市级科技进步奖，荣获省、市级荣誉30余项，获全国三八红旗手、全国巾帼建功标兵、全国巾帼模范医师、第十一届宋庆龄樟树奖、杨崇瑞妇幼卫生优秀工作者、第二届中国医师奖等10多项国家级荣誉，并当选为第十届全国人大代表。

不懈追求　退而不休

谭秀玲的先进事迹先后50多次被全国及省市各新闻媒体进行报道。

2002年，邯郸市委以1号文件发出了开展“向谭秀玲同志学习”的通知。

2004年，省委宣传部、省文明办、省卫生厅等联合在省会石家庄举办谭秀玲先进事迹报告会。2005年，在保持党员先进性教育活动中，谭秀玲先进事迹又被省、市委组织部制作成“燕赵先锋颂”电视系列片。她还参加了市委组织部组织的全市保持共产党员先进性教育活动优秀共产党员事迹巡回演讲。2006年，谭秀玲成为中宣部在央视推出的“劳动者之歌”代表人物，并作为全国健康卫士楷模代表，参加了卫生部组织的巡回讲演活动，受到国家、省、市领导及广大群众的赞誉。2009年，她积极参加邯郸市委组织部组织的“千名专家进百乡、兴百业”活动，获得优秀帮扶专家称号，被评为中华人民共和国成立后邯郸市“60年60人”之一。2009年11月，受沈阳军区联勤部邀请，她不远千里两次赴沈阳参加了《时代先锋——沈阳军区总院副院长张新生》先进事迹报告团，20多天内在东北三省巡讲7场。2010年8月，省卫生厅、省文明办、省白求恩精神研究会授予她“河北省医药卫生系统优秀共产党员、人民满意的白求恩式医药卫生工作者”称号，并推荐入选省创先争优领导小组办公室编写的《燕赵楷模》一书。谭秀玲成为省卫生厅“创先争优”模范典型，在省卫生系统进行学习宣传。2011年，建党九十周年，谭秀玲被评为邯郸市十大行业标兵，被省妇联、省文明办、省委宣传部、省委组织部等部门评为“燕赵百名优秀女性”。

党和人民赋予的各项荣誉，谭秀玲万分珍惜。如今，年过七旬的谭秀玲，退而不休，依然勤奋地工作在医疗一线，践行共产党员的使命和弘扬白求恩精神，坚守着自己的心灵家园，实现着人生的价值，展现着人民健康卫士一心为人民的人格魅力。

在她的心中只有一个信念：服务患婴，造福人民！

石庆生

石庆生，邯郸市妇幼保健院名誉院长，儿童重症医学科、呼吸一科主任。自1980年毕业后从事临床工作四十多年来，一直工作在救死扶伤第一线，始终坚持着以患儿为中心，以提高患儿治愈率为目标，以患儿家长满意为标准，刻苦钻研业务技术，真心对待患者，尽心尽力履行自己的岗位职责。

2009年，邯郸市手足口病疫情高发，EV71病毒严重危害着孩子们的生命安全。石庆生作为邯郸市手足口病专家组组长，深感责任重大。在市卫健委及院党

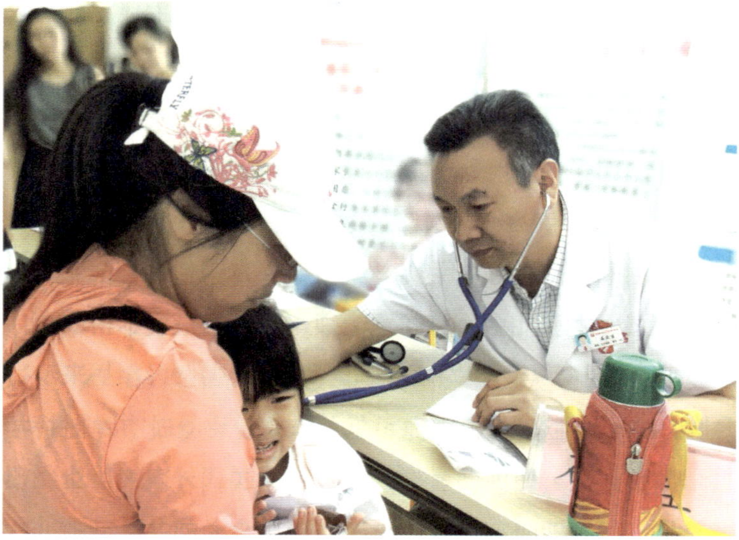

委的领导下，不分昼夜组织、协调、指挥重症手足口病救治，与省专家一起制定、完善了检查监测项目，病情各期用药原则及应用无创和有创呼吸机的条件。同时，负责对全市的业务培训、会诊。共救治重症手足口病患儿3万余人，救治效果达到省内领先水平。他不断总结重症手足口病救治经验，“重症手足口病的早期诊断与治疗”“机械通气在重症手足口病中应用”，对指导邯郸市重症手足口病的救治起到了重要作用。科研项目《持续气道正压通气辅助治疗重型手足口病》获河北省医学会二等奖。与北京佑安医院协作，承担国家中医药管理局科研项目“中医药治疗手足口病重型临床方案与诊疗规律研究”，获国家科研经费支持53万元，发表SCI论文一篇。

他担任科室主任以来，几乎没休过节假日。每年大年初一，都是在医院度过的。2009年，手足口病疫情暴发时，石庆生91岁的老父亲身患食道癌晚期，生命垂危。他只在父亲去世前半月，回家看了一下。父亲说，你多救几个孩子吧，不要回来看我了。就这样，他匆匆赶回医院。为了抢救患儿，没能照顾父亲一天，时刻守候在重症手足口病患儿床边，挽救了众多患儿的生命。

病人到医院就医，最大的心愿是尽快缓解病情和治愈病痛。这就要求一个医务工作者必须具备过硬的技术本领。石庆生所在的儿科，服务对象是婴幼儿和儿童。他们往往不能自己清楚地诉说病情，诊断主要是靠家长诉说和仔细查体。这些服务对象又是家庭和社会关注的重点，给每一位儿科医生提出了更高的要求。为了能掌握过硬的技术本领，石庆生坚持自我加压，刻苦学习业务知识，先后自学了中医本科和医学研究生班的主要课程，到北京儿童医院进修、参加相关学术会议和业务培训，了解掌握儿科医疗技术的新动态，学习新知识、新技术，业务能力有了很大的进步和提高。

2016 年 5 月 2 日 18 时 17 分，科室接到大名县医院转过来的危重患儿。这个刚刚 40 天的小婴儿，四肢发凉发紫，全身在不停地抽搐。进入病房，就开始进行 CPAP 辅助通气、心电监测、静脉穿刺采血检查及复苏、床头拍片等一系列抢救措施。在给孩子做 CT 检查时，孩子突然心跳停止，医护人员马上对其进行心肺复苏。经过争分夺秒的抢救，终于把孩子从死神的手中夺回，诊断为吸入性肺炎、窒息、呼吸衰竭、脓毒性休克、心跳呼吸骤停。此时已经是 21 时了，大家都滴水未进，石庆生随便吃了几口饭，又带领医护人员守在了孩子身边。

次日凌晨 2 时 15 分、4 时 30 分，先后两次出现心脏骤停，复苏的希望越来越渺茫，但没有人放弃，继续心肺复苏！胸外按压，有创机械通气。医生护士紧密配合，一条心电波纹，在心电监护仪上顽强地出现。一夜的抢救中，医护人员都寸步不离。看着患儿病情仍然不稳定，随时可能被死神夺走生命，石庆生与家长商量转上级医院，以便能够得到更好的治疗。省二院的救护车如约而至，在护送孩子下楼过程中，又出现心脏骤停。紧急情况下，只能重返病房就地抢救。

孩子小，病情重，转院的风险在加大。家长决定把孩子交给石庆生主任救治。有了家长的信任，他们更有了战胜病魔的信心。制定严密的抢救方案，护士长带领护士们日夜守护着孩子，擦屎、翻身、拍背、吸痰，精心照顾，比妈妈还要细心。看着孩子一天一天地好转，所有的付出都值得了。功夫不负有心人，经过 7 天的气管插管上机治疗，终于迎来了孩子的成功撤管。孩子出院前，孩子的父母手捧感谢信送到了石庆生主任手中，当时那动人的场面至今令人难忘。

在长期的临床实践中石庆生深深体会到，只有用真情善待每一位病人，才能构建和谐的医患关系。他是这样想的，也是这样做的。在医疗工作中，无论是城市还是农村来的病人，无论是否亲戚或熟人，都热情接待、精心诊治。无论是节假日，还是白天深夜，只要医院病人有事，都随叫随到。为了抢救病人，经常几天几夜不回家，坚守在工作岗位。在医疗工作中，注重医患之间的沟通，经常耐心地向病人解释病情和治疗方法，进行科普宣传，增进彼此之间了解，甚至发展成朋友关系，促进了医患关系的和谐。

石庆生所在的儿科经常收治很多从农村来的患儿。这些患儿大多是病情危重，家长匆忙赶来，没有做好充分的住院准备。一次，石庆生在门诊接诊一位从磁县农村来的患儿，病情非常严重，经检查急需住院治疗。但患儿家长只带了几十元钱，不够交住院费。他立即从自己口袋里掏出500元钱，对患儿家长说：“先给你垫上住院费，赶紧让孩子住院治疗，孩子的病情耽误不得。”患儿家长接过钱后，感动得流下了眼泪。

石庆生先后被评为河北省医德医风标兵、省医药卫生系统“白求恩式医药卫生工作者”、邯郸市首批优秀专业技术人才、市劳动模范、市十佳共产党员、市创先争优优秀共产党员、市应急救治先进个人等多项荣誉称号。

一份荣誉就是十分的责任和义务。荣誉只能说明过去，为人民健康事业多做工作，才会不断进步。石庆生表示，今后要更加努力学习，更加勤奋工作，更加谦虚做人，为了儿童健康事业一生不懈奋斗，用实际行动为共产党员的光荣称号增光，为白衣天使的圣洁添彩！

安文茜

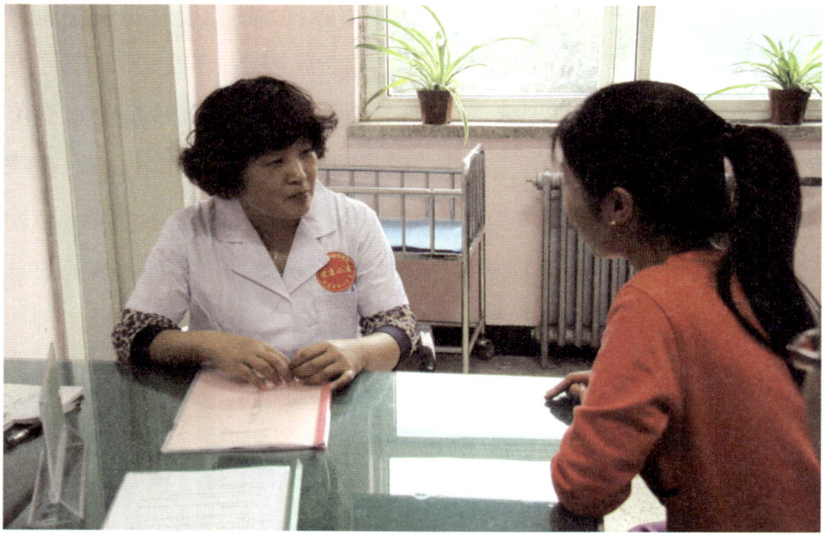

一双手，紧握着新生命之门的密匙；一回眸，温暖着千万孕产妇的心田。每一步，都立足于科室的发展；一条路，在母婴健康的守护中上下求索。

这就是邯郸市妇幼保健院产科主任、围产保健中心主任，产科学科带头人——安文茜，有人称她是“女汉子”，以一人之肩挑起四个产科的重任；有人称她是“铁娘子”，大是大非、关乎原则的问题从来都有自己坚定的立场；也有人称她是“笑面佛”，虽然是产科的“大拿”，却平和得如同妈妈一样守护着每一位孕产妇！

守护母婴安全　不忘健康初心

作为一名共产党员和学科带头人，安文茜总是对自己高标准严要求。不管夜深露重，还是大雨倾盆；不论逢年过节，还是病痛缠身，病人有需要的地方，随时都有她忙碌的身影。为此，家人曾不止一次地抱怨，但是她却说，“病人需要我，我不能放着不管……”。

2010年5月，她父亲因病住院，照顾父亲与不松懈的工作让她患上了“化脓性外痔”，夜间疼痛难忍，靠吃“强镇痛药”才能休息，白天照常上班，坐在椅子上不能起身。科里人劝她休息，她被迫到医院看病。当时让她住院做手术，她却回答：“我现在不能住院，科里工作太忙。”就这样，靠输液、中药洗和止痛药等保守治疗方法，做到治病、工作两不误！同年10月，她因劳累过度，患上了“腰椎间盘突出症”并做了手术。医生让她休息一个月，而她只休息了一个星期就拖着病体上班了，戴着护腰坚持工作，病人高峰期时，她的左腿始终是麻木的，有时一天下来回到家就不能动了。

2012年1月17日凌晨2时，安文茜再一次被电话铃声惊醒，科里有重病人需要抢救，她迅速起床，急忙赶往医院。到医院后立即参加抢救危重孕妇并参与手术，从3时一直忙到7时半。她拖着疲惫的身躯刚到病房，又从外院转来一名危重孕妇，经初步判断为“胎盘早剥重度、胎死宫内”。病情危急，内出血很多，随时有生命危险，这时转院势必要耽误治疗，而就地抢救难度很大！怎么办？安文茜当机立断，指示值班大夫，办理住院手续，立即组织抢救，配血、手术——她选择了困难！结果术中出血2000毫升，并发生了弥漫性血管内凝血，术后上特护、输血、血浆及冷沉淀等综合治疗，病情仍在恶化，安文茜中午只吃了一包方便面，不敢离开病房半步，整整守护病人12小时，患者病情得到有效控制。患者家属非常感激，说：“安主任技术好、医德好、态度好，真是太感谢了，不愧是德技双馨的好医生！”

在守护母婴安全的道路上，安文茜用高超的技术治愈了孕产妇身体上的痛苦，用高尚的品德诠释着和谐的医患关系，用自身的人格魅力安慰着内心脆弱的人。

加强科室管理　勇挑责任重担

产科工作人员多，全部为女同志，而且部门分散在不同的院区，安文茜作为产科主任，管理工作任务繁重，为提高管理，她注意学习相关知识，学习借鉴成熟的管理经验。在本科室注意调动科室副主任、护士长的积极性，实行绩效考核、分片管理、责任到人。

2013 年，产科医生进行了重大的调动，在孕产妇病人较多，医生人数较少的情况下，安文茜没有退缩，凭借自身 20 余年对医生这个职业的执着追求和爱岗敬业的精神，她值夜班、出门诊、手术、查房、下乡、教学、科研，身兼数职，每天忙得不亦乐乎！“铁娘子”的称号由此诞生，这更成就了安文茜坚韧、面对困难不畏缩的性格特色。

邯郸市妇幼保健院丰收院区成立后，面对一个产科变成四个产科的局势，安文茜以“大家长”的姿态站在全科室的面前，紧紧将四个科室近百名医护人员团结在一起，共同为全市的孕产妇保驾护航！四个科室沉重的工作量更让安文茜练就了扎实的“分身术”，她身先士卒，以身作则，常常可以看到，安文茜刚刚在黎明院区完成一台手术，一会儿的工夫已经赶到丰收院区的“孕产妇保卫战场”里。炎热的三伏天，有她伏案整理病例忙碌的身影；大雨天人影稀疏的马路上，有她往返于两个院区奔波的身影。

面对新形势、新任务，安文茜每周组织业务学习，分析病例，合理安排进修和外出考察人员，使科室的整体水平有了很大的提高，并注重做好传帮带工作，把自己 30 余年的全部经验传授给年轻医师，组建成一支技术过硬、能为孕产妇提供优质服务的产科专业队伍，并带领大家锐意进取，开拓创新，在技术上孜孜以求，与时俱进，在不断地摸索与前进中弘扬白求恩精神。

加强自身建设　践行医者使命

医术是从医的根本，更是生命的保障。安文茜特别注重自身医术的学习与提高。

安文茜自北京大学妇儿医院进修回院后，于 1999 年 5 月在院内率先开展了新式剖宫产术、妊娠期糖尿病筛查及治疗等新技术。曾完成第四次剖宫产术和巨大子宫肌瘤剔除 + 剖宫产术，肌瘤重达 5 公斤，填补了院内此项工作的空白。2004 年担任产科主任工作至今，为进一步提高专业技术水平，她经常学习到深夜，利用休息日参加学习班，注重总结经验。安文茜具备较高的外语水平，使她能更广泛地阅读外语期刊，学习国内外先进技术，使得她在高危妊娠、围产医学、早产、围产保健、产前诊断及遗传咨询，妊娠合并征、并发症及临床疑难杂症、疑难手术的处理上成为名副其实的“专家”。

一名合格的医生，不仅要掌握过硬的专业技术，更是要具备高尚的医德医风，安文茜也可谓做到了全科人的表率。从不收取任何形式的病人家属送礼，诚实守信，廉洁行医。有一次，安文茜带病守护一位瘢痕子宫的产妇生产，彻夜未眠。产妇顺利生产后，家属十分感激，悄悄地递给她500元的红包。由于家属执意要送，安文茜无论如何也推脱不掉，她事后只好将这个红包上交医院处理，最终退还给了病人。在产科工作喜事较多，这样的例子不胜枚举，而她每次都婉言谢绝，就是在这些点点滴滴的小事中，安文茜主任恪守了作为一名白衣天使的职责，认真地践行着“给我一身洁白，让我一生洁白”的人生格言。

此外，安文茜积极响应市卫健委号召，建立“健康小屋”，通过电视广播等开展健康知识讲座，传播健康知识。积极组建邯郸市围产医学分会，为同行搭建学术交流平台。

三十多年来，安文茜在平凡的医疗岗位上，始终坚持“对待患者，不分地位高低，不分贫贱富贵”原则，把病人的生命安全放在第一位。她始终牢记自己是一名系母婴安危祸福于一身的妇产科大夫，用精湛的医术挽救了无数危重病孕产妇，用爱心迎接了数以万计新生命的诞生，用宽容的胸怀赢得了同事的信赖，用清正廉洁的高尚品质赢得了社会的广泛赞誉。

顾秀玲

“医生，我的孩子能不能像正常孩子一样走路，能不能上学，能不能正常地工作、生活？”这是邯郸市妇幼保健院儿童康复科主任顾秀玲耳边经常听到的家长的疑问。这些孩子从一出生就经历着磨难和痛苦，他们不能像正常孩子一样行走、说话、交流。因此有了一个好听的名字——折翼的天使！

1988年，顾秀玲大学毕业后就来到妇幼保健院工作。

顾秀玲坚守在儿童康复工作第一线，守护着一群由于早产、缺氧缺血性脑病、核黄疸以及各种脑炎等疾病早期损伤大脑后，落下智力以及肢体残疾的孩子，面对许多渴求健康的目光，她用鼓励的眼神传递力量，用精湛的医术和贴心的服务为发育障碍的患儿解除疾病，带给他们摆脱病魔的勇气和生存的希望。

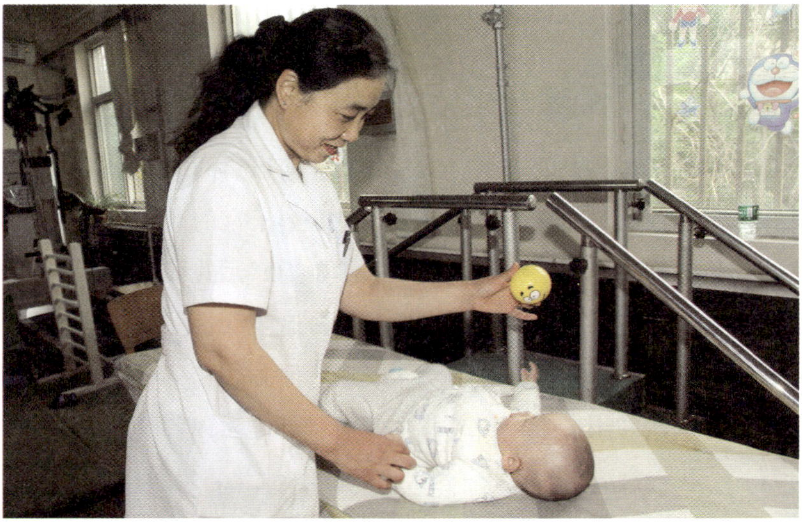

1996 年，邯郸市妇幼保健院创建了邯郸市首家儿童康复科，成为我市市直医疗单位唯一一家开展高危儿早期干预及儿童脑性瘫痪康复治疗的科室。2004 年，该科室被邯郸市政府及市卫生局确立为“邯郸市脑瘫和弱智儿童康复技术指导中心”。2015 年，被河北省残疾人联合会批准为河北省残疾人康复示范基地。

工作中，顾秀玲常常以白求恩精神来规范自己的医疗行为，文明行医，牢记“以病人为中心，以质量为核心”的服务理念，始终做到兢兢业业，任劳任怨，经常来得最早走得最晚，加班加点，不分分内分外，不计个人得失。为了不断提升技能，她积极参加国家级的各种培训学习，曾经先后到中国康复研究中心、北京儿童医院、青岛儿童医院进修学习，掌握了先进的康复治疗技术，并应用于临床治疗，取得了满意的效果。

她时刻以大局为重，不折不扣地落实工作，尽心竭力地完成，科室从未发生过一起医疗差错事故，被邯郸市政府及市卫健委确立为邯郸市脑瘫和弱智儿童康复技术指导中心，被河北省残疾人联合会批准为河北省残疾人康复示范基地。她也曾多次获得邯郸市“三等功”，荣获邯郸市卫生局优秀女医务工作者、邯郸市卫生系统三八红旗手、医院星级医生、先进工作者等称号。在河北省委宣传部、河北省卫生和计划生育委员会主办的 2016 年美丽河北·最美医生评选中，顾秀玲从众多候选人中脱颖而出，经过网络投票和评审会综合评选，成为邯郸地区唯一获此殊荣的“最美医生”，并被评为全国首届“白求恩式好医生”。

“医生”这个职业光荣而崇高，不仅能在肉体上解除病人的痛苦，而且能在精神上给人安慰，选择了这个职业必须全身心地投入，顾秀玲主任为人谦恭低调，始终把优质服务放在第一位，对技术精益求精，对待病人满腔热忱。

大多数家长听到孩子病情，心情比较沉重，对于孩子的未来比较担忧，顾主任在治疗的同时，还会和家长进行沟通，打消家长的顾虑，增加家长的信心。顾秀玲主任就把和患者沟通当做一门重要的功课。她先是把科室的理念转变过来，然后要求每个人把沟通当做一项工作来做。通过科室的改变，拉近了医护人员和患者之间的距离，通过很好的沟通，更多地了解患儿的一些实际情况，根据患儿的情况不同，制定适合患儿的康复计划，使患儿得到了很好的康复，得到了患者家属的一致好评。

为了达到长期帮扶残疾儿童的目的，2014 年 4 月在市直工委、市卫健委、院领导的大力支持下 “顾秀玲健康小屋”在福利院启动。顾秀玲带领儿童康复科的志愿者们与福利院建立起长期的爱心帮扶平台，向福利院里的保育人员传授康复技能，亲自到福利院为孤残儿童健康体检，指导合理喂养及护理，为孤残儿童的生长发育保驾护航，“顾秀玲健康小屋”的志愿者们用微笑和关爱减轻了残疾患儿的疼痛用心去感化他们冷去的心灵，使这些失去父母关爱的孩子体会到社会大家庭的温暖。同年“顾秀玲健康小屋”荣获河北省优秀志愿服务项目荣誉称号。

顾秀玲就这样在工作岗位上度过了自己的青春，她守护着这些天使们，就像是一泓出现在沙漠里的泉水，使濒临绝境的家庭重新看到生活的希望。他们那无辜清澈的双眸，给了顾秀玲主任莫大的动力，一定要让孩子们掌握生活的技能的信念在顾秀玲主任心中油然而生。

超负荷的工作连着疲惫的身躯，让顾秀玲身上有不同程度由于劳累落下的伤病。但是她从不轻言放弃，她想着患儿的需要，殚精竭虑的精神激励着工作的斗志。

在一声声患儿的笑声中，流满了顾秀玲辛劳的汗水，任劳任怨地付出；她无怨无悔。她告诉自己选择了儿童康复师这一职业，就是选择了吃苦，选择了牺牲，送给患儿的是健康，留给自己的是痛苦，只为给患儿撑起一片蓝天。

周红瀛

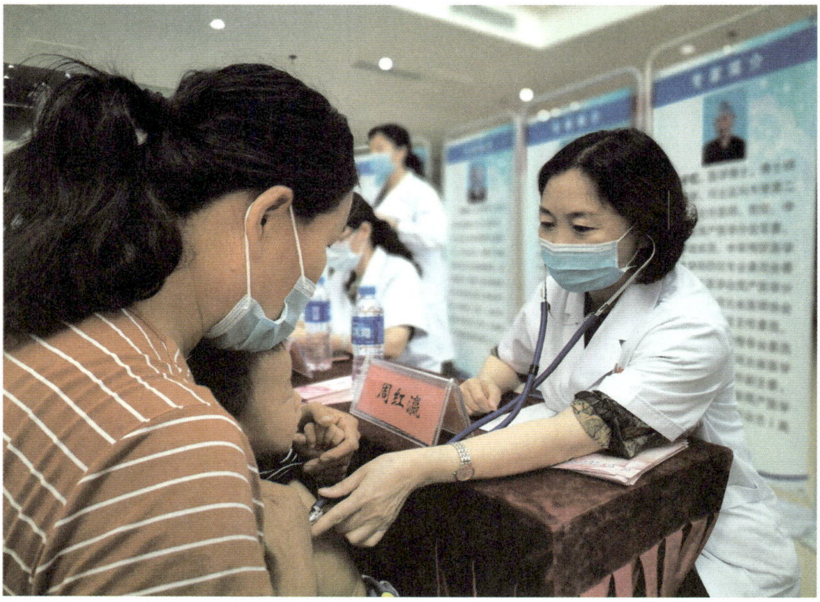

周红瀛，主任医师，邯郸市妇幼保健院感染性疾病科和呼吸二科主任。1985年自医学院校毕业后一直坚守在儿科临床，在34年平凡而漫长的岁月中，用无私的爱心和奉献使无数幼小的生命之花重新绚丽绽放，为患儿的生命健康倾注了全部心血，也给无数痛苦的家庭送去了希望。

技艺精湛，仁心仁术情系患儿

市妇幼保健院儿科在社会上有较高的声誉，经常收治很多从邯郸市各县区转院的危重患儿。周红瀛自觉传承白求恩精神，自觉弘扬“敬佑生命、救死扶伤、甘于奉献、大爱无疆”的医疗卫生职业精神，发扬“坚韧不拔、顽强拼搏、无私奉献、医者仁心”的大爱精神，凭借多年的工作经验和自身不断地努力，竭诚为健康事业贡献全部力量，救治的患儿不计其数。

有一天深夜，病房收治了一名危重症患儿，孩子仅2个多月大，来院时呼吸非常微弱，口吐白沫，面色紫绀，随时都有生命危险。周红瀛接到电话后，不顾夜深露重，立即赶到医院参与抢救，凭借丰富的临床经验，准确判断病情，及时给予气管插管、有创呼吸机辅助呼吸，吸痰保持气道通畅，输液控制感染、改善循环，及时纠正呼吸衰竭、心力衰竭等情况。救治期间，周红瀛一直守护在患儿床旁，根据病情变化随时调整治疗措施，在医护人员的全力抢救下，患儿终于转危为安。在患儿康复出院之际，家属送来一面“医德高尚，妙手回春”的锦旗，并执意要拿出2000元钱送给周红瀛表示感谢，孩子妈妈激动地说:“谢谢您周主任，您是我孩子的救命恩人啊！”周红瀛说:“您不用客气，治病救人是我们的天职，这是我们每一个医生应该做的。孩子得病已经花费了不少钱，这个钱请你们收好，心意我领了。你们放心，无论在什么时候，只要你们需要我，我一定会精心诊治，尽最大努力减轻孩子的病痛。”

有一年春节期间，科里收治了一个8岁的危重病人，来院时孩子意识不清，口鼻喷出血性泡沫样液体，呼吸心跳停止，生命危在旦夕。周红瀛立刻组织医护团队进行抢救，通过胸外按压、上呼吸机、升血压、止血等抢救措施，连续30多个小时守护在患儿身边。患儿病情终于暂时稳定了下来，看着患儿安详入睡，一夜的劳累与辛苦都化作了喜悦和微笑。

看到医护人员全力以赴、废寝忘食地救治，家属感动得竖起大拇指说：“谢谢你们！你们真了不起！”但这对周红瀛来说，这种紧急抢救危重病儿的情况早已习以为常，成为工作中的一部分。即使在新春佳节万家团圆的时刻，这里的每一个人依然奋战在一线工作岗位上，放弃了和家人团聚的机会，选择了在病房与小病患一起抗击病魔，没有丝毫的松懈，面对危重症患儿全力以赴，挽救生命。

勇往直前，面对疫情勇挑重担

2020年，新型冠状病毒感染的肺炎迅速蔓延全国，面对突如其来的疫情，周红瀛勇于担当，冲锋在前，作为一名经验丰富的儿科专家，她毅然放弃春节假期，回到工作岗位，积极按照院领导安排部署，结合上级指导文件，制定《邯郸市妇幼保健院儿童突发新型冠状病毒肺炎应急预案》等疫情防控文件，做好疫情防控准备工作。同时，在她的感染号召下，科室全体医护人员写下请战书，自愿奔赴抗击疫情一线，驰援武汉。

作为院外应急救治专家组组长，她思维敏捷、思路清晰，运用她35年的丰富临床工作经验和较强的管理能力，各项工作身体力行，从房屋布局到人员安排给予专业性的指导，快速建立院外疫情急救队伍，完善了院外的应急救治工作方案，制定多项举措，做好准备，积极服从全市医疗卫生应急响应，踊跃参与全市疫情防控工作。

疫情防控期间，她每天早来晚走，中午在科室简单地吃一份盒饭就立即投入工作当中，连续多日加班，从未休息过一天，春节期间孩子休假回家，她都没能跟孩子吃个团圆饭。但她从不抱怨，她说："新型冠状病毒突然来袭，作为一名医护人员，必须冲锋在前，责无旁贷，就应当去最危险的地方！"记得那是一天深夜，收治了一名重症肺炎合并心衰的患儿，在及时排除新冠肺炎的前提下，周主任带领医护人员对患儿紧急抢救，及时进行心肺复苏术，果断用药，经过与死神的殊死搏斗，终于将这个幼小的生命从死神手中夺回。

周红瀛对工作极端负责，对患者极端热忱，始终坚持以身作则，兢兢业业，吃苦耐劳，公而忘私，从不计较个人得失，周到服务每一位患者，受到病人家长的一致好评，周红瀛常说的一句话是："患儿的康复和家长的笑脸就是对我们最好的回报，再苦再累都是值得的。"

开拓进取，打造一流儿科团队

在多年的工作实践中，周红瀛深深体会到，患者来院就医的最大心愿是尽快缓解病情和治愈疾病，这就要求每一位医务工作者必须具备过硬的技术本领，这也是为病人服务的前提条件。所以她从医 34 年来，对技术精益求精，坚持自我加压，持之以恒、刻苦学习业务知识，不断改进提高医疗技术水平，通过自学考试取得了中医本科毕业证书，到天津儿童医院进修一年，经常利用休息时间参加国家和省级专业学术会议，并长期坚持阅读、阅览国内外的有关报纸杂志，了解儿科的医疗技术的新动态、新发展。不断将新疗法、新技能应用到临床当中。她还利用工作之余认真总结临床工作经验撰写文章，在国家级刊物发表论文 10 余篇，出版专著两部，获得省、市科技进步奖四项，开展新技术、新项目 10 余项。

在科室里，她以身作则，言传身教。几十年来几乎没有休过假期，每天坚持查房，科里有问题随叫随到，从无怨言，在专业技术上，带领大家学习新知识，新技能，关注医学发展的新动态，与时俱进，不断提高专业技能，从疾病诊治、病历书写、医患沟通等细节入手，对每一位年轻医生进行传授指导。

在生活上尽心尽力关心帮助每一位医护人员，有几次科里医护人员的家人生病住院需要手术，她亲到医院跑前跑后，给予帮助陪护。有时一些年轻的医生遇到一些问题导致情绪低落，心情郁闷时，周红瀛就主动找其谈心帮助化解。在她的带领下，该科室形成了对病人耐心细致、尽职尽责，同事间团结协作，互帮互助的良好氛围，周红瀛带领的科室多次被评为先进科室、医疗质量示范科室、巾帼文明岗等，周红瀛个人也先后获得河北省白求恩式医药卫生工作者、邯郸市医德标兵、邯郸市好医生、最美妇幼人等荣誉称号。

从事儿科医生这个职业，周红瀛一直深爱着自己的工作，具备强烈的事业心和责任感，并为之奉献一切，无怨无悔，纵使年华老去，她亦矢志不渝。用精湛的医术筑起儿童的生命防线，用真诚的爱为儿童健康保驾护航，用自己的实际行动诠释了一名儿科医生救死扶伤、全心全意为患儿服务的天职。

张志英

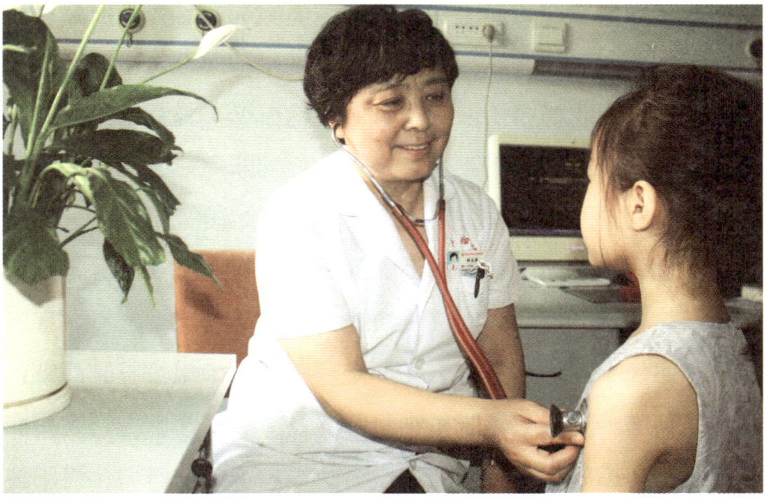

从医三十多年，在平凡而漫长的岁月里，她始终奋斗在临床一线，用无私的爱心和奉献使无数幼小的生命之花重新绚丽绽放，为患儿的生命健康倾注了全部心血，也给无数痛苦的家庭送去了希望。她就是邯郸市妇幼保健院小儿内分泌科主任张志英。

张志英以爱心、耐心、细心对待每一名患儿，与患儿及其家属建立了良好的医患关系，她医术高、医德好，深得患儿家长的信任，很多人都是慕名前来就医。许多带孩子来的妈妈都曾经是张主任救治过的患儿，她也从“阿姨”升级为了“奶奶”，守护了一代又一代人的健康。

岁月更迭，始终不变的是她对工作的热爱！张志英经常每天工作 10 多个小时，加班加点已经成为常态。每年一到冬天就是儿科呼吸道疾病发病高峰期，她有时会从早上一直忙到深夜，体力严重透支，腰疼得直不起来，连说话的力气都没有了。但不管多累，第二天她还是照常早早来到科室工作，遇到危、急、重患儿，她也总是第一时间赶去抢救。因为她深知一个患儿背后就是一个家庭，每一个患儿都牵挂着许多人的心，抢救患儿就是和时间赛跑，就是在挽救一个家庭，那个时候她心里只有全力医治患儿。

多年的从医经历，使张志英积累了丰富的临床经验，对待每一位患儿，她都是耐心询问病史、细致观察病情，思路清晰且考虑全面，正是这种认真仔细的态度，使无数患儿得以明确诊断，早日得到对症治疗，及早恢复健康。

记得有一次中午，急诊来了一个嗜睡、全身青紫的八个月的宝宝，紧急给予氧气吸入后，孩子青紫情况却并未好转，正在大家为此疑惑的时候，她心里却似乎有了答案，她把家属叫一旁，仔细询问病史及生活环境等情况，得知孩子母亲母乳喂养，却长期喜欢吃辣条。她立即下医嘱抽血做毒物分析，并联系药库立即备好亚甲蓝，毒物分析结果出来果然验证了她的判断—亚硝酸盐中毒。随着亚甲蓝的静脉注射完毕，孩子终于转危为安。大家再次被她准确及时的诊断力而折服。

还有一次夜间，一个刚出生两个月，患有先天性心脏病合并重症手足口病的患儿，因持续高热不退、皮疹、心率过快伴面色发绀紧急到儿科病区就诊，值班医生电话告诉张主任患儿病情危重，需要上呼吸机。她急忙赶到医院，守护在患儿床边，为患儿仔细诊治，上呼吸机维持呼吸及血氧正常，密切观察患儿的病情变化，采取各种抢救措施，挽救患儿的生命。经过不懈的努力，终于使患儿转危为安，看着患儿安详入睡，一夜的劳累与辛苦都化作了喜悦和微笑，患儿家长激动地一直说着“谢谢、谢谢你们……”像这样的例子举不胜举，每天的工作平凡又伟大。

作为科主任的她，在完成繁忙的临床工作后，认真做好各项医疗管理工作，严格医疗质量控制，定期对各医生的规范操作和病历、处方等进行监督、检查，并提出改进意见。对病人合理施治、合理用药，杜绝大处方，让病人用最少的钱得到最佳的治疗。她坚持以身作则的同时，也从不松懈对年轻人的培养，注重发挥“传帮带”的作用，毫无保留地传授自己的临床诊疗经验。如今，科室已发展成为邯郸市重点学科发展科室，受到越来越多家长的信赖。

凭借高超医术和高尚医德，张志英多次被评为市卫生系统先进个人、邯郸市

“巾帼建功标兵”、“最美卫生人”、“最美妇幼人”、院优秀个人等荣誉称号。并担任河北省儿童健康学会理事、河北省急救医学会儿科急救专业委员会委员、河北省预防医学会儿童呼吸病防治专业委员会委员、河北省中西医结合学会第一届小儿消化专业常务委员、河北神经科学会小儿神经专业委员会委员、邯郸市医学会儿科学分会常务委员。完成了持续气道正压通气辅助治疗重型手足口病的研究课题，获得河北省卫生厅科技成果二等奖，论著在《中国小儿急救医学》杂志上发表。

一路走来，风雨兼程，坚守医者初心，不负白衣使命。张志英坦言：“面对患儿的需要，我们责任重大，我每天工作中最开心的事就是看到患病的孩子痊愈时露出天真纯洁的笑容。”她始终用精湛的医术筑起儿童的生命防线，用真诚的爱为儿童健康保驾护航，用自己的实际行动诠释了一名儿科医生救死扶伤、全心全意为患儿服务的天职。

陈慧英

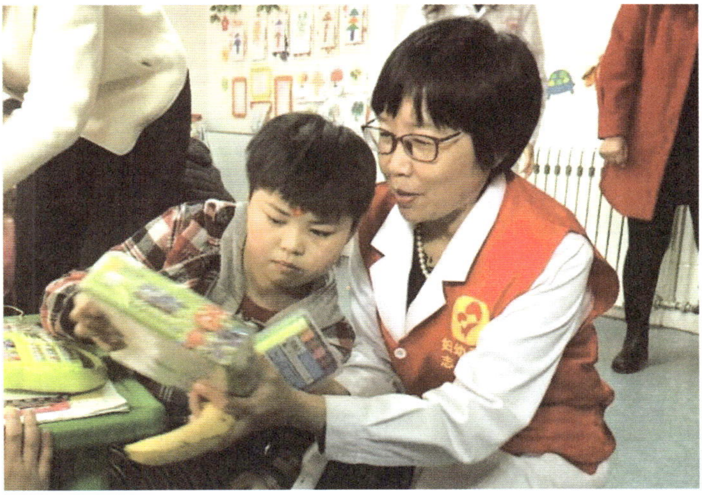

陈慧英，邯郸市妇幼保健院优生遗传科主任。1982 年临床医学专业毕业，6 年的内科打下了坚实的基础。1988 年调至邯郸市妇幼保健院从事临床保健工作 30 余年。

作为一名医务工作者，她始终坚守着一个信念：坚持党的卫生工作方针政策，有坚定的政治立场和较高的政治素质，践行白求恩精神。心中时刻牢记“高尚的医德、精湛的医术、丰富的学识”这三件“法宝”。以“真心、爱心、责任心”对待每一位病人，把“为患者服务”放在第一位。她是妇幼卫生战线上千千万万名医务工作者中普普通通的一名医生，36年的工作历程，一路走来，从青春年少到半百迟暮，有苦有痛，有欢有乐。从内科到妇产科到乳腺科再到现在的优生遗传产前诊断科，她全身心地投入她热爱的卫生事业，这几乎使她成为全科医生。她在基层的工作岗位上尽职尽责，默默坚守、为爱奉献，她用工作态度诠释出的白求恩精神，为病患筑起缺陷的防线、守护万千家庭幸福，为社会做出更大的贡献。

爱岗敬业的示范者

我国是出生缺陷高发国，每年约有90万缺陷儿出生。降低出生缺陷提高出生人口素质是国策，院党委高度重视出生缺陷防控工作，2005年率先开展孕前咨询、产前咨询、遗传咨询服务。通过细致科学的咨询，让欲孕者充分了解优生优育及生殖与遗传的相关知识，更好地预防和减少出生缺陷的发生。同时开展与优生和生殖相关的检测项目，将出生缺陷防止在孕前。十余年，主任陈慧英无数次外出学习培训武装自己，无数次组织培训本市各县市区相关机构相关人员，利用各种形式深入基层走村串户宣传普及优生优育及预防出生缺陷知识，将预防出生缺陷关口前移，做好孕前保健、优生优育、产前筛查、产前诊断，竭力让每一个家庭都能拥有健康聪明的孩子。

为了一份报告、一份标本，为了一个家庭不再出生有缺陷的孩子，她带领优生遗传团队走进远在山区的病患家庭采集标本、送出报告，电话、短信随时联系，2016年，她在雨季通信、交通中断的情况下把检查结果及时送到孕妇手中，因为每一份报告都关乎一个新生命的存亡。为方便远道而来的病人就诊，她不分时间随时为孕妇检查诊断，她的手机、微信24小时为病人开通，加班加点已是常态，节假日只要需要随叫随到……近十余年，她从没休过公休假，亲自走遍了邯郸市20个县市区。十余年默默坚守，不懈努力，使无数家庭圆了优生优育梦，用精湛的技术、热忱的服务、真诚的爱心换无数家庭欢歌笑语，无怨无悔。

科室管理的引路者

陈慧英于2005年调至优生遗传科任负责人，当时该科仅有工作人员4名，咨询室一间、实验室一间，检查项目寥寥无几。她首先对科室的情况进行了详细的了解和排查，组织大家认真学习母婴保健法、妇女儿童发展纲要等相关法律法规及遗传学、优生优育等相关知识；琢磨结合临床服务临床，确定科室发展范围和发展前景。遗传与生殖、疾病密不可分，与基因更是息息相关。人类医学的前沿就是基因组学，认识到这些也就确定了科室的发展方向。俗话说“大处着眼、小处着手。”在领导的信任和大力支持下，优生遗传科一步一个脚印、一年一个台阶发展到现在，拥有咨询门诊、检查室、细胞实验室、分子实验室、羊膜腔穿刺室、接种室、产筛实验室、标准 PCR 实验室等，飞利浦彩超一台、阿洛卡 B 超一台及各种实验设备，涉及优生遗传检验项目近 20 种，诊断病种也在逐年提高。

2006 年始开展中孕期母血清产前筛查，主要针对 21 三体（唐氏儿）、18 三体、神经管缺陷等三种致死致残性疾病进行筛查，高风险者到上级医院进一步确诊。至 2011 年 8 月，共筛查近万例，高风险 400 余例，确诊神经管缺陷 10 余例，唐氏综合征 13 例。

自 1994 年始开展外周血染色体核型分析，至今发现四类染色体异常核型，经专家鉴定属世界首发。多家媒体报道受到业界广泛关注。而其中检出的唐氏综合征 534 例，这其中不包括其他医院，亦不排除漏检者。看到这组不仅仅是数字的数字，让人触目惊心，痛心不已；这不只是家庭的不幸、国家的负担；更是优生优育者的责任。这更坚定了陈慧英将优生遗传科做强做大的决心。她自 2008 年开始着手准备产前诊断工作事宜，先从适宜的中期引产者试起，一次次实验、一次次失败、一次次请教、一次次学习直至羊水胎儿细胞培养成功。在各级领导的高度重视和大力支持下，于 2011 年 9 月 22 日报请省卫生厅组织专家评审，成功通过，成为邯郸市唯一一家河北省产前诊断分中心。

创新业务能力的探索者

2012 年随医院领导及志愿小分队到邯郸特需学校义诊，偌大的操场一群群孩子，老师做着手语，孩子们鸦雀无声。看到这一幕，陈慧英无法形容当时的心情，只感到阵阵锥心般的痛。要知道生活在无声世界的孩子们，无法真正了解他们的内心。而她现在能做的，就是减少和杜绝这种情况的发生。由此她决定——开展产前耳聋基因筛查，对携带耳聋基因者做终生的生活指导，使其免于坠入无声世界。目前，耳聋基因筛查工作刚刚起步，普及及推广还需做大量耐心细致的工作。耳聋患儿发病率 1/600，高于唐氏的 1/800。由此可见，不能放慢对这项工作研究和探索的脚步，因为此项工作的深入开展将惠及千万家庭。

通过孕前优生咨询、检查、产前筛查、产前诊断使无数家庭圆了优生优育梦，拥有了健康聪明的宝宝和幸福美满的家庭，更使数百个家庭避免了严重缺陷儿出生的悲剧。陈慧英认为，一个人的能力、精力是有限的，所有的工作成绩离不开领导的支持和团队的协作。在她不断提高自己的同时，更下大力气提高团队整体实力，送出去、请进来营造积极上进的学习氛围，使每个人在业务上既能全面发展，又有术业专攻，充分调动大家积极性。她挚爱着这份工作，痛着他们的痛、乐着他们的乐。她把全部的爱心和耐心给了就诊者，把抱怨不满给了领导、把不良情绪发泄给了家人，努力学习、踏实工作只为了那些慕名而来的就诊者渴望和信任的目光。

作为邯郸市唯一一家产前诊断分中心，在做好现有的工作项目下，陈慧英还将持续地带领科室不断开展新项目、新业务，希望通过努力，使邯郸市及周边地区出生缺陷率有明显的下降、使出生人口的素质有大幅度的提高。她作为一名优生优育、产前筛查、产前诊断的工作者，降低出生缺陷，提高出生人口素质，是职责所在。

陈慧英在基层工作岗位上尽职尽责，默默坚守、为爱奉献，她为病患筑起了缺陷的防线、守护着万千家庭的幸福，用工作态度诠释了伟大的白求恩精神。

吕红艳

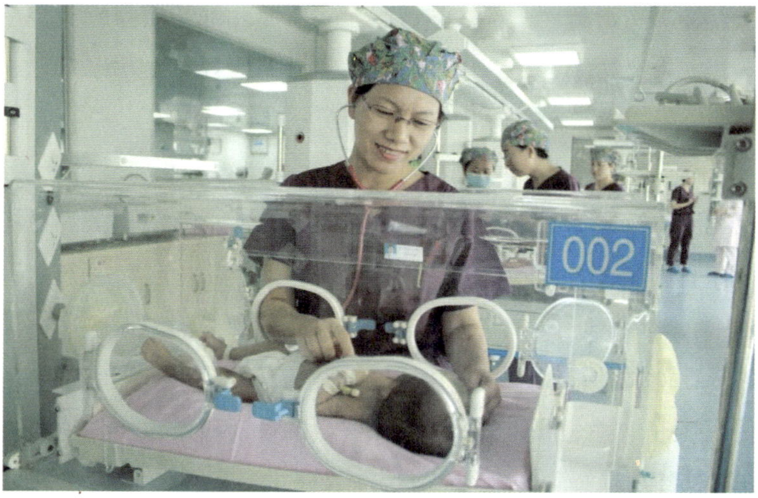

走进邯郸市妇幼保健院的新生儿科，一个个新生儿培养箱有序地排列着，就像一个个小“家”一样，呵护着幼小的生命。而他们拥有一个共同的“母亲”，

那就是邯郸市妇幼保健院新生儿科主任吕红艳。多少年来，吕红艳始终以“不是母亲、胜似母亲”的信念，挽救了数以万计患儿的生命，为无数家庭带来了欢乐。

1992 年，吕红艳从医学院毕业后，就到了“全国医德标兵”谭秀玲主任创立的新生儿科，成为一位临床医生。在谭秀玲的言传身教下，她继承了谭秀玲主任倡导的“放心在妇幼，满意在新生儿科”“不是母亲，胜似母亲”的信条。

在临床一线工作中，吕主任把全部的心思都放在了新生儿身上，她把科里的患儿当作自己的孩子悉心呵护，倾注了全部的心血。多少个日夜，她为了抢救危重患儿放下学业繁重的儿子，守在保温箱旁；曾几何时，她为了保证医疗质量顾不得年迈的母亲，奋战在办公桌前。她每天上班第一件事情就是巡视一遍病房，下班回家之前还是要看一遍她的小患儿才能放心离开。她总是教导科室人员对待患儿一定要严密监护，值班时要打起百分之二百的精神，绝对负起责任，不能放过患儿一丝一毫的变化，只有多观察才能防患于未然。

还记得当时牵动所有医护人员的心的“院宝宝”。“院宝宝”生后脐带与胎盘还连接在一起就被亲人无情地抛弃在路边，被人发现时全身的皮肤已经青紫，胎盘和孩子身上爬满了蚂蚁，孩子像是穿了一件“黑色毛衣”，仅剩下微弱的呼吸。

孩子由于早产，体重过低，只有 1.4 公斤，呼吸中枢发育不完善，孩子出生 7 天频繁出现呼吸暂停的症状，病情十分危险，需要呼吸机来维护呼吸。吕红艳看着可怜的孩子，新生儿一科的医护人员主动集资，大家你一百我五十地凑齐了住院押金给孩子办理了入院手续。吕红艳主任交代要全力救治“院宝宝”，一定要把孩子救活。

看着这个气若游丝的小生命，全科人给了她太多的呵护，她的抢救台放在最显眼的位置，以便医护人员能观察到她每一个细小的变化。吕红艳和护士长更是一遍又一遍地嘱咐大家要精心些再精心些，夜间还要打电话询问孩子的变化。

终于，“院宝宝”的呼吸渐渐平稳，并且能开始少量吃奶了。3 天后，“院宝宝”脱离了呼吸机，进入了恢复期，她从抢救台上撤到了暖箱里。每天大家一上班都会轮流到她的暖箱前陪陪她，对她说两句温暖的话：宝宝，你有这么多妈妈，我们都会帮助你的。“院宝宝”也不负众望，在医护人员的精心呵护之下得以康复。

在临床工作中，吕红艳刻苦钻研，从理论到实践，从实践到理论的反复，系统掌握、积累了新生儿常见病、罕见病及危重症治疗等丰富的临床经验，诊治技术处于全省领先水平。

“临床医生如果时时处处循规蹈矩，不敢为患者担风险，就会丧失患者的最佳抢救时间，将患者视为亲人就是一句空话。”吕红艳这样告诫自己，但也有个前提，就是在医学技术允许范围内冒险，绝不能拿患者的生命做试验。

吕红艳运用自己所学的医学知识，在全省首例应用肺表面活性物质抢救早产儿呼吸窘迫综合征，又开展了新生儿溶血病同步外周换血，新生儿窒息复苏技术，应用呼吸机抢救危重症新生儿，早产儿个性化发展与照顾，经外周中心静脉置管术，早产儿心脏外科手术等，多项技术填补邯郸市空白，使新生儿的死亡率由5%降到了2%。

吕红艳提出随着危重患儿的生存率不断提高，在抢救生命的同时，还要重点关注宝宝的远期健康和智能发育，于是科室率先开展了早期脑发育支持护理治疗，“袋鼠式护理”等技术，旨在不仅要帮孩子们保住生命，还要给他们更高的生活质量。

2017年10月21日，由于母亲存在重度子痫前期，仅仅孕育29周的三胞胎兄妹，不得不提前来到这个世界上。新生儿科主任吕红艳、靳林红护士长积极协调，考虑到患儿救治风险和难度极大，科室抽调多名经验丰富的医师、护师组成最强的复苏和转运小组，早早地守候在产科手术室里等待孩子降生。同时，NICU里也在积极地做着准备工作。

终于，在手术室中，迎来了提早到来的三兄妹，但三个孩子的弱小身躯和危重的病情让所有医护人员的心揪到一起。大子1250克，二子950克，三女700克，孩子仅仅有成人手掌那么大，肤色均呈青紫色，呼吸微弱，尤其最小的女婴很快出现了呼吸停止，心率不足60次/分，复苏小组成员在吕主任的带领下立即给予女婴气管插管，正压通气及胸外按压。同时医护人员也在对两个男婴进行保暖、清理呼吸道、面罩正压通气等复苏措施，三个孩子肤色渐渐呈现出了本该有的红润，呼吸也稍稍顺畅一些。情况稍稳定后，医护人员立即将患儿置于转运暖箱中接到NICU里。

吕红艳组织全科人员对孩子们制定了全面的治疗方案，并安排最有早产儿救治经验的三位医师分别担任孩子的主治医师，并配备最强的护理团队配合治疗，吕红艳主任每天都要亲自查看三个孩子的情况。

经历了 115 天的漫长住院治疗，“袖珍兄妹”多次与死神擦肩而过，在医务人员及家人的精心呵护下，不仅顽强地与疾病作斗争，心理也得到了滋养，从而跨越了一个又一个难关，创造了生命的奇迹！

吕红艳总是说：“每名新生儿都是我的儿女，我要让他们健健康康地成长，给他们的家庭带来欢乐。”

诸如此类故事不胜枚举。吕红艳时刻谨记老主任谭秀玲常说的‘将新生儿当作自己的儿女’这句话，只有将患儿当作自己的儿女，才能急病人所急，想病人所想。

吕红艳是中国医师协会新生儿专业委员会青年委员、卫生部“新生儿窒息复苏”省级师资资格、省优生优育协会理事、省围产学会委员、市重点学科带头人、邯郸市市管优秀专业技术人才。先后荣获省三八红旗手、省杰出青年岗位能手、市五四青年奖章、市劳动模范、全国“巾帼建功标兵”、河北省“千名好支书”等荣誉称号。面对这些荣誉，她坦然一笑，“这是对我们新生儿科团队为全市妇女儿童的健康所付出努力的认可，我只是其中的一分子。”

不忘初心，砥砺前行，吕红艳正是在秉承着这样的信念，守护着弱小的生命，为无数患儿带来健康，给无数家庭带来欢乐，牢记保障儿童健康的使命，用优质、高效的医疗服务，真诚守护每一个家庭新生命的降临。

王 霞

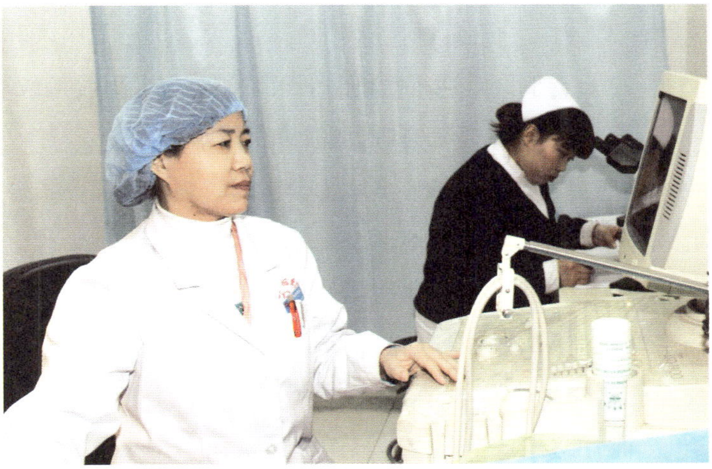

王霞，主任医师，邯郸市妇幼保健院生殖医学科主任，自参加工作以来，大力发扬团结协作，任劳任怨，不怕吃苦和乐于奉献的精神，尽心尽力履行职责，

严于律己，宽以待人，视患者如亲人，急病人所急，想病人所想，凭借专业的技术与优质的服务，为无数家庭带去希望。

大医精诚，开拓进取

王霞自担任科室主任以来，积极谋划科室发展。为了让患者得到更加完善专业的诊疗，邯郸市妇幼保健院于 2004 年开始筹备开展辅助生殖技术，通过组织外出参观学习，邀请专家亲临指导，于 2005 年完成筹建，发展成为具有规模完善、诊疗规范，并在当地具有全省先进诊治水平的生殖中心。2007 年，生殖医学科的诊疗技术迈上了一个新的台阶，当年获批开展夫精人工授精技术，成为邯郸地区首家能够开展此项技术的医院，填补了邯郸市在辅助生育方面的空白。2015 年 1 月 14 日，“试管婴儿”技术也正式通过评审，成为邯郸市首家开展此项技术的妇幼保健机构，为无数的家庭带来生育的希望。她带领全科医务人员开创了邯郸市辅助生殖技术数个“首例”：

2007 年 6 月 21 日首例“人工授精”成功分娩；

2009 年 3 月 26 日首例逆行射精“人工授精”成功分娩；

2015 年 9 月 28 日首例“试管婴儿” 成功分娩；

2015 年 11 月 30 日首例“二代试管婴儿” 成功分娩；

同年首例采用“辅助孵化技术”冻胚移植后成功分娩；

2016 年 5 月首例“无精子症”患者行睾丸穿刺术后卵泡浆内单精子注射成功分娩一对龙凤胎；

2016 年 5 月 22 日首例疑难逆行射精患者行“试管婴儿”技术成功分娩。

砥砺奋进，铿锵前行

人才是第一生产力，创新是核心竞争力，从建科之初王霞就十分重视人才培养，近几年更是积极引进生殖专业博硕士研究生，鼓励创新，为科室的长足发展积蓄力量。经过近二十年的不懈努力，生殖医学科的技术水平位于邯郸地区前列，每年举办内分泌学习班，疫情防控期间更是通过网络授课等方式带动基层的医疗水平提升，取得了丰硕的成果。

随着患者人群的扩大，众多隐匿性无精症、高龄、反复流产、染色体异常的夫妇亟须解决生育问题，王霞未雨绸缪，实验室人员经过培训学习已熟练掌握单精子冷冻技术，将开展该项目。与此同时，她再次带领团队积极申请三代试管婴儿技术，希望这些先进的技术能够造福更多家庭。

心系患者，一心为民

长期以来，王霞时刻将重心放在临床工作中。她治疗不孕症的技术在群众中有口皆碑，不少患者慕名前来。为保证患者顺利妊娠，她坚持亲自审核每一个“试管婴儿”的促排卵方案，认真回答每一位患者的咨询，耐心指导患者饮食，安抚其紧张焦虑的情绪。

为方便患者及家属随时咨询病情，她将手机号、微信号分享给患者，急病人所急，想病人所想，加班加点已成常态，她却从无怨言。她在工作中精益求精，不断总结经验，尽量减少促排卵用药剂量，减轻患者经济负担的同时，也保证了“试管婴儿”的成功率不断提高，近阶段“试管婴儿”新鲜周期的临床妊娠率达67%，解冻周期临床妊娠率达50%，与国内先进水平持平。她先后多次被评为优秀共产党员、全市“五心”工程标兵、中青年拔尖人才、十佳医生等多项荣誉，并获得市级“三等功”。

浓郁的学术氛围、和谐宽松的工作环境，王霞带领的生殖医学科充满了勃勃生机。她把自己活成了一道光，成为照亮无数家庭的希望，也成为指引大家前进的灯塔。

尹为民

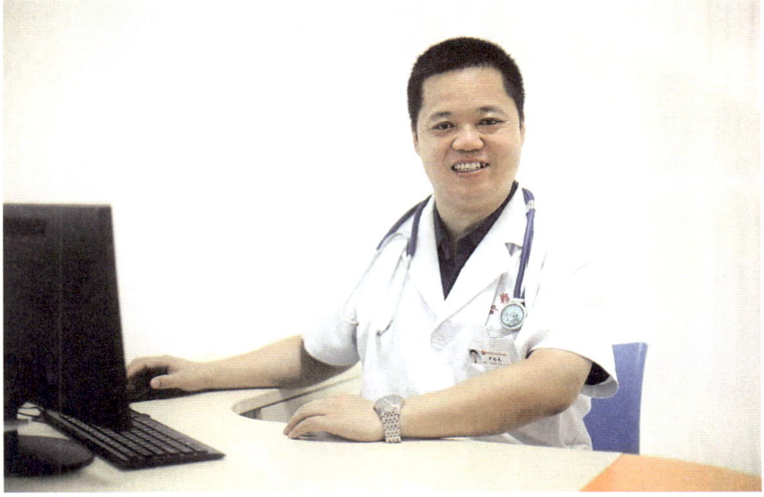

尹为民，邯郸市妇幼保健院丰收院区（市儿童医院）急诊科主任，在临床医

疗工作中，他严格要求自己，践行习近平新时代中国特色社会主义思想，坚持全心全意为人民服务的宗旨，发挥先锋模范作用，为妇女儿童的健康事业做出了突出贡献。先后获得“河北省白求恩式先进医务工作者”“邯郸市第三届中国医师节抗疫优秀医师”“邯郸市白求恩杯竞赛先进个人”等多项荣誉称号，尤其在疫情防控的人民战争中冲锋在前，勇于担当，被授予“全国最美抗疫妇幼人先进个人”称号。

如坐针毡终坚守 执甲在前勇担当

2020年年初，新冠疫情突如其来，发热门诊成为大家心照不宣不愿进入的“门槛”——为了排查疫情防控期间的疑似病人，这里不仅就诊量突增，还要全副武装，戴手套、N95口罩、防护镜、防护服，严严实实地包裹着，密不透风……疫情初期存在太多不稳定因素，不是一线的一线气氛也同样紧张！但尹为民主动请缨，带领急诊科全体人员承担起发热门诊和核酸采集等艰巨的疫情防控任务：学习标准规划重新规划门诊布局、指导纠正脱穿防护服的要领、对每一位前来就诊的患者做初步筛查，包括流行病学史、体温检测、核酸采样甚至是就医指引，他都细心又谨慎。为了节省防护服，为了应对猛增的诊流量，大家常常都是连轴转，每个人都疲惫不堪。作为科主任，为了让同事多休息半天，为了让大家能早走一会儿，他总是用“我离家近”的理由搪塞过去，却从没想过自己——连续两百多天的坚守与忙碌让患有痔疮的他常常如坐针毡却闭口不提，因为过度劳累、饮食不规律而发作的胃痛让他一头一头地出汗，行走的双腿都颤抖地支撑不住……科里的同事替他着急，他却答道：“不行，太忙！”扛到不得不手术的他终于在家休息输液，不承想躺不住的他第二天就回到了工作岗位，依然答道：“不行，太忙！”

一边是疫情防控的严峻，一边是急诊科不可松懈的日常，尹为民主任时刻以党员的身份要求自己。他说，举起听诊器，就举起了挽救生命的重担，为民抱薪，忠实地履行我的职责，才不愧于医务工作者的使命和担当。

孜孜不倦求梦想 儿童急救新篇章

院前急救是卫生健康事业的重要组成部分，在医疗急救、突发公共事件紧急救援等方面发挥着突出作用。但是由于儿童院前急救自身变化快、凶险高等特点，邯郸市急救系统在这一领域几乎完全空白。“打造区域化儿童救治中心，建立一支专业的儿童院前急救队伍”是尹为民执业以来孜孜不倦追求的梦想！

2019年4月，他承担起建设儿童院前急救队伍的任务。从申请购置医疗设备、通信器材、运输工具，到建立现场抢救和途中监护的医疗规章制度，从培养专业化急救人才、学习验收标准，到无数次模拟实战演练、进行出车和应急护理评估，“万事开头难”，他为儿童院前急救系统付出了用大量心血和汗水。终于，2020年7月30日，邯郸市120急救中心儿童医院分站顺利通过验收，彻底结束了邯郸市没有专业儿童院前急救的历史。他说，这是一件大好事，我们结束了“从无到有”的历史，下一步努力的目标就是“从有到优”！

大家在前小家后 赶考路上爱无言

如果说医院是一个与死神较量的战场，儿童急诊科就是这个战场最激烈的前沿。

它的存在保证了娇弱的儿童在突发疾病、意外伤害时，能在最快最短的时间内得到最专业、科学的治疗，并且儿科疾病症状不典型，有些疾病甚至在典型症状出现之前就可能危及生命。为了确保儿童安全，尹为民主任“苛刻”地要求急诊科每一位医护人员都必须成为多面手，成为技术尖兵。

有着多年的临床工作经验的尹为民深知支气管镜灌洗术和异物取出术在儿科急诊中的重要性。2018年4月，他不顾高考在即的女儿，到河北省儿童医院进行了为期3个月的技术深造。女儿听到父亲要去学习的事情不禁埋怨：“别人的爸爸恨不得天天守在孩子身边，您倒好，一走三个月……”作为父亲的尹为民笑呵呵地说：“咱俩一起学习，高考是你的任务，而支气管镜技术是我们急诊科的高考！”同年9月，尹为民将支气管镜技术全线引入，极大提高了医院的诊治服务水平。

在尹为民的带领下，急诊科全体医护人员定期进行新技术、新技能的培训，积极到上级医院进修学习，急诊科一次又一次地突破技术重围，多次在省、市举行的技能操作大赛中均取得了优异成绩。

扶危渡厄，是仁者的担当，病魔之下，有使命在召唤。如今，尹为民所在的邯郸市儿童医院急诊科共接管发热门诊、急诊科、输液大厅、住院病房四大任务，尽管劳累，他却不改初心，始终坚守在平凡的工作岗位默默地奉献着，全心全意为妇幼事业贡献力量！

李军勤

没有惊天动地的伟绩，也没有豪气冲天的誓言，她只是用自己的坚守，执着于一个普通的岗位，不忘初心，努力工作，无私奉献，用瘦弱的身躯默默地承受着中年丧子、老母罹患癌症的身心之苦，用宽广的胸怀和真挚的母爱呵护着那些需要护理的弱小多病的患儿，给他们送去了关爱、送去了温情、送去了欢乐、送去了帮助。她就是邯郸市妇幼保健院众多优秀护士长中的一员，她就是市妇幼保健院丰收院区呼吸一科、重症医学科原护士长李军勤，现任儿童健康管理中心副主任。

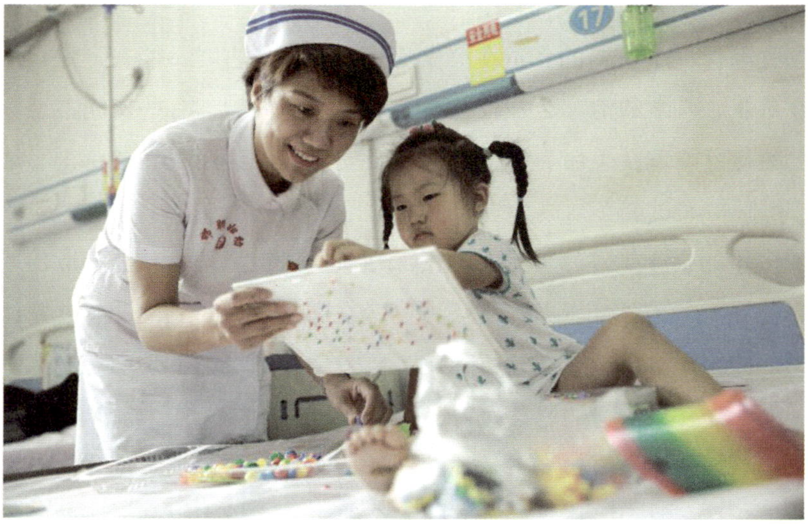

精益求精练硬功　只愿花蕾绽芬芳

出生在军人家庭的李军勤，从小养成了坚强、守纪、模范执行的优良品德。护校毕业到邯郸市妇幼保健院，成为一名儿科护士。在辛苦忙碌的科护理岗位上，她虚心好学，刻苦钻研业务，苦练护理基本功，练就了一套过硬的、扎实的护理技能，并创造性实施了静脉留置针穿刺和无痛穿刺技术。她的“一针见血”，不仅受到了患者家属的广泛好评，更是为输液扎针的孩子们减轻了痛苦。年轻有为的李军勤脱颖而出，率先通过医院竞聘，成为邯郸市妇幼保健院当时最年轻的护士长。

患儿救治是无声的命令，越是在危重时刻，越彰显医护人员的生命意识和过硬的技术水平。

2009年，一个严冬的晚上，大雪纷飞。刚刚给病中的儿子做好饭，准备吃饭时，李军勤接到医院总值班打来的紧急电话：永年县某幼儿园的房屋，因积雪过厚，被压塌，受伤危重患儿急需转院治疗。当地医院向市妇幼保健院发出支援请求，前去接应治疗。她连忙把年仅四岁的儿子，留给母亲照看。披了件毛衣，就和医生们一起坐上了救护车，直奔救援现场。

这时，路上结了厚厚的冰，光滑难行。平时这段路程，只需半个多小时，他们却走了两个多小时。救护车终于到达现场，李军勤立刻来到患儿面前，详细了解每一位患儿的具体情况，有条不紊地安排着工作。

一名患儿病情危重，因为血气胸，呼吸极其困难。医生做了胸膜腔穿刺术。但是，那瘦小的身躯已被砸得血肉模糊。在场的护士虽几经努力，静脉通路依然没能成功建立……李军勤及时赶来，仔细观察患儿的每一寸皮肤，希望能找到一根有价值的静脉。无奈，她们能看见的静脉，已经破坏了，受伤的手脚，无法进行穿刺。家长在旁边焦急地问着，怎么办？怎么办呀？李军勤长沉稳地选择了一条头皮骨缝凹槽，摸着骨缝，将头皮针缓慢地顺着骨缝中央，刺入静脉……“回血了！”“回血了！”家长和身旁的护士几乎同时喊了出来！固定好静脉通路，接上液体，药液顺利滴注。大家顿时松了一口气！骨缝静脉穿刺，在临床很少应用。它不仅考验着操作者的技术，更考验着操作者对解剖位置的熟悉程度。正是凭着自己丰富的经验和过硬的基本功，李军勤在危急时刻，解了这一难题，为患者争取了抢救时间！

平凡岗位存大爱　处处爱心处处情

如果说儿科扎针不容易，那么更不容易的却是如何取得这些小患儿的配合。小患儿对医院有着根深蒂固的恐惧：害怕打针疼，害怕吃药苦，有的患儿甚至看见穿白大褂的医护人员就会号啕大哭。李军勤看在眼里，记在心上。她特意购买来了卡通胸针，让护士们佩戴在胸前。这时在孩子们眼中，这些护士阿姨不再是扎针护士了，而变成了“超人”“白雪公主”或者“超级飞侠中的乐迪”。与此同时，李军勤又精心准备了贴纸、小玩具等，奖励那些配合治疗的勇敢小患儿。李军勤抓住孩子们的心理，带动了同病室的其他患儿都勇敢配合治疗。

有了共同语言和物质上的奖励，掌握好与患儿的沟通技巧是关键。“老病号儿”

小力夫是儿科的常客。8岁的他，俨然对这些玩具、贴纸无动于衷。尽管护士们耐心地对他做了40分钟的宣教，他仍不肯配合扎针。李军勤知道后，很快来到床前。不一会儿，两人就成了好朋友，并还说起了悄悄话！小力夫同意配合扎针了！可他却要求扎针时，不能有其他小患者在病房——原来小力夫认为扎针时掉眼泪，会被其他小朋友看见，自己会很没面子！李军勤对护士们说：“患儿虽小，却也有自尊心，我们不能盲目地去扎针，而忽略了对患儿心理的疏导！”

李军勤一直把自己当做一名普通的护士，始终走在前、干在前，不怕脏、不怕累，不图回报，用自己的行动感染着身边的人，用自己的爱心深深打动了每一个患者家属。

家难度灾两相遇　舍下小家为大家

2009年，手足口病疫情暴发，邯郸各县区的危重急患儿，一时全部涌向市重症手足口病定点救治单位——邯郸市妇幼保健院。此时，强烈的使命感促使李军勤离开在北京治疗噬血细胞综合征（治愈率比白血病还低）的儿子，义无反顾地回到工作岗位，把自己对儿子的爱毫无保留地奉献给了每一个需要救治的患儿。

有一位从县里转来的重症患儿，呕吐后病情急剧恶化，呼吸困难，口周发绀。该患儿的姐姐已被手足口夺去了生命！看着患儿父母无助与期盼的眼神，李军勤深感责任重大。遵照医嘱，立即进行气管插管操作。当插管刚进入呼吸道，血液就顺着管腔喷射出来。李军勤口罩上、身上，都被溅满了血。没有迟疑，李军勤立刻为孩子清理呼吸道，连接呼吸机……这时，患儿出现了严重的肺水肿，分泌物过多，需要不停地吸痰、用药、监测血压、血糖……李军勤紧紧跟着医生的指令，双手不敢有丝毫停顿、懈怠——她知道，对于一个失去孩子的家庭来说，恐惧正笼罩着父母的心。如果他们这唯一的孩子，再被手足口夺去生命，这个家庭就真的被打垮了。李军勤拼尽全力，不知什么时候她已跪在冰凉的地面进行着抢救……此时，她已连续工作近三十个小时。

经过治疗，患儿病情得到了控制，转危为安。出院时，患儿的父母扑通跪下，李军勤急忙上前搀扶，而家长坚持不起来，情绪激动地说：“孩子到医院抢救时，您也是这样跪着给孩子抢救的，没有你，就没有我们的孩子的生命啊！谢谢你，我们家的救命恩人！”

然而，李军勤可爱的儿子，却因未能尽早完成骨髓移植手术而心力衰竭永远地离开了她。多少个不眠之夜，又有多少次，她的眼睛肿成桃子……而当她穿上护士服，戴上燕尾帽，展现在大家面前的依然是一个傲骨铮铮的护士长；依然是一个待患者如亲人，柔情似水的护士长。她教育科室人员说：无论我们遇到什么样的坎儿，心里有多委屈，但只要你选择穿上这身护士服，就必须收起思绪全身心投入工作！

春蚕到死丝方尽　蜡炬成灰泪始干

她在平凡中闪光，在创新中进取。从初出茅庐的护校毕业生到经验丰富的护理专业带头人，再到如今的儿童健康管理中心，她不断学习全新的管理理念，以适应新形势的需要，完成由过去的单纯管理型向现代人性化管理方式的转变。

她说救死扶伤是医务人员的天职，只有努力学习，加倍工作，把学到的知识都用在为患者解除病痛上，才无愧于白衣天使这个光荣称号。她在平凡的岗位上奉献着自己的青春，兢兢业业，脚踏实地，对患儿极端负责，对工作精益求精，怀着对护理的殷殷深情，开拓创新、勤勉奋进。

陈晓洁

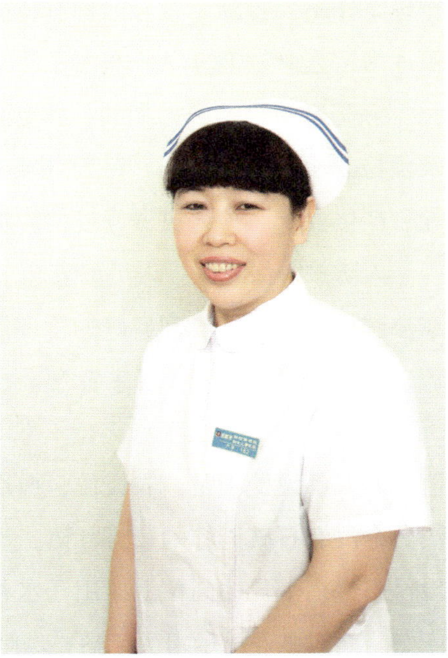

陈晓洁，1989 年毕业于河北医学院邯郸分院，现任邯郸市妇幼保健院护理部副主任，产科护士长，孕妇学校负责人兼孕妇学校主讲师、孕期营养指导师，在平凡的工作岗位上扎实工作，无私奉献实现自身价值。先后获得河北省白求恩式医药卫生工作者，河北省卫生系统优秀护士、河北省美丽护士等荣誉称号。

陈晓洁常常对科室护士说："选择了护士这个行业，就选择了奉献。"在护理工作中，她总是严格要求自己，力争精益求精，最大限度地解决孕产妇的困难和痛苦，每逢科室有危重病人，即使不值班半夜也常常到科室巡视，对值班护士千叮万嘱严防发生一丝差错。每当其他护理人员遇到难以解决的棘手问题，她总是随叫随到，从不例外。陈晓洁说：“一定要像对待家人朋友一样对待每一位孕产妇，对于我们来说这只是一次生产，但是对于孕产妇来说可能就是一生。”

作为护士长，陈晓洁不但对孕产妇细心地呵护，对科室护士更是细致入微的关怀。科室年轻护士较多，工作的迷茫，生活的困惑常常困扰着这些年轻的护士。她总是能第一时间了解情况，帮助护士解决问题。她犹如妈妈呵护着自己的孩子一样，让她们在成长的道路上平稳地前行。

她还潜心研究孕期营养知识，创建了孕妇学校，现在邯郸市妇幼保健院孕妇学校在邯郸市独具规模，授课老师也从一名增加的现在的十七名，这些授课老师都是在她的培养指导下一步一步走上授课的讲台。在她的言传身教下，孕妇学校的两名授课老师先后获得“河北省优秀讲师”的荣誉称号，她将学“传帮带”的精神发挥得淋漓尽致。

为进一步提高护理质量，改善服务态度，保障医疗安全，为医院发展建设储备护理力量，根据护理部的工作计划，制定妇产科系统护理工作计划及远期目标，在护理队伍的建设中，注重人才培养及学习，努力打造学习型护理团队，优质的护理工作不仅得到了领导的称赞，也得到了患者及其家属的信任与认可，并多次被评为 “星级护理单元”称号 。

新冠肺炎疫情防控期间，作为护理部副主任，负责丰收院区院感、发热门诊及预检分诊的督导工作。每天带领丰收院区各科室护士长进行疫情防控检查与督导，严格要求医护人员做好疫情防控，消毒，流调等相关工作。指导医护人员做好个人防护，保障医护人员的安全。并建立病房陪护登记表，严格管理陪护人员，在全院推广使用，取到良好的管理效果。工作时以身作则、不辞辛苦带领全体护理人员严格管控，守护了患者安全。

陈晓洁在平凡的工作岗位上数十年如一日，扎实工作，无私奉献实现自身价值。人人都说护士是白衣天使，像蝴蝶一样轻盈，像羽毛一样温柔，像云朵一样洁白，没有石破天惊的豪言壮语，没有轰轰烈烈的惊人行动，有的只是默默无闻地付出，在平凡的岗位上，用汗水和心血缔造着一个又一个生命的奇迹。面对孕产妇、面对事业，她得失无悔，奉献更无悔。

第十八章 医院人物

第一节 院领导简介

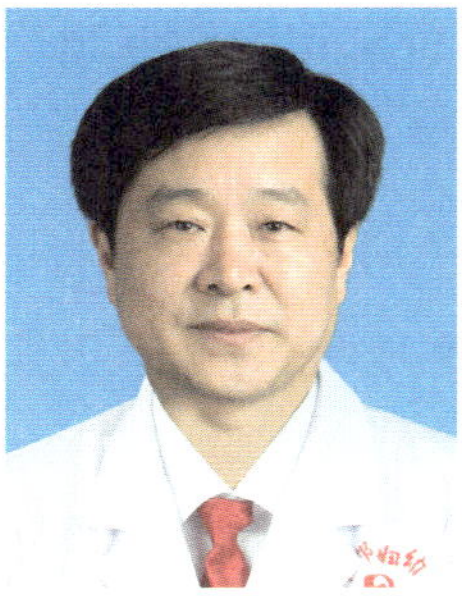

任朋顺，男，汉族，1965年2月出生，中共党员，本科学历，主任医师，邯郸市妇幼保健院党委书记、院长、保健所所长，邯山区第八届、第九届人民代表大会代表。中国妇幼保健协会常务理事、中国妇幼保健协会中医和中西医结合委员会副主任委员、中国妇幼保健协会出生缺陷防控专业委员会特别顾问、河北省优生优育协会副会长、河北省医院协会理事、邯郸市医院协会常务理事、邯郸市卫生法学会副会长、邯郸市首批市管优秀专业技术人才。1984年7月参加工作；1987年10月至2001年2月，在邯郸市防疫站担任主管医师；2003年7月至2007年6月，担任邯郸市卫生局中医管理处处长；2009年6月至2011年2月，担任邯郸市卫生局卫生监督与疾病控制处处长；2011年2月始担任邯郸市妇幼保健院党委书记、院长、保健所所长。先后获得全国妇幼健康服务工作先进个人、全国“白求恩式好医生”、中国结核病控制项目先进个人、2017年度医院管理创新新锐人物、河北省维护妇女儿童权益先进个人、河北省实施妇女儿童发展规划先进个人、河北省卫生应急先进个人、河北省妇幼卫生工作先进个人、河北省医德先进个人、第七届邯郸市市长质量管理奖、邯郸市红十字会工作先进个人、市直机关优秀共产党员等荣誉称号。科研成果、课题科研情况：完成河北省卫生厅科研重点课题《非营养性吸吮及早期经口喂养在早产儿微量喂养的应用研究》一项；《消肿祛斑胶囊治疗下肢淤血性皮炎的临床研究》，河北省中医药学会科学技术一等奖，第二完成人；《清肺渗湿汤对哮喘大鼠肺组织效应细胞凋亡的影响和对凋亡调控的干预》，河北省中医药学会科学技术二等奖，第四完成人；《脑囊尾蚴病免疫学抗体检测诊断标准的正确判断研究》，邯郸市科技进步一等奖，第一完成人；《英连降胃颗粒治疗胆汁反流性胃炎的临床研究》获得河北省科学技术成果证书，第三完成人；《地黄汤联合血液透析滤过治疗尿毒症难治性高血压临床应用研究》，河北省科学技术厅，第六完成人，并合作《吸入一氧化氮防治支气管肺发育不良多中心临床研究》《早产儿 RDS 发生率及其影响因素多中心调查》等多项科研课题。

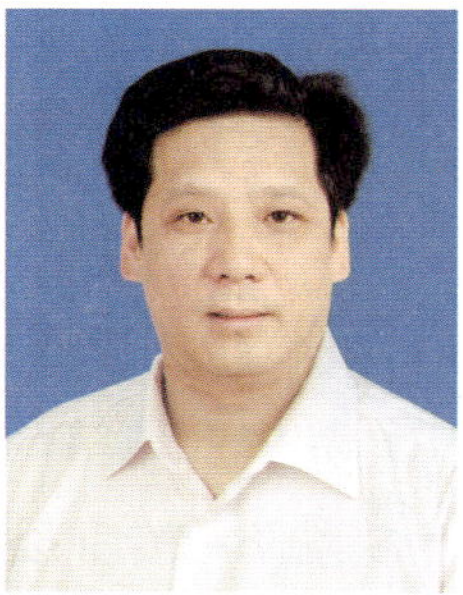

王贵生，男，汉族，1964 年 1 月出生，中共党员，邯郸市妇幼保健院党委委员、副院长。1985 年 7 月毕业于河北医学院邯郸分院；1985 年 8 月参加工作；1991 年 8 月至 1996 年 9 月，邯郸市妇幼保健院党办室干事；1996 年 9 月至 1998 年 10 月任市妇幼保健院团委副书记、书记；1998 年 10 月至 2009 年 7 月任市妇幼保健院监察室主任兼团委书记（其间：1999 年 9 月至 2002 年 7 月在河北省委党校经济管理专业学习；2007 年 7 月至 2009 年 7 月在邯郸市卫生局挂职，任机关党委副书记）；2009 年 7 月任邯郸市妇幼保健院党委委员、副院长。先后被评为河北省妇幼卫生工作先进个人，市优秀团务工作者，记三等功，市直工委优秀党务工作者，市卫生局优秀共产党员等荣誉称号。

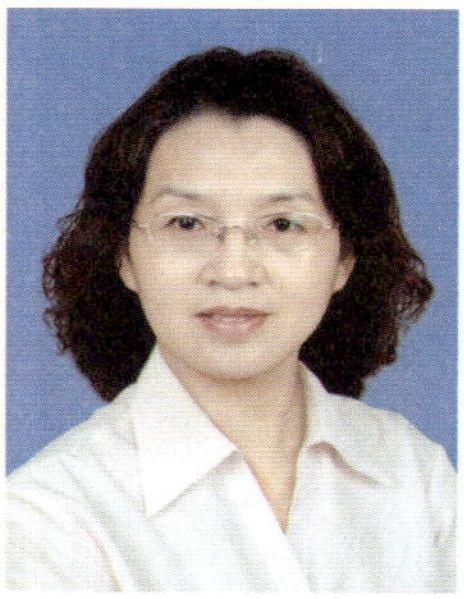

张利敏，女，汉族，1968 年 1 月出生，河北大名人，中共党员，邯郸市妇幼保健院党委委员、纪委书记。1990 年 9 月毕业于邯郸大学中文秘书专业；1990 年 9 月至 1994 年 12 月在邯郸地区建材公司办公室工作；1994 年 12 月在邯郸市中医院工作； 2001 年 1 月至 2010 年 2 月任邯郸市中医院人事科科长；2010 年 2 月开始任邯郸市妇幼保健院党委委员、纪委书记。先后荣获：1995 年邯郸市新长征突击手、2001 年邯郸市“优秀人民公仆”宣传评选活动个人参评一等奖、2004 年邯郸市思想政治工作创新奖、2011 年—2015 年度连年荣获市直卫生系统优秀共产党员称号、2013 年邯郸市十佳共产党员、2014 年河北省巾帼建功标兵及市直机关优秀共产党员、2017 年被现代护理报社评为“卫生新闻宣传工作先进个人”、2018 年被医院管理论坛报社评为“2017—2018 年度卫生新闻宣传工作先进个人”、2019—2020 年度全国卫生新闻宣传工作先进个人、2021 年被邯郸市卫健委评为“创新工作标兵”。

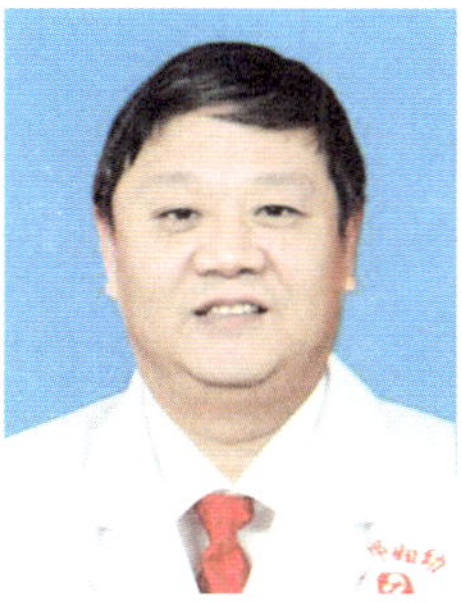

郭占红，男，汉族，1965年4月出生，中共党员，本科学历，主任医师。邯郸市妇幼保健院业务副院长。河北省医师协会小儿外科医师分会第一届委员会常务委员、河北省妇幼保健协会首届机构建设专业委员会委员、首届妇幼介入医学专业委员会常委委员、首届先心病筛查与诊治专业委员会副主任委员。1987年7月毕业于河北医学院邯郸分院医疗系；1993年7月邯郸市妇幼保健院儿外科工作；2005年7月任儿外科副主任；2008年12月任儿外科主任；2011年2月始任市妇幼保健院业务副院长。2011年1月至2013年12月到新疆和静县医院开展援疆帮扶工作。从医30余年，在儿外科任职期间，工作积极创新，先后开展了新生儿消化道各类先天性畸形手术、成功为4个月和6个月大婴儿施行了肝母细胞瘤切除术，围手术期新生儿静脉营养治疗也做到了系统化、规范化，为新生儿获得良好治疗效果提供了营养支持，填补了医院儿外科及新生儿外科手术治疗的多项空白。曾获得优秀共产党员、邯郸市第二届医师节优秀援疆医师、先进工作者、劳动模范等个人荣誉。参加科研项目两项，均获得省级科研奖。发表国家级论文6篇，省级论文十余篇。

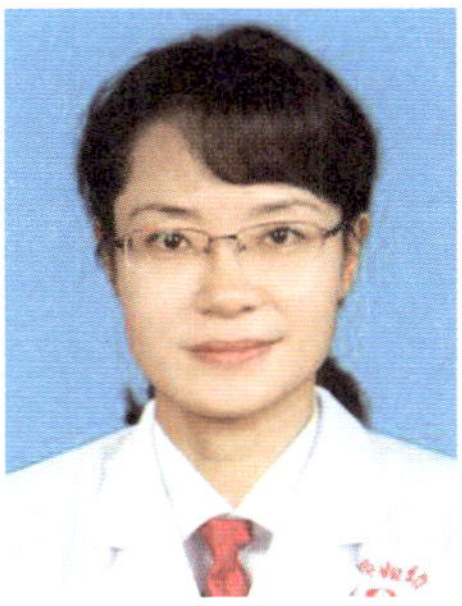

秦文平，女，汉族，1968年4月出生，河北邯郸人，中共党员，本科学历，主任医师。邯郸市妇幼保健院业务副院长。河北省妇幼保健协会首届产后母婴康复专业委员会常务委员，河北省妇幼保健协会妇女保健专业委员会常务委员，第二届河北省妇幼保健协会常务理事，河北省妇幼保健协会首届助产分会常务委员，河北省妇幼保健协会首届妇女儿童口腔保健专业委员会委员，河北省妇幼保健协会首届中医、中西医结合专业委员会常务委员，河北省优生优育协会围产营养专业委员会委员，河北省妇幼保健协会促进自然分娩专业委员会副主任委员、河北省妇幼保健协会首届妇科肿瘤防治专业委员会副主任委员、河北省妇幼保健协会妇女健康管理专业委员会常务委员、河北省盆底康复及健康促进项目专家委员会委员等。1986年9月至1989年9月毕业于河北医科大学邯郸分院医疗系；1989年9月在邯郸市妇幼保健院参加工作（其间：2001年9月至2004年6月在河北医科大学临床医学专业学习）；2011年2

月至今任市妇幼保健院业务副院长。曾参加过援川和三年的援疆工作。常年在妇科专家门诊坐诊，对妇产科各种疾病的诊治有丰富的临床经验，擅长妇科肿瘤、妇科内分泌病症、宫颈疾病和高危妊娠的诊治，熟练操作妇产科各种手术。先后荣获中共中央组织部、中共中央统战部、国家发展和改革委员会、人力资源和社会保障部联合颁发的全国对口支援新疆先进个人；省级先进工作者；省级创优争先先进个人；民族团结先进个人等称号。获省、市级科技进步奖三项，发表国家级论文20余篇，出版医学著作一部。

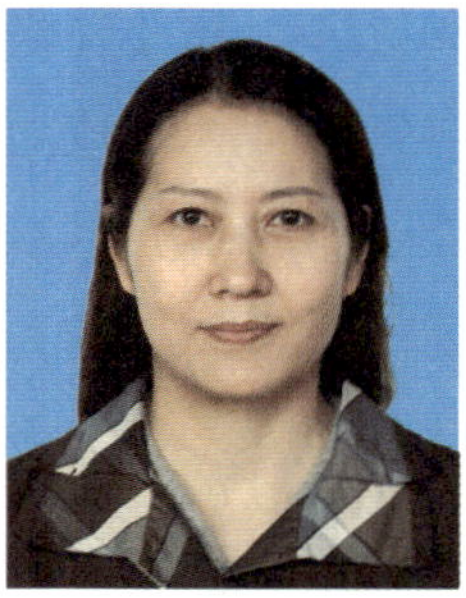

程秀芳，女，汉族，1971年12月出生，籍贯河北省邯郸市峰峰矿区，中共党员，邯郸市妇幼保健院党委委员、副院长。1993年6月毕业于邯郸市财经学校；1993年11月至2005年7月，在市妇幼保健院财务科工作（其间：2001年9月至2003年12月，参加省委党校经济管理专业学习；2003年5月晋升为会计师）；2005年7月至2007年12月任市妇幼保健院财务科副科长；2007年12月至2011年9月任市妇幼保健院财务科科长； 2011年9月至2018年2月，任邯郸市传染病医院纪委书记；2018年3月至今，任市妇幼保健院党委委员、副院长。先后荣获2010年度院“十佳工作者”；2009、2010年度市卫生局工会积极分子等称号。

第二节　部分往届院领导简介

一、党政正职

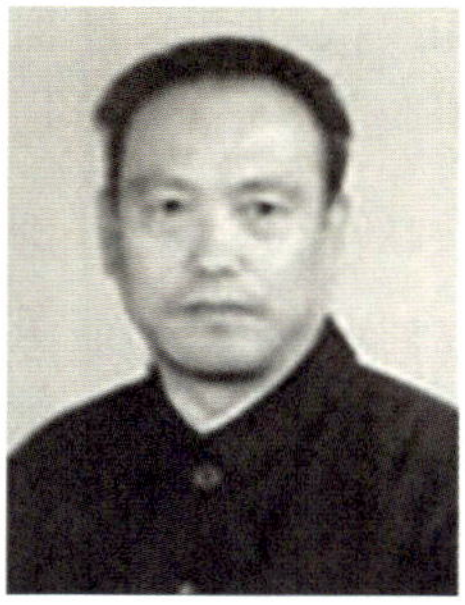

黄英杰，男，汉族，1930年9月出生，河北省饶阳县人，中共党员，毕业于中国人民解放军军医医学院。1982年6月至1987年12月担任邯郸市妇幼保健院院长。1946年11月至1947年1月，在新兵团宣传队担任宣传员；1947年1月至1949年5月，晋察冀野战军三纵队七旅二十一团卫生队看护员；1949年5月至1954年2月，担任63军187师561团卫生队调剂员、司药、司药长；1954年3月至1955年10月，解放军13军医学校学员；1955年11月至1963年7月，187师卫生队军医；1963年8月至1967年7月，齐齐哈尔军医学院学员；1967 年 8 月至 1982 年 5 月，解放军第一通信团卫生队军医、卫生队队长、卫生科科长；1982 年 6 月转业到邯郸市妇幼保健院任院长；1987 年 12 月，离职休养。1948 年，在晋察冀野战军三纵队七旅二十一团卫生队工作积极，立小功一次，1952 年，志愿军 63 军 187 师 561 团后勤处五次战役时因作战救护工作积极立三等功一次。先后发表《肠系膜上动脉综合征》《冠心病综述报道》等多篇论文。

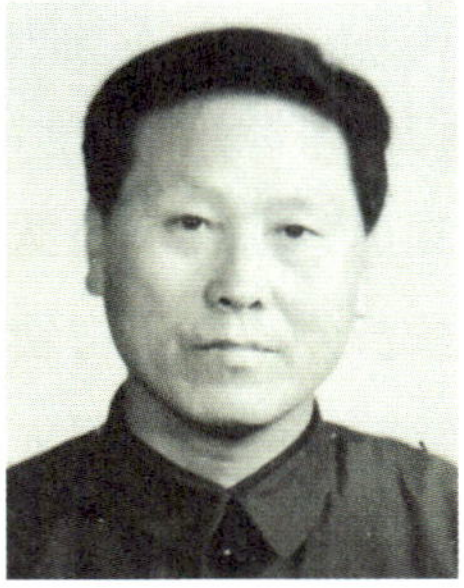

王立祥，男，汉族，1934 年 10 月出生，河北魏县人，中共党员，1986 年至 1993 年任邯郸市妇幼保健院党总支部书记。1951 年 6 月参加中国人民解放军；1953 年 10 月，担任解放军华北第五后方医院学员、护士； 1965 年 1 月，担任解放军 255 医院外一科护士长；1966 年 5 月，担任第 255 医院政治处干事；1969 年 9 月，担任第 255 医院政治教导员；1971 年 3 月，担任第 108 野战医院协理员；1979 年 5 月，担任解放军 108 医院政治处副主任；1980 年 11 月，担任解放军 108 医院副政委；1982 年，转业到邯郸市妇幼保健院，从事党务和组织工作；1983 年至 1993 年曾先后担任邯郸市妇幼保健院党总支副书记、党总支部书记兼工会主席；1994 年退休。1953 年至 1954 年立三等功两次、1957 年被评为军区后勤社会主义建设积极分子、1977 年被评为军区后勤先进政治思想工作者等。

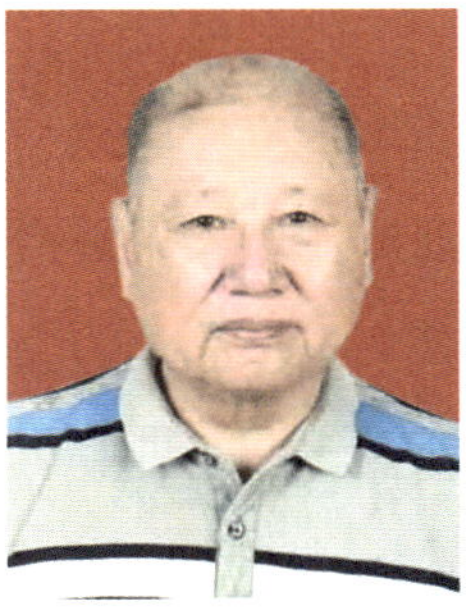

田浩明，男，汉族，1946 年 10 月出生，湖南省石门县人，中共党员，高级政工师。1991 年 10 月至 2006 年 12 月担任邯郸市妇幼保健院党委副书记（正院职）。1965 年 1 月至 1984 年 4 月，在广州军区服兵役，任干事、教导员等职位；1984 年 4 月至 1987 年 6 月，在邯郸市卫生局政工科工作；1987 年 7 月至 1991 年 10 月，在邯郸市传染病医院任副书记。在部队期间，荣获两次“三好战士”称号。荣获 1990 年邯郸市优秀思想政治工作者。1996 年立三等功一次；荣获市卫生局、市直工委优秀共产党员、优秀党务工作者、精神文明点建设先进个人 3 次。2000 年获省卫生系统优秀思想工作者等荣誉称号。

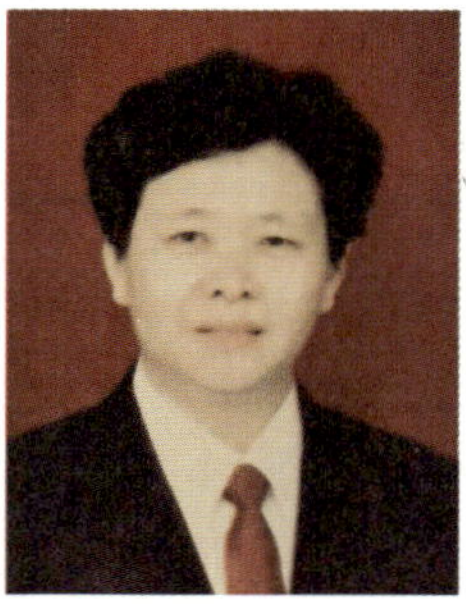

王九英，女，汉族，1947 年 10 月出生，中共党员，主任医师。1994 年 2 月至 2001 年 2 月担任邯郸市妇幼保健院党委书记、院长、妇幼保健所所长。擅长中西医结合治疗小儿腹泻、小儿消化不良、营养性贫血等各类儿科疾病，并熟练掌握妇幼保健科研设计、医学统计、大型妇女病发病情况调查和防治措施的制定和落实，善于加强全市孕产妇系统管理和小儿系统管理等。1995 年《中华儿女》杂志“世界第四次妇女大会专题文章”刊登了《王九英与邯郸市妇幼保健院》。曾先后荣获全国妇幼卫生先进工作者、全国优秀儿童工作者、河北省妇幼卫生先进工作者、河北省医德医风建设标兵、白求恩奖章、河北省劳动模范、邯郸市首届巾帼建功标兵、邯郸市优秀共产党员、邯郸市科技拔尖人才。先后发表《邯郸市高危孕产妇发病情况调查与死亡分析》《邯郸市幼儿死亡监测情况分析》《中药系列外敷治疗新生儿脐炎的临床研究》等多篇论文；《儿童与家庭医生顾问》《社区卫生保健实用问答》《卫生管理词典》6 部论著；科研成果《儿童生长发育监测速查盘》获邯郸市科技成果二等奖等。

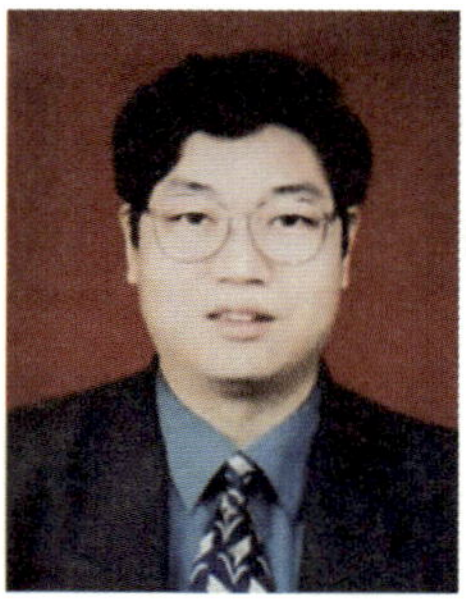

索俊生，男，汉族，1963 年 4 月出生，河北临漳人，中共党员，主任医师，高级政工师。2000 年 7 月至 2001 年 2 月，任邯郸市妇幼保健院党委副书记、副院长，主持全面工作；2001 年 2 月至 2011 年 2 月，任邯郸市妇幼保健院党委书记、院长、保健所所长（其间：2009 年 3 月，同时兼任市中西医结合医院总支委员、副院长）。1984 年 8 月至 1993 年 7 月在邯郸地区爱卫办、地办室工作；1993 年 7 月至 1996 年 6 月在邯郸市卫生局地办室工作；1996 年 7 月至 2000 年 7 月，任邯郸市卫生局党办室副主任。先后被授予河北省首届十佳院长、河北省五四青年奖章、河北省抗击非典先进个人、河北省思想政治工作先进工作者、邯郸市思想政治工作创新奖、邯郸市劳模、邯郸市优秀政研会工作者等多项荣誉称号。

二、党政副职

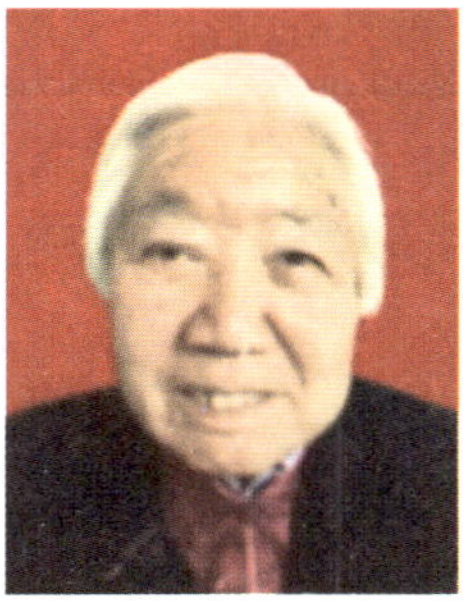

李春和，女，1929年4月出生，河北满城县人，中共党员。1978年至1983年担任邯郸地区妇幼保健站副站长。1947年至1949年，华北第三后方医院六分院看护；1949年至1950年，唐山市干部疗养所护士；1950年至1953年，保定地区医院护士；1953年至1958年，保定速成中学学员；1958年至1963年，河北省医学院学员，其间被评为社会主义建设积极分子；1963年至1972年，在邯郸地区医院担任妇科副主任；1972年至1978年，在邯郸地区计划生育办公室担任办事员；1978年，担任邯郸地区妇幼保健站副站长，1983年离休。

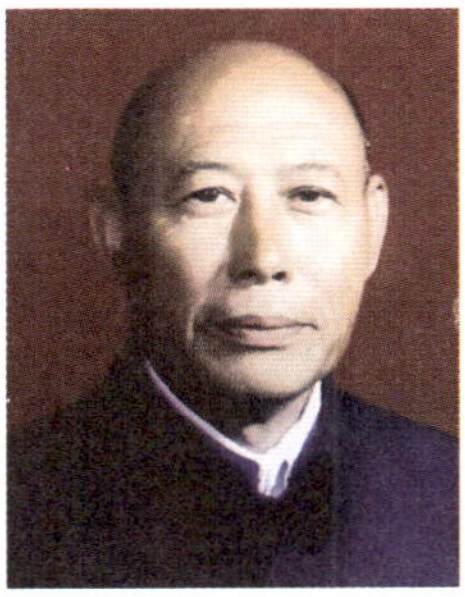

王福生，男，汉族，1925年8月出生，河北献县人，中共党员。1980年3月至1983年12月担任邯郸市妇幼保健院副院长。1938年至1944年3月，在本地参加抗日活动，任抗先队队员、村治安员、小区区交通员；1944年3月至1945年3月，冀中军区八军区献县四区大队战士，其间在冀中八军分区卫生学校学习；1945年3月至1945年6月，在本县四区区小分队担任卫生员；1945年6月至1947年11月，冀中野战十二旅三十四团二营担任卫生班长；1947年11月至1949年4月，担任三纵队卫生部手术队护士、手术队见习军医；1949年4月至1953年11月，担任六十三军后勤部医训队学员、后勤部军医；1953年11月至1955年5月，一八八师五六四团卫生连长兼主治军医；1955年5月至1959年2月，在一八八师五六四团担任卫生主任；1959年2月至1964年7月，在一八八师卫生营收容所担任所长兼主治军医；1964年7月转业到邯郸市传染病医院任副院长；1980年3月任邯郸市妇幼保健院副院长。1983年12月离休，享受县级政治生活待遇。1949年大西北进军中因工作成绩突出立小功一次；1951年在抗美援朝战斗中立三等功一次。

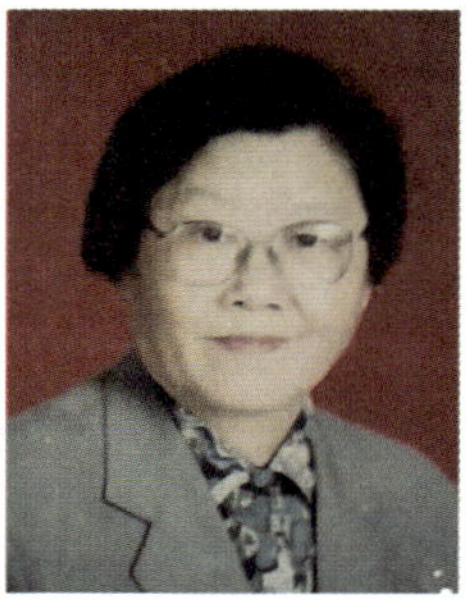

杨冠英，女，汉族，1932年3月出生，上海人，中共党员，副主任医师，1980年至1988年，担任邯郸市妇幼保健院党委委员、副院长。1951年9月至1952年2月，在上海市公安局工作；1952年9月至1955年9月，上海第一医学院学生；1955年10月至1979年4月，邯郸市第一医院妇产科主治医师；1979年5月至1980年11月，邯郸市电业局医院主治医师；1980年12月至1988年，担任邯郸市妇幼保健院党委委员、副院长。曾先后获得市直卫生系统优秀知识分子、中华医学会河北省邯郸市分会积极分子、社会主义物质文明和精神文明建设作出突出贡献者等荣誉。1988年科研成果《中西医结合治疗女性不孕430例临床分析》荣获邯郸市优秀科技成果二等奖。

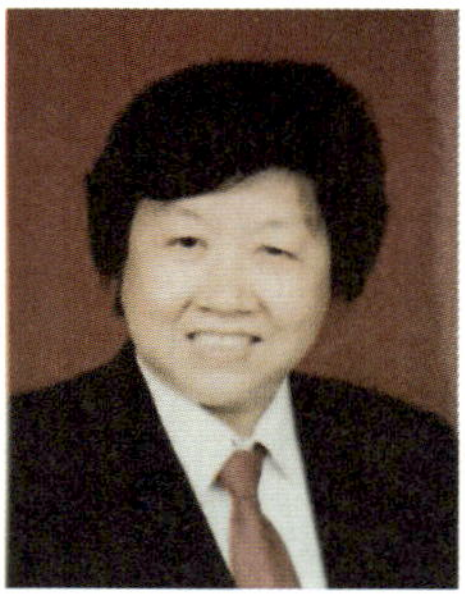

赵树英（曾用名：赵淑英），女，1942年生人，中共党员，妇产科副主任医师。1984年至1998年担任邯郸市妇幼保健院党委委员、业务副院长。1989年至1993年兼妇科主任。曾任中华医学会邯郸妇产科学会副主任委员、邯山区计划生育协会常务理事、复兴区计划生育协会副理事长。主抓妇幼保健工作时在政府支持下使邯郸市妇幼保健工作在全省名列前茅并进入全国先进行列，还主抓三项国家下达的科研项目，分别受到省卫生厅和卫生部的表彰，任期内组建了新生儿科，填补了邯郸市空白。擅长妇产科和妇幼保健专业，熟练掌握本专业各项技术操作，能处理较复杂、疑难的专业问题。曾发表国家级、省级论文多篇，专著多部。

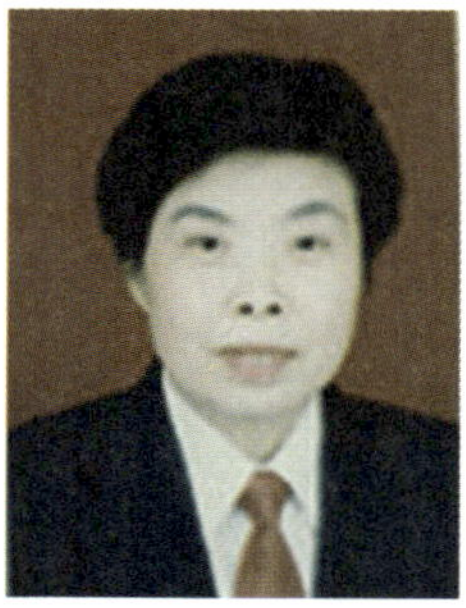

何秀学，女，回族，1952年12月出生，河北大名县人，中共党员。1997年7月至2005年7月担任邯郸市妇幼保健院党委委员、副院长。1970年12月至1975年，在峰峰矿务局报社工作；1975年至1976年，在地区食品公司担任打字员工作；1976年至1979年，河北医学院邯郸分院任团支书；1979年，在市妇幼保健院工作，主任医师；1996年7月至1997年7月，担任市妇幼保健院院长助理。先后荣获省妇幼保健人员先进工作者、民族团结先进工作者、市直优秀共产党员等称号。曾发表国家级论文 30 多篇，撰写 4 部著作，科研成果 10 项。

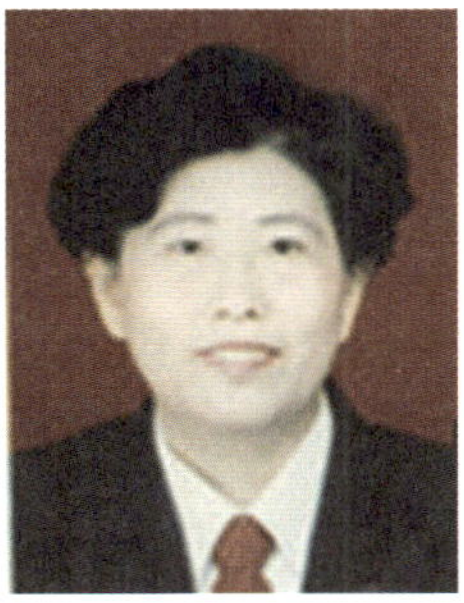

张俊英，女，汉族，1952 年 5 月出生，河北肥乡县人，中共党员，1997 年 12 月至 2005 年 7 月担任邯郸市妇幼保健院党委委员、副院长。1977 年 9 月，毕业于承德医专；1977 年 9 月至 1993 年 8 月，在邯郸地区卫生局工作，其间分别任机关党支部委员、副主任； 1993 年 8 月至 1997 年 12 月，在邯郸市妇幼保健院工作先后任儿保科副科长、婚检科副科长及遗传科科长。先后被评为河北省先进儿童青少年工作者、河北省卫生先进工作者、地区卫生局先进工作者、邯郸市维护妇女儿童权益先进个人等。1998 年科研成果《脐炎散外治新生儿脐炎的临床研究》获邯郸市科技进步一等奖；2000 年《中药紫参洗剂治疗新生儿皮炎疗效观察》获省科技成果奖；2001 年《探索社区卫生保健服务的研究》获邯郸市科技成果一等奖等。发表《邯郸地区 20 万妇女宫颈癌普查结果分析》《邯郸市婚前健康检查情况分析》等数十篇论文。

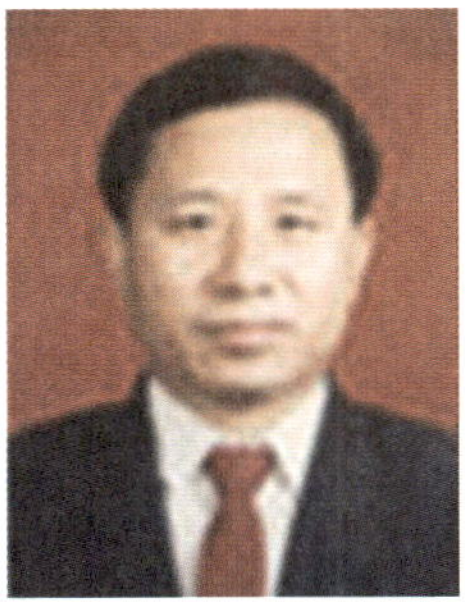

张秀岭，男，汉族，1949 年 11 月出生，河北魏县人，中共党员，高级政工师，1998 年 6 月至 2009 年 12 月担任邯郸市妇幼保健院党委委员、纪委书记。1969 年 7 月至 1970 年 12 月，在邯郸冶金矿山管理局工作；1970 年 12 月至 1976 年 3 月，在 52918 部队服役；1976 年 3 月至 1998 年 6 月，在邯郸市第二医院担任办公室主任职务；1984 年被市委宣传部评为优秀共产党员；1998 年被市直工委评为优秀共产党员；2007 年 4 月，邯郸市信访局授予邯郸市信访工作先进工作者称号。

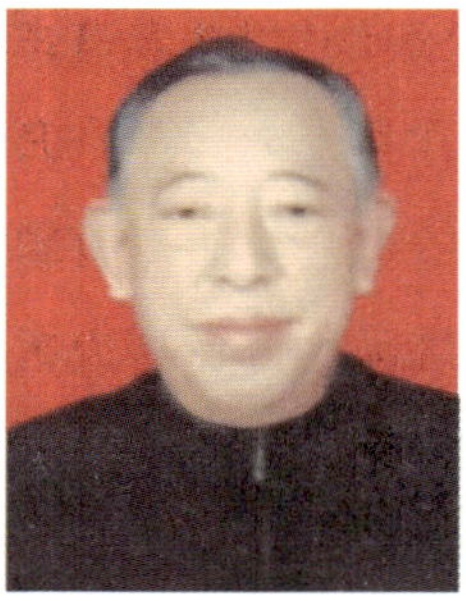

张学科，男，汉族，1953年8月出生，河北广平县人，中共党员，2001年4月至2013年12月担任邯郸市妇幼保健院党委委员、副院长。1972年12月至1976年1月，北京卫戍区警卫第四师独立三分队战士、文书；1975年加入中国共产党；1976年1月至1988年6月，在邯郸市石油化工机械厂担任组织部副部长、宣传部副部长；1988年7月至2001年4月，在邯郸市第三医院先后担任办公室主任，党委委员、副院长。先后荣获抗击非典先进个人、市卫生局优秀共产党员、优秀党务工作者称号，记三等功等。

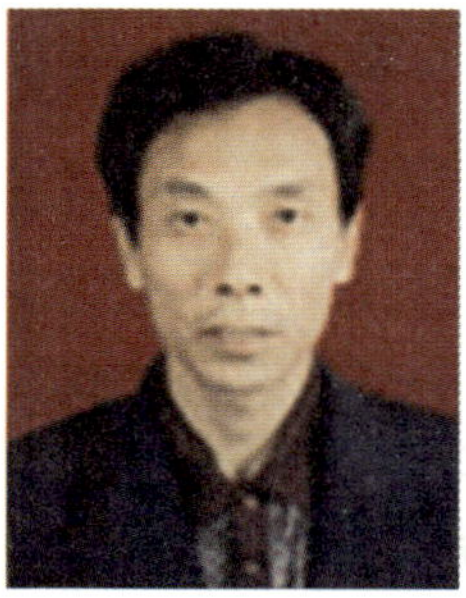

赵习林，男，汉族，1954年1月出生；河北魏县人，中共党员。2004年9月至2014年1月担任邯郸市妇幼保健院党委委员、副院长。1974年9月至1977年12月，在唐山煤炭医学院医疗系学习；1977年12月至2004年9月，在邯郸市传染病医院先后担任防疫科医师，肺科副主任，院长助理，党委委员、副院长；2007年1月至2010年1月派往刚果（金）任中国医疗队队长。先后被中央组织授予全国防治非典型肺炎工作优秀共产党员、被河北省委、省政府授予抗击非典斗争优秀共产党员、荣获河北省五一劳动奖章、邯郸市劳动模范称号。发表论文30余篇，参加科研协作和项目数十项。

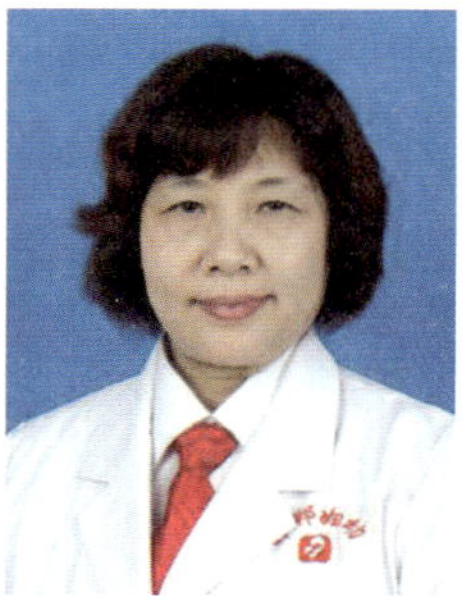

彭丽英，女，汉族，1962年11月出生，河北永年人，河北医科大学毕业，本科学历，妇产科主任医师，2006年5月至2018年3月担任邯郸市妇幼保健院党委委员、业务副院长。曾任邯郸市政协委员、中国妇幼保健协会理事、河北省医师协会妇产科分会常务理事、河北省妇科肿瘤分会理事、邯郸市医疗事故鉴定委员会委员。1983年7月在邯郸市妇幼保健院妇产科工作，从事妇产科临床工作三十余年，擅长妇科常见病、多发病、疑难病症的治疗及妇科宫腹腔镜等微创手术。特别是在妇科肿瘤，妇科内分泌的治疗方面，有独到的见解。获河北省中医药局科技进步奖一等奖1项、河北省科技局科技进步奖二等奖1项、邯郸市科技进步奖一等奖、二等奖、三等奖等多项。先后被市卫生局评为优秀共产党员、先进个人、记二等功两次等。

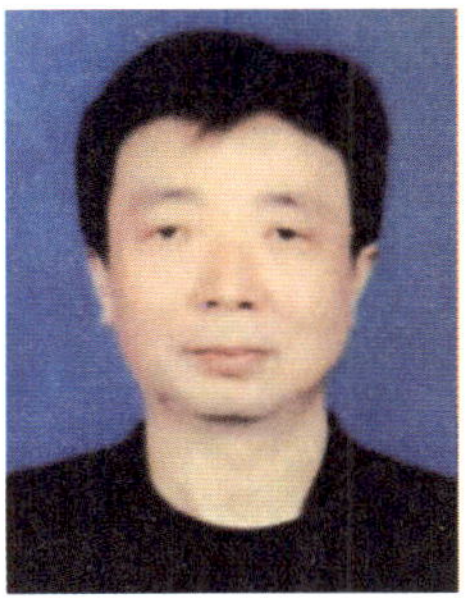

刘文翔，男，汉族，1960 年 8 月出生，河北深泽人，中共党员。2008 年 5 月至 2018 年 3 月担任邯郸市妇幼保健院党委委员、副院长。1978 年 12 月至 1979 年 12 月，二十八陆军八十二师二四六团战士；1979 年 12 月至 1980 年 3 月，二十八陆军八十二师无线通担任班长、报务员；1980 年 3 月至 1983 年 7 月，北京军区电子对抗训练大队学员；1983 年 7 月至 1988 年 8 月，北京军区直属队担任站长、电台台长；1988 年 8 月至 1990 年 2 月，在邯郸市妇幼保健院政工科工作；1990 年 2 月至 1995 年 8 月，在邯郸市妇幼保健院人事科工作；1995 年 8 月至 1996 年 5 月任邯郸市妇幼保健院老干科负责人；1996 年 5 月至 1997 年 6 月任邯郸市妇幼保健院人事科副科长；1997 年 6 月至 2008 年 4 月任邯郸市妇幼保健院人事科、老干科科长。先后被河北省爱国卫生运动委员会授予先进个人、被邯郸市委市政府授予综合维稳先进个人、记二等功、被市卫生局授予优秀共产党员等。

第三节　高级专业技术人员简介

一、在岗正高职称

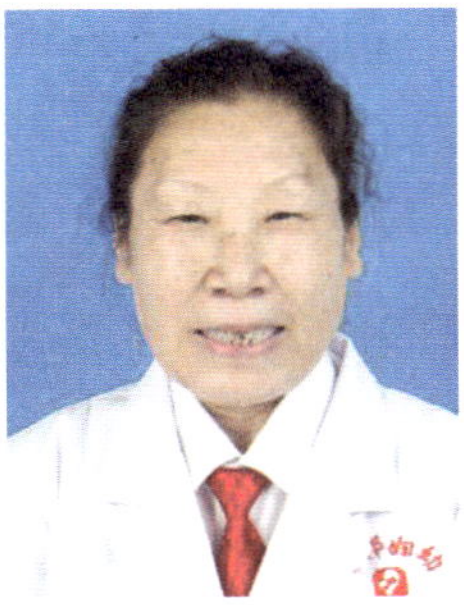

谭秀玲，女，中共党员。1947 年 11 月生于北京市崇文区。1973 年 5 月毕业于第二军医大学医疗系。从事儿科，新生儿科工作近 50 年，1983 年 1 月由部队转业到邯郸市妇幼保健院，任儿科，新生儿科医师。1991 年 9 月创建了河北省邯郸市第一个新生儿科，任科主任。现为医院名誉院长，儿科主任医师。是中宣部在央视“劳动者之歌”代表人物，第十届全国人大代表，邯郸市首届围产医学会主任委员，儿科学会副主委，省女医师协会常委，省第三、第四届围产医学会常委，全市优秀专业技术拔尖人才，全市医学重点学科带头人。常年在新生儿科专家门诊坐诊，在早产儿脑损伤，新生儿缺氧缺血性脑病，新生儿黄疸，新生儿生长发育，新生儿溶血病，新生儿康复等方面有较深造诣。荣获全国三八红旗手、全国巾帼建功标兵、全国健康卫士楷模、第 11 届宋庆龄樟树奖、第二届中国医师奖等十项国家级荣誉称号。荣获省市优秀共产党、劳动模范、医德标兵等荣誉 40 余项。被市委组织部评选为“全市优秀帮扶专家”，市委、市政府命名为“全市十大行业标兵”，省文明办、省卫生厅授予“河北省医药卫生系统优秀共产党员”“人民满意的白求恩式的医药卫生工作者”“全省燕赵百名优秀女性”等荣誉称号。

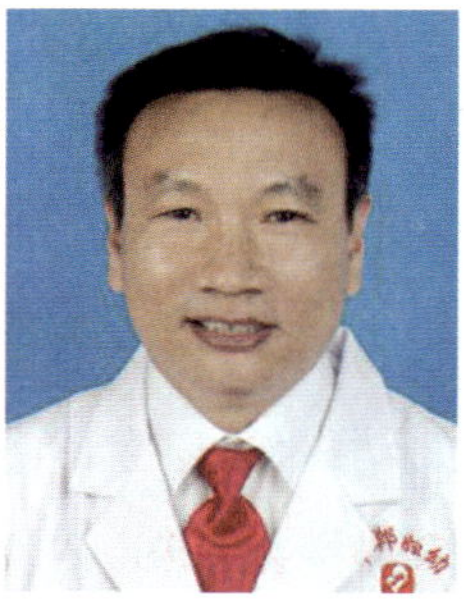

石庆生，男，汉族，1958 年 11 月出生，河北磁县人，中共党员，本科学历，主任医师，邯郸市妇幼保健院名誉院长、呼吸一科和重症医学科主任。河北省医师协会儿科分会第二、三届常务委员；河北省预防医学会儿童感染病学专业委员会副主任委员；河北省预防医学会儿童呼吸病防治专业委员会常务委员；河北省预防医学会儿童过敏性疾病防治专业委员会常务委员；邯郸市手足口病专家组组长；邯郸市医学会第七届儿科分会副主任委员；邯郸市首批优秀专业技术人才；邯郸市优秀医师。擅长儿童常见病、危重症、呼吸及手足口病等疾病的诊断和治疗，多次参加市内危重症救治及疑难病会诊，多次出席省及市内讲课。获省、部级科技成果奖 4 项，市级科技成果奖 4 项；主编著作 2 部；发表国家级论文 20 余篇。

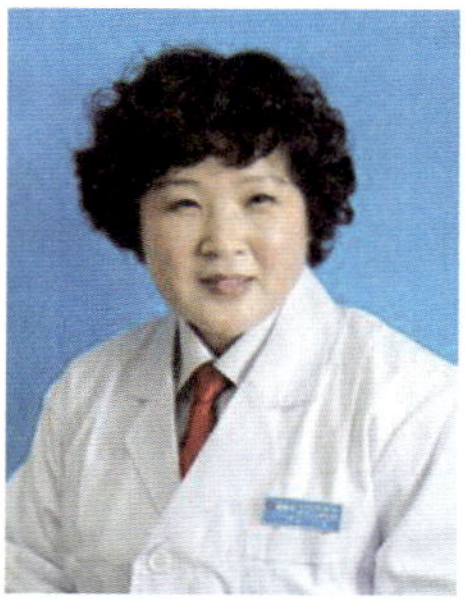

安文茜，女，汉族，1963 年 10 月出生，山东冠县人，中共党员，主任医师，邯郸市妇幼保健院产科主任，围产保健中心主任，学科带头人。中国妇幼保健协会双胎专业委员会委员、河北省医学会第六届围产医学分会常务委员、河北省优生优育协会理事等。擅长高危妊娠、围产医学、早产、围产保健、产前诊断及遗传咨询，妊娠合并症及并发症，具备较高的产科急救技术水平，率先开展了新式剖宫产术、妊娠期糖尿病筛查及治疗等新技术。完成科研 5 项，获省市级科技进步奖 3 项，共发表论文 15 篇。

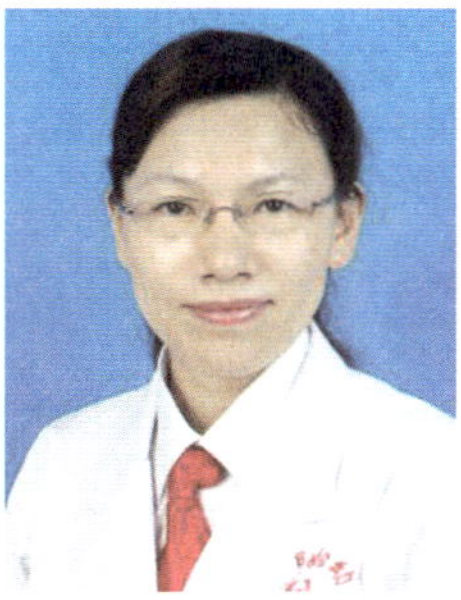

吕红艳，女，1972年6月出生，汉族，河北曲周人，中共党员，医学硕士，主任医师，邯郸市妇幼保健院新生儿科主任，邯郸市市管专家、市医学重点学科带头人、邯郸市创新团队领军人才。兼任中国医师协会新生儿医师分会委员、中国医药教育协会新生儿分会常委、中华医学会儿童神经修复委员会委员、卫健委新生儿窒息复苏省级师资资格、河北省儿童健康学会新生儿专业委员会副主任委员、河北省预防医学会遗传咨询委员会副主任委员等多项学术兼职。从事新生儿临床工作29年，擅长新生儿危重、疑难疾病诊治及高危儿管理。主持完成省市厅级课题8项，获市厅级科技成果奖8项，在国家级核心期刊发表论文40余篇。

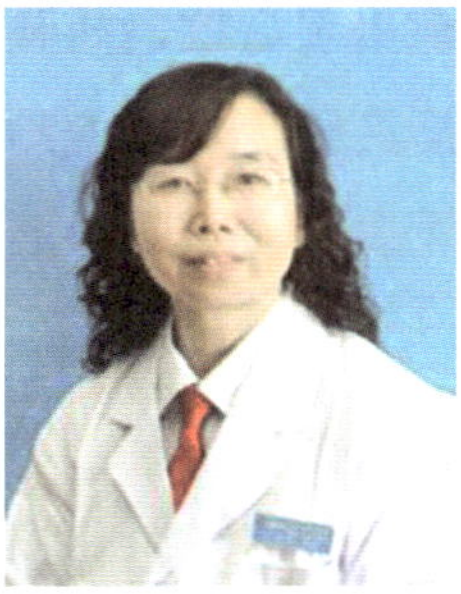

窦海燕，女，汉族，1965年1月出生，河北涉县人，中共党员，毕业于河北医科大学，本科学历，主任医师，邯郸市妇幼保健院妇一科主任。河北省优生与遗传学会常务理事、河北省妇幼保健学会会员、河北省药学会妇产科学会委员。从事妇产科临床工作30余年，熟练掌握妇产科常见病、多发病的诊治，在妇科肿瘤、妇科内分泌方面及宫颈病变方面有独到见解，擅长妇科宫腹腔镜手术方面微创治疗。完成市科技进步奖一等奖1项，二等奖2项，三等奖2项，发表国家级论文10余篇。

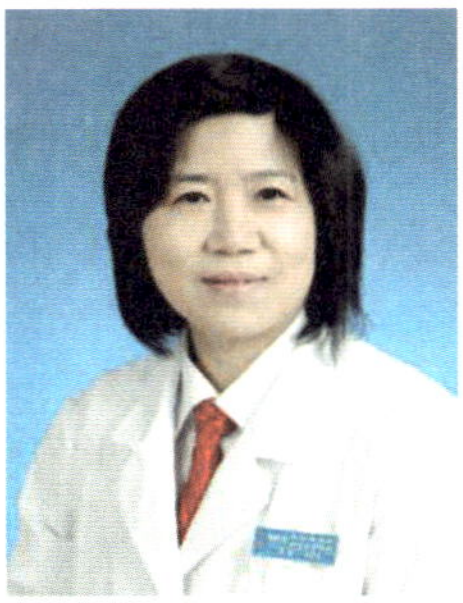

王霞，女，汉族，1964年3月出生，天津人，中共党员，主任医师，邯郸市妇幼保健院生殖医学科主任。河北省医学会生殖医学分会常务委员、河北省医师协会生殖医师分会常务委员、河北省性科学学会理事、河北省中西医结合学会男科专业委员会委员、河北省免疫医学会委员、河北省生殖健康学会常务理事、河北省预防医学会生殖健康专业委员会委员、河北省预防医学会复发性流产防治专业委员会委员。从事妇产科工作30余年，于2002年开始从事生殖内分泌、不孕不育及辅助生殖技术，擅长不孕不育症及生殖内分泌相关疾病的诊治以及控制性超排卵、人工授精、IVF-ET、减胎等辅助生育技术。2015年10月邯郸市首例“试管婴儿”诞生于医院。完成两项科研成果，其中省级科技进步二等奖、部级二等奖1项，市级三等奖1项，撰写了论著2部，发表国家级论文20余篇。

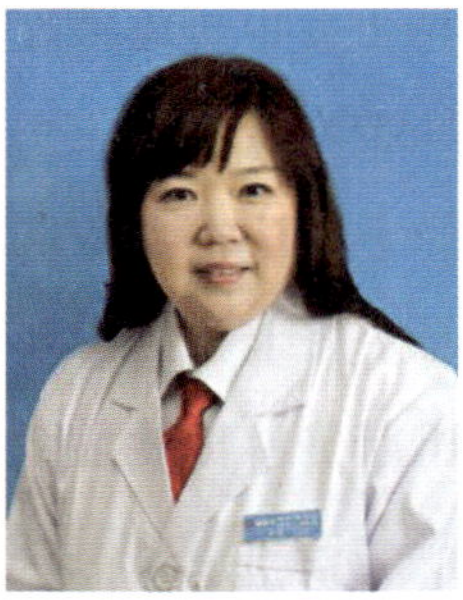

秦兰风，女，汉族，1962年1月出生，河北邢台人，中共党员，本科学历，主任医师，邯郸市妇幼保健院产二科主任。从事妇产科临床一线工作近40年，擅长围产医学，优生咨询，产前筛查及产前诊断，高危妊娠监测及处理，对产科危急，重症及合并症，如妊娠高血压疾病，早产，产科出血，失血性休克，前置胎盘，胎盘早剥，胎位不正等疾病诊断治疗经验丰富。高质量完成妇产科各类大中型疑难手术，附件肿瘤手术、子宫全切术、剖宫产术、阴道手术等各项操作技术规范娴熟。获邯郸市科技成果奖2项，共发表国家级论文10余篇。

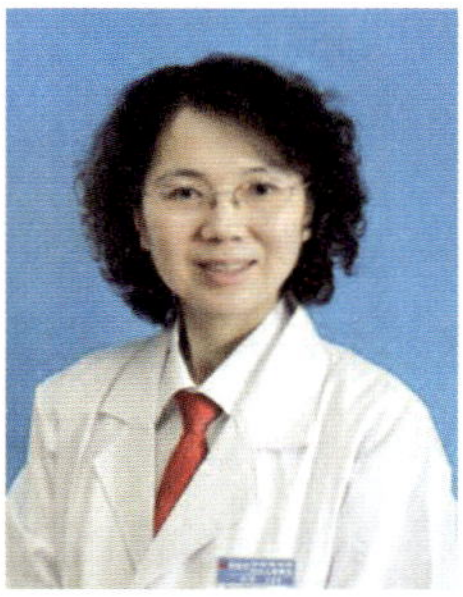

张文英，女，汉族，1968年7月出生，河北邢台人，本科学历，主任医师，中国民主促进会会员，河北省降消项目专家，河北省骨质疏松学会会员，就职于邯郸市妇幼保健院妇一科。从事妇产科临床工作近30年，经验丰富，熟练掌握妇产科常见病，多发病的诊治，擅长妇科内分泌疾病，妇科肿瘤，宫颈疾病诊治，常规妇科手术及妇科微创手术，宫腹腔镜手术技术娴熟。完成河北省卫生厅科技进步奖一等奖1项，河北省卫生厅二等奖2项，邯郸市科技进步二等奖1项，发表国家级论文20余篇。

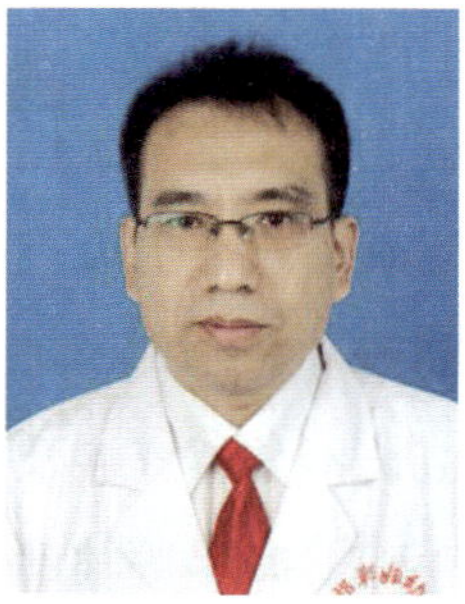

朱玉林，男，汉族，1970年2月出生，河北邯郸人，中共党员，研究生学历，主任医师，1996年参加工作，2003年调入邯郸市妇幼保健院工作，任麻醉科主任。河北省中西医结合学会委员，河北省小儿胸科麻醉委员，河北省中西医结合学会麻醉专业委员会委员，邯郸市麻醉学会常委委员，国家健康管理师三级。曾先后在河北医科大学第三医院、北京大学第一医院进修学习。擅长各种手术的麻醉，尤其是妇科、产科、儿科及危重急症抢救，相关神经并发症的防治也有丰富的经验。在邯郸市率先规范开展无痛人流、无痛分娩、无痛取卵等项目。对小儿常见病，多发病，老年心脑血管疾病等疾病的调养有丰富的经验。完成河北省成果1项，获邯郸市科技进步一等奖1项，发表国家级论文14篇，专业著作2部。

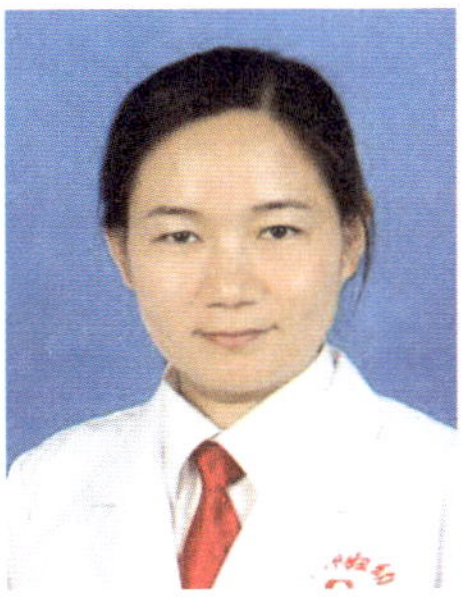

姜燕，女，汉族，1974年7月出生，天津人，中共党员，硕士研究生，主任药师，本科毕业于河北医科大学药学系，河北医科大学药学院分析学硕士。1996年在邯郸市妇幼保健院药剂科工作，任药剂科主任。同时担任多家专业委员会委员：河北省预防接种异常反应调查诊断专家、河北省预防医学会合理用药专业委员会委员、河北省药学会医院药学品质管理专业委员会委员、河北省药学会儿科药学专业委员会委员、河北省药学会抗感染药学专业委员会委员、邯郸市药品不良反应监测咨询专家。获得多项科技进步奖，发表专业论文十几篇。

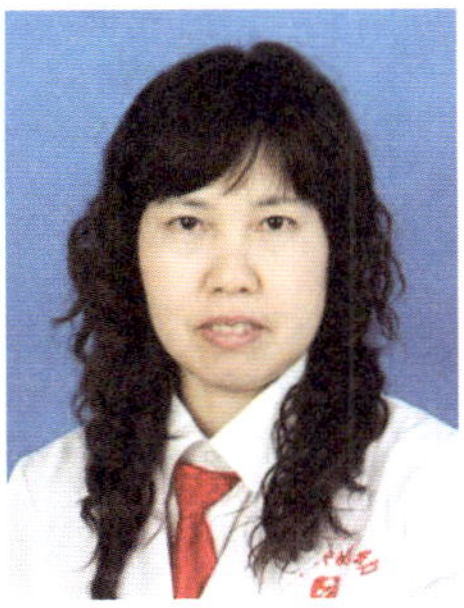

王志云，女，汉族，1965年12月出生，河北曲周县人，中共党员，本科学历，主任药师，邯郸市妇幼保健院药事指导科主任。1987年7月毕业于河北省卫校，同年8月在五矿邯邢职工总医院工作，2000年12月，调至市妇幼保健院工作，在职期间于1990年9月至1993年7月在山东医科大学学习，药学专科；2004年3月至2007年1月在沈阳药科大学学习，药学本科。从事药学专业30余年，有着丰富的业务知识和技能，擅长门诊和住院调剂工作的管理，对于处方点评、医嘱点评、临床用药以及不良反应报告等业务技能均有着独到的见解。获得成果三项，其中《中药健脾消食口服液临床应用研究》获邯郸市科学技术进步一等奖，《免疫调节剂治疗病毒性复发性皮肤病临床研究》获省厅级优秀成果一等奖，《邯郸市慢性乙肝人群病毒基因型分布状况与临床特征的关系》获市级成果三等奖。发表国家级论文6篇。

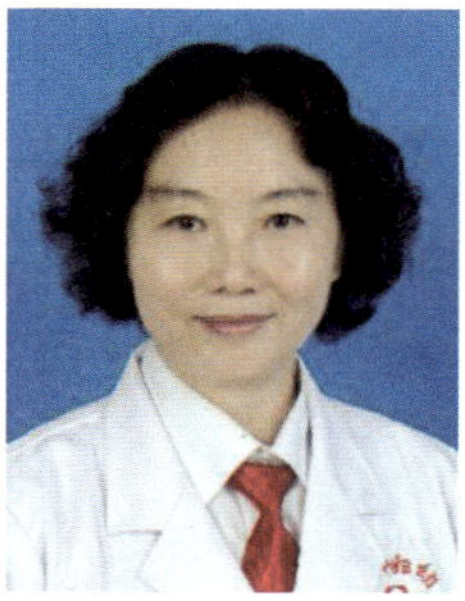

周红瀛，女，汉族，1964 年 4 月出生，江苏宜兴人，中共党员，主任医师，邯郸市妇幼保健院感染性疾病科和呼吸二科主任。河北省医学会第二届预防接种异常反应鉴定专家库成员、河北省儿童健康学会理事、河北省急救医学会第一届儿科专业委员会委员、河北省中西医结合学会第四届儿科专业委员会委员、河北省中西医结合学会第一届儿科急症专业委员会常委、河北省中西医结合学会第一届小儿消化专业委员会常委、河北省中西医结合学会第一届小儿心血管专业委员会常委、河北省健康教育与康复学会第一届儿科专业委员会常委、邯郸市健康管理协会儿童健康管理专业委员会副主任委员、邯郸市医学会儿科专业委员会常委等。从事儿科临床工作 35 年，擅长儿科常见病、多发病及危重症的诊治，尤其在小儿重症肺炎、支气管哮喘、反复呼吸道感染等呼吸系统疾病以及川崎病、脓毒症、重症手足口病、小儿腹泻等感染消化系统疾病的诊治方面积累了丰富的临床经验。共发表国家级论文 20 余篇，参编专业论著 3 部，完成科研成果 4 项。

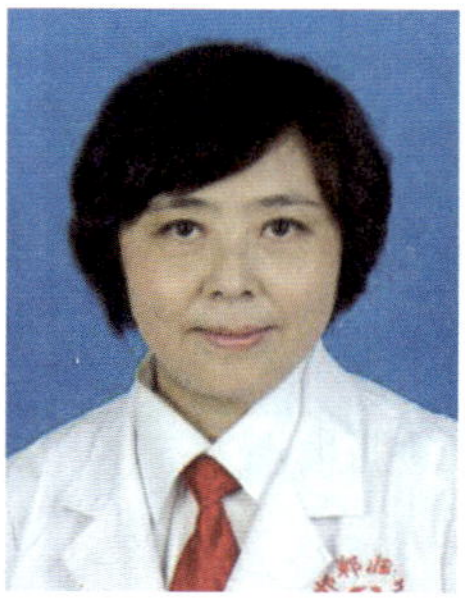

张志英，女，汉族，1962 年 9 月出生，河北成安县人，主任医师，邯郸市妇幼保健院小儿内分泌科主任。河北省儿童健康学会理事，河北省急救医学会儿科急救专业委员会委员，河北省预防医学会儿童呼吸病防治专业委员会委员，河北省中西医结合学会第一届小儿消化专业常务委员，河北神经科学会小儿神经专业委员会委员，邯郸市医学会儿科学分会常务委员，邯郸市抗癫痫协会第一届理事。从事儿科临床工作 30 余年，在小儿呼吸、消化、急救、神经等专业及手足口病重症救治方面具有较高的理论水平和丰富的临床经验。荣获河北省科技进步二等奖 2 项，邯郸市科技进步奖 1 项，发表国家级论文 20 余篇。

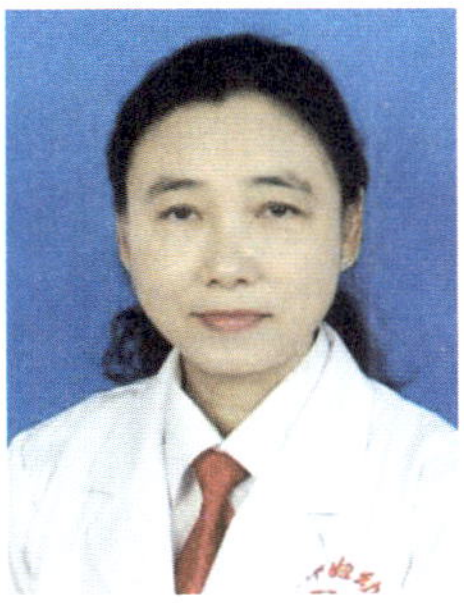

顾秀玲，女，汉族，1963年11月出生，北京人，中共党员，主任医师，邯郸市妇幼保健院儿童康复科主任。河北省针灸学会首届儿童康复专委会副主任委员、河北省儿童健康学会第一届儿童发育行为专业委员会副主任委员。1988年毕业于张家口医学院，同年分配到邯郸市第四医院儿科工作，1991年调入市妇幼保健院儿科工作，2002年4月协同原任主任王海吉共同成立儿童康复科。从事儿童康复工作30余年，擅长高危儿的早期筛查、早期干预、儿童运动发育迟缓、语言发育迟缓、智力低下、感觉统合失调、多动症、自闭症的早期筛查、评估、各种脑炎后遗症及小儿脑瘫的早期诊断、早期康复工作。至今治疗各型脑病患儿约10万人次，康复有效率达90%以上。并先后在中国康复研究中心、北京儿童医院、青岛儿童医院及河北省儿童医院等多家知名医院神经康复科进修学习，积累了丰富的临床经验。完成科研成果3项，获得邯郸市科技进步一等奖1项、三等奖1项，在国家级核心期刊上发表学术论文9篇。

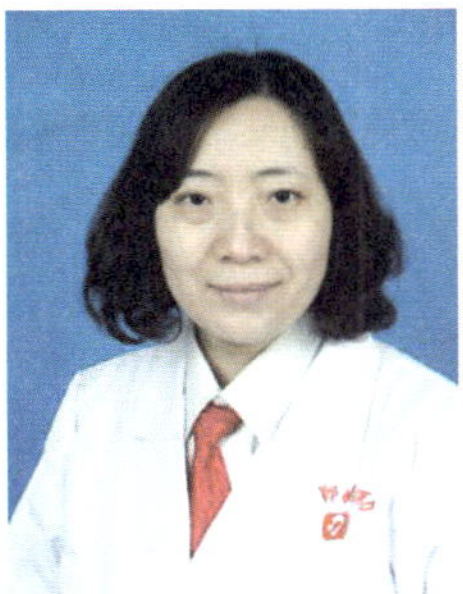

黄广丽，女，汉族，1973年11月出生，山东人，中共党员，本科学历，主任医师，邯郸市妇幼保健院儿童重症医学科（PICU）主任。从事儿科临床工作25年，擅长儿科常见病、多发病的诊断及治疗，在儿童休克、呼吸衰竭、心力衰竭、哮喘持续状态、癫痫持续状态、心律失常、糖尿病酮症酸中毒等危重症的抢救及治疗方面有丰富的经验。在儿童腹泻病、牛奶蛋白过敏等消化系统疾病、儿童肾病综合征、儿童颅内感染、抽搐等神经系统疾病及手足口病的诊断及治疗中有深厚的见解。在《中国小儿急救医学》《河北医科大学学报》《临床荟萃》等媒体发表论文10余篇，获省医学会科研1项。

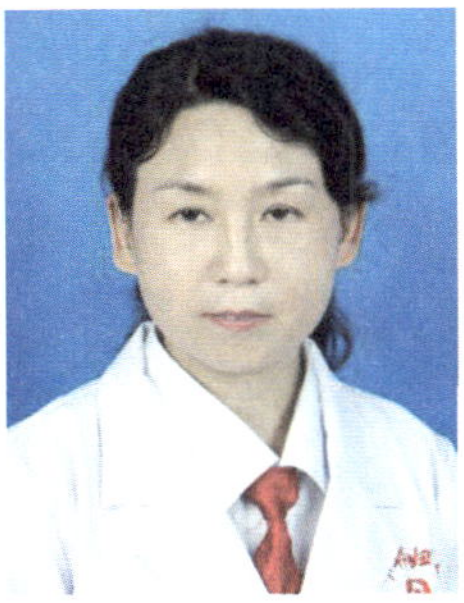

高艳霞，女，汉族，1965年10月出生，河北省邯郸市峰峰矿区，中共党员，本科学历，主任检验师，临床执业医师，邯郸市妇幼保健院检验科主任、兼任质控科负责人。中国医学装备协会现场快速检测（POCT）装备技术专业委员会委员，河北省检验医学管理协会第二届、第三届理事，京津冀妇女

与儿童保健专科联盟检验子联盟第一届常务委员，第一届河北省检验医学诊断学会委员，白求恩精神研究会检验医学分会第一届理事会理事，邯郸市病原微生物实验室生物安全管理专家委员会副主任委员等。1986 年 7 月至 1993 年 10 月在邯郸市峰峰矿区防疫站微生物检验科工作，1993 年 11 月至 2003 年 11 月市妇幼保健院检验科主管检验师，2003 年 12 月至 2006 年 10 月任检验科负责人，2006 年 11 月至 2009 年 4 月任检验科副主任，2009 年 4 月至 2020 年 3 月任检验科主任，2020 年 4 月至今任检验科主任兼任质控科科长。计划内科研项目“重症手足口病早期预警指标的探讨研究”获邯郸市科学技术进步三等奖；参与完成科研项目《胎粪吸入综合征患儿血中血小板活化因子、血栓调节蛋白及纤溶功能》等。第一作者完成检验论著一部、第一作者发表国家级核心期刊多篇。

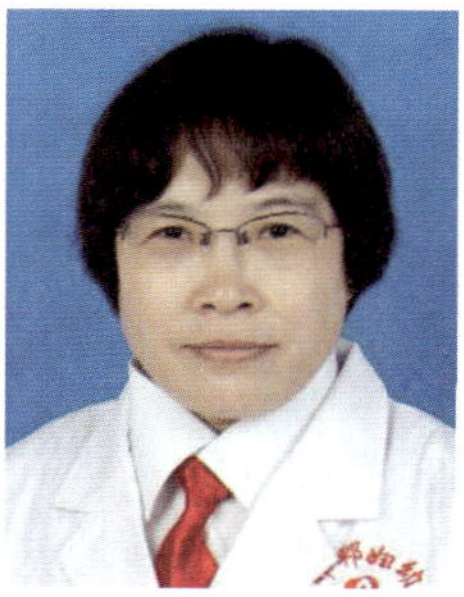

吴素静，女，汉族，1964 年 11 月出生，河北饶阳县人，大学专科学历，主任医师，邯郸市妇幼保健院新生儿科副主任。1984 年 7 月毕业于张家口医学院医疗系，同年 7 月分配到武安市医院儿科工作，1987 年 8 月调入邯郸市妇幼保健院，从事新生儿科临床工作。1996 年 9 月赴南京市儿童医院进修一年，2001 年 6 月获河北省自学考试委员会河北医科大学中医专业本科毕业证书。2002 年 12 月获得儿科副主任医师资格。2010 年始担任新生儿科副主任。2017 年 11 月获得儿科主任医师资格。2017 年 2 月赴新疆巴音郭楞蒙古自治州和静县人民医院儿科工作一年零六个月，被评为“第九批省市优秀援疆干部人才”。

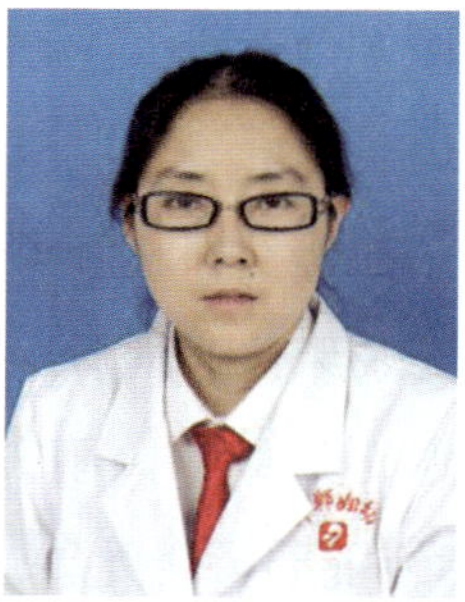

杨李红，女，汉族，1973 年 4 月出生，河北武安市人，1995 年 7 月毕业于河北医科大学，本科学历，主任医师，邯郸市妇幼保健院新生儿副主任。兼任中国医师协会新生儿分会感染专业委员会委员，河北省儿童健康学会第一届新生儿专业委员会委员。从事新生儿工作 20 余年，具有丰富的临床经验，并发表论文近 20 篇，参与完成科研成果 5 项。2020 年 4 月至 2021 年 11 月参加组织部援派新疆，支援新疆维吾尔自治区巴音郭楞蒙古自治州和静县人民医院儿科工作。

二、在岗副高职称

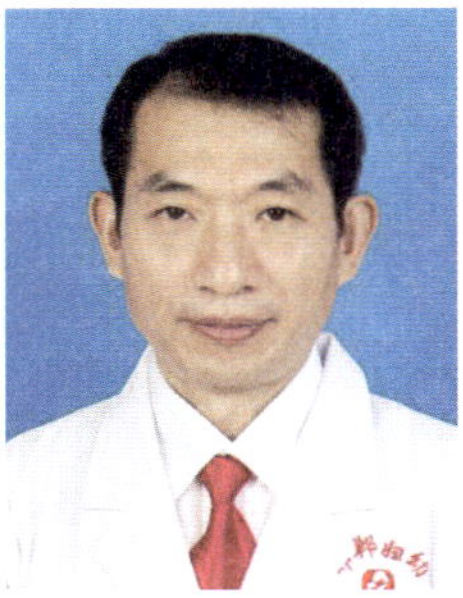

乔保军，男，汉族，1970年5月出生，河北广宗县人，本科学历，副主任医师，邯郸市妇幼保健院新生儿三科主任。河北急救医学会妇幼分会副主任委员，河北省新生儿窒息复苏培训师。擅长儿科及新生儿疑难杂症诊治，尤其早产儿急症救治与新生儿黄疸诊治，静脉营养在新生儿的应用有丰富的经验，率先在全市开展了新生儿全静脉营养（TPN）和部分静脉营养（PPN），及有创呼吸机治疗新生儿呼吸衰竭。主研的《液疗仪》国家专利产品，获中西部科学技术联合会新技术与产品博览会金奖，并获邯郸市科学进步三等奖（省级成果）。完成省级成果4项，市级成果2项，国家专利2项，《儿科精要》论著1部。

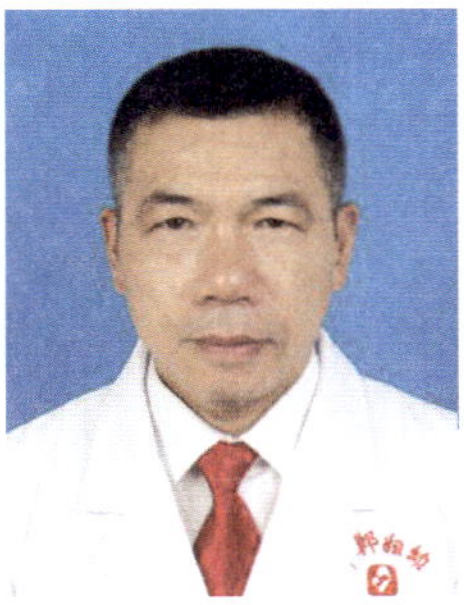

柴增良，男，汉族，1963年出生，河北磁县人，副主任医师，邯郸市妇幼保健院内科主任。1988年毕业于承德医学院，分配至邯郸市妇幼保健院内科工作，善于心脑血管疑难杂症的治疗。《中药健脾消食口服液临床应用研究》获得邯郸市科学技术进步一等奖，著有《中西医结合基层儿科实用手册》一书，发表论文多篇。

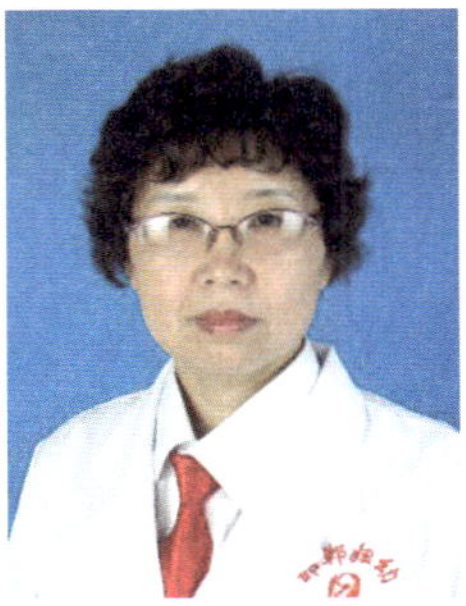

陈慧英，女，汉族，1962年2月出生，山西人，副主任医师，邯郸市妇幼保健院优生遗传科主任。兼任中国优生科学协会理事，河北省优生优育协会常务理事、河北省优生优育协会出生缺陷防治专业委员会常务委员、河北省遗传协会常务委员、河北省遗传学会遗传咨询分会常务委员、河北省遗传学会人类医学遗传学专业委员会委员、河北省预防医学会出生缺陷防治专业委员会常务委员、河北省医学会计划生育与优生学分会委员、河北省女医师协会理事。从事临床工作30年，精通妇产科各种疾病的诊治，得到多个省市级专家的认可。妇产科领域科研一项，获市级科技进步三等奖，并在国家级刊物上发表论文数篇。2005 年开始从事优生遗传工作，专职优生遗传咨询工作及产前诊断分中心全面工作，擅长多种遗传病的诊断，通过多年的孕前咨询、婚前咨询、遗传咨询工作，积累了较丰富的经验，能为前来就诊者提供满意的咨询诊断结果。同时，根据自己多年的临床经验，对多次胚胎停育的治疗也有自己的多种治疗方案，针对不同的情况采用不同的诊治方案，取得了良好的临床效果。

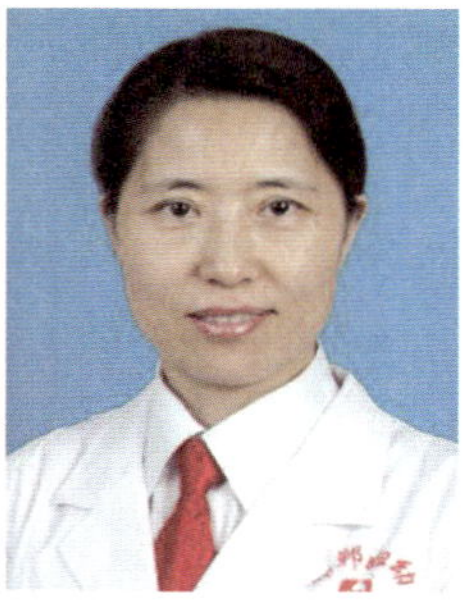

杨晓明，女，汉族，1967 年 10 月出生，河北永年区人，毕业于河北医科大学临床专业，本科学历，副主任医师，现就职于邯郸市妇幼保健院妇三科。从事妇产科工作 30 余年，擅长妇科常见病多发病、妇科内分泌疾病等的诊治，擅长宫腔镜下子宫内膜息肉电切术、子宫黏膜下肌瘤切除术、宫腔粘连松解术、选择性输卵管通液术等，腹腔镜和阴式子宫切除术、子宫肌瘤剥除术、卵巢囊肿剥除术、附件切除术等。2001 年、2005 年、2007 年作为专家下县妇幼保健院指导培训工作，2008 年作为河北省“降消”项目驻县专家下县督导工作。完成省级科研项目 1 项，获省级科技进步二等奖。完成邯郸市级科研项目 3 项，获市级科技进步三等奖 2 项，发表国家级论文 10 余篇。

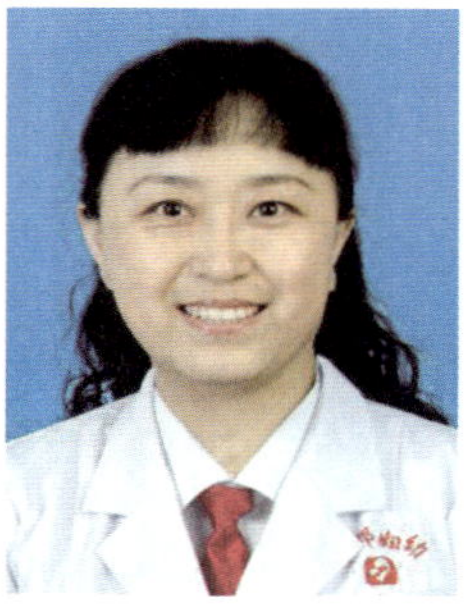

乔艳华，女，汉族，1965 年 10 月出生，河北馆陶县人，中共党员，妇产科副主任医师，邯郸市妇幼保健院保健部主任、妇幼卫生项目办主任。兼任中国妇幼保健协会全生命周期健康管理专业委员、河北省妇幼保健协会首届妇科肿瘤防治专业委员会常务委员、河北省妇幼保健协会信息专业委员会副主委、河北省生殖健康学会孕前优生分会第一届常务委员、河北省预防医学会出生缺陷防治委员会专委会委员、河北省妇幼保健协会首届妇女健康管理专委会常务委员、河北省妇幼保健协会第二届会员代表大会理事、河北省首届妇幼保健围产营养与代谢委员。从事妇幼卫生工作 34 年，擅长妇产科常见病、多发病的诊治。对婚前医学检查、孕前、孕期及产后保健指导；妇女营养、心理及对妇女保健和孕产妇健康管理；预防艾滋病梅毒乙肝母婴传播及母婴干预治疗等有着丰富的经验。完成多项省、市级科研成果，获市级科技进步一等奖1项，获省、市级科技进步奖2项，发表国家级论文10篇。

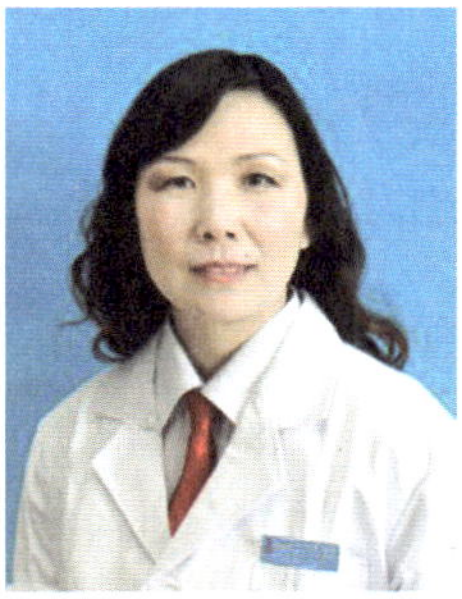

刁瑞萍，女，汉族，1970年12月出生，河北邯郸人，本科学历，副主任医师，邯郸市妇幼保健院产二科副主任。兼任河北省妇幼保健协会促进自然分娩专业委员会委员，河北省生殖健康学会会员。擅长高危妊娠、围产医学、早产、围产保健、产前诊断相关技术咨询，常见妊娠合并症、并发症，疑难危重患者的诊治及抢救，复杂剖宫产及剖宫产术中子宫切除、各种难产诊断及处理等。完成科研2项，共发表论文5篇。

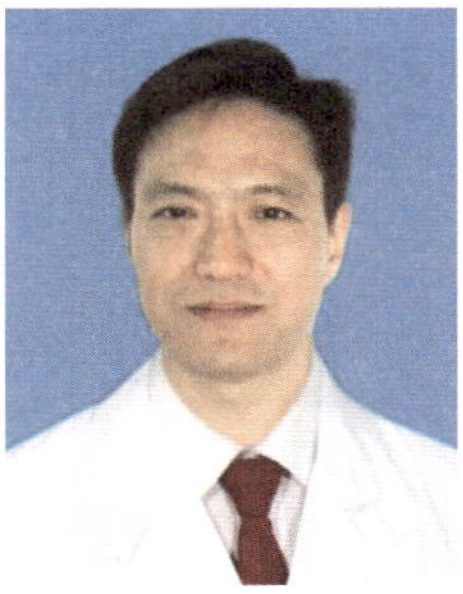

杨建峰，男，汉族，1972年10月出生，河北省成安县人，毕业于河北工程大学，本科学历，副主任检验技师，邯郸市妇幼保健院检验二科主任。兼任河北省检验医学诊断委员会委员，邯郸市微生物专业委员会委员。1992年7月参加工作；1997年于中国军事医学科学院进修生化专业；2007年于河北医科大学附属第二医院进修免疫、骨髓专业。擅长骨髓、外周血细胞形态学、生化、免疫检验技术。

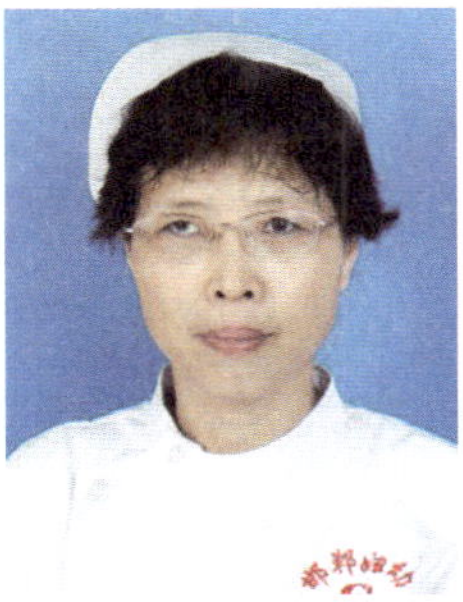

郑秀田，女，汉族，1965年2月出生，河北武安人，副主任护师，现就职于邯郸市妇幼保健院产房。1988年8月毕业于河北医学院邯郸分院助产专业，1988年8月参加工作（其间1995年6月自考毕业于承德医学院护理专业，2005年6月毕业于河北医科大学临床专业）。从事助产工作30多年来，亲手接生的新生儿达6000多人，熟练掌握臀位牵引，胎头吸引，产钳等难产技术，熟练掌握正压通气，气管插管等新生儿心肺复苏技术，多次参加本科室危重病人的抢救，长期指导初年资人员的实践操作技能。多次被评为邯郸市“优秀护士”荣誉称号，2018年荣获中国妇幼保健协会颁发的“坚守产房三十年资深助产士”荣誉称号。

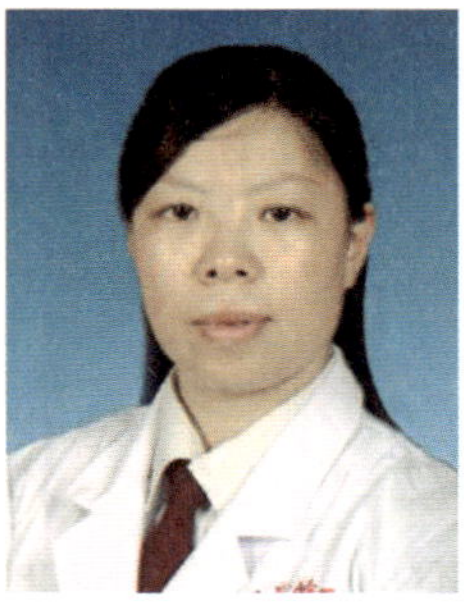

王智英，女，汉族，1975 年 12 月出生，河北磁县人，硕士研究生学历，副主任医师，邯郸市妇幼保健院新生儿科副主任。兼任邯郸市医疗事故鉴定委员会专家成员，河北省预防医学会新生儿保健与疾病防治专业委员会常委，河北省中西医结合学会新生儿专业委员会常委，河北省儿童健康学会心血管专业委员会委员，河北省神经科学小儿神经专业委员会委员，河北省遗传学会遗传咨询专业委员会委员。1994 年至 1999 年河北医科大学儿科系本科毕业；1999 年 10 月，在邯郸市妇幼保健院新生儿科工作（其间 2008 年至 2011 年河北医科大学研究生院在职研究生，获儿科硕士学位）； 2014 年始担任市妇幼保健院新生儿科副主任。2010 年至 2011 年在北京军区总医院附属八一儿童医院新生儿科进修学习半年。具有丰富的临床经验，技术水平在全市领先，擅长各种新生儿常见病及多发病的诊治，尤其在新生儿脑病、新生儿肺部疾病、新生儿黄疸、早产儿营养等领域有很深的造诣。主持承担科研多项，获得省级及市级科技进步奖 5 项，发表国家级论文近 20 篇。

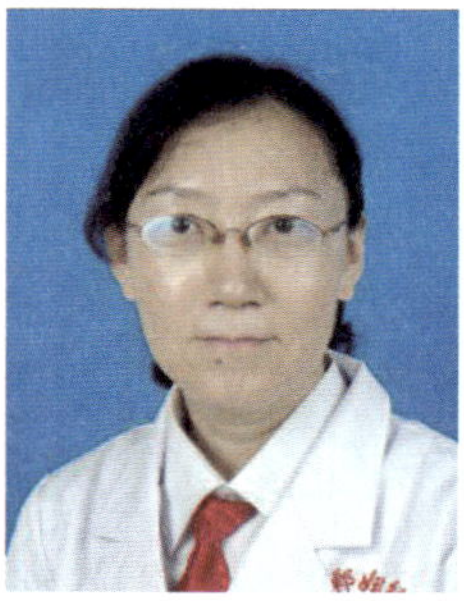

车向郁，女，汉族，1974 年 2 月出生，河北衡水人，本科学历，副主任医师，邯郸市妇幼保健院呼吸一科主任。兼任河北省预防医学会儿童呼吸病防治专业委员会支气管镜学组委员及河北省儿童健康学会心血管专业委员，河北省药学会儿科学专业委员会委员，河北省第二届预防接种异常反应鉴定专家库成员。擅长小儿呼吸系统感染性疾病、慢性咳嗽、儿童哮喘、反复喘息、急、慢性腹泻病、胃肠功能紊乱、过敏性疾病、颅内感染、麻疹、手足口病及相关各种疑难症。熟练掌握纤维支气管镜技术，肺功能的检查及解读，熟练掌握儿科各种操作，如腰椎穿刺、骨髓穿刺等。荣获河北省科技进步一等奖 1 项，曾在科技核心期刊发表五篇相关专业论文，并参加编写了两部儿科专业论著。

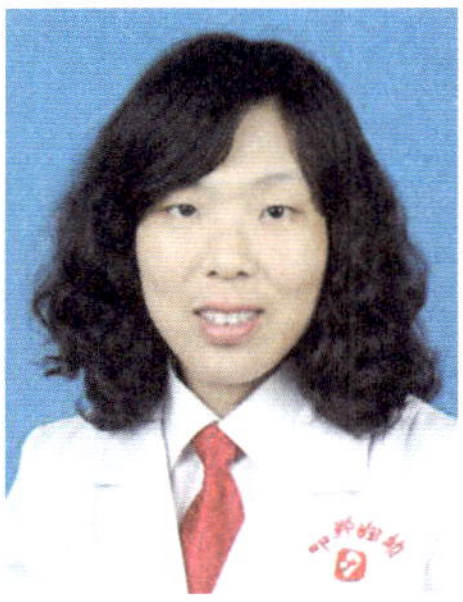

刘艳红，女，汉族，1974年5月出生，河北邯郸人，硕士研究生，副主任医师，邯郸市妇幼保健院生殖医学科副主任。河北省预防医学会生殖健康专业委员会常务委员、河北省中医药学会委员、河北省生殖健康学会委员、河北省中医药学会第四届男科专业委员会委员。1996年毕业后在市妇幼保健院妇产科工作，2002年调入不孕不育科工作。擅长不孕不育症、多囊卵巢综合征、内分泌失调的诊治，能熟练掌握控制性超促排卵、人工授精、囊肿穿刺、减胎以及IVF-ET等技术。2007年在广州中山一院生殖中心进修学习。完成省级科研1项，市级科研2项。在国家级核心期刊发表论文15篇，论著5部。

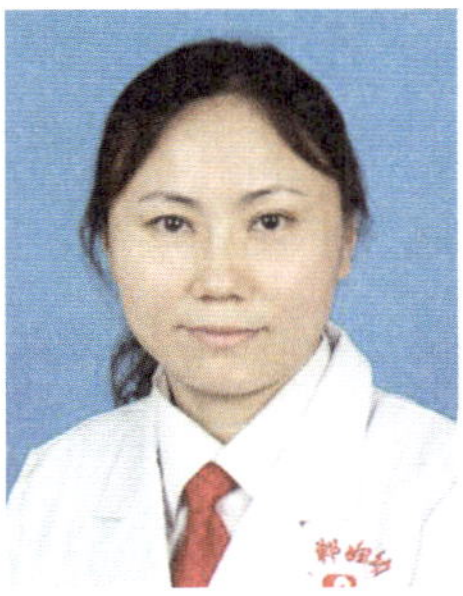

韩冰，女，汉族，1975年4月出生，河北邯郸人，本科学历，副主任医师，邯郸市妇幼保健院呼吸二科主任。河北省健康教育与康复学会儿科专业委员会委员、河北省中西医结合学会儿科急症专业委员会委员、河北省中西医结合学会小儿消化专业委员会委员、河北省中西医结合学会小儿心血管专业委员会委员、河北省药学会儿科药学专业委员会委员、河北省儿童健康学会心血管专业委员会委员、邯郸市健康管理协会儿童健康管理专业委员会委员。从事儿科临床工作20余年，曾在北京儿童医院进修一年。擅长儿科常见病、多发病及危重症的诊治，在儿科呼吸系统的诊治积累了丰富的临床经验，对小儿注意力缺陷等常见心理疾病的干预治疗有独到之处。完成多项科研成果，发表论文10余篇，参与论著编著2部。

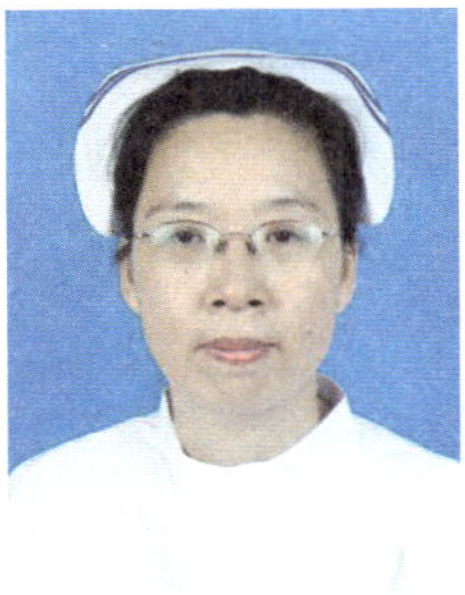

靳林红，女，汉族，1971年10月出生，河北武安人，本科学历，副主任护师，邯郸市妇幼保健院护理部主任。1991年7月毕业于河北医学院邯郸分院助产专业，同年10月分配到市妇幼保健院新生儿科从事护理工作；1999年4月至2020年4月担任新生儿科护士长，2020年4月至今任护理部主任（其间：1993年9月至1996年7月在河北省职工医学院护理专业

脱产学习 3 年；2006 年 6 月获河北省自学考试委员会承德医学院护理专业本科毕业证书；2011 年 12 月获得副主任护师资格）。曾在北京大学第一医院儿科进修学习。

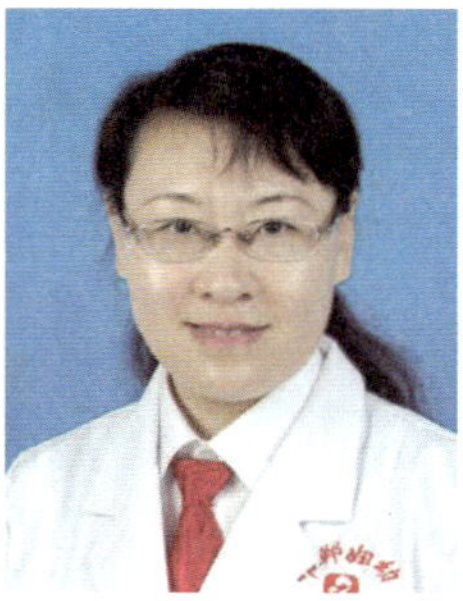

石磊，女，汉族，1970 年 10 月出生，内蒙古赤峰人，本科学历，副主任医师，邯郸市妇幼保健院儿童保健科主任。中国妇幼保健协会高危儿管理委员会委员、中国妇幼保健协会自闭症学会委员、河北省妇幼保健协会眼保健委员会常务委员、河北省医学会儿科分会儿童保健学组委员、河北省医学会儿科分会儿童保健及内分泌遗传代谢学组委员、河北省预防医学会儿童生长发育与疾病预防专业委员会委员。擅长儿童早期促进、儿童眼保健、儿童生长发育监测和干预。

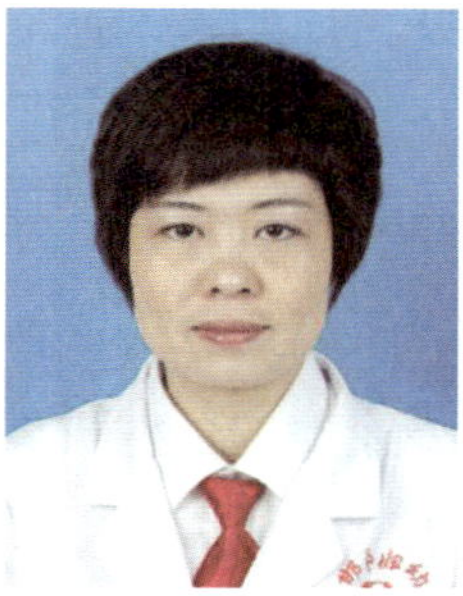

孙冬霞，女，汉族，1977 年 1 月出生，河北永年区人，农工党党员，在职研究生学历，副主任医师，邯郸市妇幼保健院病理科主任、医务科科长。担任中国妇幼保健协会病理专业委员会第一届委员，河北省妇幼保健协会首届病理专委会委员，河北省中西医结合学会病理专委会第一届委员，河北省预防医学会妇科及乳腺肿瘤多学科诊疗与预防专委会第一届委员等多个学术组织委员并具备河北省子宫颈癌与乳腺癌防控基地市级师资资质，河北省 2017 年度第三层次三三人才。获河北省科技进步奖两项，第一作者发表核心期刊 6 篇，SCI 2 篇，出版专著 1 部。

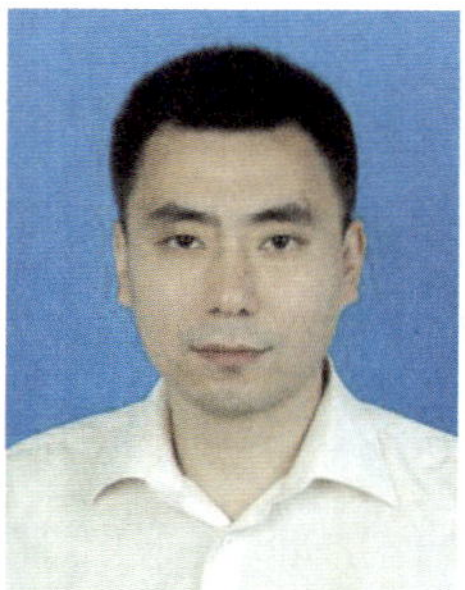

宋春海，男，汉族，1973 年 1 月出生，河北邯郸人，本科学历，副主任医师，邯郸市妇幼保健院乳腺外科主任。从事乳腺外科工作 20 多年，曾多次到北京大学人民医院、北京大学第一医院等国家级乳腺外科中心学习。有丰富的临床经验和扎实的专业知识，擅长各种乳腺疾病的诊疗，尤其对乳腺癌手术、乳腺增生、非哺乳期乳腺炎、男性乳房发育等疾病的治疗造诣颇深。

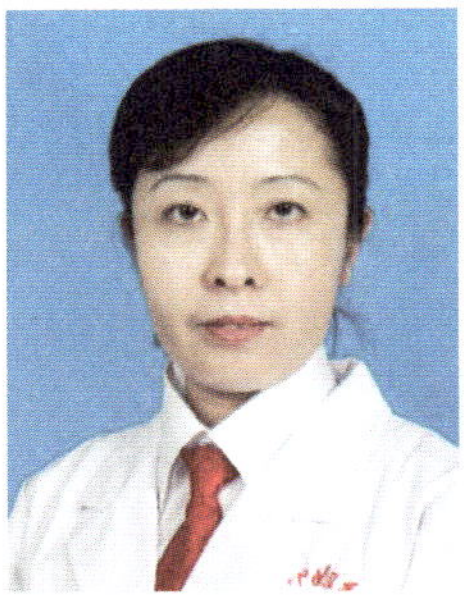

李燕，女，汉族，1974年3月出生，河南安阳人，中共党员，本科学历，副主任医师，邯郸市妇幼保健院产五科主任。二级营养师、二级心理咨询师，河北省促进自然分娩协会委员，河北省生殖健康学会委员，河北省孕妇健康教育专业委员会委员，河北省女性心理服务协会委员，邯郸市医学会围产医学会委员。从事妇产科工作20年，先后到北京、石家庄进修学习，对妇产科各种疾病的诊治有丰富的临床经验，擅长处理各种高危妊娠及各种妊娠合并症，对产科急救临床经验丰富，手术技术娴熟。在国家级科技期刊发表论文10余篇，SCI文章1篇，获邯郸市科技进步奖一等奖1项，二等奖1项，科研立项2项。

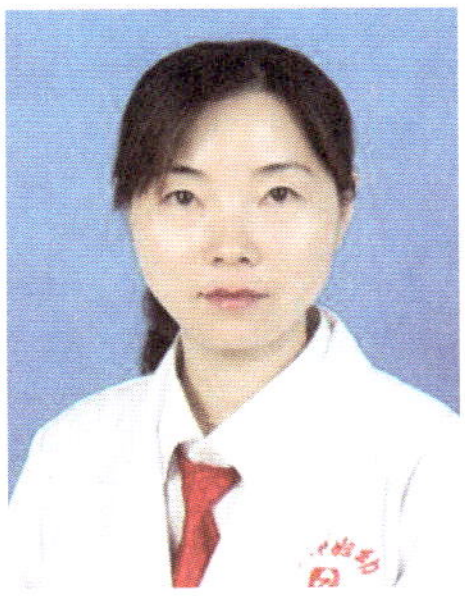

牛英慧，女，汉族，1975年4月出生，河北邯郸人，本科学历，副主任医师，产后保健科副主任。兼任河北省妇女盆底功能障碍防治专业委员会委员，河北省社区康复医学会盆底康复专业常务委员，河北省产后康复专业协会委员，高级健康管理师，邯郸市健康管理协会精准健康管理委员会委员。从事妇女保健专业20余年，擅长产后妇女常见疾病的诊治，尤其是盆底疾病（尿失禁、脏器脱垂等）的防治。获得市级科研三等奖1项，取得欧洲盆底康复一级证书。

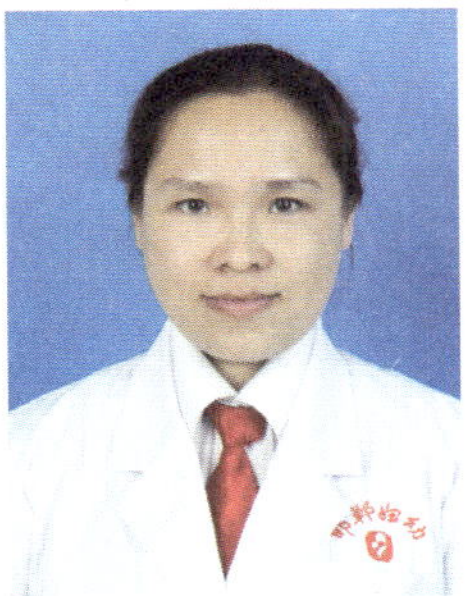

李静，女，汉族，1975年8月出生，河北邯郸人，本科学历，儿科副主任医师，邯郸市妇幼保健院小儿神经科主任，常驻儿童生长发育门诊。中原地区小儿内分泌遗传代谢协作组成员；邯郸市小儿内分泌遗传代谢学组成员；邯郸市抗癫痫协会会员；河北省儿童健康学会神经专业委员会委员；河北省康复医学会第一届儿童发展与康复专业委员会委员；河北省中西医结合学会小儿消化专业委员会常务委员。擅长生长发育迟缓的评估、矮小症的身高促进、性发育异常（性早熟、小阴茎）的诊治，以及糖尿病的家庭管理，甲状腺疾病、肾上腺疾病、抽动症、多动症的诊疗。

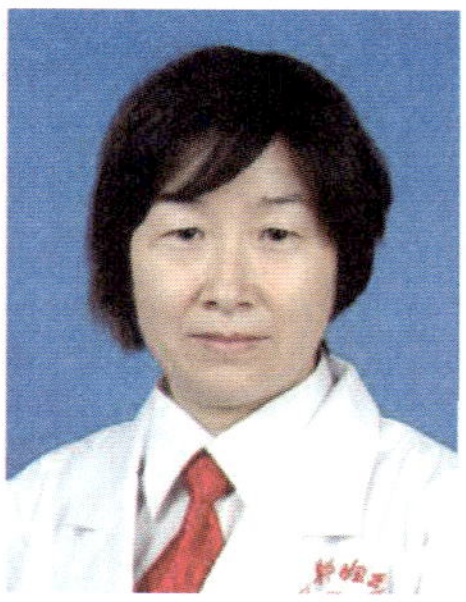

王爱华，女，汉族，1974 年 2 月出生，河北邯郸人，本科学历，副主任检验技师，执业医师，邯郸市妇幼保健院生殖医学科副主任。北京妇产学会京津冀胚胎学分会委员、河北省预防医学会复发性流产防治专业委员会委员、河北省中医药学会第四届男科专业委员会委员、邯郸市医学会检验学分会委员。擅长实验室相关专业工作，在精液分析、性激素结果解读、精液的优化处理有独到见解，熟练掌握胚胎培养室的质量控制，宫腔内配子移植的各个步骤，体外受精—胚胎移植技术包括捡卵、脱颗粒细胞、受精卵和胚胎的评分、囊胚的培养、胚胎的冷冻解冻等各项操作，同时掌握反复性流产的主动免疫治疗技术。并全程参与了市妇幼保健院不孕不育科夫精人工授精技术的筹备工作，不孕不育科 2015 年体外受精—胚胎移植技术的实验室的筹建和申请工作。曾做过多个周期的昆明系小鼠的促排卵和解剖实验。参与科研 3 项，在国家级核心期刊发表论文数十篇，论著 1 部。

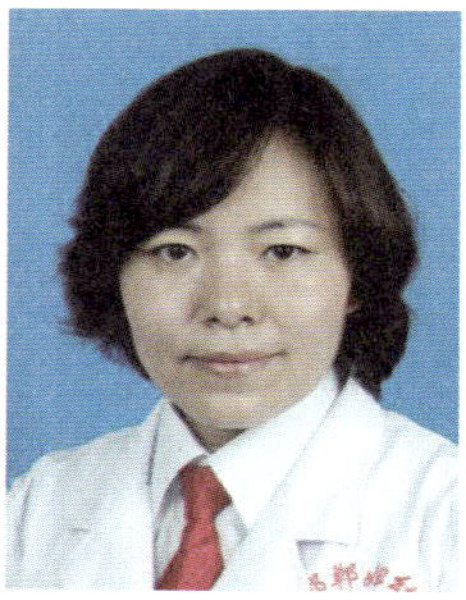

郭丽娜，女，汉族，1974 年 6 月出生，河北临漳县人，副主任医师，现就职于邯郸市妇幼保健院妇二科，兼任河北省妇幼保健协会肿瘤分会委员。主要负责科室二线工作，熟练掌握妇科常见病多发病的诊断与治疗，手术技术娴熟，宫腔镜、腹腔镜下微创手术，尤其擅长阴式手术技巧。荣获邯郸市科技成果进步奖 1 项，参与科研成果两项，在国家级期刊上发表论文多篇，专著 1 部。

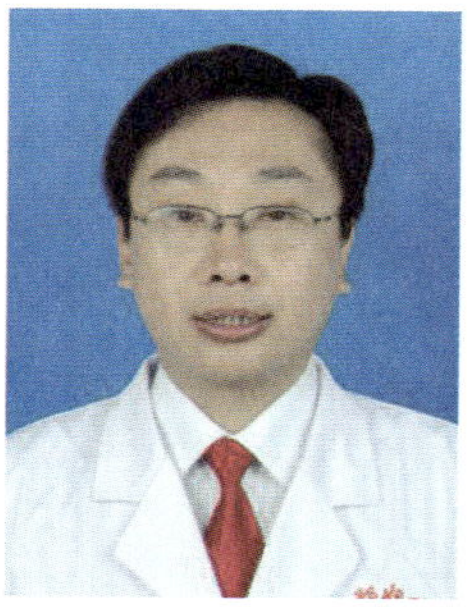

董志勇，男，汉族，1970 年 5 月出生，河北磁县人，本科学历，副主任医师，邯郸市妇幼保健院消化二科主任。担任河北省中西医结合学会小儿消化专业委员会常务委员、河北省儿童健康学会小儿神经专业委员会委员、河北省儿童健康学会委员、河北省神经科学学会小儿神经专业委员会委员。从事儿内科临床工作近 30 年，积累了丰富的临床经验，擅长儿科常见病、多发病及危重症的诊治，尤其在手足口病危重症的诊治方面，并在智力残疾鉴定方面有一定经验。

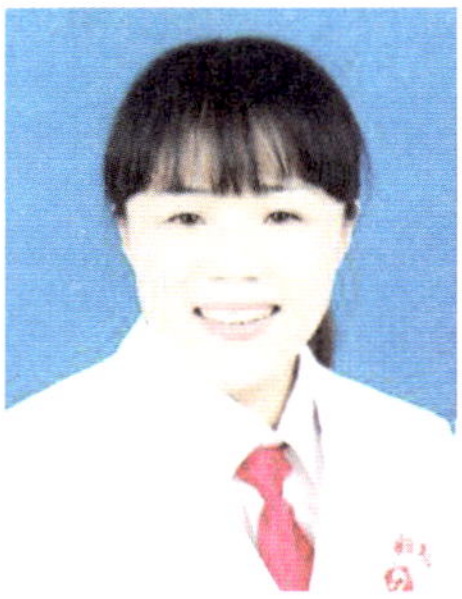

杜宝静，女，汉族，1973 年 10 月出生，河北泊头人，本科学历，副主任医师，邯郸市儿童医院消化一科副主任。从事儿科专业近 20 年，曾在北京儿童医院神经内科进修深造半年，多次参加国家及省级小儿学术会议。参与科研 2 项，在国家及省级以上杂志发表学术论文数篇。荣获邯郸市“美丽医生”、邯郸市“优秀服务标兵”等荣誉称号。擅长儿科常见病、多发病及危重症的诊治，在小儿急救、呼吸及神经专业具有较高的理论水平，尤其在小儿长期发热、川崎病、巨细胞病毒感染，慢性腹泻、过敏性疾病等方面具有丰富的临床经验。

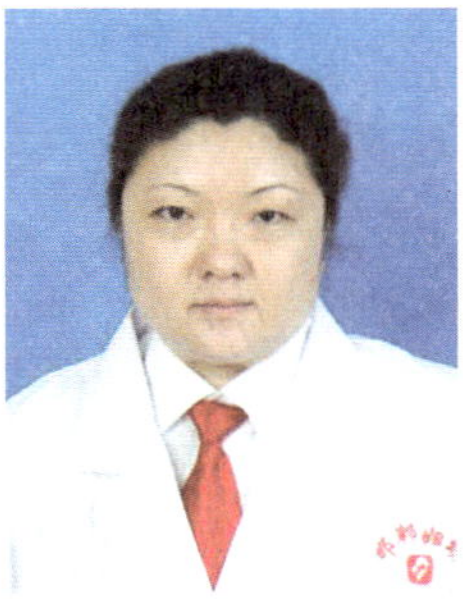

孙峰瑞，女，汉族，1977 年 11 月出生，河北邢台人，本科学历，副主任医师，现就职于市妇幼保健院生殖医学科，兼任河北省预防医学会生殖健康专业委员会常务委员。1998 年毕业后开始从事妇产科临床工作已 20 余年，对妇产科、不孕不育及生殖内分泌专业知识熟练掌握，擅长不孕不育症的治疗，常规促排卵及控制性超促排卵，人工授精，及 IVF-ET 等辅助生育技术的诊治。2011 年在郑州大学第一附属医院生殖中心进修。完成省市级科研 5 项，其中获省级科技二等奖 1 项，市级科技二等奖 2 项。在国家级核心期刊发表国家级论文 5 篇。

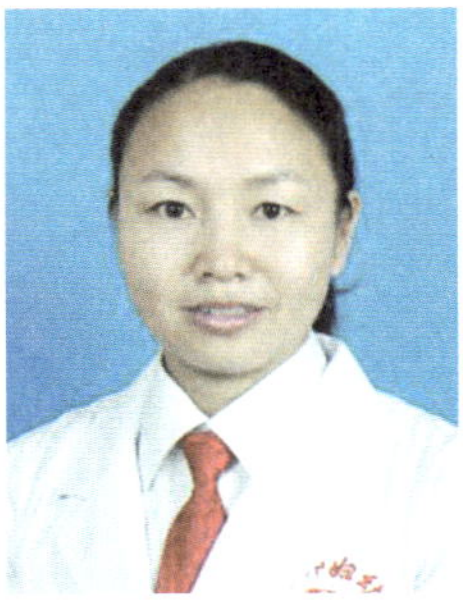

李彩红，女，汉族，1974 年 10 月出生，河北邯郸人，毕业于河北医科大学临床医学专业，本科学历，副主任医师，现就职于邯郸市妇幼保健院妇三科。从事妇产科临床工作近 20 年，对妇产科常见病，多发病的诊断治疗具有较丰富的临床经验。在国家级医学期刊发表论文 8 篇，参与完成市级科研项目 2 项，省级科研项目 1 项，完成省级科技成果 1 项。

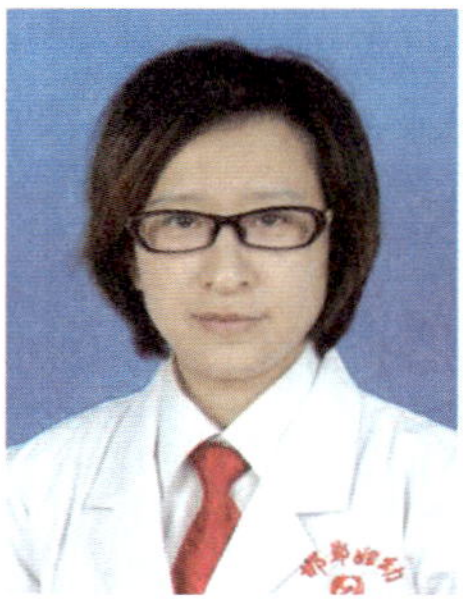

薛卫艳，女，汉族，1975年7月出生，河北磁县人，毕业于河北医科大学临床专业，硕士学位，副主任医师，邯郸市妇幼保健院儿童听力筛查科主任。担任中国妇幼保健协会儿童听力保健专业委员会常务委员，邯郸市0—6岁儿童听力与耳聋基因联合筛查工作技术指导专家组秘书，从事临床、保健工作20余年，擅长儿童听力保健和儿童听力评估。

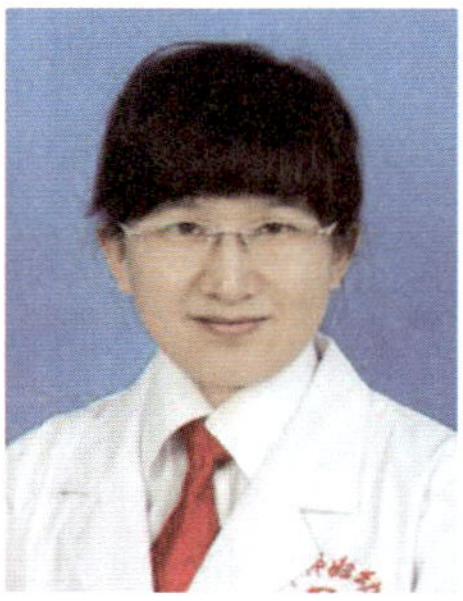

周星，女，汉族，1977年12月出生，江苏徐州人，毕业于河北医科大学，研究生学历，副主任医师，邯郸市妇幼保健院门诊部副主任。河北省预防医学会微生态学会青年委员，河北省中西医结合学会小儿消化专业委员会委员，河北省康复医学会儿童发育与康复专业委员会委员。从事临床工作近20年，积累了丰富的临床经验。发表国家级论文数篇，获厅级科技进步奖3项，专业论著2部。擅长儿科常见病、多发病及危重症急救的诊治。

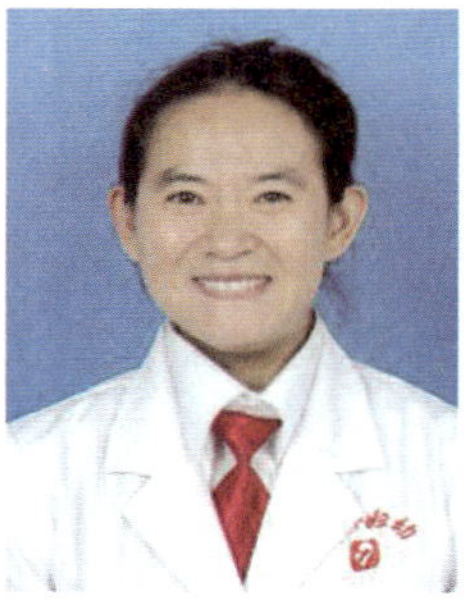

李晓菊，女，汉族，1974年8月出生，河南省西平县人，本科学历，副主任药师。1997年6月毕业于邯郸市医学高等专科学校，同年分配到邯郸市妇幼保健院工作，一直从事临床药学工作。2004年6月毕业于河北医科大学；2003年取得药学执业药师资格；2014年晋升为副主任药师。完成《中西医结合治疗小儿痉挛性脑瘫疗效的应用研究》《中药注射液胆木对多种抗生素体内外抗菌作用的影响研究》等4项科研成果。作为第一作者先后发表《小儿脑瘫治疗新进展》《康复液水疗辅助治疗小儿痉挛性脑瘫50例》《苦参凝胶治疗阴道炎临床疗效观察》《2种中药注射液治疗小儿急性上呼吸道感染的疗效观察与成本——效果分析》等多篇国家级论文。

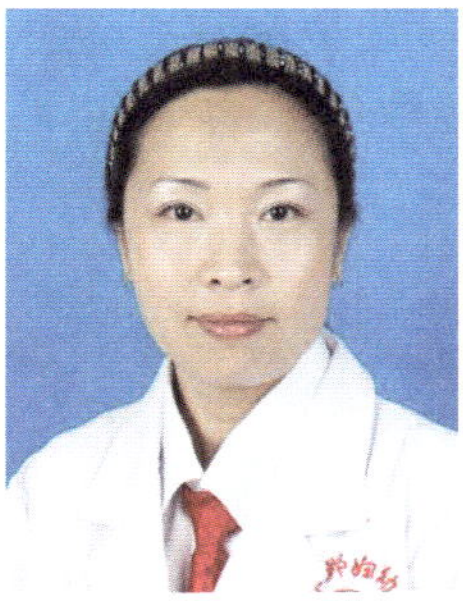

赵亚男，女，汉族，1977年7月出生，河北魏县人，本科学历，副主任医师，现就职于邯郸市妇幼保健院乳腺外科。从事于乳腺外科临床、教学工作近20年，先后进修于天津肿瘤医院及北京大学人民医院，师从于国内著名乳腺外科专家。擅长各种乳腺疾病的诊治，熟练掌握各种乳腺病手术，技术娴熟，深受患者的信赖及赞誉。

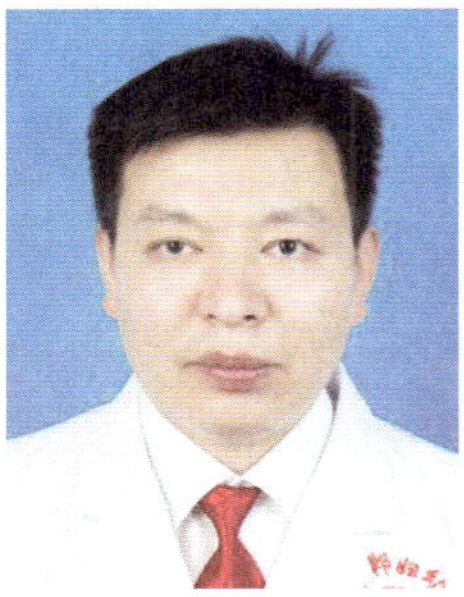

董永生，男，汉族，1975年7月出生，河北邯郸人，毕业于河北医科大学临床医学系，医学硕士，副主任医师，邯郸市保健院男性生殖医学科副主任。中国性学会基层泌尿男科分会委员、中国性学会妇幼保健男科分会委员、中国性学会男性生殖分会委员、河北省医学会男科分会委员、河北省中西医结合学会男科专业委员会委员、河北省生殖健康学会理事。师从中国男科界首席专家、中国性学会会长、中华医学会男科学分会前任主任委员、北大三院男科主任姜辉。对于由男科疾患导致的不孕不育有丰富的诊治经验。针对性开展了新婚夫妇无法圆房的诊疗策略，使数十个家庭破镜重圆，生儿育女；积极开展男性泌尿系感染（包括HPV）普查，男女共同治疗，减少复发率。

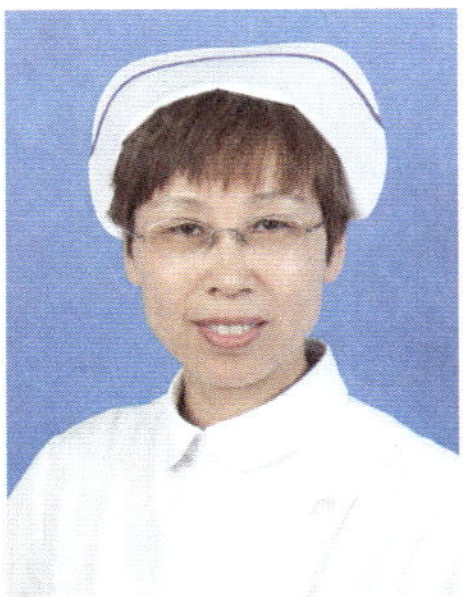

张贵瑾，女，汉族，1963年10月生，河北省馆陶县人，1986年7月毕业于河北医学院邯郸分院，1986年参加工作，任邯郸市妇幼保健院产二科护士长。2000年4月取得承德医学院护理专业大专学历；2010年9月取得吉林大学护理专业本科学历；2015年11月晋升为副主任护师。发表《乳房按摩加通乳方治疗产后乳房胀痛90例》《164例孕妇孕期健康教育效果分析》《病区医疗仪器管理中存在的问题及改进措施》《松花粉在新生儿皮肤护理上的应用效果》《护理干预对20例前置胎盘的临床效果观察》《中西医结合配合食疗在产前贫血中的应用》等多篇文章。参编专业著作2部。

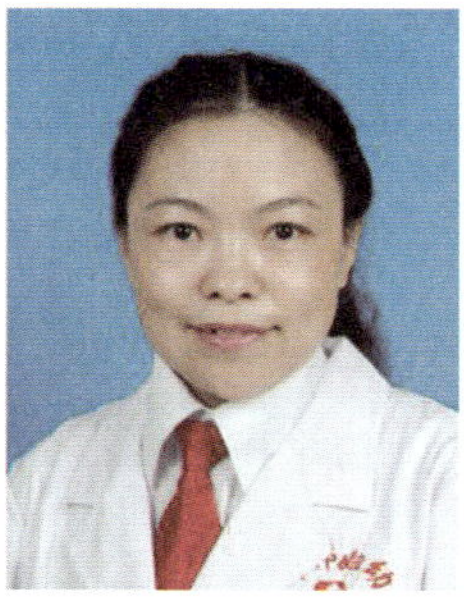

李洁，女，汉族，1975 年 9 月出生，河北邯郸人，毕业于河北医科大学，本科学历，副主任医师，就职于邯郸市妇幼保健院妇一科。从事妇产科临床工作 20 年。熟练掌握妇产科常见病、多发病的诊治，擅长计划生育手术，各种无痛人流术，上取环，宫颈、阴道疾病的诊治，LEEP 微波治疗的技术，擅长妇科外阴肿物切除，处女膜修补、阴道前后壁脱垂、子宫脱垂的手术，宫腔镜腹腔镜微创手术等。近年来发表国家级论文 6 篇，获市科技进步二等奖 1 项。

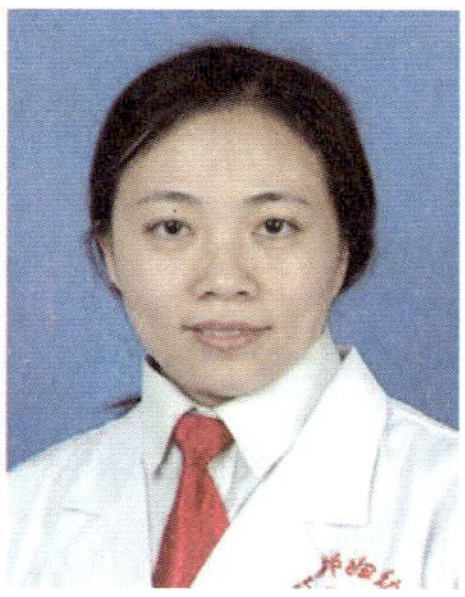

刘宁宁，女，汉族，1975 年 8 月出生，安徽固镇人，毕业于河北医科大学，本科学历，副主任医师，1997 年在邯郸市妇幼保健院从事妇产科工作，就职于妇一科。河北省妇幼保健协会首届管理专业委员会委员，河北省妇幼保健协会首届妇科肿瘤防治专业委员会委员，河北省妇幼保健协会首届妇幼介入医学专业委员会委员，邯郸市抗癌协会妇科肿瘤专业委员会委员。2013 年至 2014 年在北京大学人民医院进修学习一年，2016 年在河北省四院学习宫腔镜技术。2018 年在新疆巴音郭楞盟蒙古自治州和静县的农垦二师第二十二团医院，进行医疗援建工作，并被评为“优秀援疆干部”。在国家核心期刊及国家级期刊上发表专业论文十余篇。

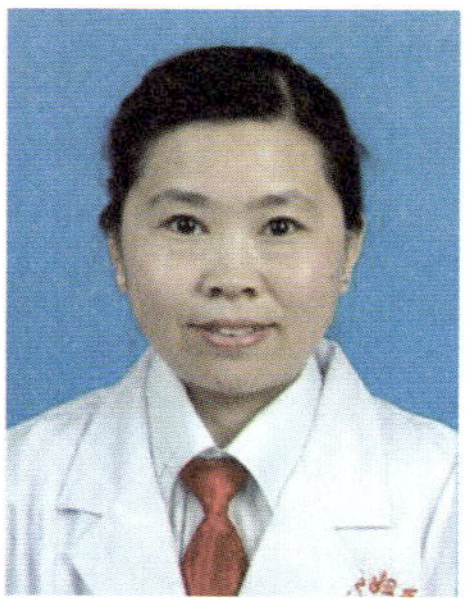

尹巧燕，女，汉族，1975 年 4 月出生，河北成安县人，本科学历，副主任医师，现就职于妇幼保健院妇一科。从事妇产科临床工作 20 年，擅长诊治妇科常见病、多发病，宫颈疾病，对妊娠期高血压疾病、妊娠期出血等高危产科疾病诊治经验丰富，妇产科手术技术熟练，完成市科技进步奖一等奖 1 项，在国内核心期刊发表论文 5 篇。

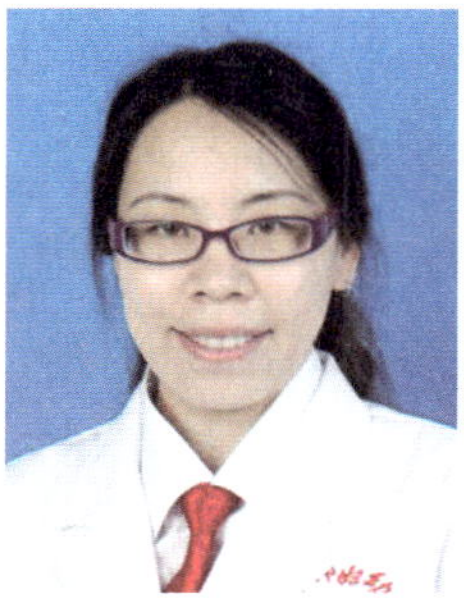

布兰娜，女，汉族，1976 年 8 月出生，河北博野县人，1998 年毕业于邯郸医专，本科学历，副主任医师，1998 年 12 月参加工作，现就职于邯郸市妇幼保健院新生儿一科。2012 年 9 月到 2013 年 3 月于北京八一儿童医院新生儿科进修。擅长早产儿及危重症新生儿的管理救治工作。对各种新生儿常见病、多发病有丰富的临床经验。

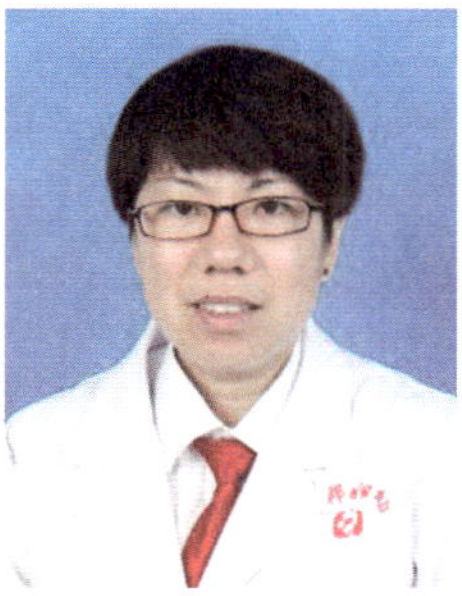

董辉，女，汉族，1975 年 1 月出生，河北怀莱县人，本科学历，副主任医师，现就职于邯郸市妇幼保健院优生遗传科。兼任河北省优生优育协会委员、河北省优生优育协会出生缺陷防治专业委员会委员、河北省遗传协会委员、河北省遗传学会遗传咨询分会委员、河北省遗传学会人类医学遗传学专业委员会委员、河北省预防医学会出生缺陷防治专业委员会委员、河北省医学会计划生育与优生学分会委员、河北省女医师协会委员。从事优生遗传检验与咨询工作 20 余年，多年来在细胞遗传学诊断，产前筛查，产前诊断方面操作娴熟、技术精湛。曾多次参加国家级、省级举办的产前诊断产前筛查培训班，于 2003 年至 2004 年在河北省人民医院三优中心进修学习一年。在婚前咨询、孕前咨询、产前咨询、遗传咨询方面积累了丰富的经验。同时在国家级和省级优生遗传期刊上发表多篇论著。

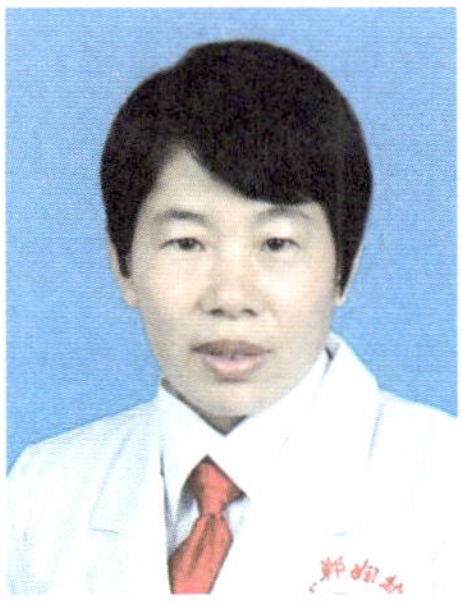

郝彩虹，女，汉族，1973 年 12 月出生，河北邯郸人，本科学历，副主任医师，现就职于邯郸市妇幼保健院小儿呼吸一科。从事儿科临床工作 20 多年，经验丰富，擅长小儿呼吸系统感染性疾病，慢性咳嗽，儿童哮喘，难治性肺炎，慢性腹泻、消化不良及过敏性疾病。熟练掌握腰椎穿刺、胸腔穿刺技术，肺功能的检查及解读，熟练掌握儿科各种操作。获得邯郸市科学技术进步奖一等奖 1 项，在科技核心期刊发表 4 篇相关专业论文，参加编写 2 部儿科专业论著。

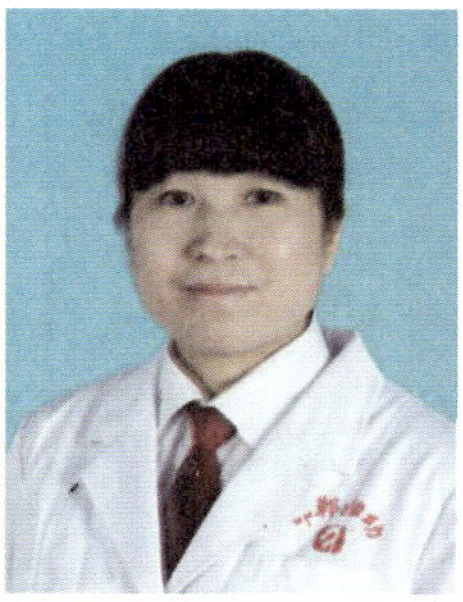

刘秀艳，女，汉族，1980 年 12 月出生，河北邱县人，本科学历，副主任医师，就职于邯郸市妇幼保健院乳腺外科。从事乳腺外科工作 14 年，曾在天津医大附属肿瘤医院参加全国肿瘤医师培训一年，擅长乳腺恶性肿瘤的早期诊断、手术治疗、恶性肿瘤化疗、内分泌治疗等，精通哺乳期乳腺炎、乳腺良性肿瘤、乳腺增生、副乳腺等疾病的诊治。

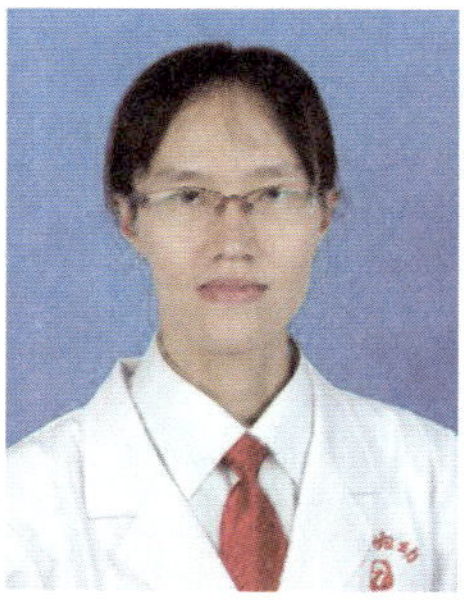

李春燕，女，汉族，1977 年 4 月出生，河北邯郸人，本科学历，副主任医师，邯郸市妇幼保健院儿保科副主任，从事儿童保健专业 20 余年，擅长儿童早期发展评估及指导。2004 年 1 月至 2004 年 9 月在邯郸市第三医院眼科进修学习，2011 年 9 月至 2011 年 12 月在北京市海淀区妇幼保健院儿童早期发展中心进修学习。

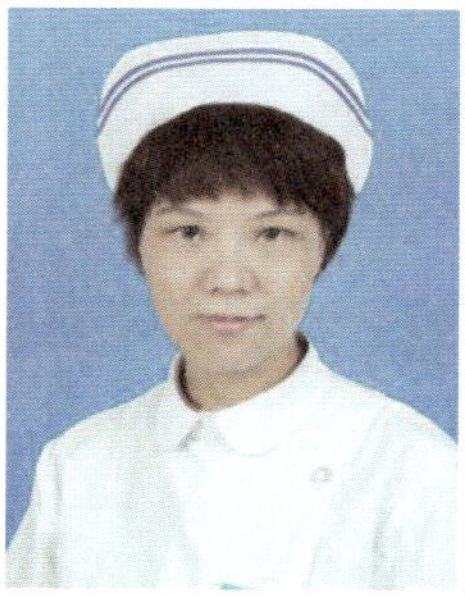

李军勤，女，汉族，1976 年 10 月出生，河北磁县人，中共党员，副主任护师，护理专业本科学历。1995 年在邯郸市妇幼保健院参加工作，先后从事新生儿，儿科护理、护理管理工作；2020 年 8 月任儿童健康管理中心副主任，主持全面工作。国家三级健康管理师，中国妇幼保健协会营养分会委员，河北省护理学会委员，邯郸市护理学会常务委员。从事儿科护理工作 25 年，擅长儿童常见病护理，急危重症抢救，儿童营养，家庭养育指导，健康咨询，新生儿抚触，智护训练等康复治疗。发表《层级带教在儿科实习护生临床带教中的应用》《安全文化在儿科护理管理中的应用》《早期护理干预在新生儿高胆红素血症护理中的运用》等多篇论文。参与编写《新编临床儿科护理学》《临床护理指南》两部著作。

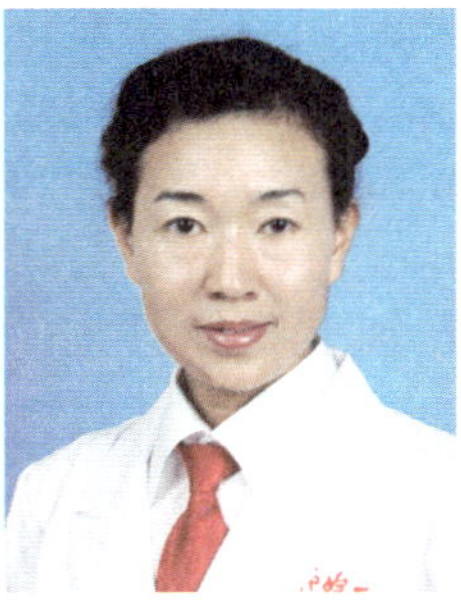

李芬，女，汉族，1976 年 6 月出生，河北磁县人，硕士研究生，副主任医师，邯郸市妇幼保健院产三科主任。河北省妇幼保健协会围产营养与代谢专业委员会常务委员、河北省孕期营养与健康教育专业委员会常务委员、河北省优生优育协会围产营养专业委员、河北省中西医结合学会第一届围产专业委员、河北省预防医学会出生缺陷防治专业委员会委员、河北省生殖健康学会委员、河北省产后康复协会委员。从事妇产科临床工作十余年，妇产科理论知识扎实，各种妇产科手术操作规范、娴熟，尤其对围产保健、产前诊断、优生优育、产科急危重症及病理产科有较深造诣，擅长妊娠期营养管理及妊娠期糖尿病的规范诊治。具有“国家二级营养师”“国家二级心理咨询师”证书。在河北省卫生和计划生育委员会组织的妇幼健康技能竞赛中荣获“邯郸市一等奖”，“河北省围产保健组专业优秀奖”，邯郸市卫生系统“白求恩式好医生”，邯郸市卫健委 “优秀女医生”等。完成科研 3 项，发表国家级论文 10 余篇。

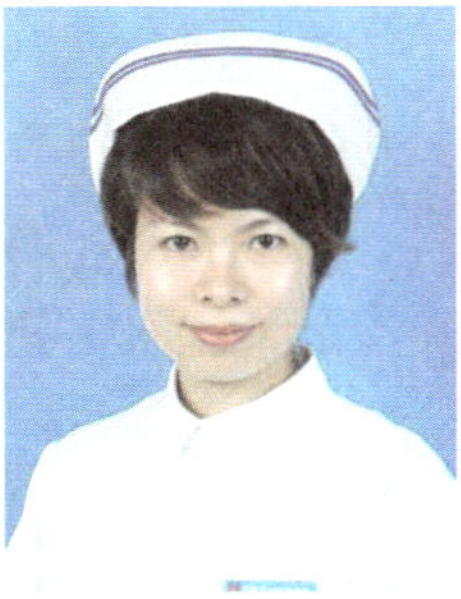

陈敏，女，汉族，中共党员，副主任护师，护理专业本科学历。1996 年在邯郸市妇幼保健院参加工作，先后从事产科护理、护理管理、医院感染管理工作，2011 年任感染管理科负责人，全面负责医院感染管理各项工作。兼任河北省医院协会第三届、第四届医院感染控制委员会委员、河北省预防医学会第一届新生儿病房感染与控制专业委员会委员、邯郸市医院感染管理质量控制中心专家委员会第一届委员会委员、邯郸市第八届护理学会委员等。2014 年代表邯郸市参加河北省首届二级医院院感专业知识技能大赛并获一等奖。

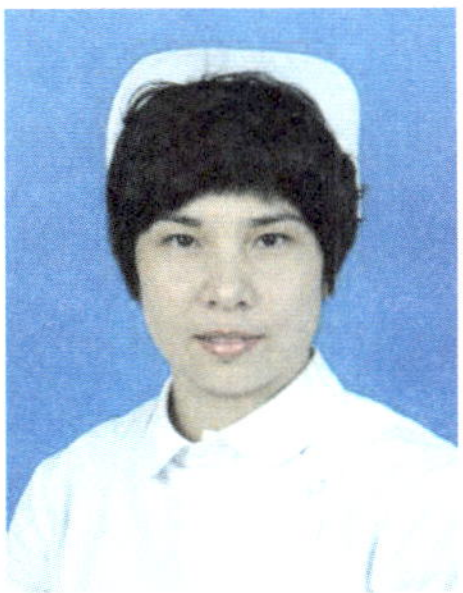

董燚，女，汉族，1976 年 5 月出生，河北魏县人， 1995 年毕业于邯郸医专助产专业，副主任护师，邯郸市妇幼保健院产房副护士长。2012 年在石家庄妇产医院进修学习，2015 年参加河北省第一期助产专业规范化培训班。熟练掌握助产专业知识技术及母婴危重症抢救技术，临床工作中积极推进促进自然分娩适宜技术，具有导乐师及音乐催眠分娩师资质。荣获市卫生系统优秀护士、院级优秀护士长等光荣称号。

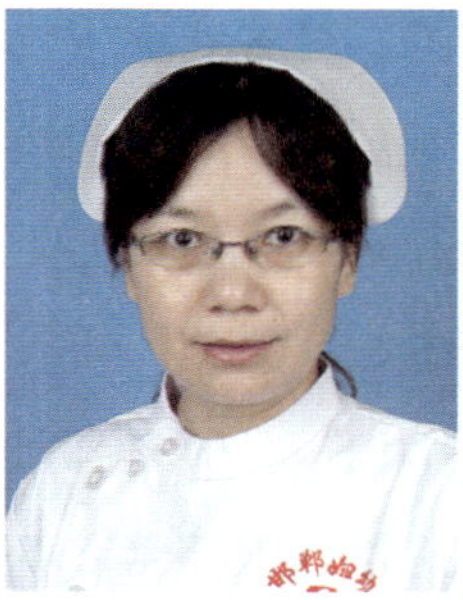

严宏菲，女，汉族，1972年7月出生，河北省磁县人，农工党员，护理专业本科学历，1991年在邯郸市妇幼保健院参加工作，2017年晋升为副主任护师。组织《针刺配合中药熏蒸治疗小儿脑瘫尖足的临床研究》课题研究，第一主研人。并参与了《脑瘫患儿332例临床资料与疗效分析》的课题研究，获得邯郸市科学技术进步奖三等奖。2020年开展《中医外治鼻炎绿色疗法》的项目工作，第一主研人。发表《中药熏蒸加按摩治疗痉挛性脑瘫疗效观察》《痉挛性脑瘫患儿78例中药水疗的护理》等多篇论文。

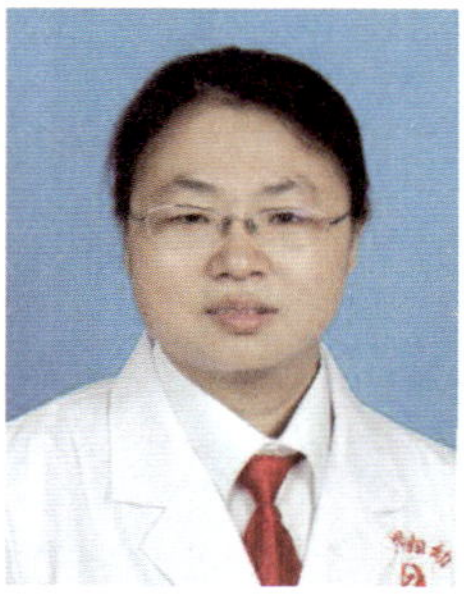

郭利红，女，汉族，1976年7月出生，河北磁县人，毕业于河北医科大学，副主任医师，1998年从事妇产科工作至今，就职于邯郸市妇幼保健院产三科。2010年在中国人民解放军总院进修1年。临床经验丰富，对本专业具有丰富的理论知识与实践经验，熟练掌握妇产科常见病、多发病的诊治技术，擅长妊娠期合并症和并发症的诊断和治疗，能熟练处理产科急重症，发表论文多篇。

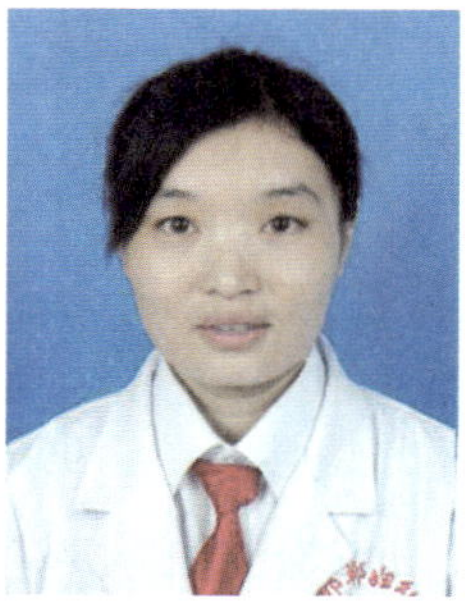

赵靖，女，汉族，1976年10月出生，河北衡水人，本科学历，副主任医师，邯郸市妇幼保健院新生儿疾病筛查科主任。并取得二级心理咨询师，二级公共营养师资质，对苯丙酮尿症和小儿先天性甲状腺功能减退症诊断和治疗有丰富的临床经验。发表核心期刊论文《邯郸地区东部和西部新生儿苯丙酮尿症筛和治疗分析》《邯郸地区苯丙酮尿症患儿苯丙氨酸羟化酶基因突变的研究》等，参与编写《现代小儿内分泌与遗传代谢疾病诊疗学》论著一部，完成科研“邯郸地区新生儿苯丙酮尿症筛查与治疗的研究”1项。

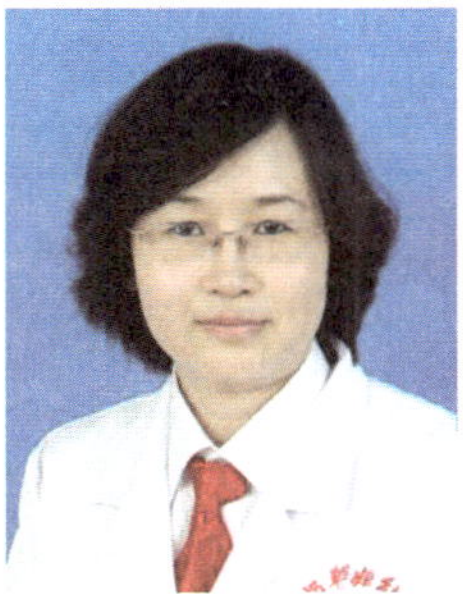

庞岚，女，汉族，1972 年 5 月出生，河北邯郸人，毕业于河北医科大学，本科学历，副主任医师，就职于市妇幼保健院妇一科。从事妇产科临床工作 20 多年，擅长妇产科常见病、多发病的诊治，熟练掌握宫颈疾病的诊治，LEEP 微波治疗的技术，子宫全切，处女膜修补，阴道前后壁脱垂，子宫脱垂手术等，宫腔镜腹腔镜微创手术，无痛人流术，上、取环等。近年来发表国家级论文 5 篇，SCI 论文 1 篇，完成市科技进步奖一等奖 4 项，二等奖 2 项，三等奖 1 项。

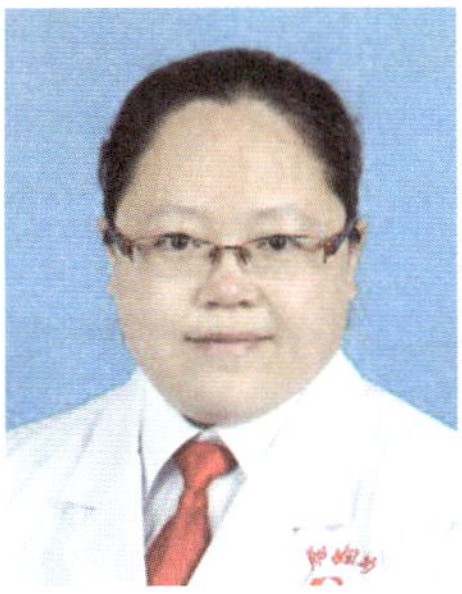

刘向真，女，汉族，1974 年 3 月出生，河北成安县人，毕业于河北医科大学，本科学历，副主任医师，就职于邯郸市妇幼保健院妇一科。从事妇产科临床工作 20 年，擅长妇产科常见病、多发病如宫颈、阴道疾病、异位妊娠等疾病的诊治，熟练掌握各种妇产科手术，如无痛人流术，上、取环，药物引产，妇科外阴肿物，处女膜修补， LEEP 微波治疗，阴道镜检查、宫腔镜腹腔镜微创手术等。完成省科技进步二等奖 1 项，发表国家级论文 4 篇。

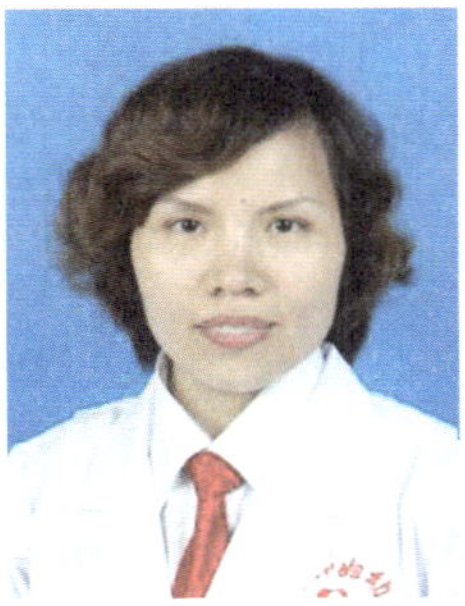

董静娟，女，汉族，1976 年 12 月出生，河北鸡泽县人，副主任医师，邯郸市妇幼保健院医学影像二科副主任。1998 年参加工作，2012 年任放射科副主任，负责科室全面工作。从事儿科影像诊断 20 年，对儿童各种常见病及多发病的影像诊断积累了丰富的经验，擅长新生儿及儿童肺部疾病的影像诊断及鉴别诊断，乳腺疾病的影像诊断，儿童骨龄评估等等。2008 年曾在河北医科大学第二医院影像科进修。在学术上，刻苦钻研新技术，学习新理念，善于总结和归纳，参与著作 1 部，完成科研 1 项，发表论文数篇。

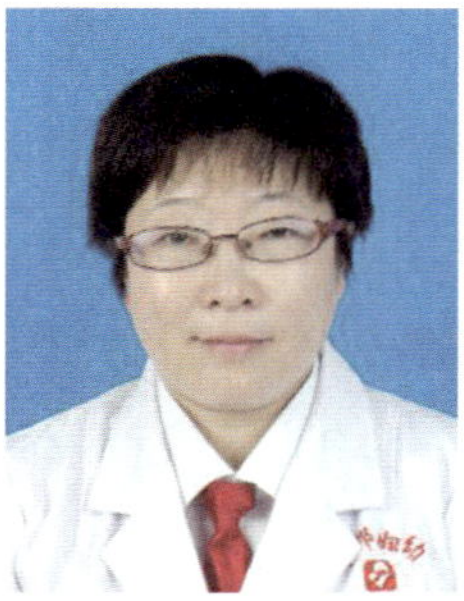

刘民敬，女，汉族，1973 年 12 月出生，河北孟村县人，1996 年毕业于河北医科大学，本科学历，副主任医师，2002 年开始在邯郸市妇幼保健院从事新生儿科工作。擅长早产儿、新生儿缺氧缺血性脑病、新生儿肺炎、新生儿感染、新生儿高胆红素血症等常见病、多发病的诊断及治疗，对极早早产儿，极低体重儿营养，坏死性小肠结肠炎的有丰富的诊治经验；熟练掌握呼吸机的应用，换血，脐静脉置管等操作。曾在 2013 年在北京大学第一医院 NICU 进修学习。于 2018 年 8 月至 2019 年 12 月在新疆巴州和静县妇幼保健院援疆。

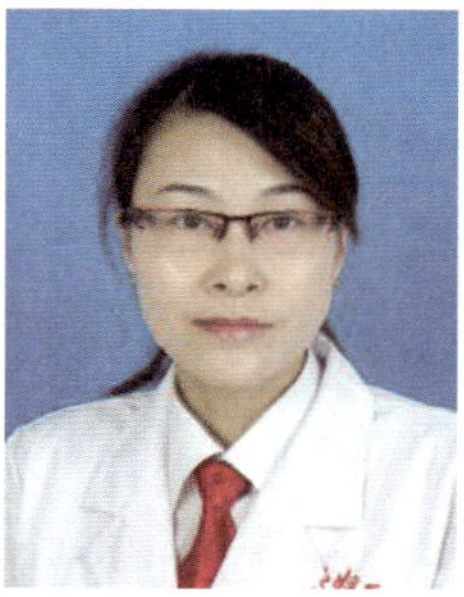

李佳红，女，汉族，1978 年 3 月出生，河北成安县人，1999 年毕业于邯郸医专，副主任医师，2001 年开始在邯郸市妇幼保健院新生儿二科工作（其间 2005 年取得河北医科大学本科学历，2006 年取得河北医科大学中医学本科学历），2014 年与上海复旦大学儿科医院进行学习，擅长早产儿管理及新生儿危重症的救治工作，对新生儿常见病、多发病有丰富的临床经验。

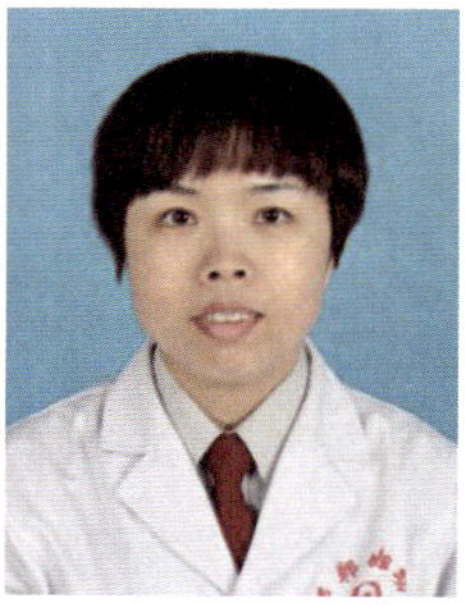

王燕华，女，汉族，1976 年 9 月出生，河北成安县人，毕业于河北工程大学，本科学历，副主任医师， 1998 年从事妇产科工作开始，就职于邯郸市妇幼保健院产一科，2018 年在北京妇产医院进修产科危重症。临床经验丰富，具有丰富的妇产科理论知识与实践经验，熟练掌握妇产科常见病、多发病的诊治技术，擅长于妊娠期糖尿病和并发症的诊断和治疗，能熟练处理产科急重症等。发表论文多篇。

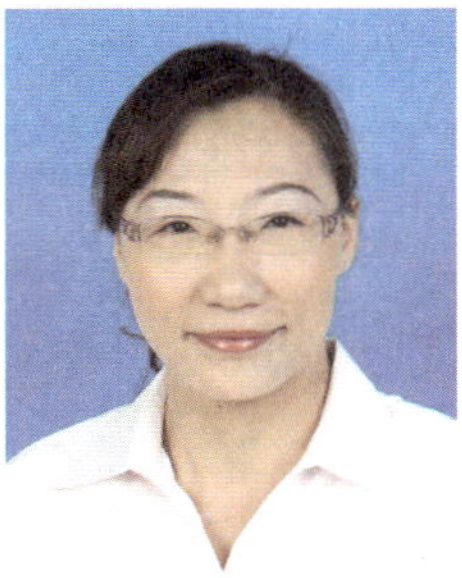

程万芳，女，汉族，1975 年 10 月出生，安徽利辛县人，中共党员，本科学历，副主任医师，邯郸市妇幼保健院信息资料科科长、三甲办主任。国家级二级公共营养师，国家级二级心理咨询师，国家级二级健康管理师，具有统计从业资格证、档案管理资格证。河北省生殖健康学会孕前优生健康分会第一届常务委员，河北省妇幼保健协会妇幼信息分会委员。从事妇女保健专业 21 年、行政管理 5 年、医务、门诊管理 2 年，创建三级甲等妇幼保健院办公室 3 年。擅长妇产科常见病、多发病的诊治。对婚前医学检查、孕前、孕期及产后保健指导；妇女营养、心理及对妇女保健和孕产妇健康管理；预防艾滋病梅毒乙肝母婴传播及母婴干预治疗等有着丰富的经验。完成市级科研成果 2 项，获市级科技进步一等奖 1 项，获市级科技进步三等奖 1 项，编著书籍 4 部，发表国家级论文 4 篇。

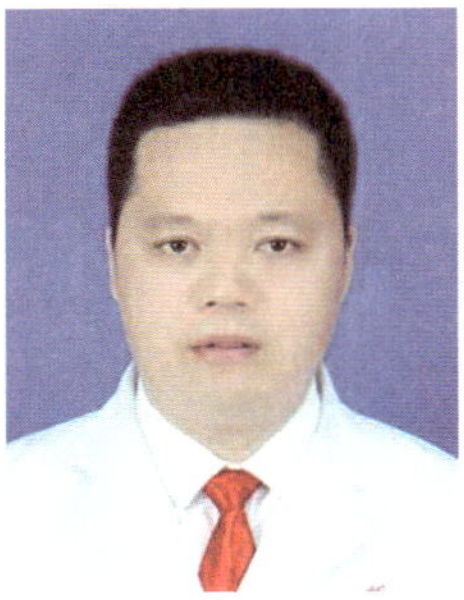

尹为民，男，汉族，1976 年 5 月出生，河北邯郸人，本科学历，副主任医师，邯郸市妇幼保健院急诊科主任。河北省中西医结合学会会员、河北省遗传学会遗传咨询分会第一届委员会委员、邯郸市抗癫痫协会会员、河北省儿童健康学会第一届心血管专业委员会委员、河北省中西医结合学会第一届小儿心血管专业委员会委员、河北省中西结合学会第一届儿童肾脏及风湿免疫专业委员会委员、河北省儿童健康学会神经专业委员会委员、河北省中西医结合学会第二届儿科急症专业委员会委员、河北省中西医结合学会第一届急诊专业委员会委员。从事儿科临床工作 20 余年，曾在河北医科大学第二医院、河北省儿童医院进修学习。擅长小儿危急重症的抢救及小儿内科常见病、多发病的诊治，擅长小儿纤维支气管镜术的操作。发表论文 10 余篇，参与论著 2 部，作为第一完成人完成省级科技成果 1 项。

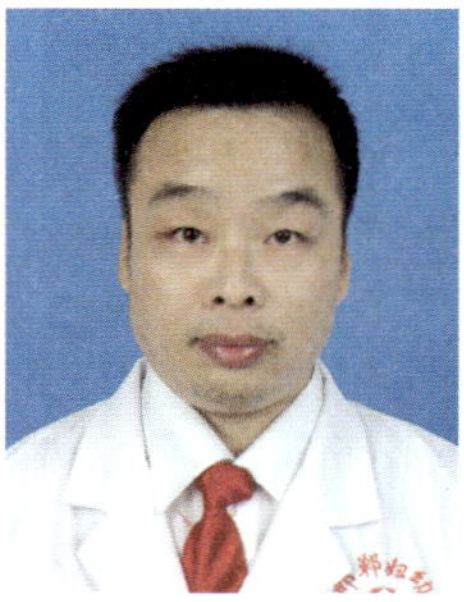

郑彦强，男，汉族，1979年7月15日出生，河北魏县人，本科学历，副主任检验师，邯郸市妇幼保健院检验一科副主任。2000年4月毕业分配到邯郸市妇幼保健院检验科工作，2003年曾在河北省第四医院进修，从事临床检验工作20年，熟练掌握临床血液学和体液学形态学检验，对外周血细胞形态，尿沉渣形态鉴定及鉴别诊断积累了丰富的经验。工作中能把专业知识熟练运用到实际工作中去，为临床诊断、治疗病人提供可靠的检验数据。多年来勤奋好学，参与著作1篇，发表论文数篇，参与完成科研1项，获河北医学科技奖一等奖。

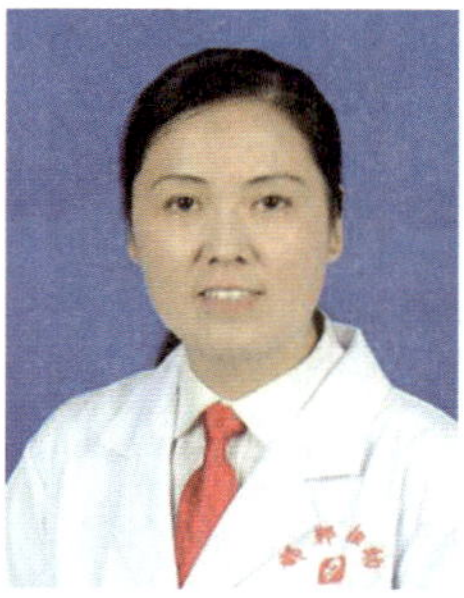

王俊英，女，汉族，1974年4月出生，河北大名人，毕业于河北北方学院，本科学历，副主任医师，邯郸市妇幼保健院功能二科主任。中国妇幼保健协会胎儿心脏病防治专业委员会委员、河北省超声医学工程学会委员、邯郸市超声医学工程学会委员。曾先后到天津妇产医院、北京妇产医院、深圳市人民医院、武汉大学人民医院，河北省儿童医院进修学习。多次参加国家级、省级胎儿产前筛查培训班，并取得中华胎儿医学基金会组办的产前筛查资格认证书。擅长产科、妇科、新生儿科、小儿科超声如：胎儿畸形筛查、胎儿四维超声、胎儿超声心动图（胎儿心脏畸形筛查）、阴道超声（对宫外孕诊断优于腹部超声）、新生儿胃肠道、新生儿颅脑超声、小儿腹部如肠套叠、肠梗阻等。

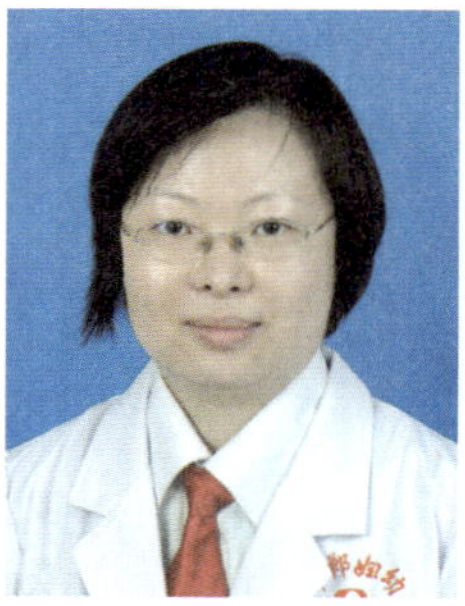

王鸣飞，女，汉族，1979年3月出生，河北省邯郸市人，本科学历，副主任医师，三级健康管理师，就职于邯郸市妇幼保健院呼吸一科。河北省儿童哮喘协作组委员，邯郸市百名优秀中青年医学人才，擅长小儿常见病，多发病的诊疗、儿童健康管理及高危儿管理，尤其擅长哮喘、咳嗽变异性哮喘、过敏性鼻炎、过敏性腹泻等过敏性疾病的诊疗。曾先后于北京儿研所哮喘防治中心及郑州市人民医院儿童健康促进中心进修。先后发表论文

7篇，著作1部，参加省、市级科研项目3项。

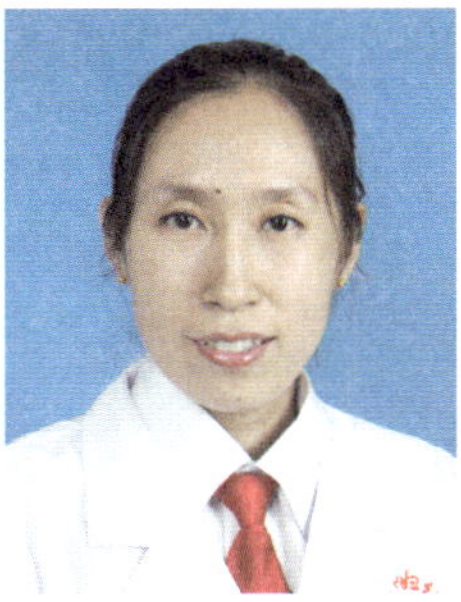

马丽辉，女， 汉族，1980年2月出生，河北邯郸人，毕业于河北北方学院，本科学历，2005年在邯郸妇幼保健院从事妇产科工作，就职于妇一科。熟练掌握妇科常见病及多发病的诊治， 擅长各种无痛人流，上取环 ，LEEP微波等治疗技术，擅长各种外阴手术，宫腔镜腹腔镜手术等。获得省科技成果二等奖1项，参与科研成果1项，在国家级期刊上发表多篇论文。

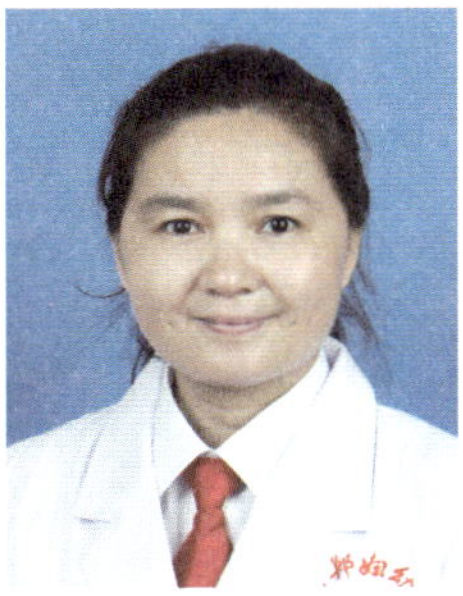

王慧，女，汉族，1974年9月出生。河北邯郸人，毕业于河北医科大学，本科学历，副主任医师，就职于邯郸市妇幼保健院产二科，从事妇产科临床工作20余年，熟练掌握妇产科常见病、多发病的诊治，擅长妊娠期高血压疾病、妊娠期糖尿病及早产、胎膜早破等的诊治。近年来发表国家级论文数篇，获市科技进步二等奖1项。

三、部分退休正高职称

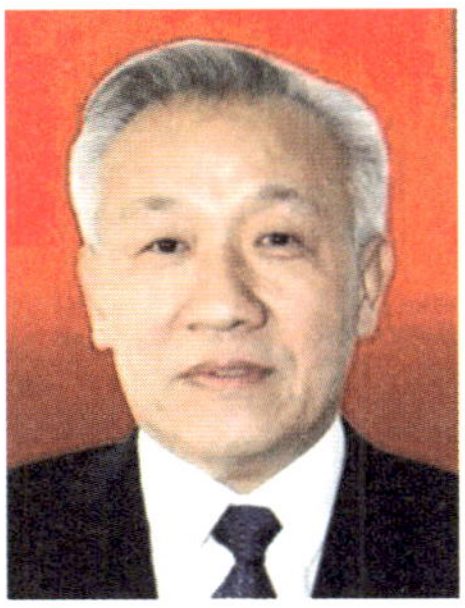

仇振福，男，汉族，1952年12月出生，河南省濮阳市人，内科主任医师，中共党员，原邯郸市妇幼保健院医务科科长。1976年9月山西医学院毕业；1968年参加工作，2000年晋升为内科主任医师；2009年兼任邯郸市卫生局医学会办公室副主任，主持并参与邯郸市医疗事故鉴定办公室工作，2012年12月退休。从事多年临床内科工作，擅长心血管与呼吸内科，有较丰富的临床经验。先后曾在国家、省级医学杂志发表医学论文多篇。2006年，主持《对氧磷酸酶1活性与2型糖尿病并发冠心病相关因素的研究》项目获河北省优秀医学科技成果三等奖。曾荣获“中国红十字会全国先进工作者” “中华医学会医疗事故鉴定先进工作者”称号。

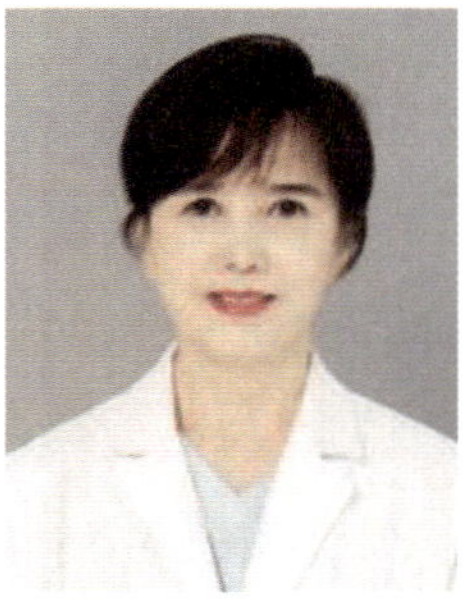

王艳，女，汉族，1957 年 12 月出生，河北省邯郸市人，1982 年毕业于河北医学院邯郸分院，毕业后分配至邯郸地区第二医院，1986 年在市妇幼保健院工作，2002 年晋升为主任医师，历任妇科副主任，妇科主任，2014 年 7 月退休。曾任邯郸市医学分会妇产科分会副主任委员，河北省第四届妇产科分会理事。工作期间，完成多项医院的第一例手术：如子宫肌瘤剔除术、宫腔镜、腹腔镜手术等，并先后在北京协和医院、北京复兴医院、海军总院等医院进修学习。完成医学论文 29 篇，科研成果奖 1 项。

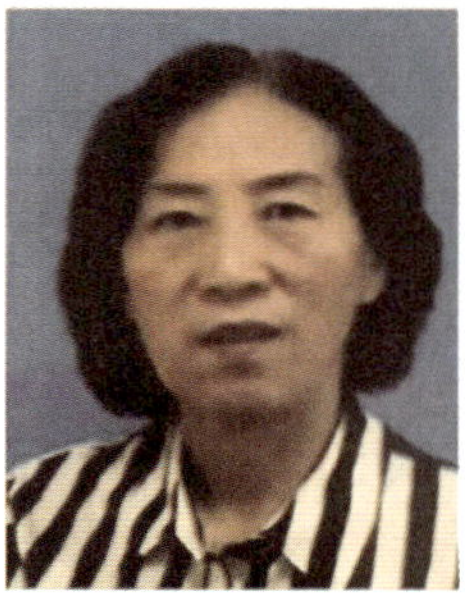

潘素玲，女，1951 年 10 月 24 日出生，中共党员，河北省遵化县人，主任医师。于 1975 年 8 月毕业于唐山煤矿医学院医学系医学专业。毕业后在邯郸矿务局第三医院工作 8 年，后调到邯郸市妇幼保健院工作，先后任内科主任、门诊部主任、急诊科主任，是邯郸市急救委员会委员。擅长内科常见病、多发病及危重症的抢救工作，尤其对心血管和内科合并妊娠，心衰，肾、肝、肺功能衰竭等疑难杂症的处理有丰富的临床经验。以本人为主研制的“临床液疗仪”科研成果已获国家专利，曾在省级以上医学杂志发表 20 余篇论文，在国家级医学杂志亦发表过多篇论文，曾任疑难杂症一书的副主编。是中国急救委员会、灾难委员会、高层技术研讨班的特邀嘉宾。

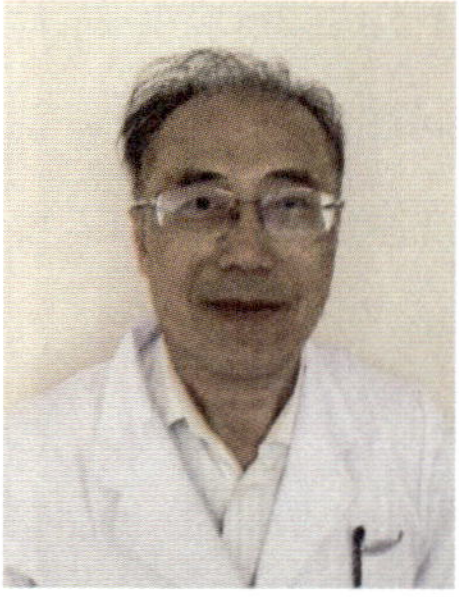

刘保华，男，汉族，1952 年 6 月出生，河北省临西县人，中共党员，本科学历，主任医师，邯郸市妇幼保健院儿科原主任。中南大学湘雅医学院（原湖南医学院）临床医疗系毕业后至 2002 年在邯邢冶金矿山局总医院任儿科主任。1998 年 5 月受聘武汉冶金科技大学副教授。2002 年 3 月调入邯郸市妇幼保健院。兼任中华医学会邯郸分会儿科委员、邯郸市事业单位健康体检咨询专家库成员、邯郸市继续教育学会会员、中华医学会邯郸市儿科分会委员、邯郸世界语协会副秘书长。2012 年 7 月退休。40 多年来长期从事内儿科临床医疗和教学工作，对普通儿科疾病、新生儿疾病以及婴幼儿生长发育的问题有丰富的临床诊治经验。参编《新编儿科急症》等著作4部，发表“儿童急性偏瘫综合征20例诊断与治疗分析”“手足口病应常防不懈”等论文40余篇。

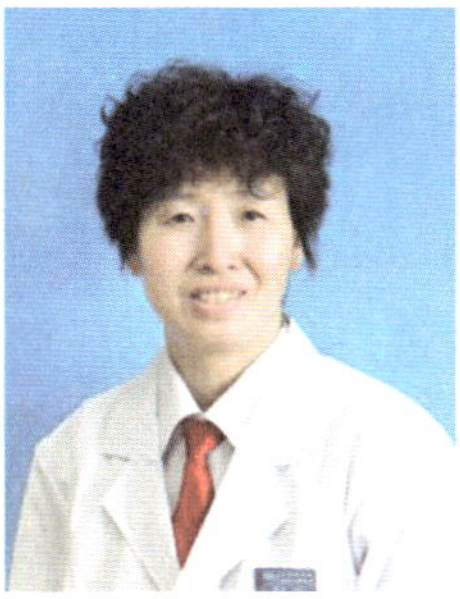

孔双芝，女，汉族，1965年11月出生，河北省武强县人，毕业于河北医科大学，主任医师，产一科原主任，1988年毕业，在市妇幼保健院从事妇产科工作，2020年12月退休。擅长孕前保健及围产医学、产前诊断、危重症孕产妇急救处理及各种困难剖宫产手术。

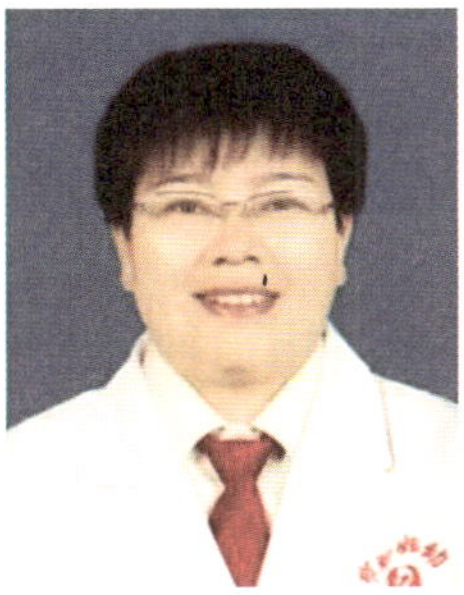

张美芳，女，1965年出生，本科学历，主任医师。1984年毕业后从事内科、儿科临床工作37年，曾担任河北省邯郸永年区中医院业务副院长，河北省邯郸市妇幼保健院中医儿科主任。中国哮喘联盟会员，中国民族医药学会儿科分会理事，中国中医药促进会儿科分会理事，河北省过敏性疾病委员会常务理事。师从上海中医药大学曙光医院宝山分院全息专家杜昌华，开展火针、耳针治疗多种疑难病症。曾为国医大师王烈的关门弟子，并师从全国名中医北京东直门医院徐荣谦教授，山西小儿王贾六金教授。曾获中国首届“宋庆龄最美基层呼吸医师奖”“全国五一巾帼标兵”获得者，也是“河北首届好中医”、河北省“三三三人才工程”人选。专业特长：贯中西，精儿科，通全科，擅长火针，对一些疑难疾病有一定专长。

四、部分退休副高职称

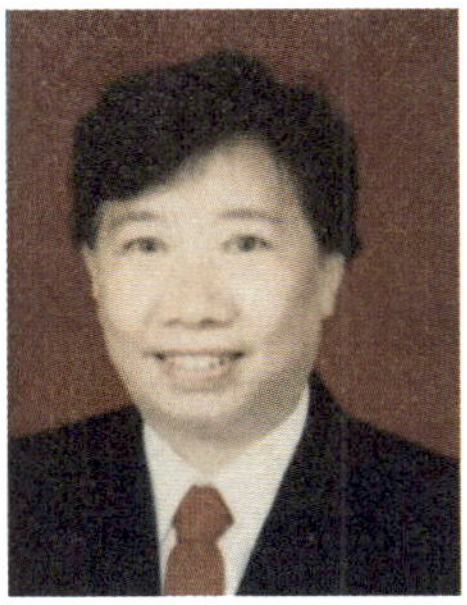

李素秋，女，汉族，1942年12月2日出生，广东省惠阳市人，1966年毕业于首都医科大学（原北京第二医学院）儿科系，副主任医师。1982年调至邯郸市妇幼保健院儿科工作，1985年任儿童保健科科长，1998年退休。擅长对儿科常见病：贫血，佝偻病，肺炎，腹泻等疾病的预防及治疗。1996年由本人和王春平、王九英主创的《儿童生长发育监测速查盘》荣获市科技成果，市科技进步二等奖，该盘并获国家专利，在省内外推广使用。发表相关论文十数篇。

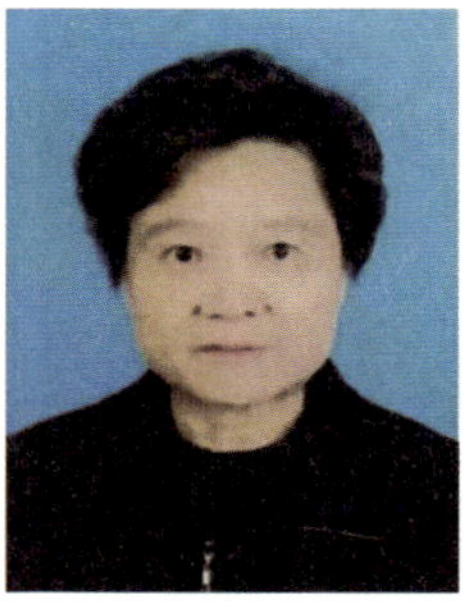

王春平，女，汉族，1948年5月出生，河北省成安县人，毕业于河北医学院医疗系，儿科副主任医师，原邯郸市妇幼保健院儿保科科长，于2003年3月退休。曾任河北省医学技术鉴定委员会儿科组成员。多次参加全国专业进修与培训，长期从事儿童保健工作，擅长儿童心理测试及儿童心理疾病的诊治，对小儿贫血、小儿佝偻病、小儿肺炎、小儿腹泻等疾病的防治也有较深的研究，先后在国家、省级专业刊物上发表论文20余篇，与人合作的科研成果“儿童生长发育监测速查盘”获省、市优秀科技进步奖，并获国家专利，被评为中国专利十五年成就优秀项目奖，填补了河北省及医院一项空白。

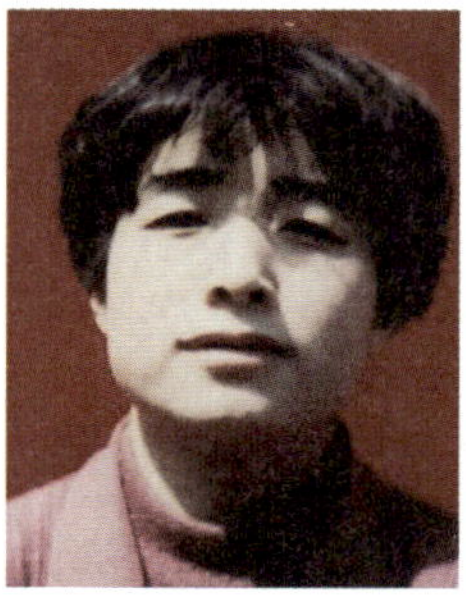

史桂清，女，汉族，1952年1月18日出生，吉林省梨树县人，中共党员。毕业后曾先后在中国华冶第三井巷公司职工医院、华冶第一建筑安装公司职工医院及邯郸市妇幼保健院工作，从事儿科临床及妇幼卫生管理。1988年任市妇幼保健院医保科长及保健部主任，1991年任保健所党支部书记，1997年晋升为儿童保健副主任医师。中华医学会邯郸急救分会理事，中华预防医学会会员，中国营养学会会员。科研项目《中西医结合治疗妇女胆道蛔虫临床疗效观察》获市科技进步一等奖；获省政府颁发科技进步三等奖；《邯郸市婴儿死亡监测情况分析》获邯郸市科技进步二等奖；《邯郸市孕产妇死亡监测情况分析》获市科技进步三等奖。撰写国家级论文6篇。

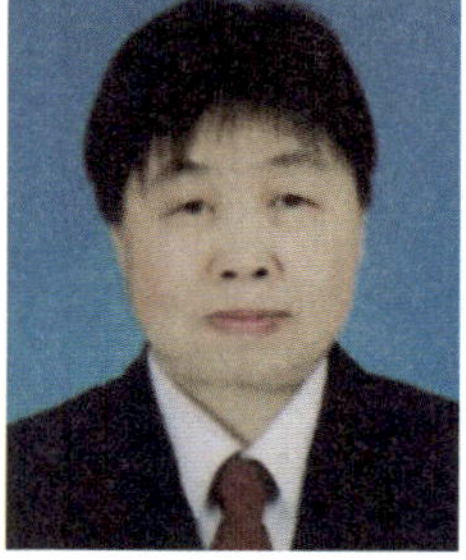

王秀清，女，汉族，1954年11月3日出生，河北省磁县人，副主任中医师，1970年9月至1971年9月在磁县棉织厂工作，1971年9月至1976年在邯郸地区煤矿工作，1976年12月至1979年12月在河北医科大学中医系学习，1980年1月至1992年曾先后在邯郸二院和邯郸铁路医院工作，1992年

至2009年12月在邯郸市妇幼保健院儿保科工作，2009年12月退休。主要擅长治疗中医内、妇、儿科，以及儿保科常见疾病。曾荣获省市科研成果两项。

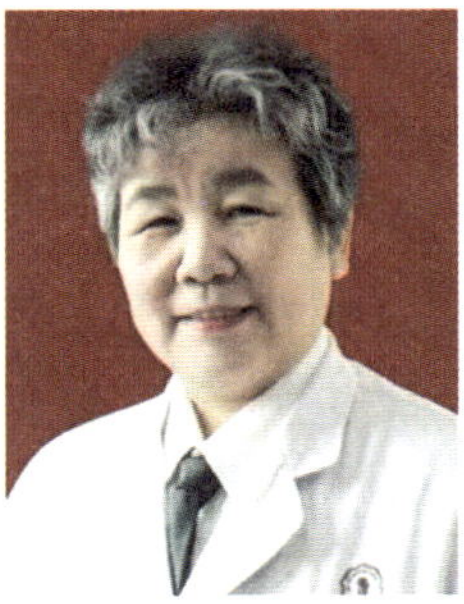

张东红，女，汉族，1953年3月出生，北京市人，副主任医师，1969年1月始从医。1978年河北医科大学毕业后进入邯郸市妇幼保健院从事妇产科临床。擅长各种手术助产，计划生育手术及妇科肿瘤的治疗。1985年在邯郸市率先开展羊水镜和宫腔镜检查。1989年参与全国孕产妇死亡调研获得河北省科技三等奖，同年开始传染产科的学习与研究，1992年创办传染产科（为河北省首批传染产科，后因建制原因撤销）。2006年与传染病院（现市第六医院）合作，协助组建了传染产科，并帮助业务培训并指导工作一年。1998年调入防保科，开展乙肝孕产妇孕期阻断及保健管理的研究，撰写多篇相关论文。2009年12月退休。

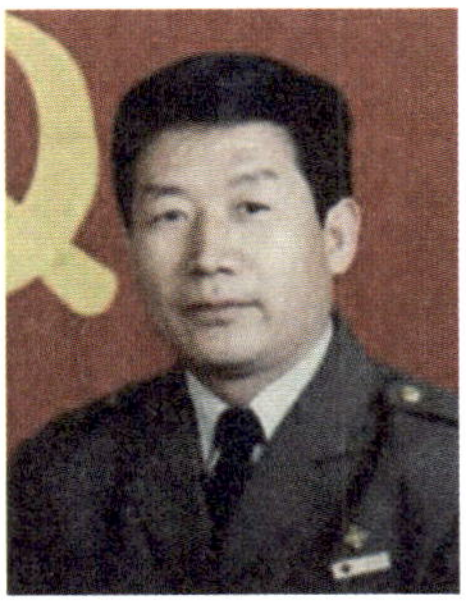

王建新，男，汉族，1949年2月出生，河北省邯郸市人，中共党员，副主任技师，1968年8月邯郸医专检验专业中专毕业，同年8月分配到县级馆陶县位僧寨医院工作，1980年8月调到市妇幼保健院检验科工作，1987年至2009年5月任检验科主任。曾被聘为河北省医学检验实验室质量管理学会理事；邯郸市医学会检验分会常委；邯郸市输血协会理事。1976参加支援唐山抗震救灾医疗防疫工作队，被地、市革委会评为“模范”，曾先后被评为局先进工作者，市直卫生系统先进工作者、全市新生儿“两病”筛查工作先进工作者等荣誉称号。1990年至2002年获得市政府科研一等奖3项，市科研优秀成果奖4项，撰写国家级和省级论文7篇。

提供文图资料人员名单

（排名不分先后）

石　磊	侯素英	陈　敏	尹志芳	申少波	孙冬霞	杨焱英
乔艳华	靳林红	程万芳	李海兵	乔　红	乔媛媛	李志强
刘　坤	郭建华	张文杰	王少红	焦晓健	陈晓洁	周　星
宋岩冰	闫晓惠	王　轶	贾　动	袁秀清	范丽娜	杨爱英

图书在版编目（CIP）数据

邯郸市妇幼保健院志：1953—2021/《邯郸市妇幼保健院志》编纂委员会编.—北京：方志出版社，2022.11

ISBN 978-7-5144-5536-6

Ⅰ.①邯… Ⅱ.①邯… Ⅲ.①妇幼保健－医院－概况－邯郸 Ⅳ.①R197.5

中国版本图书馆 CIP 数据核字(2022)第 252715 号

责任编辑：李志瑜
责任校对：刘玉霞
责任印制：梅中英
出 版 者：方志出版社
地　　址：北京市朝阳区潘家园东里 9 号（国家方志馆 4 层）
邮　　编：100021
网　　址：http://www.zgfzcb.cn
发　　行：方志出版社图书营销中心（010-67110500）
印　　刷：邯郸市精美彩印有限公司
开　　本：787 毫米 × 1092 毫米　1/16
印　　张：22
字　　数：457 千字
版　　次：2022 年 11 月第 1 版
印　　次：2022 年 11 月第 1 次印刷
定　　价：128.00 元